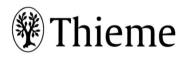

# Versorgung und Rehabilitation mit Hörgeräten

Jürgen Kießling
Birger Kollmeier
Gottfried Diller

2., vollständig überarbeitete Auflage

132 Abbildungen
 21 Tabellen

Georg Thieme Verlag
Stuttgart · New York

*Bibliografische Information
der Deutschen Nationalbibliothek*

Die Deutsche Nationalbibliothek verzeichnet diese Publikation in der Deutschen Nationalbibliografie; detaillierte bibliografische Daten sind im Internet über http://dnb.d-nb.de abrufbar.

1. Auflage 1997

**Wichtiger Hinweis:** Wie jede Wissenschaft ist die Medizin ständigen Entwicklungen unterworfen. Forschung und klinische Erfahrung erweitern unsere Erkenntnisse, insbesondere was Behandlung und medikamentöse Therapie anbelangt. Soweit in diesem Werk eine Dosierung oder eine Applikation erwähnt wird, darf der Leser zwar darauf vertrauen, dass Autoren, Herausgeber und Verlag große Sorgfalt darauf verwandt haben, dass diese Angabe **dem Wissensstand bei Fertigstellung des Werkes** entspricht.

Für Angaben über Dosierungsanweisungen und Applikationsformen kann vom Verlag jedoch keine Gewähr übernommen werden. **Jeder Benutzer ist angehalten**, durch sorgfältige Prüfung der Beipackzettel der verwendeten Präparate und gegebenenfalls nach Konsultation eines Spezialisten festzustellen, ob die dort gegebene Empfehlung für Dosierungen oder die Beachtung von Kontraindikationen gegenüber der Angabe in diesem Buch abweicht. Eine solche Prüfung ist besonders wichtig bei selten verwendeten Präparaten oder solchen, die neu auf den Markt gebracht worden sind. **Jede Dosierung oder Applikation erfolgt auf eigene Gefahr des Benutzers.** Autoren und Verlag appellieren an jeden Benutzer, ihm etwa auffallende Ungenauigkeiten dem Verlag mitzuteilen.

© 2008 Georg Thieme Verlag KG
Rüdigerstraße 14
70469 Stuttgart
Deutschland
Telefon: +49/(0)711/8931-0
Unsere Homepage: www.thieme.de

Printed in Germany

Zeichnungen: Piotr & Malgorzata Gusta, Paris
Umschlaggestaltung: Thieme Verlagsgruppe
Umschlagabbildung: Martina Berge, Erbach
Satz: Hagedorn Kommunikation GmbH, Viernheim
Druck: Grafisches Centrum Cuno, Calbe

ISBN 978-3-13-106822-4        1 2 3 4 5 6

Geschützte Warennamen (Warenzeichen) werden **nicht** besonders kenntlich gemacht. Aus dem Fehlen eines solchen Hinweises kann also nicht geschlossen werden, dass es sich um einen freien Warennamen handelt.

Das Werk, einschließlich aller seiner Teile, ist urheberrechtlich geschützt. Jede Verwertung außerhalb der engen Grenzen des Urheberrechtsgesetzes ist ohne Zustimmung des Verlages unzulässig und strafbar. Das gilt insbesondere für Vervielfältigungen, Übersetzungen, Mikroverfilmungen und die Einspeicherung und Verarbeitung in elektronischen Systemen.

# Anschriften der Verfasser

Prof. Dr. rer. nat. Jürgen Kießling
Funktionsbereich Audiologie
Hals-Nasen-Ohrenklinik
Justus-Liebig-Universität
Klinikstraße 29
35392 Gießen

Prof. Dr. rer. nat. Dr. med. Birger Kollmeier
Fakultät V (Mathematik und
Naturwissenschaften)
Abt. Medizinische Physik
Carl-von-Ossietzky-Universität
26111 Oldenburg

Prof. Dr. phil. Gottfried Diller
Fachbereich Gehörlosen- und
Schwerhörigenpädagogik
Pädagogische Hochschule
Zeppelinstraße 3
69120 Heidelberg

# Vorwort

Nachdem das Gebiet der Hörgeräteversorgung sowohl im technischen als auch im rehabilitativen Bereich im zurückliegenden Jahrzehnt eine rasante Entwicklung genommen hat, was signifikante Fortschritte für Hörgerätenutzer und -anwender zur Folge hatte, war abzusehen, dass die Neuauflage unseres Buchs „Versorgung und Rehabilitation mit Hörgeräten" einer kompletten Neufassung nahe kommt. Damit war uns als Autoren von vornherein klar, dass die Abfassung der 2. Auflage eine besondere Herausforderung darstellen würde. Dass das Um- und Neuschreiben letztlich dann doch so umfangreich geworden ist, wie der vorliegende Band im Vergleich zur 1. Auflage erkennen lässt, war jedoch nicht absehbar. So wurden die Kapitel „Versorgung mit Hörgeräten", „Aktuelle und zukünftige Entwicklungen der Hörgerätetechnik" sowie „Rehabilitation mit Hörgeräten" in großen Teilen vollständig neu gefasst. Lediglich das Grundlagen-Kapitel ist, wie es sich für Grundlagenwissen nun mal gehört, von größeren Revisionen verschont geblieben, hat aber gegenüber der 1. Auflage wichtige Ergänzungen erfahren, wie z. B. die Einführung in die digitale Signalverarbeitung. Im Zuge dieser umfangreichen Revisionen wurden zahlreiche Abbildungen neu erstellt und sämtliche Abbildungen neu gestaltet, um ein homogenes Erscheinungsbild zu schaffen.

Wie schon die 1. Auflage wurde das Buch auch in der Neufassung so gegliedert und abgefasst, dass es modular gelesen und unter Nutzung des Sachverzeichnisses auch als Nachschlagewerk genutzt werden kann. Diesem Aspekt wurde besondere Aufmerksamkeit gewidmet, da sich das Buch an eine multidisziplinäre Leserschaft wendet, nämlich Hörgeräteakustiker, Hals-Nasen-Ohrenärzte, Audiologen, Pädagogen, Logopäden, medizinisch-technische Assistenten wie auch andere benachbarte Berufsgruppen, die mit sehr unterschiedlichen Voraussetzungen und Erwartungen an die Lektüre dieses Buchs gehen. Durch die modulare Struktur und ausreichende Verknüpfung der Module ist es möglich, den verschiedenen Interessen unserer Leserinnen und Leser gerecht zu werden.

Auf die Zusammenstellung wichtiger Dokumente im Anhang wurde in der 2. Auflage verzichtet, da diese Dokumente heute im Internet online, und somit in stets aktualisierter Fassung verfügbar sind. Stattdessen wurde eine Liste mit relevanten Webseiten angefügt. Dabei sind wir uns durchaus bewusst, dass Web-Adressen kurzlebig sein können und von Zeit zu Zeit ihre Gültigkeit verlieren. Doch sollte es unter Nutzung der aufgeführten Links mit modernen Suchmaschinen auch in Zukunft möglich sein, die gesuchten Dokumente zu finden. Ferner wird gegenüber der 1. Auflage verstärkt mit Abkürzungen gearbeitet, was bei der Leserschaft unterschiedliche Bewertung finden mag, aber in Verbindung mit dem Abkürzungsverzeichnis keinen merklichen Verlust an Lesekomfort bedeuten muss.

Angesichts der kompletten Neufassung und den damit verbundenen zahlreichen Neuerungen hoffen wir, dass unser Buch auch in der 2. Auflage eine breite Akzeptanz bei der Leserschaft finden wird. Kommentare und Reaktionen aus dem Leserkreis sind uns sehr willkommen, denn nur auf diesem Wege kann es gelingen, Lücken und Schwachstellen zu erkennen und in den kommenden Auflagen zu beheben.

Selbstverständlich ist ein solches Buch nicht allein das Werk der Autoren, sondern es bedarf der Unterstützung und Mithilfe vieler Personen. Deshalb sei an dieser Stelle allen ganz herzlich gedankt, die in den verschieden Phasen der Bearbeitung und Fertigstellung dazu beigetragen haben, dass das Buch in der vorliegenden Form entstehen konnte. Da sind in erster Line die Mitarbeiter des Thieme-Verlags zu nennen, allen voran Herr Dr. Christian Urbanowicz, Frau Dr. Thyra Parthen und Herr Matthias Elm, die unsere Arbeit stets positiv begleitet und gefördert haben. Verschiedene Firmen und Institutionen haben zudem auf unterschiedliche Weise die Erstellung der Neuauflage gefördert, insbesondere Siemens

Audiologische Technik durch Abnahme eines Teils der Auflage. Ganz besonderer Dank gilt unseren Mitarbeitern und Kollegen vor Ort, die uns bei der Vorbereitung, Recherche und Korrektur maßgeblich unterstützt haben. Stellvertretend für alle, die sich an diesen Arbeiten beteiligt haben, sei speziell Jan Denkert und Steffen Kreikemeier (Gießen) sowie Ingrid Wusowski und Susanne Garre (Oldenburg) gedankt.

Gießen, Oldenburg und Heidelberg,
im Sommer 2008

*Jürgen Kießling*
*Birger Kollmeier*
*Gottfried Diller*

# Vorwort zur 1. Auflage

Während die Anforderungen an die Kommunikationsfähigkeit des Menschen in der heutigen Zeit ständig zunehmen, wird die Bedeutung des Hörens in unserer Gesellschaft stark unterbewertet. Leider stellt man immer wieder fest, daß das Thema Schwerhörigkeit im allgemeinen und Hörgeräteversorgung im besonderen häufig verdrängt oder gar tabuisiert wird, obwohl eine derartige Einstellung als antiquiert und überholt gelten sollte.

Die Auswirkungen einer Schwerhörigkeit werden häufig unterschätzt. Dabei handelt es sich um ein Problem, das heutzutage viele Menschen betrifft. Eine gut kontrollierte Studie des Deutschen Grünen Kreuzes zeigte bereits 1987 das wahre Ausmaß. Demnach leiden ca. 18% der Bundesbürger, das entspricht etwa 14 Millionen, unter erheblichen Hörstörungen! Legt man bei vorsichtiger Schätzung für das Auftreten von apparativ versorgungsbedürftigen Hörstörungen eine Häufigkeit von 12% an der Gesamtpopulation zugrunde, so bedeutet dies, daß allein in der Bundesrepublik Deutschland etwa 10 Millionen und weltweit sogar ca. 600 Millionen Menschen Hörgeräte benötigen. Die steigende Lebenserwartung und das veränderte Freizeitverhalten (Diskotheken, portable Kassetten- und CD-Spieler, Motorisierung etc.) führen in unserer Gesellschaft zwangsläufig zu einem weiteren Ansteigen der Häufigkeit von Hörstörungen.

Vor diesem Hintergrund vermißt man in der deutschsprachigen Literatur ein aktuelles Standardwerk zum Thema "Versorgung und Rehabilitation mit Hörgeräten". Mit dem Anspruch, einen Beitrag zur Schließung dieser Lücke zu leisten, ist das vorliegende Buch entstanden. Wie schon die Auswahl der Autoren erkennen läßt, ist es uns mit diesem Werk ein besonderes Anliegen, dem multidisziplinären Charakter des Themas Rechung zu tragen und neben den audiologischen und hörgerätetechnischen Fragen auch den vielfach vernachlässigten Bereich der Rehabilitation adäquat abzudecken.

Bei der Darstellung der Grundlagen im ersten Kapitel steht das Bemühen um eine möglichst komplette und dabei übersichtliche Behandlung des komplexen, interdisziplinären Stoffgebiets im Vordergrund. Im 2. Kapitel werden neben Indikation und organisatorischem Ablauf der Hörgeräteversorgung der aktuelle Stand der Hörgerätetechnologie und die derzeit gängigen Anpaßstrategien behandelt. Es schließt sich im 3. Kapitel ein Ausblick auf aktuelle und zukünftige Entwicklungstendenzen auf dem Hörgerätesektor an, wobei besonderer Wert auf die Darstellung konkreter Lösungsmöglichkeiten gelegt wird. Abschließend wird dem Hörenlernen mit Hörgeräten in breiter Form Raum gegeben, wobei angesichts der kontroversen Diskussion über die unterschiedlichen Rehabilitationsansätze im Kindesalter eine einseitige Darstellung vermieden wird, ohne den Leser über die persönliche Überzeugung der Autoren im unklaren zu lassen.

Durchgängig und konsequent haben wir uns um eine übersichtliche Darstellung des Stoffes bemüht, um ein gut lesbares Lehrbuch für einen breiten, multidisziplinären Leserkreis zu schaffen. So spricht das Werk Hals-Nasen-Ohren-Ärzte, Phoniater und Pädaudiologen, Medizin-Physiker und -Ingenieure, Hörgeräte-Akustiker und Hörgeschädigtenpädagogen an. Zudem stellt es eine reichhaltige Informationsquelle für Audiologie-Assistenten, Medizinisch-technische Assistenten für Funktionsdiagnostik, Logopäden, Sprachheilpädagogen und alle anderen Berufsgruppen dar, die audiologisch tätig sind. Das Buch will Leser ansprechen, die sich in der Aus- und Weiterbildung befinden, wie auch solche, die ihr Wissen auf diesem Sektor nach Abschluß der Aus- und Weiterbildung aktualisieren möchten. Wir sind uns bewußt, daß sich alle Personen- und Berufsbezeichnungen auf weibliche und männliche Vertreter und Vertreterinnen beziehen müssen. Um jedoch die Lesbarkeit des Textes zu erleichtern, haben wir uns durchgängig für die Verwendung der maskulinen Form entschieden.

Da die Ansprüche dieser multidisziplinären Leserschaft erfahrungsgemäß recht uneinheitlich sind, kann das Buch abhängig von der jeweiligen Vorbildung und Präferenz durchaus auch modular gelesen und, dank der Querverweise, verstanden werden. Schließlich verleiht das ausführliche Stichwortverzeichnis dem Buch in gewisser Weise auch den Charakter eines Nachschlagewerkes, wobei es uns besonders freuen würde, wenn das reine Nachschlagen von Fachbegriffen den Leser zum Weiterlesen anregen würde. So wünschen wir dem vorliegenden Buch eine positive Aufnahme und breite Resonanz bei den Lesern der verschiedenen Disziplinen.

Schließlich sei all denen gedankt, durch deren tatkräftige Mitwirkung und Unterstützung das vorliegende Buch erst möglich geworden ist. Dazu zählen die Mitarbeiter des Thieme-Verlags, speziell Herr Dr. Christian Urbanowicz, Herr Markus Pohlmann und Herr Rolf Zeller, sowie Frau Karin Bramstedt und Herr Oliver Wegner (Oldenburg).

Gießen, Oldenburg und Heidelberg,
im Herbst 1996

*Jürgen Kießling*
*Birger Kollmeier*
*Gottfried Diller*

# Inhalt

## 1 Grundlagen ........... 1

**Anatomie, Physiologie und Funktionsprüfungen des Gehörs** ......... 1
   Das Gehör aus Sicht der Biologie und Medizin .......... 1
   Das Gehör aus Sicht der Physik und Nachrichtentechnik .......... 7

**Akustische Grundgrößen** .......... 9
   Schalldruck und Schallschnelle .......... 9
   Wellenwiderstand, Reflexion und Resonanz . 10
   Schallintensität .......... 12
   Schallpegel .......... 13
   Wandler .......... 14

**Grundlagen digitaler Signalverarbeitung** . 16
   Verarbeitung im Zeitbereich .......... 17
   Verarbeitung im Frequenzbereich .......... 18

**Wahrnehmungsgrundgrößen** .......... 20
   Intensitätsabbildung (Lautheit) und Intensitätsauflösung .......... 20
   Tonhöhe und Frequenzauflösung .......... 23

   Zeitliche Verarbeitung im Hörsystem .......... 25
   Binaurale Interaktion .......... 28
   Perzeptionsmodelle .......... 30

**Grundlagen der Sprachwahrnehmung** ... 32
   Sprachproduktion .......... 32
   Sprachakustik .......... 35
   Sprachverständlichkeit .......... 40
   Berechnung der Sprachverständlichkeit anhand akustischer Maße .......... 42
   Berechnung der Sprachverständlichkeit und der Sprachqualität anhand perzeptiver Maße 45

**Hörstörungen** .......... 47
   Pathophysiologie von Hörstörungen .......... 47
   Psychoakustik des pathologischen Gehörs ... 50

**Rehabilitative Diagnostik** .......... 53
   Audiometrie .......... 53
   Sprachaudiometrie .......... 54

**Literatur** .......... 57

## 2 Versorgung mit Hörgeräten ........... 59

**Grundlegende Aspekte der Hörgeräteversorgung** .......... 59
   Duales Versorgungsmodell .......... 59
   Indikation zur Hörgeräteversorgung .......... 61
   Nutzen von Hörgeräteversorgungen .......... 62
   Schlüsselfaktoren für den Erfolg von Hörgeräteversorgungen .......... 65

**Hörgerätetechnik** .......... 67
   Historische Entwicklung .......... 67
   Signalverarbeitung in Hörgeräten .......... 68
   Bauformen und akustische Ankopplung ..... 79
   Sonderformen der Hörgeräteversorgung und deren Indikation .......... 89
   Zusatzausstattung und Kommunikationshilfen .......... 95

**Hörgeräteanpassung** .......... 100
   Erfassung des Bedarfsprofils .......... 100
   Basisanpassung .......... 101

   Feinanpassung .......... 104
   Gleitende Anpassung .......... 106
   Hörgeräteprogrammierung .......... 106
   Spezielle Aspekte der Hörgeräteanpassung bei Kindern .......... 110

**Verifikation und Validierung von Hörgeräteversorgungen** .......... 112
   Kuppler- und Ohrsimulatormessung ........ 113
   Sondenmikrofonmessung .......... 114
   Hörschwellenbestimmung .......... 117
   Lautheitsskalierung .......... 118
   Sprachverständlichkeitsmessung .......... 120
   Subjektive Bewertung mittels Frageninventaren .......... 121
   Spezielle Aspekte der Verifikation und Validierung im Kindesalter .......... 123

**Literatur** .......... 125

## 3 Aktuelle und zukünftige Entwicklungen der Hörgerätetechnik .....131

**Hörgerätesystemtechnik** ................ **131**
**Recruitment-Kompensation** ............. **135**
   *Multiband-Dynamikkompression* .......... 135
   *Kompressionskennlinie* .................. 137
   *Zeitkonstanten* ........................ 138
   *Modellbasierter Ansatz* ................. 139

**Rückkopplungsunterdrückung** ........... **141**
**Störschallunterdrückung** ................ **143**
**Situationserkennung** .................... **149**
**Literatur** ............................... **151**

## 4 Rehabilitation mit Hörgeräten .....................................153

**Hörschädigung – Hörgeschädigte** ........ **154**
   *Hörend-gehörlos* ...................... 154
   *Art und Ursachen von Hörschädigungen* .... 155
   *Auditorische Verarbeitungs- und*
   *Wahrnehmungsstörungen (AVWS)* ........ 156
   *Einseitige Hörschäden* ................. 156
   *Grad der Hörschädigung* ............... 156
   *Zusätzliche Erschwernisse* .............. 158
   *Statistische Angaben zur Hörschädigung* .... 158
   *Lebensalter und Höralter* ................ 159

**Lernen: Hören und Lautsprache** ......... **162**
   *Entwicklung des Hörens* ................ 162
   *Entwicklung der Lautsprache* ............ 164

**Hörenlernen postlingual Hörgeschädigter** **169**
   *Hörtaktik – Verständigung –*
   *Kommunikation* ...................... 171
   *Hörrehabilitation für Erwachsene* .......... 172
   *Absehen* ............................. 175

   *Körpersprache und manuelle*
   *Zeichensysteme* ...................... 178
   *Hörtraining* .......................... 178
   *Stimme und Sprechen* ................. 184
   *Audiopädagogik – Audiotherapeut* ........ 185

**Hörenlernen prälingual Hörgeschädigter** . **187**
   *Universelles Neugeborenen-Hörscreening* ... 187
   *Förderkonzepte* ....................... 188
   *Orale Konzepte –*
   *ein historischer Rückblick* ............... 195
   *Auditive (hörgerichtete) Konzepte* ......... 197
   *Pädagogische Audiologie* ................ 203

**Organisationsformen der Förderung** ..... **208**
   *Frühförderung* ........................ 209
   *Schule für Hörgeschädigte* .............. 209
   *Integration – Inklusion – Regelschule* ...... 211
   *Aufgaben der Pädagogik* ................ 212

**Literatur** ............................... **213**

**Internetadressen** ....................... **218**

**Sachverzeichnis** ........................ **219**

# Abkürzungen

| | | | |
|---|---|---|---|
| A/D | Analog/Digital | EC | Equalization and Cancellation |
| ADANO | Arbeitsgemeinschaft Deutschsprachiger Audiologen und Neurootologen | ERA | Evoked Response Audiometry |
| | | ERB | Equivalent rectangular Bandwidth |
| ADHS | Aufmerksamkeitsdefizit-/Hyperaktivitätsstörung | EStG | Einkommensteuergesetz |
| AGC | Automatic Gain Control | FFT | Fast-Fourier-Transformation |
| $AGC_i$ | AGCinput (Hörgeräteeingang) | FIR | Finite-Impulse-Response |
| $AGC_o$ | AGCoutput (Hörgeräteausgang) | GHABP | Glasgow Hearing Aid Benefit Profile |
| AI | Artikulationsindex | GMS | graphembestimmtes Manualsystem |
| AMS | Amplitudenmodulationsspektrogramm | HdO | Hinter-dem-Ohr |
| | | HL | Hearing Level (Hörpegel) |
| APHAB | Abbreviated Profile of Hearing Aid Benefit | HNO | Hals-Nasen-Ohren |
| ASSR | Auditory steady State Responses | HRTF | Head related Transfer Function (Außenohrübertragungsfunktion) |
| AVC | Automatic Volume Control (automatische Verstärkungsregelung) | IEC | International electrotechnical Commission |
| AVWS | auditorische Verarbeitungs- und Wahrnehmungsstörung | IHAFF | Independent Hearing Aid Fitting Forum |
| AWMF | Arbeitsgemeinschaft der Wissenschaftlichen Medizinischen Fachgesellschaften | IIR | Infinite-Impulse-Response |
| | | ILD | Intelligibility Level Difference |
| | | IO | Im-Ohr |
| BAHA | Bone anchored Hearing Aid | IOI-HA | International Outcome Inventory for Hearing Aids |
| BERA | Brainstem evoked Response Audiometry | ISTS | International Speech Test Signal |
| BICROS | Bilateral-CROS | JND | Just noticeable Difference (kleinste wahrnehmbare Änderung) |
| BILD | Binaural Intelligibility Level Difference | | |
| CI | Cochlea Implantat | LBG | lautsprachbegleitende Gebärden |
| CIC | Completely-in-the-Canal | LGOB | Loudness Growth in ½-Octave Bands |
| CMR | Comodulation Masking Release | LPG | lautsprachparallelisierende Gebärden |
| COSI | Client oriented Scale of Improvement | LUG | lautsprachunterstützende Gebärden |
| CROS | Contralateral Routing of Signals (Überleitung eines Signals auf die Gegenseite) | MCL | Most comfortable Level |
| | | MLD | Masking Level Difference |
| CVC | Konsonant-Vokal-Konsonant | MPO | Maximum Power Output (maximal zulässiger Ausgangsschalldruckpegel) |
| D/A | Digital/Analog | NAL | National Acoustic Laboratories |
| $dB_{opt}$ | Pegel für bestmögliches Einsilberverstehen | NAL-NL1 | National Acoustic Laboratories Non-Linear-1 |
| DGS | Deutsche Gebärdensprache | | |
| DPOAE | Distorsionsprodukte otoakustischer Emissionen | OAE | otoakustische Emissionen |
| DSL [i/o] | Desired Sensation Level input/output | PMS | phonembestimmtes Manualsystem |
| | | POGO | Prescription of Gain and Output |

| | | | |
|---|---|---|---|
| **REAG** | Real Ear aided Gain (In-situ-Verstärkung) | **SOAC** | Significant Other Assessment of Communication |
| **RECD** | Real Ear to Coupler Difference | **SPL** | Sound Pressure Level |
| **REIG** | Real Ear Insertion Gain (wirksame akustische Verstärkung) | **SRT** | Speech Recognition Threshold (Sprachverständlichkeitsschwelle) |
| **REUG** | Real Ear unaided Gain (Übertragungsfunktion des offenen Gehörgangs) | **SSQ** | Speech, Spatial and Qualities of Hearing Scale |
| **RIC** | Receiver-in-Canal | **STI** | Speech Transmission Index |
| **RMS** | Root Mean Square | **TEOAE** | transitorisch evozierte otoakustische Emissionen |
| **RVO** | Reichsversicherungsordnung | | |
| **SADL** | Satisfaction with Amplification in daily Life | **TRT** | Tinnitus-Retraining-Therapie |
| | | **VCV** | Vokal-Konsonant-Vokal |
| **SHHI** | Social Hearing Handicap Index | **VIOLA** | Visual Input-Output Locator Algorithm |
| **SII** | Speech Intelligibility Index (Sprachverständlichkeitsindex) | **WDRC** | Wide Dynamic Range Compression |
| **SISI** | Short Increment Sensitivity Index | **ZNS** | Zentralnervensystem |

# Grundlagen

B. Kollmeier

1.1 Anatomie, Physiologie und
    Funktionsprüfungen des Gehörs ... 1
1.2 Akustische Grundgrößen ... 9
1.3 Grundlagen digitaler Signalverarbeitung ... 16
1.4 Wahrnehmungsgrundgrößen ... 20
1.5 Grundlagen der Sprachwahrnehmung ... 32
1.6 Hörstörungen ... 47
1.7 Rehabilitative Diagnostik ... 53
1.8 Literatur ... 57

## 1.1 Anatomie, Physiologie und Funktionsprüfungen des Gehörs

### 1.1.1 Das Gehör aus Sicht der Biologie und Medizin

Das menschliche Hörorgan besteht aus dem *Außenohr* (Ohrmuschel, äußerer Gehörgang, Trommelfell), dem *Mittelohr* (Paukenhöhle mit den Gehörknöchelchen Hammer, Amboss und Steigbügel) und dem *Innenohr* (Schnecke, lat. cochlea). Das Innenohr hängt mit dem Gleichgewichtsorgan zusammen und ist über den achten Gehirnnerv (Nervus vestibulocochlearis oder statoacusticus) mit dem Hirnstamm verbunden. Im Gehirn wird die akustische Information in verschiedenen Stationen der *Hörbahn* weiterverarbeitet. Einen Überblick über die Anatomie des Gehörs gibt Abb. 1.1.

Die Ohrmuschel und der erste Teil des äußeren Gehörgangs besitzt ein Gerüst aus elastischem Knorpel und ist individuell sehr verschieden ausgeprägt. Der weiter innen gelegene Anteil des äußeren Gehörgangs ist von Knochen umgeben, wobei der äußere Gehörgang etwas gekrümmt ist. Dadurch wird das Trommelfell erst von außen einsehbar, wenn diese Krümmung aufgehoben wird (z. B. durch Zug an der Ohrmuschel nach hinten oben). Dies wird bei der *Otoskopie* ausgenutzt, bei der die Durchgängigkeit des äußeren Gehörgangs, die Form und Beschaffenheit des Trommelfells und etwaige Auffälligkeiten durch Betrachtung mit einer Lupe oder einem Mikroskop untersucht werden.

Die Funktion des Außenohrs besteht in einer Bündelung des Schalls (Trichterwirkung bei hohen Frequenzen) sowie in einer richtungsabhängigen Verformung (Filterung) des auf das Ohr einfallenden akustischen Signals. Diese je nach Einfallsrichtung unterschiedliche Klangverfärbung kann zur Ortung von Schallquellen verwendet werden. Zusätzlich treten dabei zwischen den beiden Ohren Laufzeit- und Pegelunterschiede auf, die eine höhere Genauigkeit der Ortung durch Vergleich zwischen den beiden Ohren ermöglichen, aber anhand derer z. B. nicht entschieden werden kann, ob eine Schallquelle von vorne oder von hinten kommt. Bei tiefen Frequenzen wirkt vorwiegend die Form des Oberkörpers und des Kopfes auf die richtungsabhängige Klangveränderung. Die genaue Form der Ohrmuschel spielt erst bei hohen Frequenzen eine Rolle, bei denen die Schallwellenlänge die gleiche Größenordnung wie die Abmessungen des Außenohrs besitzt.

Diese einfallsrichtungsabhängige Klangverfärbung wird bei der Kunstkopftechnik ausgenutzt, die in der computergesteuerten Form als „virtuelle

# 1 Grundlagen

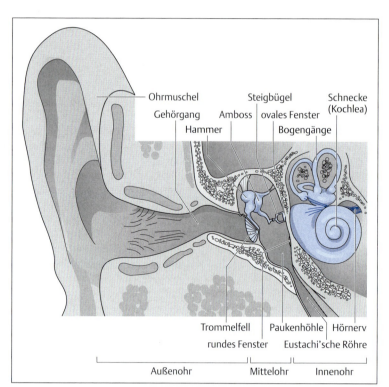

Abb. 1.1 Übersicht über den Aufbau des Gehörs.

Akustik" bezeichnet wird. Dabei wird ein Kunstkopf mit nachgebildeten Außenohren an den Aufnahmeort platziert, sodass bei Abhören der Aufnahme über Kopfhörer der subjektive Eindruck entsteht, man befinde sich an der Stelle des Kunstkopfes im akustischen Feld. Abweichungen zwischen der Ohrform des Hörers und derjenigen des Kunstkopfes führen zu einem nicht originalgetreuen räumlichen Eindruck, bei dem leicht Verwechslungen (z. B. Vorne-hinten-Verwechslung) auftreten. Dies kann auf die individuelle Hörerfahrung jedes Menschen mit seinen eigenen, auf charakteristische Weise den Klang bei vorgegebener Schalleinfallsrichtung verformenden Außenohren zurückgeführt werden.

*Störungen* der Außenohrfunktion können zum einen angeborene oder erworbene Missbildungen der Ohrmuschel oder des äußeren Ohrkanals sein. Die häufigste Störung ist der Verschluss des äußeren Gehörgangs durch einen Pfropf aus Ohrenschmalz (Cerumen), der sich bei falscher Ohrhygiene entwickeln kann (Säubern des Ohrkanals mit Wattestäbchen, die das Cerumen vor das Trommelfell positionieren, anstelle es auf physiologischem Weg austrocknen und herausfließen zu lassen). Auch Veränderungen des Trommelfells (z. B. Verletzungen, Vernarbungen oder tumorbedingte Veränderungen), die der HNO-ärztlichen Abklärung bedürfen, sind in diesem Zusammenhang zu nennen. Die Störungen der Außenohrfunktionen lassen sich sowohl klinisch (d. h. anhand der Vorgeschichte und der ärztlichen Untersuchung) als auch durch die Otoskopie erfassen (Tab. 1.1).

Das Mittelohr befindet sich in der luftgefüllten Paukenhöhle, die über die Eustachische Röhre mit dem Nasen-Rachen-Raum verbunden ist. Beim Schlucken und Gähnen wird diese enge Röhre durch den Muskelzug geweitet, sodass ein Druckausgleich zwischen der Paukenhöhle und der Außenwelt stattfinden kann und an beiden Seiten des Trommelfells der gleiche atmosphärische Luftdruck vorliegt. Die Kontaktfläche zwischen Hammerkopf und Amboss ist ein Gleitreibungsgelenk, das bei starken, statischen Auslenkungen des Trommelfells (z. B. permanentem Unterdruck im Mittelohr) nachgibt und dadurch den optimalen „Arbeitspunkt" des Mittelohrs einstellt. Die *Funktion des Mittelohrs* ist die Impedanzanpassung zwischen der akustischen Wellenfortbewegung in Luft (kleine Auslenkungskräfte bewirken eine

Tab. 1.1 Funktion, Beispiele möglicher Störungen und Möglichkeiten zur Diagnostik von Anteilen des Gehörs.

| Anteil des Gehörs | Funktion | Störung | audiologische Diagnostik |
|---|---|---|---|
| Außenohr | richtungsabhängige Filterung/Bündelung | Ohrfehlbildung | klinisch, Otoskopie |
| Mittelohr | Impedanztransformation Luft → Wasser | Schallleitungsschwerhörigkeit (z.B. Erguss, Otitis media) | Impedanzaudiometrie, Stimmgabeltests, Tonaudiogramm, überschwellige Tests, Sprachaudiometrie |
| Innenohr | Umwandlung Wasserschall → Nervenerregung, Frequenz-Ortstransformation | kochleäre Schwerhörigkeit (z. B. Lärm, Alter) | Tonaudiogramm, otoakustische Emissionen, überschwellige Tests, Hirnstammaudiometrie, Sprachaudiometrie |
| Hörnerv/ Hirnstamm | Codierung akustischer Information, Auswertung interauraler Unterschiede, Modulationscodierung | retrokochleäre (neurale) Schwerhörigkeit, Lokalisationsstörung | Hirnstammaudiometrie, Sprachaudiometrie, bildgebende Verf. |
| Kortex | Sprachwahrnehmung, komplexe Verarbeitung | zentrale Hörstörungen (z.B. Aphasie) | bildgebende Verf., zentrale Sprachtests |

hohe Auslenkung der Luftteilchen) und der sehr hohen Impedanz im flüssigkeitsgefüllten Innenohr (zur Erreichung derselben Auslenkung muss eine wesentlich höhere Kraft aufgewendet werden). Erreicht wird dies durch die große Fläche des Trommelfells im Verhältnis zur kleinen Fläche des ovalen Fensters, durch das Hebelverhältnis zwischen dem langen Hammergriff und dem kurzen Ambossfortsatz und durch die Krümmung der Trommelfellmembran. Insgesamt ist damit die Kraft pro Flächeneinheit beim ovalen Fenster etwa 50-mal höher als beim Trommelfell. Ohne diese Impedanzanpassung (bzw. Kraftübersetzung) würde an der Grenzfläche zwischen Luft und Flüssigkeit der größte Teil der Schallenergie aus der Luft an der Wasseroberfläche reflektiert und nur ein kleiner Teil der Schallenergie in das Wasser übertragen werden, sodass eine wesentlich geringere Empfindlichkeit des Ohres resultieren würde (s. Kap. 1.2.2). Diese schlechte Schallübertragung zwischen Wasser und Luft ist auch ein Grund dafür, dass man beim Tauchen zwar alle Geräusche im Wasser, jedoch kaum die Geräusche oberhalb der Wasseroberfläche hören kann.

Bei sehr hohen Schalldrucken tritt als eine Art von Schutzfunktion der *Musculus stapedius* in Aktion, der am Steigbügelfußstück angreift und eine Veränderung der Mittelohrmechanik bewirkt. Die Schutzwirkung ist jedoch – insbesondere bei kurzen, impulshaftigen Schallereignissen – sehr begrenzt. Den Einsatz dieser Muskelaktion kann man anhand der Änderung der akustischen Impedanz im Gehörgang nachweisen (s. u.). Dagegen kann die Wirkung des *Musculus tensor tympani*, der am Hammerhals ansetzt und das Trommelfell nach innen zieht, nicht anhand von audiologischen Messungen nachgewiesen werden. Bei einer Störung der Mittelohrfunktionen kommt es zu einer *Schallleitungsschwerhörigkeit*, d. h. einer Abschwächung der Fortleitung des Luftschalls in das Innenohr. Häufige Ursachen dafür sind Tubenbelüftungsstörungen (z. B. bei Erkältungskrankheiten oder bakteriellen Entzündungen), bei denen die im Mittelohr verbleibende Luft durch den Blutkreislauf entfernt (resorbiert) wird und sich das

# 1 Grundlagen

Ohr leicht mit wässriger Flüssigkeit anfüllt (Mittelohrerguss). Bei einer bakteriellen Besiedelung der Flüssigkeit kommt es zu einer Mittelohrentzündung (Otitis media), die zu einem Eiterdurchbruch durch das Trommelfell oder als schwerwiegende Komplikation zu einer Hirnhautentzündung (Meningitis) führen kann. Obwohl der zugrunde liegende Erkrankungsmechanismus sehr unterschiedlich sein kann (z. B. Festwachsen des Steigbügels bei der Otosklerose, Unterbrechung der Gehörknöchelchenkette bspw. nach einem Knalltrauma), ist die Auswirkung dieser Störung jeweils die gleiche.

Zur *Funktionsprüfung und Diagnostik des Mittelohrs* wird die Impedanzaudiometrie verwendet, bei der die Schallreflexion am Trommelfell mit einem Mikrofon im abgedichteten Gehörgang gemessen wird, um auf die Impedanz und die Weiterleitung des Schalls in das Innenohr schließen zu können. Bei der Tympanometrie wird der Luftdruck im Gehörgang systematisch variiert, um das Maximum der Schallübertragung zu finden. Es tritt bei normaler Hörfunktion und Tubenbelüftung bei genau dem atmosphärischen Druck im Gehörgang auf (d. h. weder Über- noch Unterdruck). Aus der zeitlichen Veränderung der Impedanz bei der zusätzlichen Darbietung von Tönen mit hohem Pegel kann auf das Einsetzen des Stapedius-Reflexes geschlossen werden *(Reflexaudiometrie)*. Außerdem ist bei Schallleitungsschwerhörigkeit die Knochenleitung nicht gestört, d. h. die Übertragung eines Schalls von einer schwingungsangeregten Stelle des Schädels zum Innenohr.

Dieser Effekt wurde von Thomas Alva Edison ausgenutzt, dem Erfinder des Phonographen. Er biss zur Umgehung seiner Schallleitungsschwerhörigkeit auf das Gehäuse des Phonographen und konnte dadurch die aufgezeichnete Musik wieder besser hören. Der gleiche Effekt wird auch bei klinischen Stimmgabeltests (Weber- und Rinne-Versuch) und der Tonaudiometrie mit einem Knochenleitungshörer genutzt, da bei Vorliegen der Schallleitungsschwerhörigkeit die Knochenleitung des Schalls besser ist als die Überleitung des Schalls durch die Luft (bei entsprechender Kalibrierung von Knochenleitung und Luftleitung auf 0 dB HL).

Das *Innenohr* besteht aus einem schneckenförmig aufgerollten Schlauch, der sich aus 3 Hohlräumen zusammensetzt (Abb. 1.**2**). Das ovale Fenster grenzt an die Scala vestibuli, die am oberen Ende der Schnecke, dem Helicotrema, mit der Scala tympani verbunden ist. Dazwischen befindet

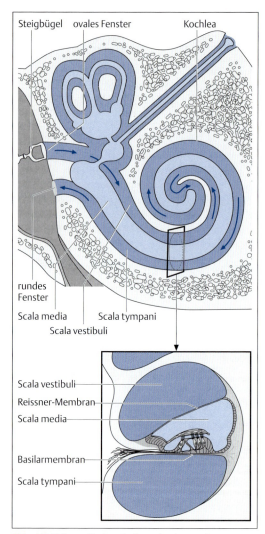

Abb. 1.**2 Schematischer Aufbau des Innenohrs** (nach Gulick et al.).

sich die Scala media, die gegenüber der Scala tympani durch die *Basilarmembran* abgegrenzt ist. Die Breite der Basilarmembran nimmt vom ovalen Fenster bis zum Helicotrema stetig zu und ihre Steifigkeit nimmt ab. Bei Vorliegen eines Schallsignals am ovalen Fenster tritt quer zur Basilarmembran eine Druckdifferenz zwischen der Scala vestibuli und der Scala tympani auf, die zu einer Auslenkung der Basilarmembran führt. Auf der Basilarmembran bildet sich daher eine *Wanderwelle* aus. Sie kann anschaulich verglichen werden mit einem Gartenschlauch, der an einem Ende hin- und herbewegt wird und auf dem sich die Anregung bis zum Ende fortbewegt. Bei hohen Frequenzen wird die Auslenkung am basalen Teil der Basilarmembran (in der Nähe des ovalen bzw. runden Fensters) maximal, während bei niedrigen Frequenzen eine maximale Auslenkung am Ende (in der Nähe des Helicotrema) auftritt *(Frequenz-Ortstransformation)*.

In der Basilarmembran sind als Auslenkungssensoren die inneren und äußeren Haarzellen angelegt. An ihrer Oberseite sind Stereozilien angeordnet, die bei einer seitlichen Auslenkung zu einer Entladung des Membranpotenzials der Haarzelle führt. Die Umsetzung der Auf- und Abbewegung der Basilarmembran in eine Querbewegung der Stereozilien erfolgt durch die Einbettung der Enden der Stereozilien in die gallertartige *Tektorialmembran,* die von oben der Basilarmembran aufliegt. Während an den inneren Haarzellen eine große Zahl von afferenten Nervenfasern beginnen (d. h. Übertragung von den Rezeptoren zum Gehirn hin), enden an den äußeren Haarzellen vorwiegend efferente Nervenfasern (d. h. in Laufrichtung vom Gehirn zu den Zellen). Außerdem können sich die äußeren Haarzellen unter Spannungseinfluss aktiv kontrahieren. Dies wird zur Verstärkung von Schwingungen bei niedrigen akustischen Eingangssignalpegeln ausgenutzt, bei denen eine Art aktive Rückkopplung die Sensitivität und gleichzeitig die Frequenzspezifität der Basilarmembran erhöht. Obwohl die genauen Mechanismen dieser „aktiven Prozesse" im Innenohr noch nicht letztendlich geklärt sind, kommt ihnen eine große Bedeutung für das normale Hören insbesondere bei niedrigen Pegeln zu.

Falls die Rückkopplung von akustischer Energie auf elektrische Spannung und über die Kontraktion der äußeren Haarzellen wieder in mechanisch-akustische Energie einen zu großen Wert annimmt, wird das System instabil und fängt an zu schwingen. Tatsächlich lassen sich im abgeschlossenen Gehörgang mit einem empfindlichen Mikrofon und entsprechenden Störgeräuschreduktionstechniken sehr niederenergetische Schwingungen aus dem Innenohr nachweisen, die *spontanen otoakustischen Emissionen.* Sie lassen sich auch durch akustische Anregungen mit einem kurzen Schallreiz oder einem Dauerton erzeugen (TEOAE bzw. simultan evozierte OAE) und können zur Überprüfung der Funktionsfähigkeit des Innenohrs eingesetzt werden.

Eine *Störung der Innenohrfunktion* führt zu einer *Schallempfindungsschwerhörigkeit,* die verschiedene Ursachen haben kann (z. B. fortdauernde Schallbelastung oder Knalltrauma, altersbedingte Rückbildung der Sinneszellen, Stoffwechselstörungen, Störung des Elektrolythaushalts). Zumeist ist die Funktion der inneren bzw. äußeren Haarzellen betroffen, die (bspw. bei der Lärmschwerhörigkeit) teilweise zerstört sind. Dies macht sich in einer verschlechterten Empfindlichkeit des Ohres gegenüber Schallreizen bei den entsprechenden Frequenzen bemerkbar. Beim (teilweisen) Ausfall der inneren Haarzellen sind die aktiven Prozesse noch intakt. Es erfolgt zwar eine Verschiebung der Hörschwelle (HS) zu höheren Pegeln, die Verstärkung (schwacher) akustischer Signale findet jedoch noch statt und damit ist eine gewisse Adaptation auch an Signale mit geringen Pegeln möglich (Dynamikkompression). Beim (teilweisen oder vollständigen) Verlust der äußeren Haarzellen sind dagegen die aktiven Prozesse ebenfalls gestört, sodass die spezielle Adaptation an niedrige Pegel entfällt und ein steilerer Anstieg der empfundenen Lautstärke mit zunehmendem Pegel resultiert (Recruitment-Phänomen oder Lautheitsausgleich, s. Kap. 1.4.1). Die *Funktion* des Innenohrs kann zur Abgrenzung zwischen Schallleitungs- und Schallempfindungsschwerhörigkeit mit der Stimmgabel oder anhand des Tonaudiogramms von Luft- und Knochenleitung überprüft werden. Die Anwesenheit von OAE spricht für ein (nahezu) normales Hörvermögen, während die überschwelligen Tests und die Sprachaudiometrie zum Nachweis von überschwelligen Verzerrungen des Höreindrucks durch den Hörschaden (z. B. Recruitment oder verschlechterte Sprachwahrnehmung in Ruhe oder im Störgeräusch) verwendet werden.

Als „objektiver" Hörtest, mit dem auch die Funktion des Innenohrs mit einbezogen wird, steht die Hirnstammaudiometrie (ERA, frühe akustisch evozierte Potenziale) zur Verfügung. Dort wird die elektrische Spannungsveränderung an der Schädeloberfläche als Antwort auf einen akustischen Reiz registriert und gemittelt, um reizabhängige Teile von reizunabhängigen Teilen zu trennen. Bei Vorliegen einer normgerechten elektrischen Antwort auf einen Schallreiz kann damit auf ein normal funktionierendes peripheres Hörorgan geschlossen werden.

Der *Hörnerv* entspringt aus der Mitte der Kochlea und führt durch den inneren Gehörgang zum *Hirnstamm,* wo er in den Nucleus cochlearis mündet (Abb. **1.3**). Von diesem Hirnnervenkern

# 1 Grundlagen

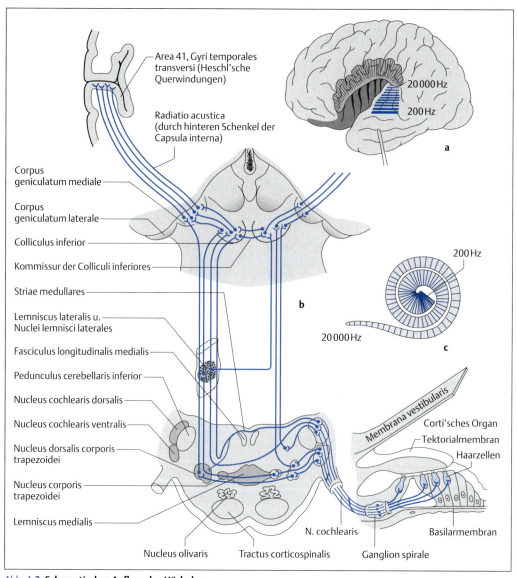

**Abb. 1.3 Schematischer Aufbau der Hörbahn.**
**a** Primärer Hörkortex mit Tonotopie. **b** Stationen der Hörbahn vom Innenohr bis zum Kortex. **c** Schematische Frequenzanordnung (Tonotopie) im Innenohr (aus Duus 1995).

gehen eine Reihe von Verbindungen zu anderen Kerngebieten im Hirnstamm (d. h. zur oberen Olive, zum Nucleus accessorius und zum seitlichen Schleifenkern) sowie weiter aufsteigende Bahnen über den Lemniscus lateralis und medialis in den Colliculus inferior (untere Vierhügelplatte), das Corpus geniculatum mediale bis zum primären Hörkortex der Area 41 im Schläfenlappen des Großhirns. Auf diesen Stationen der Hörbahn finden verschiedene Kreuzungen zwischen den beiden Seiten statt. Die *Funktion* des Hörnervs und der Hörbahn besteht in der Codierung und Verarbeitung der akustischen Information in neuronalen Erregungsmustern und Strukturen. Auf dem Hörnerv wird die akustische Information durch eine Erhöhung bzw. Synchronisation der „Feuerrate" der verschiedenen Nervenfasern bei Stimulation der zugehörigen Haarzelle codiert, sodass eine

Codierung der Schallintensität für unterschiedliche Frequenzen zu jedem Zeitpunkt erfolgt. Im Hirnstamm werden bereits komplexere Funktionen ausgewertet. Beispielsweise wird ein interauraler Vergleich in der oberen Olive durchgeführt (d. h. Auswertung der zwischen den beiden Ohren auftretenden Zeit- und Intensitätsunterschiede für die Lokalisation von Schallquellen).

Zusätzlich werden Modulationsfrequenzen (zeitliche Schwankungen der akustischen Energien in den verschiedenen Frequenzbändern) im Colliculus inferior ausgewertet. Aufgrund der unmittelbaren Nachbarschaft zum Colliculus superior, der für das visuelle System und die Koordination zwischen Motorik und visuellem System wichtig ist, findet hier bereits eine Verrechnung zwischen akustischer und visueller Information statt. In der gesamten Hörbahn lässt sich eine *tonotopische Organisation* nachweisen, d. h. benachbarte akustische Frequenzen führen zu Nervenerregungen an benachbarten Orten im Gehirn. Eine ähnliche räumliche Abbildung im Gehirn wird für die räumliche Anordnung von Schallquellen vermutet (spatio-topische Abbildung) und für die Aufspaltung in Modulationsfrequenzen (periodo-topische Abbildung). Während die ersten Stationen der Hörbahn noch relativ hohe Modulationsfrequenzen verarbeiten können, wird die höchste verarbeitete Modulationsfrequenz auf den weiteren Stationen der Hörbahn geringer.

*Störungen* von Funktionen des Hörnervs und der peripheren Anteile der Hörbahn (z. B. bei dem Akustikus-Neurinom, das ein gutartiger, den Hörnerv jedoch verdrängender Tumor ist) werden als retrokochleäre oder neurale Hörstörungen bezeichnet. Sie lassen sich durch die Hirnstammaudiometrie nachweisen, bei der eine verlängerte Überleitungszeit zwischen der kochleären Komponente und der aus dem Hirnstamm stammenden Potenziale nachweisbar ist, sowie durch bildgebende Verfahren der betreffenden Strukturen (z. B. Magnetresonanztomografie). Störungen der mehr zentral gelegenen Anteile der Hörbahn (z. B. durch Durchblutungsstörungen oder Verletzungen) können zu einer Reihe von verschiedenen neurologischen Symptomen führen, die sich bei der Aphasie bspw. in einer Störung des Sprachverstehens oder der Sprachproduktion äußern. Neben den bildgebenden Verfahren werden hier zentrale Sprachtests zur näheren Eingrenzung der Funktionsstörung eingesetzt.

## 1.1.2 Das Gehör aus Sicht der Physik und Nachrichtentechnik

Aus physikalischer bzw. nachrichtentechnischer Sicht lässt sich die Signalverarbeitung im Gehör durch eine Reihe von Funktionselementen beschreiben, die die *effektive Signalverarbeitung* im Gehör unabhängig von der detaillierten anatomischen und physiologischen Grundlage darstellen. Ein wichtiges Element einer derartigen Beschreibungsweise ist eine Filterbank, die entsprechend der Funktionen der Basilarmembran den ankommenden Schall in verschiedene Frequenzbänder aufteilt und zugleich eine nichtlineare Kompression vornimmt (Abb. 1.4). In jedem Frequenzkanal wird nun die Energie durch Bildung der Einhüllenden ermittelt, was durch eine Halbwellengleichrichtung mit Tiefpassfilterung nachgebildet werden kann. Dieser Prozess und die anschließende Adaptationsstufe sollen die Funktionen der Haarzelle und des auditorischen Nervs simulieren, bei denen effektiv die Empfindlichkeit an den Mittelwert des jeweiligen Eingangssignals angepasst wird und die detaillierte Phasenstruktur des Eingangssignals teilweise verworfen wird. An die Kompression bzw. Adaptation schließt sich ein binauraler Vergleich bzw. eine Auftrennung in verschiedene Modulationsfrequenzen an (Modulationsfilterbank), sodass sich als Ausgang dieser Verarbeitungsstufen ein zweidimensionales Muster ergibt (Mittenfrequenz × Modulationsfrequenz). Der binaurale Vergleich und die dadurch erzielbare Störschallunterdrückung wird ebenfalls auf dieser Ebene z. B. durch eine geeignete Zeitverzögerung („Equalization" der Störsignale von beiden Seiten) und Subtraktion („Cancellation") der Signale von beiden Ohren nachgebildet, bei der im günstigsten Fall die Störsignale bis auf ein Restrauschen eliminiert werden.

Das resultierende mehrkanalige zeitliche Muster bildet (bei Zugabe eines Rauschens, das die neuronalen Verarbeitungsfehler repräsentiert) die *interne Repräsentation* eines angebotenen akustischen Signals nach. Sie steht als Eingangsgröße der kognitiven Verarbeitung (z. B. im Kortex) zur Verfügung, die im Modell durch einen „optimalen Detektor", d. h. eine mit optimalem Vorwissen ausgestattete Mustererkennung, nachgebildet wird. Dieser Modellierung liegt die Annahme zugrunde, dass unser „Weltwissen" in un-

# 1 Grundlagen

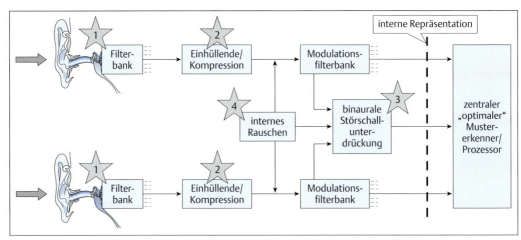

**Abb. 1.4 Modell der effektiven Signalverarbeitung im Gehör aus Sicht der Physik und Nachrichtentechnik.**
Die Sterne zeigen die möglichen Störungen des Hörvorgangs an.

serem kognitiven Erkennungssystem jede nur irgendwie ausnutzbare Änderung im Hörmuster optimal zur Durchführung der jeweiligen Erkennungs- oder Entscheidungsaufgabe ausnutzt. Limitiert wird diese Erkennungsleistung primär durch die „Schärfe" der internen Repräsentation, die durch den relativen Einfluss des „internen Rauschens" bestimmt wird. Eine weitere Limitation stellen die bei Schwerhörigkeit beobachtbaren Störungen des Hörvorgangs dar (Abb. 1.4):

- Abschwächungswirkung des Hörverlusts, bedingt durch Schallleitungsschwerhörigkeit und Ausfall der inneren sowie teilweisen Ausfall der äußeren Haarzellen (Störung 1)
- Kompressionsverlust (Ausfall der äußeren Haarzellen, Störung 2)
- binauraler Verlust (Reduktion der binauralen Störschallunterdrückung, Störung 3)
- Erhöhung des internen Rauschens als „zentraler Hörverlust" (Störung 4)

Mit einer Modellierung des Hörvorgangs durch die „effektive" Signalverarbeitung in den peripheren Verarbeitungsstufen des Hörsystems mit anschließendem optimalen Detektor oder Mustererkenner können eine Reihe von Hörleistungen bei Normal- und Schwerhörigen (z. B. Detektion von Signalen in Rauschen, Sprachverständlichkeit in Ruhe und im Störschall) z. T. erstaunlich genau und mit relativ wenig Annahmen über die genauen Verarbeitungsmechanismen nummerisch vorhergesagt werden (Derleth et al. 2001, Kollmeier 2002). Daher erscheint eine von technischer Seite geprägte Betrachtungsweise des Hörsystems insbesondere im Zusammenhang mit der Konstruktion und der Anpassung von Hörgeräten von großer Wichtigkeit.

## Zusammenfassung

Die Funktion des Außen- und Mittelohrs ist die richtungsabhängige Filterung und Impedanzanpassung für die möglichst verlustfreie Schallleitung in das Innenohr. Funktionsausfälle (Schallleitungsschwerhörigkeit) werden otoskopisch, impedanzaudiometrisch und tonaudiometrisch festgestellt. Der im Innenohr durch die Frequenz-Ortstransformation analysierte Schall wird in Nervenimpulse umgesetzt, die über den Hörnerv den weiteren Stationen der Hörbahn zugeführt werden. Funktionsausfälle in diesem Bereich (Schallempfindungs- bzw. sensorineurale Schwerhörigkeiten) werden tonaudiometrisch, durch überschwellige Tests und durch „objektive" Hörtests wie OAE und Hirnstammaudiometrie nachgewiesen. Die „effektive" Signalverarbeitung im Ohr (Frequenzanalyse, Einhüllendenbildung, Adaptation, Integration bzw. Modulationsfrequenzanalyse, binaurale Verarbeitung) ist bei dieser Art von Schwerhörigkeit stärker betroffen (Verzerrungswirkung des Hörverlusts) als bei der Schallleitungsschwerhörigkeit (Abschwächungswirkung des Hörverlusts). Hörmodelle erlauben eine Quantifizierung dieser Hörleistungen durch nummerische Simulation.

## 1.2 Akustische Grundgrößen

Bei der Erzeugung und Ausbreitung von Schall werden die Partikel des Mediums (z. B. die Moleküle der Luft) in Schwingungen versetzt, die an deren Umgebung weitergeleitet werden. Diese Schwingungen der Partikel können entweder parallel zur Ausbreitungsrichtung erfolgen *(Longitudinalwellen)* oder senkrecht zur Ausbreitungsrichtung *(Transversalwellen)* (Abb. 1.5). Dabei schwingt jedes der Partikel um seine Ruhelage mit einer gewissen Zeitverzögerung gegenüber den benachbarten Partikeln. Auf diese Weise bewegt sich die Welle über das Medium hinweg, ohne dass die Partikel des Mediums im Mittel ihre Position verändern.

### 1.2.1 Schalldruck und Schallschnelle

In Festkörpern sind aufgrund ihrer elastischen Verformbarkeit bei kleinen Auslenkungen verschiedene Wellenformen von Longitudinal- und Transversalwellen ausbreitungsfähig. In Flüssigkeiten und Gasen wird Schall dagegen nur als Longitudinalwelle weitergeleitet, d. h. die Schwingung der einzelnen Flüssigkeits- oder Gaspartikel erfolgt parallel zur Ausbreitungsrichtung. Wir beschränken uns hier auf die Schallausbreitung in Gasen und Flüssigkeiten. Jede Schallwelle wird durch die Größen *Schalldruck p* (d. h. an einem bestimmten Ort messbarer Wechseldruck) und *Schallschnelle v* (d. h. an einem bestimmten Ort auftretende Geschwindigkeit der Partikel) gekennzeichnet. Der Schalldruck ist an den Stellen höchster Verdichtung der Partikel am größten und nimmt an den Stellen höchster Verdünnung den niedrigsten Wert an. Die Schallschnelle ist bei dem Beispiel aus Abb. 1.5 auf halbem Wege zwischen einem Druckmaximum und Druckminimum am größten, weil dort die „Ausgleichsströmung" zwischen Druckmaximum und -minimum am größten ist. Im Allgemeinen weist die Schallschnelle eine feste Phasenbeziehung mit dem Schalldruck auf, die für den Transport von akustischer Energie wichtig ist (s. Kap. 1.2.3).

Für Schallwellen, die sich in diesen Medien in eine bestimmte Richtung ausbreiten (*x*-Richtung), muss der Schalldruck aufgrund physikalischer

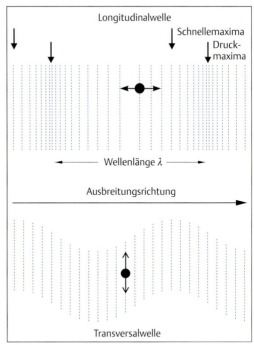

**Abb. 1.5 Transversal- und Logitudinalwelle.** Schematische Darstellung einer Longitudinalwelle (oben, Partikelbewegung parallel zur Ausbreitungsrichtung) und einer Transversalwelle (unten, Partikelbewegung senkrecht zur Ausbreitungsrichtung).

Randbedingungen (Erhaltung der Masse, Kräftegleichgewicht) die Bedingung der „Wellengleichung" erfüllen, d. h.:

$$\left(\frac{d}{dx}\right)^2 p = \frac{1}{c^2}\left(\frac{d}{dt}\right)^2 p \tag{1}$$

Dabei bezeichnet $(d/dx)^2$ die zweite Ableitung nach dem Ort und $(d/dt)^2$ die zweite Ableitung nach der Zeit. $c$ steht für die Ausbreitungsgeschwindigkeit der Schallwelle *(Schallgeschwindigkeit)*, die von den Eigenschaften des Mediums abhängt (z. B. von der Temperatur und dem Luftdruck bei gasförmigen Medien). In Luft beträgt sie (bei 20 °C) $c \approx 344$ m/s. Die Wellengleichung hat als allgemeine Lösungen Schallwellen der Form $p(x,t) = p_0 \cdot g(t - x/c)$, wobei $x$ der Abstand in der räumlichen Richtung ist, in die sich die Welle mit der Schallgeschwindigkeit $c$ ausbreitet.

# 1 Grundlagen

Das bedeutet, dass die Schallwelle eine beliebige Form annehmen kann, die sich mit der Schallgeschwindigkeit über das gesamte Medium ausbreitet (d. h. die Funktion g ist nicht näher bestimmt und kann entsprechend den jeweiligen Vorgaben ausgewählt werden). Zur Vereinfachung zerlegt man diese beliebige Schallwelle in *sinusförmige Elementarwellen,* die auch als *ebene Wellen* bezeichnet werden und sich in eine bestimmte Richtung ausbreiten. Sie sind spezielle Lösungen der Wellengleichung. Da sich jedes beliebige Wellenfeld als Überlagerung aus diesen Elementarwellen zusammensetzen lässt, werden wir uns im Weiteren auf eine Beschreibung dieser sinusförmigen Wellen beschränken. Sie haben die Form:

$$p(x,t) = p_0 \times \sin[2\pi f(t - x/c) + \psi] \qquad (2)$$

Dabei handelt es sich um eine sinusförmig in x-Richtung sich ausbreitende Druckwelle mit der *Frequenz f,* die eine Amplitude $p_0$ und eine Phase $\psi$ aufweist (Abb. 1.6).

Im Vergleich mit der o. a. allgemeinen Form $g(t-x/c)$ wird hier also ein sinusförmiger Verlauf festgelegt. Als Frequenz *f* wird dabei die Anzahl der Schwingungen pro Sekunde bezeichnet, d. h. wie oft jedes Teilchen in jeder Sekunde eine vollständige Periode mit Hin- und Rückschwingung durchgeführt hat. Die Periodendauer *T* ist die Zeit, die für jede dieser periodischen Schwingungen benötigt wird. Je kleiner *T* ist, desto größer ist die Frequenz *f*, wobei gilt:

$$f = \frac{1}{T} \qquad (3)$$

Beispielsweise beträgt für die Frequenz $f$ = 1000 Hz die Periodendauer $T$ = 1/(1000 Hz) = 0,001 s = 1 ms.

Die Phase $\psi$ legt den Anfangszustand der Schwingung zum Zeitnullpunkt ($t$ = 0) fest und kann zwischen 0° und 360° betragen (bzw. 0 und $2\pi$ im Bogenmaß). Als *Wellenlänge* $\lambda$ bezeichnet man die Strecke, die die Welle während einer Schwingungsperiode zurücklegt, sodass die Beziehung gilt:

$$c = f \cdot \lambda \qquad (4)$$

## 1.2.2 Wellenwiderstand, Reflexion und Resonanz

Bisher haben wir nur den Schalldruck *p* betrachtet, obwohl nahezu dieselben Beziehungen auch für die Schallschnelle **v** gelten. Beide Größen sind eng miteinander verknüpft: Für ihren Betrag gilt folgende Beziehung, wobei $\rho$ die Dichte des Mediums und *c* die Schallgeschwindigkeit ist:

$$|\mathbf{v}| = \frac{1}{\rho \cdot c} \cdot p = \frac{1}{Z} \cdot p \qquad (5)$$

Abgesehen von einer möglichen Phasenverschiebung zwischen Schallschnelle und -druck (und der Tatsache, dass die Schnelle eine vektorielle Größe und der Druck ein Skalar ist), gilt also eine Proportionalität zwischen den beiden Größen. Die Größe $Z = p/|\mathbf{v}| = \rho \cdot c$ wird als *Wellenwiderstand* oder Kennimpedanz des Mediums bezeichnet. Die Wortwahl erinnert an die Analogie zum elektrischen Widerstand, der nach dem Ohmschen Gesetz als Quotient aus Spannung und Strom defi-

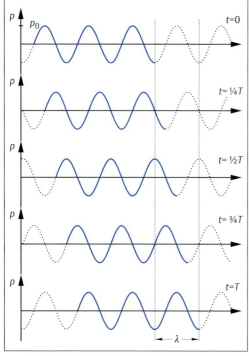

**Abb. 1.6 Schematische Darstellung einer sinusförmigen, fortschreitenden Welle.**
Sie bewegt sich während einer Periode *T* um eine Wellenlänge $\lambda$ nach rechts fort. Die einzelnen Teilbilder zeigen Momentaufnahmen des Schalldruckverlaufs (*p*) zu unterschiedlichen Zeitpunkten.

niert ist. Bei einem Medium mit einem großen Wellenwiderstand (z. B. Wasser mit $Z = 1{,}48 \cdot 10^6$ kg m$^{-2}$ s$^{-1}$) muss demnach ein hoher Schalldruck auftreten, um eine bestimmte Schallschnelle zu erzeugen, während bei einem Medium mit einem niedrigen Wellenwiderstand (z. B. Luft mit $Z = 414$ kg m$^{-2}$ s$^{-1}$) ein wesentlich kleinerer Schalldruck ausreicht. An einer Grenzfläche zwischen 2 Medien, bei der sich der Wellenwiderstand $Z$ ändert, kann eine einlaufende Schallwelle daher nicht ungehindert von einem Medium in das zweite Medium übertreten. Daher wird die einfallende Welle zu einem Teil reflektiert und zum übrigen Teil in das zweite Medium weitergeleitet. Wenn mit $p_e$ der Schalldruck der einfallenden Schallwelle und mit $p_r$ der Schalldruck der reflektierten Schallwelle bezeichnet wird und mit $Z_1$ bzw. $Z_2$ der Wellenwiderstand des ersten bzw. zweiten Mediums, berechnet sich der Schalldruck der reflektierten Schallwelle nach:

$$p_r = p_e \cdot (Z_1 - Z_2)/(Z_1 + Z_2) \qquad (6)$$

Der Anteil der reflektierten Welle wird immer dann groß, wenn $Z_1$ und $Z_2$ stark voneinander abweichen: Bei „schallhartem" Übergang ($Z_2$ sehr viel größer als $Z_1$, z. B. beim Übergang von Luft nach Wasser) und bei „schallweichem" Übergang ($Z_2$ sehr viel größer als $Z_1$, z. B. beim Übergang von Wasser nach Luft) wird daher fast sämtliche auf die Grenzfläche einfallende Schallenergie reflektiert, sodass in beiden Fällen fast keine Schallenergie auf das andere Medium übertragen wird. In unserem Beispiel des Übergangs von Luft auf Wasser wird der Schalldruck um etwa den Faktor 3000 verringert, sodass eine Abschwächung um etwa 30 dB resultiert. Eine verlustfreie Übertragung tritt nur auf, wenn der Wellenwiderstand in beiden Medien gleich ist, sodass zur Vermeidung von Reflexionsverlusten eine weitgehende Angleichung der Wellenwiderstände notwendig ist. Dies ist bspw. beim Mittelohr der Fall, das eine möglichst reflexions- und verlustarme Schallübertragung vom Außenohr in das flüssigkeitsgefüllte Innenohr ermöglichen soll.

Bei einer in $x$-Richtung fortschreitenden Welle sind der Schalldruck $p$ und die Schallschnelle $v$ in Phase, d. h. an jedem von der Schallwelle erreichten Ort treten zeitgleich eine maximale Geschwindigkeit der sich bewegenden Partikel und ein Druckmaximum auf. Diese fortschreitende Welle ist zudem durch einen Energietransport charakterisiert, d. h. akustische Energie wird vom Quellort der Schallwelle bis zum Empfängerort transportiert. Wenn auf dem Weg dorthin eine (vollständige) Reflexion des Schalls stattfindet (z. B. an einer Grenzfläche des Mediums), wird keine Energie transportiert, sondern es entsteht eine *stehende Welle* durch die Überlagerung aus hin- und rücklaufender Welle. Bei ihr sind Schalldruck und Schallschnelle jeweils um eine viertel Periode verschoben und es treten ortsfeste (stehende) Druckbäuche und Druckknoten auf, die jeweils mit Schnelleknoten bzw. Schnellebäuchen zusammenfallen (Abb. 1.7).

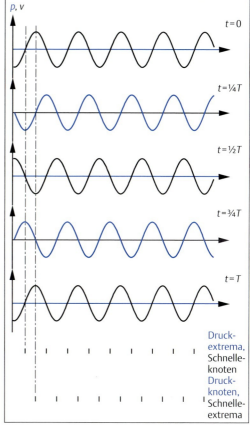

**Abb. 1.7 Schematische Darstellung einer sinusförmigen, stehenden Welle.**
Die Schallschnelle (*v*, schwarze Linie) nimmt zu anderen Zeitpunkten und bei anderen Orten ihre Extremwerte an als der Schalldruck (*p*, blaue Linie). Die Lage der Maxima bzw. Minima von Schalldruck und -schnelle ändert sich zeitlich nicht.

Während in dem bisher betrachteten Fall der stehenden Wellen die Reflexion an nur einer Grenzfläche stattfindet, ist ein *akustischer Resonator* durch die Reflexion an 2 oder mehreren gegenüberliegenden Grenzflächen charakterisiert. Dabei wird der Schall hin- und herreflektiert, sodass sich die einfallende Welle mit der mehrfach reflektierten Welle überlagert. Wenn die einfallende und die verschieden oft reflektierte Welle jeweils die gleiche Phasenlage aufweisen (d. h. nicht räumlich gegeneinander verschoben sind), kommt es zu einer *Resonanz*: Der Schalldruck im Inneren des Resonators steigt durch die Energiezufuhr der einfallenden Welle immer weiter an, bis die einfallende Schallleistung genauso groß ist wie die im Resonator durch die Reflexionen verloren gehende (absorbierte) Schallleistung. Diese Verstärkung des Schalldrucks kann allerdings nur für solche Frequenzen *(Resonanzfrequenzen)* auftreten, für die eine bestimmte Zahl von Wellenlängen in den Resonator hinein „passt". Wenn der Resonator an beiden Enden in gleicher Weise abgeschlossen ist (schall „hart", z. B. durch einen Deckel, oder schall „weich", z. B. Übergang in die freie Luft), muss die Länge ein ganzzahliges Vielfaches der halben Wellenlänge sein ($n \cdot \lambda/2$). Falls der Resonator an einem Ende schallhart und am anderen Ende schallweich abgeschlossen ist, veringert sich die notwendige Länge um eine viertel Wellenlänge, sodass Resonanz bereits bei $\lambda/4$ auftreten kann. Dieses Phänomen wird z. B. bei Orgelpfeifen ausgenutzt, in denen die Luft bei einer Strömungsanregung nur mit einer bestimmten Frequenz schwingt. Diese Frequenz wird mit zunehmender Länge der Orgelpfeife niedriger.

Beim *Außenohr* treten ebenfalls akustische Resonanzen auf. So ist der äußere Gehörgang auf der einen Seite durch das Trommelfell und auf der anderen Seite durch den akustischen Impedanzsprung zum Cavum conchae (Höhlung der Ohrmuschel) ein Hohlraumresonator mit einer Resonanzfrequenz von etwa 4 kHz. Das Cavum conchae stellt ebenfalls einen Hohlraumresonator mit einer Resonanzfrequenz von etwa 3 kHz dar. Dabei tritt der eine Impedanzsprung zwischen dem freien Schallfeld und der Eingangsebene des Außenohrs auf, während der zweite Impedanzsprung am Boden des Cavum conchae (Ohrmuschel und Gehörgangseingang) erfolgt. Die Übertragungseigenschaften vom freien Schallfeld zum Trommelfell werden wesentlich durch diese Hohlraumresonanzen beeinflusst, sodass das Ohr im Bereich von 3–4 kHz eine besonders *hohe Empfindlichkeit* aufweist. Bei Einführen einer *Otoplastik* in das Cavum conchae bzw. den äußeren Gehörgang werden diese Resonanzräume und akustische Impedanzen verändert, daher muss die veränderte Übertragungsfunktion bei der Auswahl und Anpassung von Hörgeräten und Ohrpassstücken entsprechend berücksichtigt werden. Zusätzlich tritt bei einer *geschlossenen Otoplastik* (d. h. luftdichter Abschluss des äußeren Gehörgangs) ein abgeschlossenes Volumen im Sinne eines Hohlraumresonators im Gehörgang auf, sodass durch die Ankopplung des Hörgeräts über einen Schlauch auch bei tiefen Frequenzen hohe Schalldrücke erzielt werden können. Durch Anbringen einer Zusatzbohrung in die Otoplastik werden die Resonanzeigenschaften so verändert, dass tiefe Frequenzen weniger verstärkt werden. Eine entsprechende Formung des Schallschlauchs (z. B. Libbyhorn) beeinflusst dagegen der Frequenzgang vorwiegend bei hohen Frequenzen. Außerdem kann durch Einführung von porösen Absorbern (Dämpfungselementen) in dem Schallweg die Resonanzgüte reduziert werden, d. h. die Spitzen der Übertragungsfunktion nehmen ab und werden breiter und der Abstand zwischen Minimum und Maximum der Übertragungsfunktion (konstruktive bzw. destruktive Interferenz im Resonatorvolumen) nimmt ab.

## 1.2.3 Schallintensität

Die bei der stehenden Welle (s. o.) auftretende Phasenverschiebung zwischen Schalldruck und Schallschnelle weist auf den nicht vorhandenen Energietransport hin. Im zuvor behandelten Fall der fortschreitenden Welle (Abb. 1.**6**) tritt bei einer Phasenverschiebung von 0 dagegen ein vollständiger Transport von Energie auf. Als *Schallintensität I* wird deshalb das Produkt aus Schalldruck, Schallschnelle und Kosinus des Phasenwinkels $\Phi$ bezeichnet:

$$I = p \cdot v \cdot \cos \phi \qquad (7)$$

Dabei ist *I* genauso wie die Schallschnelle *v* ein Vektor, der in die Richtung des Schallenergietransports weist. Der Phasenwinkel $\Phi$ hat dabei eine ähnliche Bedeutung wie die Phasenverschiebung zwischen Wechselspannung und Wechselstrom im Wechselstromkreis, bei dem die *Wirkleistung*,

d. h. die geleistete elektrische Arbeit, proportional der Spannung, dem Strom und dem Kosinus des Phasenwinkels ist. Analog dazu lässt sich die von einer Schallquelle insgesamt abgestrahlte Schallleistung ermitteln, indem man die Schallintensität auf einer Fläche aufsummiert, die die Schallquelle vollständig umschließt (z. B. eine Kugeloberfläche). In der praktischen Anwendung wird dies mit der *Schallintensitätsmesstechnik* durchgeführt, bei der sowohl der Schalldruck als auch die Schallschnelle mit einer speziellen Sonde gleichzeitig gemessen und über eine gewisse Berandung gemittelt werden. Daraus lässt sich bspw. die von einer Maschine insgesamt abgestrahlte Schallleistung bestimmen.

Für die Hörgerätetechnik ist die Unterscheidung zwischen Schalldruck und Schallintensität wichtig, weil in akustischen Messungen zumeist nur der Schalldruck gemessen wird, obwohl eigentlich die Schallleistung bzw. Schallintensität interessiert (z. B. bei der Kalibrierung von Kopfhörern oder Hörgerätehörern mit einem Kuppler). Eine direkte Proportionalität zwischen dem Quadrat des Schalldrucks und der Schallintensität ist zwar immer gegeben, die Proportionalitätskonstante hängt jedoch von der Phasenverschiebung zwischen Schalldruck und -schnelle ab, die wiederum von den Gegebenheiten des Schallfelds abhängig ist. Aus diesem Grund sind bei akustischen Messungen immer diese Gegebenheiten und die tatsächliche akustische Wirkleistung zu berücksichtigen.

## 1.2.4 Schallpegel

Der in der Natur vorkommende Bereich von Schalldrucken ist sehr groß (Ruhehörschwelle bei 1 kHz bei $2 \cdot 10^{-5}$ N/m², Unbehaglichkeitsschwelle [US] bei ca. 20 N/m²). Außerdem interessiert zumeist nicht der absolute Schalldruck, sondern das Verhältnis zu einem Referenzwert. Daher verwendet man in der Praxis nicht die absolute Größe des Schalldrucks, sondern die logarithmische *Dezibelskala*, mit der der Logarithmus eines Schalldruckverhältnisses angegeben wird. Der zu einem Schalldruck $p$ gehörende Schalldruckpegel $L$ ist definiert als:

$$L = 20 \cdot \log_{10} \frac{p}{p_0} \ [dB \ SPL] \tag{8}$$
mit $p_0 = 2 \cdot 10^{-5}$ N/m² = $2 \cdot 10^{-4}$ µbar

Die Abkürzung SPL (*sound pressure level*) zeigt dabei an, dass als Referenzschalldruck $p_0$ der o. a. genormte Wert verwendet wurde. Wenn nicht lineare Größen (wie Schalldruck und -schnelle), sondern quadratische Größen (wie die Schallleistung $I$) betrachtet werden, bestimmt sich der Pegel nach:

$$L = 10 \cdot \log_{10} |I|/|I_0| \tag{9}$$

Der Faktor 10, anstelle des Faktors 20 in Glg. 8, wird wegen der Proportionalität zwischen $I$ und $p^2$ verwendet, da $10 \cdot \log_{10}(p^2) = 20 \cdot \log_{10}(p)$ ist. Auf diese Weise wird unabhängig von der jeweils betrachteten Wellenkenngröße derselbe dB-Wert berechnet.

Für die Praxis sind die folgenden Werte wichtig:
- 1 dB: kleinster hörbarer Pegelunterschied
- 3 dB: Verdoppelung der Leistung
- 6 dB: Verdoppelung der Amplitude/Vervierfachung der Leistung
- 10 dB: Verdoppelung der subjektiven Lautstärke/10-fache Leistung
- 20 dB: 10-fache Amplitude/100-fache Leistung

Als dB HL (*hearing level*) wird der auf die frequenzabhängige Ruhehörschwelle eines mittleren Normalhörigen bezogene Schalldruckpegel angegeben, während dB Sensation-Level den auf die individuelle Ruhehörschwelle bezogenen Schalldruckpegel angibt. Mit dB (A) wird der „A-bewertete" Schalldruckpegel bezeichnet, der nach einer Filterung (Frequenzgewichtung) des Schalls gemessen wird. Dabei werden tiefe und hohe Frequenzen in einer Weise abgeschwächt, die die Eigenschaften des menschlichen Gehörs bei niedrigen Pegeln in erster Näherung nachbilden soll. Die „B"- bzw. „C"-Bewertung entspricht dagegen ungefähr der Frequenzgewichtung des menschlichen Ohres bei mittleren bzw. hohen Pegeln. Bei der Bestimmung des Pegels von zeitlich sich ändernden Schallen (z. B. Sprache) ist außerdem die Zeitkonstante zu berücksichtigen, mit der das Pegelmessgerät den Schall mittelt: Beispielsweise ist für den subjektiven Lautstärkeeindruck von Sprache der über sehr kurze Zeiten gemittelte, maximal auftretende Pegel am relevantesten (Pegelmesserstellung „Impuls" oder „Fast"). Die größeren Mittelungszeiten (Pegelmesserstellung „Slow") werden dagegen zur Steigerung der Messgenauigkeit bei stationären Schallen (z. B. Fahrzeuggeräuschen) verwendet, aber auch bei der akustischen Analyse von quasistationären Schallen wie ausgehaltenen Vokalen.

Die meisten *Schallpegelmesser* sind für die Anwendung im freien Schallfeld bei einer ebenen, fortschreitenden Welle kalibriert. In realen Räumen treten jedoch Reflexionen an den Wänden auf, sodass stehende Wellen resultieren und der mit dem Schallpegelmesser an einem bestimmten Ort gemessene Schalldruck von dem Wert abweicht, den ein Schallintensitätsmessgerät messen würde (Glg. 7). Da das menschliche Ohr in erster Näherung ein Schallintensitätsempfänger ist, würde man einen irrtümlich zu hohen Schalldruck messen. Um den Fehler bei der Schalldruckmessung abschätzen zu können, ist es daher ratsam, den Schalldruck an mehreren Stellen im Raum auszumessen.

Ein ähnliches Problem tritt bei Messungen mit Schallkupplern auf, die bei der Kalibrierung von Kopfhörern oder Hörgerätewandlern verwendet werden, um das Mikrofon des Schallpegelmessers in einem Hohlraum mit definiertem Volumen an den entsprechenden Wandler auszukoppeln. Dabei darf der im Kuppler entstandene Schalldruck aufgrund der stehenden Wellen nicht mit dem Schalldruck gleichgesetzt werden, der in einer ähnlichen Anordnung (z. B. Schallübertragung von einem Kopfhörer auf das Mikrofon des Schallpegelmessers) im freien Schallfeld auftreten würde. Aus diesem Grund gibt es für jeden Kuppler und jede Frequenz Korrekturwerte, mit denen die Abweichung zwischen Kupplermessung und äquivalenter Freifeldmessung korrigiert werden kann.

## 1.2.5 Wandler

Elektroakustische Wandler können Schallgrößen (Schalldruck und Schallschnelle) in elektrische Größen (Spannung bzw. Strom) umwandeln (und umgekehrt), wobei sie einen möglichst großen Pegelbereich, einen möglichst großen Frequenzbereich und eine möglichst hohe Verzerrungsfreiheit erreichen sollen. Bei den Hörgerätemikrofonen wird dies durch das zumeist verwendete *Elektret-Kondensator-Mikrofon* weitgehend erfüllt: Eine leitende Membran bildet zusammen mit der rückseitig angebrachten Masseelektrode einen Kondensator. Dieser enthält durch ein elektrisch polarisiertes Material (Elektret) schon ein festes, vorgegebenes elektrisches Feld, ohne dass man eine externe „Vorspannung" an den Kondensator anlegen muss. Auslenkungen der Membran werden in Spannungsänderungen zwischen den Kondensatorplatten umgesetzt, wobei die obere Grenzfrequenz des Mikrofons durch die Trägheit der Membran und die Steifigkeit ihrer Aufhängung entsprechend hoch ($< 10$ kHz) gewählt werden kann. Begrenzt wird die Empfindlichkeit des Elektret-Kondensator-Mikrofons durch das Mikrofonrauschen, das mit abnehmender Membranfläche und zunehmendem Innenwiderstand des nachgeschalteten Mikrofonverstärkers zunimmt. Das Mikrofonrauschen setzt auch der Miniaturisierung des Mikrofons (z. B. bei den inzwischen erhältlichen integrierten Siliziummikrofonen) gewisse Grenzen. Durch Zusammenschalten mehrerer Mikrofone lässt sich das Signal-Rausch-Verhältnis jedoch verbessern: Bei der Parallelschaltung räumlich eng benachbarter Mikrofone wird bei einer Verdopplung der Mikrofonzahl das Grundrauschen um 3 dB reduziert. Bei einer räumlichen Verteilung der Mikrofone können bei einer zeitverzögert gewichteten Addition der Mikrofonausgänge zudem starke Richtwirkungen *(Mikrofon-Arrays)* erreicht werden (Abb. 1.8). Je nach Signalfrequenz und räumlichem Abstand der Mikrofone (gemessen in Wellenlängen des aufzunehmenden Signals) kann so bspw. bei einem 2-Mikrofon-Array zwischen einer Kugel- und einer Nierencharakteristik umgeschaltet werden. Bei linearen Mikrofon-Arrays ist je nach Beschaltung ein „Broadside-Array" oder „Endfire-Array" (d. h. maximale Empfindlichkeit quer zur Linie der Mikrofone oder in Richtung der Mikrofonlinie) erreichbar. Diese starke Richtwirkung nimmt bei einem „Mismatch" (d. h. kleinen Abweichungen von der Idealübertragungscharakteristik jedes einzelnen Mikrofons) und mit abnehmender Frequenz jedoch ab, sodass für die Frequenzen unterhalb von 1 kHz entsprechend große Abmessungen des Mikrofon-Arrays gebraucht werden. Außerdem nimmt mit abnehmender Frequenz das Restrauschen bei einem Mikrofon-Array stark zu. Für ein konkretes Mikrofon-Array in einem Hörsystem muss daher jeweils ein Kompromiss zwischen Richtwirkung, Eigenrauschen, physikalischen Abmessungen des Arrays und Empfindlichkeiten gegen Mismatch gefunden werden.

Die Hörgerätelautsprecher (auch – analog zum Telefon – *Hörer* genannt) stellen im Vergleich zum Hörgerätemikrofon das schwächere Glied der elektroakustischen Übertragungskette dar: Beim

Akustische Grundgrößen

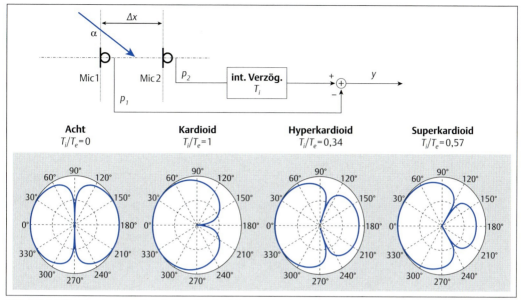

**Abb. 1.8 2-Mikrofon-Array und Richtcharakteristik** für verschiedene Verhältnisse aus externer Verzögerungszeit (berechnet aus räumlichem Abstand $\Delta x$ der beiden Mikrofone in 0°-Richtung und der Schallgeschwindigkeit) und interner Verzögerungszeit $T_i$, die als Parameter zur Steuerung der Richtcharakteristik verwendet werden kann (schematisiert nach Holube).

aufgrund seines hohen Wirkungsgrads gebräuchlichen *magnetischen Hörertyp* (Abb. **1.9**) wird der magnetische Fluss in einer von einem Permanentmagnet durchsetzten Anordnung mit schwingungsfähiger Membran und Anker variiert, sodass die Kraft der Hörermembran (bzw. der davon erzeugte Schalldruck) proportional zum Stromfluss der Hörerspule ist. Allerdings wird bei größeren Auslenkungen der Wandler schnell nichtlinear und führt damit zu einem hohen Klirrfaktor. Dies wird beim *dynamischen Hörer* (ähnlich aufgebaut wie ein dynamischer Lautsprecher) vermieden, bei dem sich eine mit der Membran verbundene Schwingspule in einem permanenten Magnetfeld befindet. Der Strom durch die Schwingspule führt zu einer proportionalen Kraft bzw. Auslenkung der Membran, allerdings ist der Wirkungsgrad deutlich geringer als beim magnetischen Hörer.

Die Schallerzeugung mit dem Hörgerätehörer gehört zu den energieaufwendigsten Teilfunktionen eines Hörgeräts, sodass im Sinne einer möglichst langen Batterielebensdauer eine möglichst hohe Effizienz des Hörers (hoher Wirkungsgrad) angestrebt wird. Daher werden Hörgerätehörer zumeist in der Nähe ihrer akustischen Resonanzfrequenz betrieben, was jedoch zu einer spektralen Verfärbung des Klangbilds führt. Für ein konkretes Hörsystem muss also ein sorgfältiger Kompromiss zwischen den z. T. in Widerspruch stehenden Eigenschaften Wirkungsgrad, hoher Frequenzbereich, hohe Verzerrungsarmut und möglichst glatter Frequenzgang erreicht werden.

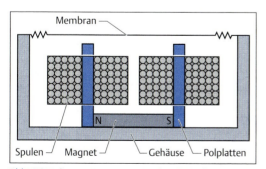

**Abb. 1.9 Schema eines magnetischen Wandlersystems.** Der magnetische Fluss durchsetzt den Permanentmagneten, die Polschuhe und die Membran. Ein Stromfluss durch die festen Spulen verändert die Kraft auf die Membran, sodass ein Eingangswechselstrom die Membranschwingung steuern kann.

## 1 Grundlagen

> ### Zusammenfassung
>
> Die durch Schalldruck und Schallschnelle gekennzeichnete Schallwelle breitet sich mit der Schallgeschwindigkeit aus, wobei je nach Frequenz eine unterschiedliche Wellenlänge auftritt. An Grenzflächen zwischen Medien mit unterschiedlicher Impedanz wird die Schallwelle reflektiert. Bei mehrfacher Reflektion können für bestimmte Frequenzen Resonanzen auftreten. Die Schallintensität zeigt den Energietransport der Schallwelle an, der wesentlich von der Phasenverschiebung zwischen Schalldruck und -schnelle beeinflusst wird. Für praktische Berechnungen wird der Schallpegel als Logarithmus des Schalldrucks bzw. der Intensität verwendet, wobei 1 dB die kleinste wahrnehmbare Intensitätsänderung und 10 dB eine Verdopplung der empfundenen Lautheit bedeuten. Beim Hörgerätemikrofon (Elektret-Kondensator-Mikrofon, ggf. kombiniert zu Arrays mit Richtwirkung bei höheren Frequenzen) sind das Grundrauschen, die Richtwirkung und ggf. der Abstand der Einzelmikrofone von Bedeutung. Beim Hörgerätehörer (magnetischer Wandler) sind der Wirkungsgrad, der Frequenzgang und die Verzerrung bei hohen Schalldrücken die kritischen Größen.

## 1.3 Grundlagen digitaler Signalverarbeitung

Der in modernen Hörsystemen integrierte Miniaturcomputer verwendet digitale Signalverarbeitung, weil diese im Vergleich zur früher üblichen Analogtechnik eine exaktere, von Bauteiletoleranzen weitgehend unabhängige Signalbeeinflussung ermöglicht. Bei entsprechender digitaler Rechenkapazität lässt sich eine weitaus wirkungsvollere Signalbeeinflussung erreichen, die sich zudem leichter miniaturisieren, durch Software programmieren und flexibel parametrisieren lässt. Ein analoges Eingangssignal (z. B. das verstärkte und auf den interessierenden Audiofrequenzbereich bandbegrenzte Mikrofonsignal) muss dazu mit einem *A/D-Wandler* zunächst in eine Zahlenfolge verwandelt („digitalisiert") werden, die auf dem Computer zwischengespeichert und verarbeitet werden kann. Dabei wird die Amplitude des akustischen Signals nur zu bestimmten Zeitpunkten und nur mit einer begrenzten Genauigkeit erfasst („abgetastet"). Die Abtastrate $f_s$ (d. h. die Zahl der pro Sekunde abgespeicherten Abtastwerte) muss dabei so hoch sein, dass die höchste im aufgenommenen Signal vorkommende Frequenz mit mindestens 2 Abtastzeitpunkten pro Periode erfasst wird:

$$f_s \geq 2 \cdot f_{grenz} \qquad (10)$$

$f_s$: Abtastrate; $f_{grenz}$: Grenzfrequenz des Eingangssignals

Bei CD-Qualität wird eine Abtastrate von 44,1 kHz (höchste Audiofrequenz: etwa 20 kHz) verwendet, beim Hörgerät liegen die Abtastfrequenzen zwischen 10 und 30 kHz.

Jeder der Abtastwerte kann zudem im Computer nur als ganze Zahl mit einer festen Zahl N von Binärstellen (N Bits) dargestellt werden, z. B. die Zahl 13 als Kombination von Nullen und Einsen in einer Darstellung mit N = 4 Bits:

$$13 \triangleq 1101 \qquad (11)$$

Daher resultiert eine kleine, zufällige Abweichung zwischen dem „wahren" Wert des Eingangssignals und dem „quantisierten" Abtastwert. Sie ist umso kleiner, je mehr Bits zur Näherung des „wahren" Eingangswerts zur Verfügung stehen. Beim 16-Bit-A/D-Wandler wird bspw. der gesamte Wertebereich des Eingangssignals in $2^{16}$ = 65536 Stufen aufgeteilt, von denen jeweils diejenige Stufe als Abtastwert ausgewählt wird, die am dichtesten am „wahren" Wert des Eingangssignals liegt. Der Fehler bei der Quantisierung macht sich als *Quantisierungsrauschen* im digitalisierten Signal bemerkbar, das mit zunehmender Bit-Zahl N um 6 dB kleiner wird (beim 16-Bit-Wandler liegt das Quantisierungsrauschen daher etwa 96 dB unter der Vollaussteuerung). Durch raffinierte Schaltungstechniken (z. B. logarithmische Anordnung der Quantisierungsstufen, Überabtastung mit zeitweiliger Vervielfachung der Abtastfrequenz und Interpolation zwischen aufeinander folgenden Abtastwerten) kann jedoch schon mit einer weit geringeren Bit-Zahl des A/D-Wandlers eine sehr hohe Audioqualität erreicht werden.

Nachdem das in einen Strom von Bits verwandelte akustische Eingangssignal durch eine Vielzahl von digitalen Rechenoperationen (Algorithmen) verändert wurde, wird es anschließend mit einem *D/A-Wandler* in ein elektrisches, analoges Signal verwandelt. Dieses Signal wird verstärkt und mit dem Hörgerätehörer am Ohr des Patienten wiedergegeben. Die Signalumwandlungen von analog nach digital und wieder nach analog verursachen bereits einen erheblichen Bedarf an Schaltungskomplexität und Versorgungsstrom, der bei reiner analoger Signalverarbeitung nicht anfällt. Daher konnte die digitale Signalverarbeitung in Hörgeräten erst relativ spät (ab ca. 1996) ihren Siegeszug in Hörgeräten antreten, weil erst zu diesem Zeitpunkt die entsprechende Rechen- und Schaltungstechnik bei gleichem Stromverbrauch eine höhere Verarbeitungsleistung ermöglichte als mit analoger Schaltungstechnik.

## 1.3.1 Verarbeitung im Zeitbereich

Die Folge der Eingangssignal-Abtastwerte $x_n$ ($n = 0, 1, 2, 3, \ldots$) kann im Rechenwerk (digitaler Signalprozessor) des Hörgeräts durch eine Abfolge von Verarbeitungsschritten verändert werden. Die Werte werden z. B. bei der nichtlinearen Dynamikkompression verstärkt oder abgeschwächt, sie werden im Frequenzgehalt modifiziert (digitale Filterung) oder in verschiedene Teilsignale aufgespalten und je nach Frequenzgehalt zu verschiedenen Zeitpunkten unterschiedlich verarbeitet (zeitabhängige lineare oder nichtlineare Filterung). Beim prototypischen Fall des *linearen digitalen Filters* wird die Folge der Ausgangswerte $y_n$ ($n = 0, 1, \ldots$) durch eine Linearkombination aus dem aktuellen Eingangswert $x_k$ und den zuvor angelegten Eingangswerten $x_{n-k}$ ermittelt:

$$y_n = \sum_{k=0}^{N} a_k \cdot x_{n-k} \qquad (12)$$

$y_n$: Ausgangssignal zum Abtastzeitpunkt $n$; $a_k$: $k$-ter Filterkoeffizient; $x_{n-k}$: Eingangssignal, das vor $k$ Zeitschritten anlag.

Die Zahl $N$ wird als *Ordnung des Filters* bezeichnet, d. h. die Zahl der Filterkoeffizienten $a_k$, die von Null verschieden sind. Je größer diese Zahl ist, desto stärkere Eingriffe kann dieser Filter in den Frequenzgehalt des Eingangssignals erreichen – allerdings auch mit höherem Rechenaufwand. Wenn als Eingangssignal ein sog. *Deltaimpuls* gewählt wird (d. h. $x_0 = 1, x_1 = x_2 = \ldots = 0$), erscheint am Ausgang des Filters die sog. *Impulsantwort,* die im o. g. Fall einfach die Folge der Filterkoeffizienten $a_k$ darstellt und nach $N$ Zeitschritten auf Null abgefallen ist. Diese Art von Filter wird daher als *Finite Impulse Response (FIR)-Filter* bezeichnet. FIR-Filter zeichnen sich durch eine hohe Stabilität aus und können (bei symmetrischer Wahl der Filterkoeffizienten bzw. der Impulsantwort) eine konstante *Gruppenlaufzeit* erreichen, d. h. alle Frequenzen des Eingangssignals werden um dieselbe Zeit im Ausgangssignal verzögert.

Mit weniger Rechenaufwand kann man oft den gleichen Verarbeitungserfolg mit *Infinite Impulse Response (IIR)-Filtern* erzielen, die als *rekursive Filter* das Ausgangssignal nicht nur aus den vorangehenden Eingangssignalwerten, sondern auch den vorangegangenen Ausgangssignalwerten $y_{n-k}$ berechnen:

$$y_n = \sum_{k=0}^{N} a_k \cdot x_{n-k} + \sum_{k=1}^{N} b_k \cdot y_{n-k} \qquad (13)$$

$y_{n-k}$: vor $k$ Zeitpunkten auftretendes Ausgangssignal; $x_{n-k}$: vor $k$-Zeitpunkten auftretendes Eingangssignal; $a_k, b_k$: Filterkoeffizienten.

Sobald einer der rekursiven Filterkoeffizienten $b \neq 0$ ist, dauert die Impulsantwort (d. h. die Ausgangsfolge bei Anliegen einer Deltaimpulsfolge am Eingang) unendlich lang an. Diese Art von Filter können bei ungünstiger Wahl der rekursiven Filterkoeffizienten $b_k$ instabil werden, weil sich der Ausgangswert z. B. bei bestimmten Eingangsfolgen immer weiter aufschaukeln kann, sodass kein stabiler, nach endlich langer Zeit auf Null abfallender Ausgang resultiert. Außerdem ist bei diesen Filtern die Verzögerungszeit von der *Frequenz des Eingangssignals* abhängig, sodass manche Frequenzen schneller das Filter durchlaufen als andere und damit die Zeitfunktion eines Signals stark verstärkt werden kann. Wenn man die Filterkoeffizienten eines IIR-Filters entsprechend sorgfältig auswählt, kann man jedoch für die jeweils wichtigsten Frequenzen eine hohe Filterwirkung bei gleichzeitig kleiner Signalverzögerung und kleinem Rechenaufwand erreichen. Daher kann diese Art von Filtern auch bei digitalen Hörgeräten eingesetzt werden.

# 1 Grundlagen

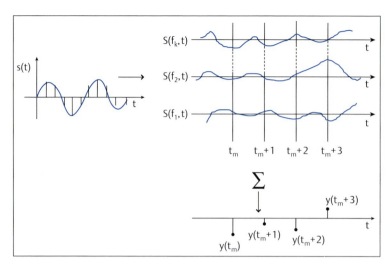

Abb. 1.10 **Prinzipschaltbild einer Filterbank.** Das Eingangssignal s(t) wird in verschiedene Bänder mit den Mittenfrequenzen $t_1$, $t_2$, ... aufgeteilt und modifiziert. Zur Rekonstruktion wird zu jedem Zeitpunkt $t_m$ die Summe über alle Bänder gebildet und das Ausgangssignal ($t_m$) dadurch konstruiert.

Eine typische Anwendung von konstanten, im Zeitverlauf nicht veränderlichen Filtern wird als erste Stufe in vielen digitalen Hörgeräten in Form einer *Filterbank* eingesetzt: Das breitbandige Eingangssignal wird gleichzeitig auf mehrere Bandpassfilter gegeben, die aus dem Eingangssignal jeweils ein gewünschtes Band herausschneiden (Abb. 1.10).

Das Ausgangssignal jedes Bandpassfilters wird analysiert (z. B. wird bei einer Dynamikkompression bzw. AGC in jedem Band der Eingangspegel bestimmt oder bei einer Störschallunterdrückung wird das Signal-Rausch-Verhältnis ermittelt) und das Signal wird je nach Ergebnis der Analyse abgeschwächt oder verstärkt (z. B. werden Signalanteile mit günstigem Signal-Rauschabstand (SNR) stärker verstärkt als diejenigen mit ungünstigem Signal-Rauschabstand, um eine Störschallunterdrückung zu erreichen). Anschließend werden diese einzelnen Frequenzbänder wieder zusammenaddiert zu dem Ausgangssignal $y_n$. Diese *Filterbank-Summationstechnik* hat den Vorteil mehrerer parallel verarbeiteter, unabhängiger Kanäle. Als Nachteil schlägt der hohe Rechenaufwand für die jeweils gleichzeitig zu berechnenden Kanäle ins Gewicht, der jedoch durch geeignete Maßnahmen (z. B. Heruntersetzen der Abtastrate innerhalb des einzelnen Frequenzkanals) reduziert werden kann. Einen besonderen Vorteil versprechen zudem nicht äquidistante Filterbänke, die – genau wie das menschliche Gehör – mit zunehmender Mittenfrequenz der Filter auch eine größere Filterbankbreite aufweisen (z. B. Gammaton-Filterbank nach Hohmann 2002, Wavelet-Filterbank nach Mertins 1999).

Während bei den o. g. digitalen Filtern die Koeffizienten $a_k$ und $b_k$ als zeitlich konstant angenommen werden, weisen sie bei *adaptiven Filtern* eine Abhängigkeit von dem jeweiligen Eingangssignal auf, d. h. die Filterwirkung des Filters wird adaptiv durch das Eingangssignal gesteuert. Derartige Filter können zur Störschallunterdrückung eingesetzt werden (insbesondere bei tonalen Störsignalen). Adaptive Filter werden auch zur *Rückkopplungsunterdrückung* oder zum *adaptiven Beamforming* (d. h. Linearkombination von mehreren Mikrofoneingangssignalen zur Erzielung einer optimalen Richtwirkung) mit Erfolg eingesetzt (s. Kap. 3.4).

## 1.3.2 Verarbeitung im Frequenzbereich

Als Alternative zu der o. a. zeitkontinuierlichen Filterbank-Summationstechnik wird in vielen Hörgeräten eine *Kurzzeitfrequenzanalyse* von aufeinander folgenden Signalabschnitten durchgeführt (Abb. 1.11). Beim *l*-ten Zeitpunkt ($l$ = 0, 1, 2, ...) wird ein kurzer Zeitabschnitt, bestehend aus $N$ Eingangswerten $x_{l,n}$ ($n$ = 0, 1, 2, ... N–1), mithilfe einer *diskreten Fourier-Transformation* (DFT) in seine Frequenzanteile $X_{l,k}$ ($k$ = 0 ... N–1) zerlegt, wobei der Frequenzindex $k$ zu der Frequenz $f_s \cdot (k/N)$ gehört, d. h. einem Bruchteil der Abtastfrequenz $f_s$:

# Grundlagen digitaler Signalverarbeitung

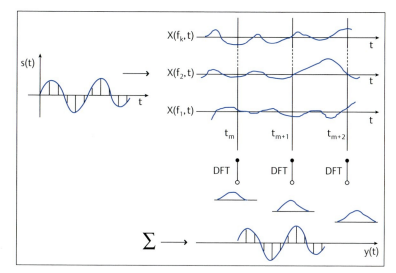

Abb. 1.11 **Prinzipschaltbild einer Overlap-Add-Technik.** Das Eingangssignal wird in verschiedene, zeitlich überlappende Zeitsegmente aufgeteilt und segmentweise in den Frequenzbereich transformiert [Spektren X(f, t)]. Nach Modifikation werden sie in den Zeitbereich zurückverwandelt [neues Ausgangssignal y(t)].

$$X_{l,k} = \sum_{n=0}^{N-1} e^{-2\pi i k n/N} \cdot x_{l,n} \qquad (14)$$

$X_{l,k}$: Amplitudenbeitrag bei der Frequenz $k$ vom $l$-ten Zeitsegment; $x_{l,n}$: $n$-tes Zeitsignal aus dem $l$-ten Zeitsegment; $e^{-2\pi i}$: komplexe Exponentialfunktion, d. h. $e^{i\,0} = 1$, $e^{i\,\pi/2} = +i$, $e^{i\,\pi} = -1$, $e^{i\,3/2\,\pi} = -i$.

Die (komplexwertigen) Amplitudenwerte der diskreten Fourier-Transformation können als Amplituden- und Phaseninformation einer sinusförmigen Schwingung bei der Frequenz $f_s \cdot (k/N)$ gedeutet werden. D. h. die diskrete Fourier-Transformation ist eine Zerlegung des Zeitsignals in sinus- bzw. cosinusförmige Schwingungen mit gemäß Glg. 14 zu berechnender Amplituden- und Phasenlage. Wenn die Länge des Analysezeitfensters $N$ entsprechend groß wird, erreicht man eine sehr hohe *Frequenzauflösung*, da der gesamte Frequenzbereich mit N Frequenzwerten „abgetastet" wird. Bei einer Hörgerätesignalverarbeitung können nun diese frequenzspezifischen Amplituden- und Phasenwerte modifiziert werden (z. B. Abschwächen von Rauschbestandteilen und Verstärken von Sprachanteilen). Anschließend können die aus $X_{l,k}$ modifizierten Werte $X'_{l,k}$ im Frequenzbereich durch eine diskrete Fourier-Rücktransformation wieder in ein Zeitsignal überführt werden:

$$y_{l,n} = \sum_{k=0}^{N-1} e^{2\pi i k n/N} \cdot X'_{l,k} \qquad (15)$$

Bis auf ein Vorzeichen entspricht diese diskrete *Fouriersynthese* genau der o. a. Fourier-Analyse. Diese Transformation kann besonders schnell mit der sog. Fast-Fourier-Transformation (FFT) berechnet werden, wenn N eine Zweierpotenz darstellt (z. B. $N = 512$, 1024 oder $4096 = 2^{12}$). Wenn die Art der Veränderung im Frequenzbereich zeitabhängig ist (zeitvariante Signalverarbeitung), muss zudem sichergestellt werden, dass in aufeinander folgenden Zeitabschnitten kein abrupter Wechsel der „effektiven" Filterwirkung erfolgt, was zu hörbaren Artefakten führt („Musical Tones"). Mit der sog. *Overlap-Add-Synthese* wird dies weitgehend vermieden: Die Analysezeitfenster werden jeweils mit einer Überlappung (z. B. ¾ oder ½ Fensterlängeüberlappung) ausgewählt, transformiert, modifiziert und zurücktransformiert, wobei die Ausgangssignalwerte jedes Zeitsegments überlappend aufaddiert werden.

Die Vorteile der Analyse und Modifikation mit Overlap-Add im Frequenzbereich sind die hohe Frequenzauflösung (bei entsprechender Analysefensterlänge) und der geringe Rechenzeitaufwand aufgrund der effizienten FFT-Implementierungsmöglichkeit sowie die über alle Frequenzen gleiche Zeitverzögerung. Nachteilig ist jedoch die geringe zeitliche Auflösung und damit verbunden die relativ hohe Verzögerungszeit von mindestens einer Analysefensterlänge, die bei Hörgeräten nicht zu lang werden darf (Werte von mehr als 10 ms gelten als überkritisch).

# 1 Grundlagen

> **Zusammenfassung**
>
> Bei der Digitalisierung des analogen Zeitsignals müssen Fehler im Zeitbereich (Einhalten des Abtasttheorems) und im Wertebereich (Minimierung des Quantisierungsrauschens) berücksichtigt werden. Ein nichtrekursives digitales Filter verändert den Frequenzgehalt des Eingangssignals durch Linearkombination der zuvor anliegenden Signalabtastwerte (Finite-Impulse-Response-Filter). Beim rekursiven Filter (IIR) werden zusätzlich die vergangenen Ausgangswerte eingerechnet. Die zeitvariante Verarbeitung im Hörgerät basiert entweder auf einer Filterbankanalyse und -synthese (mit zeitvarianter Modifikation der einzelnen Frequenzbänder) oder auf einer Kurzzeit-Fourier-Transformation mit anschließender überlappender Rücktransformation (Overlap-Add-Technik), wobei die FFT benutzt werden kann.

## 1.4 Wahrnehmungsgrundgrößen

Das menschliche Gehör ist in faszinierender Weise optimal an das Empfangen von akustischen Signalen aus der Umwelt angepasst, insbesondere an das Verstehen von Sprache. Weil das akustische Sprachsignal sich zeitlich stark ändert und unterschiedliche Frequenzanteile aufweist, benötigt das Ohr für die Sprachwahrnehmung die Fähigkeit, zu jedem Zeitpunkt die Intensität wahrzunehmen, mit der jede Frequenz momentan vorliegt. Wesentliche Grundgrößen der Wahrnehmung sind daher:

- Umsetzung verschiedener Schallintensitäten in subjektiv empfundene *Lautheit*
- Umsetzung verschiedener Frequenzen in subjektiv empfundene *Tonhöhen*
- Umsetzung verschiedener Zeitdauern und Rhythmen in subjektiv empfundene *Zeitmuster*
- Umsetzung von akustischen Signalen in subjektiv empfundene *Klänge*
- Trennen verschiedener Klänge (z. B. Nutzsignal vom störenden Hintergrundsignal)

Diese Beziehungen zwischen dem akustischen Reiz und der subjektiven Wahrnehmung, die durch psychologische Messmethoden erfasst werden können, werden in der *Psychoakustik* untersucht. Im Folgenden soll die Psychoakustik dieser Wahrnehmungsgrundgrößen näher betrachtet werden.

### 1.4.1 Intensitätsabbildung (Lautheit) und Intensitätsauflösung

Als Ruhehörschwelle wird der Pegel eines soeben wahrnehmbaren Sinustons bei einer vorgegebenen Frequenz in Ruhe (d. h. ohne Vorliegen störender Signale) bezeichnet. Bei niedrigen und bei hohen Frequenzen muss ein wesentlich höherer Schalldruckpegel erzeugt werden als bei mittleren, damit der Ton von normalhörenden Menschen schwellenhaft wahrgenommen werden kann (Abb. 1.12). Wenn ein Sinuston im Pegel kontinuierlich erhöht wird, nimmt die Versuchsperson nach Überschreiten der Ruhehörschwelle einen immer lauteren Ton wahr. Der Grad, in dem diese Lautheitswahrnehmung mit zunehmenden Tonpegel ansteigt, hängt von der Frequenz ab (Abb. 1.12): Ausgehend von einem Sinuston bei 1000 Hz kann man bei jeder Frequenz denjenigen Tonpegel bestimmen, der zum gleichen Lautheitseindruck führt. Diese Kurve wird als *Isophone* oder Kurve gleicher Pegellautstärke bezeichnet. Die 10-Phon-Isophone ist bei 1000 Hz genau 10 dB über der Ruhehörschwelle und steigt zu niedrigen und hohen Frequenzen ähnlich steil an wie die Ruhehörschwelle. Dagegen flachen die zu höheren Pegeln gehörenden Isophonen zunehmend ab, sodass die 120-Phon-Isophone, die ungefähr der Schmerzschwelle bei Normalhörenden für alle Frequenzen entspricht, etwa den gleichen Schalldruck für alle Frequenzen angibt.

Um den Lautheitsanstieg mit zunehmendem Pegel zu bestimmen, d. h. bspw. die Pegelerhö-

# Wahrnehmungsgrundgrößen

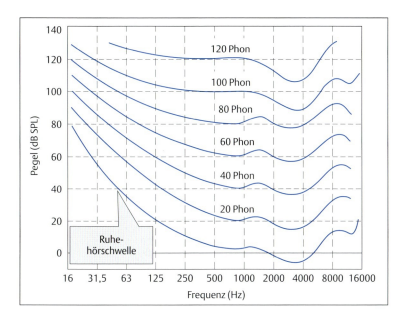

Abb. 1.12 **Ruhehörschwelle** (d. h. Pegel eines soeben hörbaren Sinustons bei der angegebenen Frequenz) **und Isophonen** (d.h. Pegel eines Sinustons bei einer bestimmten Frequenz, der als gleich laut wie ein 1 kHz-Ton auf dieser Isophone empfunden wird).

hung, die für eine Verdopplung der empfundenen Lautheit notwendig ist, bedient man sich verschiedener subjektiver Skalierungsmethoden. Bei der *freien Größenschätzung* nach Stevens (1957) soll die Versuchsperson die jeweils empfundene Lautheit mit einer beliebigen Zahl kennzeichnen. Trägt man nun die von der Versuchsperson gegebenen Zahlenwerte über die angebotenen Pegel auf, erhält man die nach Stevens benannte *Potenzfunktion*:

$$N[sone] = \left(\frac{I}{I_0}\right)^\alpha \quad (16)$$

Dabei bezeichnet $N$ die Lautheit in der Einheit „sone", $I$ die Intensität des Testtons und $I_0$ die Intensität des Referenzsinustons bei 1 kHz mit einem Pegel von 40 dB SPL, der genau der Lautheit 1 sone entspricht. Der Exponent $\alpha$ nimmt im Mittel über viele Versuchspersonen und Experimente den Wert von etwa 0,3 an. Das bedeutet, dass bei einer Erhöhung der Schallintensität um 10 dB die Lautheit ungefähr um den Faktor 2 ansteigt (da 10 dB eine Verzehnfachung der Intensität bedeutet und $10^{0,3} \cong 2$ ist). Die Lautheit hängt damit in anderer Weise von der Schallintensität ab als der Schallpegel. Die Lautheit in sone darf auch nicht mit der Lautstärke (in Phon) verwechselt werden, da der erste Begriff die Größe einer subjektiven Empfindung kennzeichnet und der zweite Begriff einen Pegel bezeichnet (d. h. eine physikalische Reizgröße), der zu einer vorgegebenen Lautheitsempfindung führt (nämlich zu der Lautheit, die für alle Lautstärken auf einer Isophonen gleich ist). Daher wird der zweite Begriff in der Normung auch als „Pegellautstärke" bezeichnet.

Eine andere Möglichkeit zur Bestimmung der subjektiven Lautheitsempfindung besteht bei der *kategorialen Skalierung* darin, dass der Versuchsperson eine gewisse Zahl von Lautheitskategorien (z. B. „sehr leise", „leise", „mittel", „laut" und „sehr laut") als Antwortmöglichkeiten vorgegeben wird. Bei dem Verfahren der Würzburger Hörfeldskalierung nach Heller (1985) wird jede dieser groben Kategorien in einem zweiten Schritt in 10 feinere Kategorien unterteilt. Die Oldenburger Hörfeldskalierung (Kollmeier 1997, adaptives Verfahren nach Brand u. Hohmann 2002) eignet sich insbesondere für Messungen mit schwerhörigen Patienten. Hier werden neben den 5 Hauptkategorien 4 Zwischenkategorien und die Grenzfälle „nicht gehört" und „zu laut" vorgegeben, sodass die Gesamtzahl der Antwortkategorien nicht 50, sondern 11 beträgt. Trägt man die Antwort der Versuchsperson in Kategorialeinheiten über dem Pegel des Testschalls auf, erhält man im mittleren Pegelbereich eine Gerade, d. h. die empfundene Kategoriallautheit ist dort proportional zum Logarithmus der Intensität (Abb. 1.13). Abweichungen zu der im logarithmischen Maßstab aufgetragenen Lautheit in sone treten bei sehr niedrigen und sehr hohen Pegeln auf:

Bei sehr niedrigen Pegeln stehen für die relativ grobe Kategorialskalierung nicht genügend Antwortalternativen zur Verfügung, sodass die Kurve erst bei mittleren Pegeln ansteigt, während die Lautheit in sone gegen Null geht und ihr Logarithmus dementsprechend steil abfällt. Bei sehr hohen Pegeln ist der Antwortbereich der Kategoriallautheit ebenfalls begrenzt, sodass hier ein Sättigungseffekt auftritt, während der Logarithmus der Lautheit in sone weiter linear ansteigt. Dieser Effekt ist auf den „Logarithmic Response Bias" (Poulton 1989) zurückzuführen, d. h. die Versuchspersonen beurteilen bei der Erhöhung einer großen Zahl nicht mehr den absoluten Zuwachs dieser Zahl, sondern das Verhältnis der neuen Zahl zur alten Zahl. Damit tendieren die Versuchspersonen bei hohen Pegeln bei der absoluten Größenschätzung dazu, ihre Empfindungsgröße mit dem Logarithmus der angenommenen, großen Zahlen zu beschreiben. Dieser Effekt tritt bei der Kategorialskalierung mit einer wesentlich kleineren Zahl von Antwortalternativen nicht auf, sodass die ungefähre Proportionalität zwischen dem Logarithmus der Lautheit in sone und dem absoluten Wert der Kategorialskala plausibel erscheint (paralleler Verlauf der Kurven in Abb. 1.13 über einen relativ großen Pegelbereich).

Eine logarithmische Beziehung zwischen der Reizgröße (in unserem Fall die Intensität $I$) und der Empfindungsgröße $E$ folgt auch aus dem *Weber-Fechner'schen Gesetz*, das eines der ersten und wichtigsten Gesetze der Psychophysik darstellt. Weber und Fechner konnten nachweisen, dass der Reizunterschied $\Delta I$, der zu einer eben wahrnehmbaren Änderung der Empfindung $\Delta E$ führt, proportional zu der absoluten Größe $I$ des Reizes ist. Der sog. *Weber-Bruch* $\frac{\Delta I}{I}$ muss daher für alle Werte von $I$ annähernd konstant sein und ist proportional der kleinsten wahrnehmbaren Empfindungsänderung $\Delta E$:

$$\Delta E = k \cdot \frac{\Delta I}{I} \qquad (17)$$

Durch Aneinanderreihen von eben merklichen Unterschieden $\Delta E$ (was mathematisch der Aufintegration von Glg. 17 entspricht) lässt sich nun eine Beziehung zwischen der Empfindungsgröße $E$ und der Reizgröße $I$ herleiten:

$$E = k' \cdot \log_{10} I + k'' \qquad (18)$$

$k'$ und $k''$ sind Konstanten, die aus den Randbedingungen festgelegt werden. Diese logarithmische Abhängigkeit der Wahrnehmungsgröße von der Reizgröße entspricht gerade dem Zusammenhang zwischen Kategoriallautheit und Tonpegel, d. h. dem Logarithmus der Intensität. Dieses Gesetz entspricht auch der sone-Skala unter der Annahme, dass die empfundene Lautheit durch den Logarithmus der von der Versuchsperson angegebenen Zahl und nicht durch die Zahl selbst wiedergegeben wird.

Neben der bisher behandelten absoluten Wahrnehmung der Schallintensität interessiert auch die *differenzielle Wahrnehmung*, d. h. die kleinste wahrnehmbare Änderung einer Schallintensität. Sie wird auch als JND bezeichnet und tritt als $\Delta I$ im Weber-Fechner'schen Gesetz (Glg. 17) auf. Für die meisten Schalle beträgt die JND etwa 1 dB, d. h.:

$$\frac{\Delta I + I}{I} = 10^{\frac{1dB}{10}} \Rightarrow \frac{\Delta I}{I} = 0{,}259 \qquad (19)$$

In der Tat musste die erste logarithmische Pegelskala, deren Einheit das Bel ist (nach Alexander Graham Bell, der unabhängig von Philip Reis das Telefon erfand und zu einem kommerziellen Erfolg führte, 1 Bel = $\log_{10} [I/I_0]$), in eine 10-fach feinere Skala, das *Dezibel (dB)*, unterteilt werden (Glg. 9).

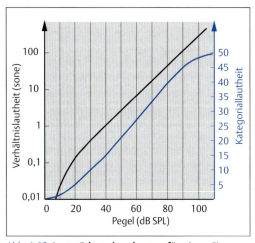

**Abb. 1.13 Lautstärkewahrnehmung für einen Sinuston bei 1 kHz als Funktion des Pegels.**

Damit entspricht eine Einheit dieser Skala gerade einem kleinsten hörbaren Pegelunterschied. Während bei breitbandigen Signalen über einen weiten Pegelbereich Webers Gesetz gültig ist und der kleinste wahrnehmbare Pegelunterschied 1 dB beträgt, ist bei schmalbandigen Signalen (wie Sinustönen) dieser Unterschied bei kleinen Pegeln größer als 1 dB und nimmt mit zunehmendem Pegel stetig ab. Diese Abweichung wird als „Near miss to Weber's law" bezeichnet und hängt mit der speziellen Anregung der Basilarmembran bei Sinustönen zusammen.

## 1.4.2 Tonhöhe und Frequenzauflösung

Wenn die Frequenz eines Sinustons erhöht wird, führt dies zu der Wahrnehmung einer ansteigenden Tonhöhe. Wäre diese Tonhöhenwahrnehmung dem Weber-Fechner'schen Gesetz entsprechend proportional zum Logarithmus der Frequenz, entspräche dies genau der musikalischen Tonhöhenempfindung: Eine Oktave (Frequenzverhältnis 2:1) würde als doppelt so hoch empfunden werden, unabhängig von der jeweiligen Frequenz. Tatsächlich folgt die Tonhöhenwahrnehmung dieser Gesetzmäßigkeit nur in einem begrenzten Bereich mittlerer Frequenzen, der sich bei musikalisch ausgebildeten Versuchspersonen noch etwas erweitern lässt. Lässt man Versuchspersonen jedoch unabhängig von musikalischen Intervallen die empfundene Tonhöhe im Vergleich zum Referenzton bei 1 kHz angeben, so erhält man die in Abb. 1.14 abgebildete Mel-Skala als subjektive Tonhöhenempfindungsskala. Sie steigt bei hohen Frequenzen weniger steil an als der Logarithmus (gestrichelte Gerade) und ist bei niedrigen Frequenzen flacher. Dies entspricht ungefähr der Frequenz-Ortstransformation auf der Basilarmembran, bei der die verschiedenen Frequenzen zu einer maximalen Auslenkung an unterschiedlichen Orten führen (gepunktete Linie).

Die Krümmung der Mel-Skala zu hohen Frequenzen ist auch der Grund dafür, wieso die hohen Töne beim Klavier etwas höher gestimmt werden müssen, als es den exakten Frequenzverhältnissen nach sein müsste, um den subjektiven Eindruck der „richtigen" Tonhöhe zu erzeugen.

Eine ähnliche Beziehung zwischen subjektiver Tonhöhe und objektiver Frequenz liefert die Bark-Skala (benannt nach dem deutschen Physiker und Akustiker Heinrich Barkhausen), die auf dem Konzept der Frequenzgruppe beruht (nach Zwicker, Fastl u. Zwicker 2006). Sie basiert auf der Frequenzabhängigkeit der Lautheitswahrnehmung und der Maskierung: Bei der *Lautheitssummation* wird die empfundene Lautheit eines schmalbandigen Signals (z. B. eines Schmalbandrauschens) bei gleicher Leistung, aber verschiedener Bandbreite bestimmt (Abb. 1.15). Wenn dieselbe Leistung auf einen größeren Frequenzbereich verteilt wird, steigt die wahrgenommene Lautheit auf etwa das Doppelte an (entspricht ungefähr 10 dB Lautstärkengewinn). Bleibt die Leistung jedoch in einem Frequenzbereich, der kleiner als die *Frequenzgruppenbreite* ist, hängt die wahrgenommene Lautheit nicht von der Bandbreite ab, sodass aus dieser Bandbreitenabhängigkeit auf die Größe der Fre-

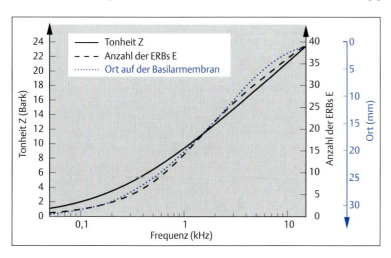

Abb. 1.14 **Gehörgerechte Skalen der Frequenz.** Abbildungsort auf der Basilarmembran (blaue Kurve, blaue Skala rechts außen), subjektive Tonheit in Bark (durchgezogene Kurve, linke Achse) und subjektive Frequenzgröße aufgrund von Maskierungsexperimenten (ERB, gestrichelte Linie, rechte Achse).

# 1 Grundlagen

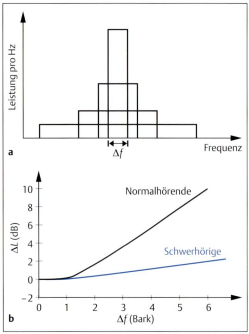

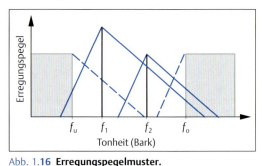

**Abb. 1.16 Erregungspegelmuster.**
Schematische Darstellung eines Erregungspegels bei akustischer Darbietung von 2 Sinustönen mit der Frequenz $f_1$ und $f_2$ sowie einem Rauschen mit einer Bandlücke (Notch) von $f_u$ bis $f_o$. Dargestellt ist die (berechnete) Erregungsverteilung auf der Basilarmembran als „Erregungspegel" in Abhängigkeit von der gehörgerechten Frequenzskala (in Bark).

**Abb. 1.15 Bandbreitenabhängigkeit der Lautheit.**
Schematische Darstellung von Schmalbandrauschen mit gleicher Gesamtenergie, aber unterschiedlicher Bandbreite (**a**) und Pegeldifferenz zwischen einem schmalbandigen Signal und einem als gleich laut empfundenen breitbandigen Signal in Abhängigkeit von der Bandbreite des breitbandigen Signals für Normalhörende und Innenohrschwerhörige (**b**).

quenzgruppe geschlossen werden kann. Die Frequenzgruppenbreite beträgt etwa 100 Hz unterhalb von 500 Hz und etwa ⅕ der Frequenz oberhalb von 500 Hz (Abb. 1.14).

Anschaulich versteht man unter der Frequenzgruppe diejenige Bandbreite im Gehör, innerhalb derer sämtliche Signale gemeinsam verarbeitet und zu einem „Erregungspegel" zusammengefasst werden, der der Lautheitswahrnehmung zugrunde liegt. Wenn das Signalspektrum in verschiedene Frequenzgruppen fällt, wird nicht mehr die Leistung aufsummiert, sondern die Teillautheiten in den verschiedenen Frequenzgruppen.

Eine Vorstellung über das Zustandekommen der Frequenzgruppe und der Frequenzauflösung im auditorischen System liefert die Erregungsverteilung auf der Basilarmembran (Abb. 1.16). Bei einem Sinuston mit $f_1$ wird die Basilarmembran nicht nur bei dieser Frequenz, sondern im schwä-cheren Maße auch bei den darüber- bzw. darunterliegenden Frequenzen angeregt. Wenn auf der x-Achse die Frequenz in Bark aufgetragen ist, kann diese Verbreiterung der Erregung als ein dreieckförmiges Muster dargestellt werden, dessen Flanken zu tiefen Frequenzen mit etwa 25 dB pro Bark ansteigen und zu hohen Frequenzen mit etwa 10 dB pro Bark abfallen. Bei hohen Pegeln werden diese Flanken flacher. Wird nun ein weiterer Sinuston mit einer Frequenz $f_2$ mit einem Pegel angeboten, der unterhalb dieses Erregungspegels bei der Frequenz $f_2$ liegt, wird dieser zusätzliche Ton vom ersten Ton vollständig maskiert, d. h. der zweite Ton wird im Beisein des ersten Tons nicht mehr gehört. Durch derartige Verdeckungsexperimente kann die Form und Steilheit der Erregungspegelverteilung über der Frequenz ausgemessen werden.

Um aus derartigen Experimenten auf die Frequenzgruppe zu schließen, wird meist ein *Notched Noise* verwendet, bei dem ein Rauschen nur unterhalb einer Grenzfrequenz $f_u$ und oberhalb einer Frequenz $f_o$ vorliegt. Je schmaler die zwischen $f_u$ und $f_o$ liegende spektrale Lücke („Notch") ist, desto höher liegt die *Mithörschwelle* eines in diesem Frequenzbereich liegenden Tons, d. h. der Pegel des Tons muss relativ hoch sein, damit er gehört wird. Aus der Abnahme dieser Mithörschwelle mit zunehmender Breite der spektralen Lücke kann auf die Frequenzgruppenbreite geschlossen werden, die in Einheiten einer ERB (*equivalent rectangular bandwidth*) nach Moore (1998) gemessen wird.

# Wahrnehmungsgrundgrößen

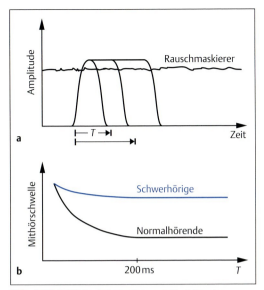

**Abb. 1.17 Zeitliche Integration von Testsignalen.**
**a** In einem Rauschhintergrund wird ein Testton mit einer unterschiedlichen zeitlichen Ausdehnung $T$ angeboten.
**b** Schematische Darstellung der Mithörschwelle des Testtons im Rauschen als Funktion der Dauer des Testsignals für Normalhörende und Innenohrschwerhörige.

auflösung bei der *Diskrimination* verschiedener Frequenzen, die nicht gleichzeitig, sondern in Folge angeboten werden. Dies bei der Musikwahrnehmung (z. B. beim Stimmen von Instrumenten) wichtige Phänomen der *Tonhöhenunterscheidung* ermöglicht einen kleinsten hörbaren Frequenzunterschied von etwa 3 Hz für Frequenzen unterhalb von 500 Hz und etwa 0,6 % für Frequenzen über 1000 Hz. Dies entspricht ungefähr 1/30 Bark, d. h. die Tonhöhenunterscheidung ist wesentlich feiner als die Maskierung im Frequenzbereich. Ursache hierfür ist die massive Parallelverarbeitung im Gehör: Wenn die Frequenz eines einzelnen Sinustons um wenige Herz verschoben wird, verschiebt sich das ganze Erregungsmuster auf der Basilarmembran. Daher ist im Mittel über sämtliche beteiligten Nervenfasern selbst ein kleiner Unterschied in der Verschiebung des Erregungsmusters feststellbar, obwohl das von einem einzelnen Ton hervorgerufene Erregungsmuster selbst relativ breit sein kann. Die Frequenzauflösung (Diskrimination) misst eine andere Leistung des Gehörs als die Maskierung im Frequenzbereich, die auch als *spektrale Integration* bezeichnet werden kann.

Darauf beruht die ebenfalls in Abb. 1.14 angegebene ERB-Skala, die sehr ähnlich der Bark-Skala ist.

Die Verteilung der Erregungspegel über der Frequenz kann für die Berechnung der Lautheit verwendet werden, wobei die sich überlappenden Bereiche des Erregungspegelverlaufs für verschiedene Frequenzen nur einmal berücksichtigt werden. Dazu wird bei jeder Frequenzgruppe der Erregungspegel gemäß dem Potenzgesetz (Glg. 16) umgeformt. Die Gesamtlautheit wird dann durch Integration (Aufsummation) der spezifischen Lautheiten über sämtliche Frequenzen gebildet. Diese Berechnung entspricht dem nach ISO 532 B genormten Lautheitsmodell nach Zwicker, das für stationäre Schallsignale die subjektiv empfundene Lautheit in sone sehr gut berechnen kann. Dabei werden sowohl spektrale Maskierungseffekte als auch Lautheitssummationseffekte und Effektkombinationen richtig vorhergesagt. Eine Anwendung auf zeitlich stark schwankenden Schall (wie z. B. Sprache) ist jedoch problematisch, da das Modell für stationäre Signale entwickelt wurde.

Im Gegensatz zu der relativ geringen Frequenzauflösung durch die Frequenzgruppenfilter bei der Maskierung steht die sehr hohe Frequenz-

## 1.4.3 Zeitliche Verarbeitung im Hörsystem

Neben der spektralen Verschmierung (Integration) und Frequenzauflösung spielt die zeitliche Verarbeitung von akustischen Signalen im auditorischen System eine wichtige Rolle, die ebenfalls durch eine zeitliche Verschmierung (Zeitintegration) und eine Zeitauflösung gekennzeichnet werden kann. Die *zeitliche Integration* bezeichnet dabei die Fähigkeit, einen lang andauernden, stationären Klang bei gleichem Pegel als lauter wahrzunehmen als einen kurzen Klang. Diese Eigenschaft kann mit einem Maskierungsexperiment demonstriert werden (Abb. 1.17), bei dem die Mithörschwelle für einen Signalton bestimmt wird, d. h. der Pegel, bei dem der Ton im Rauschen soeben noch hörbar ist. Sie nimmt mit zunehmender Dauer $T$ des Testtons ab und erreicht für Werte von etwa 200 ms einen stabilen Wert, der durch weitere Verlängerungen des Tons nicht mehr verändert wird. Diese Eigenschaft kann durch eine Energieintegration über einen Bereich von 200 ms erklärt werden. Bei Innenohrschwerhörenden ist diese Energiesummation gestört, sodass die Schwelle bei zunehmender Dauer $T$ nicht weiter abnimmt.

Die zeitliche Verschmierung der internen Repräsentation akustischer Signale lässt sich durch die psychoakustisch messbaren Phänomene der Nachverdeckung und Vorverdeckung beschreiben. Bei der *Nachverdeckung* wird ein Testsignal (z. B. ein kurzer Testtonpuls) zeitlich nach dem Abschalten eines Maskierungssignals (z. B. Rauschen) angeboten und der Pegel des Tons wird solange variiert, bis er soeben nicht mehr hörbar ist (Mithörschwelle). Diese Mithörschwelle nimmt mit zunehmendem Abstand des Testtons vom Maskierenden ab und erreicht bei etwa 200 ms die Ruhehörschwelle. Dabei ist der Verlauf dieser Nachverdeckungskurve abhängig von der Maskiererdauer, d. h. vom Adaptationszustand des auditorischen Systems (Abb. **1.18**). Bei der *Vorverdeckung* wird der Testton dagegen nicht nach dem Abschalten, sondern zeitlich vor dem Anschalten eines Maskierers angeboten, wobei sich eine ähnliche Verschmierung der Mithörschwelle als Funktion der Verzögerungszeit ergibt wie bei der Nachverdeckung. Allerdings ist der Zeitbereich, über den sich die Vorverdeckung erstreckt, wesentlich

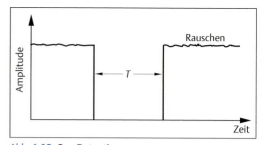

Abb. **1.19 Gap Detection.**
Schematische Darstellung der Lückendetektion für eine Lücke der Dauer $T$ in einem Rauschen. Gesucht wird die kleinste hörbare Lückendauer $T$.

kürzer (etwa 10 ms) und es ergibt sich keine vergleichbar starke Abhängigkeit von der Dauer des Maskierers.

Einen kombinierten Effekt von Vor- und Nachverdeckung beobachtet man bei der *Lückendetektion* (Gap Detection), bei der die kleinste in einem Rauschen wahrnehmbare Pausendauer gemessen wird (Abb. **1.19**). Da aufgrund der zeitlichen Verschmierung im auditorischen System kleine Lücken im Rauschen nicht wahrgenommen werden können, liegt bei Normalhörenden bei der Verwendung von breitbandigem Rauschen die minimal detektierbare Lückendauer bei etwa 8 ms. Sie ist ein einfach und schnell zu bestimmendes Maß für die zeitliche Verarbeitung und wird deshalb oft zur Charakterisierung der gestörten zeitlichen Verarbeitung bei Schwerhörenden eingesetzt, wobei aufgrund starker interindividueller Schwankungen Werte zwischen 8 und 100 ms auftreten können.

Eine weitere Eigenschaft der zeitlichen Verarbeitung akustischer Signale ist die *Modulationswahrnehmung*, d. h. die Wahrnehmung von Schallen mit einer aufgeprägten (z. B. sinusförmig variierenden) Einhüllenden (Abb. **1.20**). Als Trägersignale können Sinussignale oder Rauschen verwendet werden, während als Modulationssignale (d. h. Verformung der Einhüllenden) zumeist sinusförmige Signale mit einer bestimmten Modulationsfrequenz $f_{mod}$ verwendet werden. Eine derartige Signalform ist sehr ähnlich der Form von Sprache, weil bei der Sprachartikulation ein Trägersignal (z. B. die Schwingung der Stimmritze) durch den Vokaltrakt in der Intensität zeitlich stark verändert wird. Im Modulationsfrequenzbereich zwischen 0 und etwa 10 Hz werden Modulationen als Schwankungen der Lautstärke wahr-

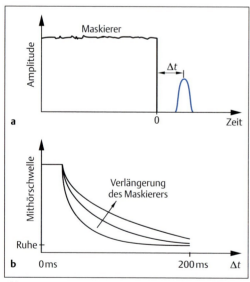

Abb. **1.18 Schematischer Effekt der Nachverdeckung.**
**a** Ein (kurzes) Testsignal wird mit einer Zeitverzögerung $\Delta t$ nach dem Ende eines Maskierers (z. B. Rauschen) angeboten. **b** Schematische Darstellung der Mithörschwelle des Testsignals als Funktion des zeitlichen Abstands $\Delta t$ für verschieden lange Maskierer.

# Wahrnehmungsgrundgrößen

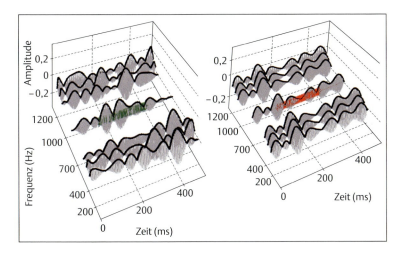

Abb. 1.20 **Modulation in Teilbändern.** Zufällig modulierte Seitenbänder (links) und co-modulierte Seitenbänder (rechts), die zu dem Effekt der deutlich verbesserten Detektion des Testsignals (rot hervorgehoben) beim Mittenband führen (*comodulation masking release*, CMR) (nach Verhey, persönliche Mitteilung).

genommen, die Empfindung wird als *Schwankungsstärke* bezeichnet. Bei Frequenzen zwischen etwa 10 und 20 Hz entsteht ein „knarrender" Klangeindruck, der auch als R-Rauigkeit bezeichnet wird, während Modulationen zwischen etwa 20 und 80 Hz als *Rauigkeit* des Klanges empfunden werden können. Bei noch höheren Modulationsfrequenzen treten im Frequenzspektrum des akustischen Signals Seitenlinien auf, die aufgrund der spektralen Verfärbung als Klangänderungen wahrgenommen werden können.

In den letzten Jahren hat sich nun die Erkenntnis durchgesetzt, dass der Mensch in jedem Audiofrequenzband zu einer zeitlichen Analyse der Signaleinhüllenden in der Lage ist, d. h. es tritt eine Aufspaltung der Einhüllendenschwankungen nach Modulationsfrequenzen auf (Modulationsfilterbank-Konzept, Dau et al. 1997). Dabei werden niedrige Modulationsfrequenzen (unterhalb von ca. 10 Hz) besser aufgelöst als höhere, d. h. in erster Näherung ist die Breite der Modulationsfrequenzfilter proportional zur Modulationsfrequenz. Dass die Modulationsfrequenzanalyse in benachbarten Audiofrequenzbändern nicht ganz unabhängig voneinander abläuft, kann mit dem Effekt des CMR (*comodulation masking release*) demonstriert werden (Abb. 1.20). Wenn benachbarte Seitenbänder unterschiedlich moduliert werden (linkes Teilbild), fällt es schwer, eine bestimmte Signalkomponente im Maskierer zu detektieren (grüne Tonkomponente in Abb. 1.20 links, von einem schmalbandigen Rauschmaskierer verdeckt). Werden dagegen sämtliche Seitenbänder in gleicher Weise moduliert wie der schmalbandige Maskierer bei der Signalfrequenz (rechtes Teilbild), wird das Signal (rot eingezeichnet) viel leichter detektierbar, weil sämtliche Seitenbänder zu einem „co-modulierten" Hörobjekt zusammengefasst werden, von dem sich das Signal deutlich unterscheidet. Es ist daher anzunehmen, dass ein Teil der Fähigkeit unseres Gehörs zur akustischen Szenenanalyse (d. h. auditive Trennung von verschiedenen akustischen Objekten in einem gemischten akustischen Signal) auf der Eigenschaft unseres Gehörs basiert, jeweils co-modulierte Bänder zu einem Hörobjekt zusammenzufassen und damit eine gute Trennung z. B. verschiedener Stimmen in einer Partysituation durchzuführen. Der Effekt des CMR lässt sich dabei sowohl auf die Verarbeitung innerhalb jedes Frequenzbands als auch auf frequenzbandübergreifende Prozesse zurückführen: Innerhalb des betrachteten Audiofrequenzbands fallen (abgeschwächte) Anteile der co-modulierten Seitenbänder hinein, die zu tieferen zeitlichen „Tälern" in der Einhüllenden des jeweiligen Bandes führen („Within Channel Cue"), sodass die Anwesenheit des Signals leichter detektiert werden kann. Als „Across Channel Cues" werden dagegen Mechanismen bezeichnet, die durch den gezielten Vergleich zwischen benachbarten Bändern die Maskierwirkung in dem Signalband reduzieren.

## 1.4.4 Binaurale Interaktion

Neben den bisher beschriebenen Leistungen des Gehörs bei der Intensitäts-, Frequenz- und Zeitverarbeitung im auditorischen System ist die binaurale Interaktion, d. h. die im Gehirn stattfindende vergleichende Verarbeitung der an beiden Ohren anliegenden Signale, von besonderer Wichtigkeit für das Hören in natürlicher Umgebung. Es trägt signifikant zur *Hallunterdrückung,* zur *Lokalisation* (Ortung) von Schallquellen im Raum und zur *Unterdrückung* von „unerwünschten" Störgeräuschquellen in realen akustischen Situationen bei.

Wenn eine Schallquelle so im Raum angeordnet ist, dass der von ihr ausgesendete Schall mit einem bestimmten Einfallswinkel auf den Kopf des Hörers fällt, bewirkt dieser (winkelabhängige) Schalleinfall eine *interaurale Zeitverzögerung* (d. h. der Schall erreicht das der Schallquelle zugewandte Ohr eher als das abgewandte Ohr), einen *interauralen Intensitätsunterschied* (d. h. das der Schallquelle zugewandte Ohr empfängt eine höhere Schallintensität) sowie eine von der Einfallsrichtung abhängige *spektrale Verfärbung* (d. h. der Frequenzgehalt des empfangenen Schalls wird je nach Einfallsrichtung unterschiedlich verändert, Abb. **1.21**). Aufgrund dieser akustischen Merkmale ist der normalhörende Mensch bei breitbandigen Signalen in der Lage, den Ort einer Schallquelle aus der Vorne-Richtung mit einer Ungenauigkeit von etwa 1° bzw. bei seitlichem Einfall oder Schalleinfall von oben mit einer Ungenauigkeit von etwa 5° aufzulösen. Diese erstaunlich hohe Ortungsleistung wird allerdings bei schmalbandigen Signalen und bei Vorliegen von Nachhall bzw. Echo eingeschränkt.

Der erste Effekt ist darauf zurückzuführen, dass die bei einer bestimmten Frequenz anliegenden interauralen Intensitäts- und Zeitunterschiede nicht eindeutig zu einer bestimmten Einfallsrichtung gehören, sondern dass mehrere Schalleinfallsrichtungen bei derselben Frequenz zu denselben interauralen Intensitäts- und Zeitunterschieden führen können. Beispielsweise führen sämtliche Einfallsrichtungen in der Medianebene zu einer interauralen Zeit- und Laufzeitdifferenz von ungefähr 0, sodass bei schmalbandigen Signalen nicht sicher zwischen der Vorne-, Oben- und Hinten-Einfallsrichtung unterschieden werden kann und es zu Richtungsverwechselungen kommt. Ein Schalleinfall von vorne links kann in ähnlicher Weise mit einem Schalleinfall von hinten links und Einfallsrichtungen verwechselt werden, die auf den sog. „Cone of Confusion" liegen. Bei schmalbandigen akustischen Signalen werden zudem bestimmte Frequenzen bestimmten Schalleinfallsrichtungen zugeordnet („richtungsbestimmende Bänder", nach Blauert 1985), sodass hier die spektrale Information teilweise die Information aus den interauralen Zeit- und Intensitätsunterschieden überschreibt. Erst bei breitbandiger Schalldarbietung kann durch den Vergleich über mehrere Frequenzen hinweg eine eindeutige, sämtliche Mehrdeutigkeiten bei schmalbandiger Signaldarbietung vermeidende Lokalisation durchgeführt werden.

Die Rolle der interauralen Zeit- und Intensitätsdifferenzen für die Lokalisation und die binaurale Verarbeitung kann mit Kopfhörerexperimenten erforscht werden, bei denen jeder dieser physikalischen Parameter einzeln variiert werden kann. So stellt sich heraus, dass die interauralen Zeitdifferenzen insbesondere bei niedrigen Frequenzen (unter 1,5 kHz) eine dominierende Rolle für die Lokalisation spielen und der kleinste wahrnehmbare interaurale Zeitunterschied etwa 20 µs = 0,00002 s (!) beträgt, während er oberhalb von 1,5 kHz etwa 50 µs beträgt. Die interauralen Intensitätsunterschiedsschwellen betragen dagegen unterhalb von 1,5 kHz etwa 3 dB und oberhalb von 1,5 kHz etwa 1 dB, sodass sie besonders bei hohen Frequenzen für die Lokalisation dominant sind. Diese bereits von Lord Rayleigh (1877) formulierte *Duplex-Theorie* des binauralen Hörens hat ihre physikalische Begründung darin, dass bei niedrigen Frequenzen aufgrund der (relativ zum Kopfdurch-

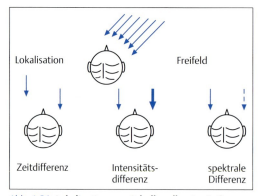

Abb. 1.21 **Lokalisation von Schallquellen im äußeren Raum.** Bei Schalleinfall von der Seite treten zwischen den beiden Ohren eine (interaurale) Zeitdifferenz, eine Intensitätsdifferenz und ein Unterschied im Spektrum auf.

messer) großen Schallwellenlänge nur geringe Intensitätsunterschiede zwischen den beiden Ohren auftreten, sodass Intensitätsunterschiede erst bei hohen Frequenzen verlässlich ausgewertet werden können. Bei niedrigen Frequenzen können die Neuronen im auditorischen System der Schallwellenform noch sehr gut folgen und daher interaurale Zeitunterschiede gut detektieren. Bei hohen Frequenzen können interaurale Zeitdifferenzen nur im Einhüllendenverlauf der Signale, nicht jedoch in der (von den Neuronen nicht mehr aufgelösten) Feinstruktur der übertragenden Signale erfasst werden.

Zur Erfassung der *Störgeräuschbefreiung* im binauralen System kann ein psychoakustisches Experiment dienen, bei dem die Detektion von Testsignalen (z. B. Töne oder Sprachlaute) im Rauschen zwischen der binauralen, dichotischen Situation (ungleiches Signal an beiden Ohren) und der diotischen Situation (gleiches Signal) verglichen werden (Abb. 1.22). Zunächst wird der Versuchsperson ein Testsignal im Rauschen auf beiden Ohren gleich (oder auch monaural an nur einem Ohr) angeboten, dessen Pegel so lange verringert wird, bis die Versuchsperson ihn nicht mehr hört (Mithörschwelle). Wenn anschließend dasselbe Rauschen verwendet wird, aber das Testsignal am anderen Ohr zeitverzögert angeboten wird (z. B. $\tau$ = 400 μs, das entspricht einer deutlich wahrnehmbaren Verschiebung zu einer Seite), bleibt das Testsignal bei monauralem, seitengetrenntem Hören unhörbar. Bei binauraler Präsentation wird das Signal jedoch wieder deutlich hörbar, sodass eine Verringerung der Mithörschwelle gemessen werden kann, die als *binaurale MLD (masking level difference)* bezeichnet wird. Ihre Größe hängt von der interauralen Zeitverzögerung bzw. Phasenlage des Testsignals und der zwischen den beiden Ohren bestehenden Beziehung zwischen dem Rauschen ab. Beispielsweise wird die MLD maximal (ca. 14–18 dB), wenn ein diotisches Rauschen und ein um 180° (Phase $\pi$) verschobener Sinuston bei etwa 500 Hz verwendet wird. Keine MLD tritt dagegen auf, wenn für das Rauschen und das Signal dieselbe Beziehung an beiden Ohren vorliegt (z. B. bei identischem Rauschen und identischem Ton an beiden Ohren oder bei Phaseninvertierung zwischen beiden Ohren).

In einer guten Näherung kann diese Störgeräuschunterdrückung des binauralen Systems durch eine (mit Restfehlern behaftete) *Subtraktion* der beiden Ohrsignale aufgefasst werden, die im Gehirn nach einer Anpassung der vom rechten und linken Ohr stammenden Signale (z. B. durch entsprechende Zeitverzögerung und Amplitudenanpassung) vorgenommen wird. Mit dieser als *Equalization-and-cancellation-Theorie* (EC-Theorie) nach Durlach (1972) bezeichneten Modellvorstellung kann bereits eine Vielzahl der binauralen Maskierungsexperimente quantitativ gedeutet werden. Ein eher auf physiologischen Vorstellungen basierendes Modell der binauralen Signalverarbeitung wurde dagegen von Jeffress (1948) aufgestellt. Es sieht eine Art neuronales Kreuzkorrelationsnetzwerk vor, bei dem die an den beiden Ohren ankommenden Signale in einer Laufzeitkette sukzessiv zeitverzögert werden und durch Koinzidenzdetektoren die Laufzeitunterschiede zwischen den beiden Ohren jeweils abgegriffen werden. Auf der Basis dieses Modells wurden in der neueren Literatur weitere Modelle entwickelt, die die binaurale Signalverarbeitung einschließlich einer Reihe von Effekten richtig vorhersagen (z. B. die Lateralisation bzw. Lokalisation von Schallereignissen mit bestimmter interauraler Zeit- und Pegeldifferenz, das Gesetz der ersten Wellenfront, die MLD für verschiedene Signale und Maskierer sowie zeitliche und spektrale Eigenschaften dieser Effekte). Da auf diesem Gebiet noch weiter intensiv geforscht wird, sei auf die weiterführende Literatur von Blauert (1985) und Colburn (1996) verwiesen.

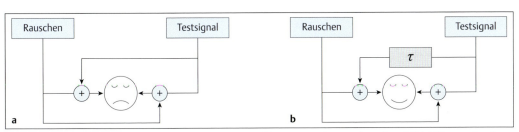

Abb. 1.22 **Binaurale Störgeräuschbefreiung.** Das Testsignal (z. B. ein Ton) ist im diotischen Fall (**a**) (Gesamtsignal an beiden Ohren gleich) erst bei höheren Pegeln im Rauschen zu detektieren als im dichotischen Fall (**b**) (ungleiches Signal an beiden Ohren), bei dem nur das Testsignal um eine Zeitdifferenz $\tau$ = 400 μs zwischen den beiden Ohren zeitverzögert wird.

# 1 Grundlagen

## 1.4.5 Perzeptionsmodelle

Eine Möglichkeit, den Zusammenhang zwischen den verschiedenen psychoakustischen Leistungen des normalen (und auch pathologischen) Gehörs zu verstehen und auf wenige, auf physiologische Erkenntnisse beruhende Grundprinzipien zu reduzieren, bieten numerische Perzeptionsmodelle. Bei ihnen wird die „effektive" Signalverarbeitung der akustischen Eingangssignale im Gehör und die anschließende Mustererkennung zur Detektion von Signalen im Störschall oder von eben merklichen Signaländerungen so beschrieben, dass der Vorgang auf dem Computer numerisch nachgebildet werden kann. Durch Variation der verschiedenen Parameter (z. B. Frequenzauflösung, zeitliche Verarbeitungseigenschaften, Modulationsfrequenzanalyse, binaurale Interaktion) kann das Verhalten des Modells möglichst gut an die Realität angepasst werden, sodass ein derartiges Modell die Bedeutung dieser Parameter für den Hörvorgang abzuschätzen erlaubt. Eine Reihe von verschiedenen Modellansätzen mit unterschiedlichem Detaillierungsgrad der einzelnen Verarbeitungsstufen und unterschiedlicher Generalisierbarkeit des Mustererkenners als Auswertungsstufe des Modells wurde in der Literatur beschrieben (Überblick z. B. bei Kollmeier 2002). Als Beispiel für ein besonders universell einsetzbares Perzeptionsmodell sei im Folgenden auf das Modell nach Dau et al. (1997) mit seinen verschiedenen Erweiterungen

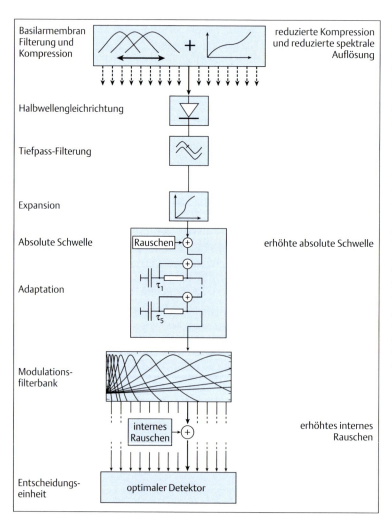

**Abb. 1.23 Verarbeitungsmodell** nach Dau et al. (1997), modifiziert nach Derleth et al. (2001). Änderungen für Schwerhörige sind rechts aufgeführt. Es handelt sich hierbei um einen detaillierteren Ausschnitt aus dem generellen Verarbeitungsmodell aus Abb. 1.**4**. Das im Außen- und Mittelohr aufgenommene Signal wird auf der Basilarmembran im Innenohr gefiltert und komprimiert. Die anschließende Halbwellengleichrichtung mit Tiefpassfilterung entspricht der Verarbeitung von Synapse und Hörnerv. Die Wirkung des zentralen auditorischen Systems wird durch Adaptationsvorgänge und weitere Stufen beschrieben. Die zentrale Mustererkennung wird durch einen optimalen Detektor charakterisiert.

(z. B. zur Beschreibung von Innenohrschwerhörigkeit nach Derleth et al. 2001 oder binaurale Erweiterung nach Zerbs oder Anwendung für die Audio- und Sprachqualitätsbewertung) eingegangen. Abb. 1.23 zeigt die schematische Signalverarbeitung dieses Modells für einen Frequenzkanal und für ein Ohr (d. h. ohne binaurale Verarbeitungsstufe).

Das Modell legt besonderes Gewicht auf die einheitliche Beschreibung der verschiedenen zeitlichen Eigenschaften des Hörsystems (zeitliche Integration, Vor- und Nachverdeckung, Modulationswahrnehmung) mit möglichst wenigen Annahmen über die Struktur und physiologische Realisierung der Hörverarbeitung. Die Verarbeitung unterschiedlicher Frequenzen (Frequenz-Ortstransformation in der Kochlea) wird zunächst durch eine Filterbank beschrieben, die das Eingangssignal in verschiedene (frequenzgruppenbreite) Bandpasssignale aufteilt. Zur Nachbildung der aktiven Prozesse sind hier die Einführung einer kompressiven Nichtlinearität (d. h. zusätzliche Verstärkung von Signalen mit niedrigen Pegeln) und die Pegelabhängigkeit der Filterbandbreite nötig, die bei der Nachbildung einer Innenohrschwerhörigkeit mit Ausfall der äußeren Haarzellen weitgehend entfallen kann. In jedem Bandpasssignal wird eine Halbwellengleichrichtung mit Tiefpassfilterung durchgeführt, die grob die Funktionalität der Haarzellenpopulation nachbildet und eine Extraktion der Einhüllenden bewirkt. Im Modell nach Derleth et al. (2001) folgt eine Dynamikexpansionsstufe, die einerseits die Umcodierung der (zuvor auf der Kochleaebene dynamikkomprimierten) Intensitätsinformation auf den notwendigen großen Dynamikbereich der natürlichen Hörwahrnehmung im zentralen Hörsystem widerspiegelt. Andererseits bildet diese Expansionsstufe das Recruitment-Phänomen nach, das bei einem Ausfall der Dynamikkompression in der Kochlea auftritt.

Die zeitlichen Verarbeitungseigenschaften innerhalb jedes Frequenzbands werden durch die nachgeschalteten Adaptationsschleifen nachgebildet, bei denen das Eingangssignal durch das tiefpassgefilterte Ausgangssignal geteilt wird. Dadurch wird eine gewisse Adaptation an den Mittelwert des Eingangssignals ermöglicht, während schnelle Änderungen (Fluktuationen) ohne weitere Beeinflussung durchgelassen werden. Durch Hintereinanderschalten mehrerer dieser *Nachregelschleifen* mit unterschiedlichen Zeitkonstanten zwischen 1 und 500 ms wird approximativ eine logarithmische Kompression für langsame Änderungen im Eingangssignal erreicht und eine unveränderte Durchlässigkeit für schnelle Änderungen im Eingangssignal. Mit dieser Modellstruktur lassen sich Vor- und Nachverdeckung sowie die Lückendetektion (Gap Detection) bereits sehr gut beschreiben. Die zeitliche Integration von Testtönen und die Modulationswahrnehmung kann durch Einfügen einer Modulationsfilterbank nachgebildet werden, die für jede Mittenfrequenz die Einhüllendenfluktuationen in verschiedene Modulationsfrequenzen aufspaltet. Außerdem kann auf dieser Ebene eine binaurale Rauschunterdrückungsstufe eingefügt werden, die ähnlich wie das EC-Modell nach Durlach (1972) die Eingänge von beiden Ohren nach einer relativen Zeitverzögerung voneinander subtrahiert, um am Ausgang ein verbessertes Signal-Rausch-Verhältnis zu erhalten. Am Ausgang dieser Verarbeitungsstufen steht ein bestimmtes, zeitlich variables Muster zur Verfügung, das die *interne Repräsentation* von akustischen Signalen darstellen soll. Mit dieser internen Repräsentation lassen sich verschiedene Experimente einfach dadurch beschreiben, dass eine bestimmte, minimale Änderung in dieser Repräsentation zur Wahrnehmung eines Unterschieds im Klang führt, der gerade zur Detektion des „gesuchten" akustischen Stimulus führt.

Die Einsatzmöglichkeit dieses Modells sowie ähnlicher Modelle (mit z. T. weniger detaillierter Beschreibung einzelner Hörleistungen) reicht von der quantitativen Vorhersage *psychoakustischer Experimente* bei Normal- und Schwerhörenden bis zur Vorhersage von *Sprachverständlichkeitsleistungen* (s. Kap. 1.5.4) oder der Vorhersage der wahrgenommenen *Sprach- und Audioqualität* bei nicht perfekten, nichtlinearen Übertragungsmedien (z. B. Mobiltelefon oder Audiocodierung im Internet). Darüber hinaus können Teile derartiger Hörmodelle in technischen Signalverarbeitungsanwendungen eingesetzt werden, um gewissermaßen „dem Computer Ohren zu verleihen". Derartige Anwendungen reichen von der Audiocodierung (wie dem MP3-Standard) über die Anwendung in digitalen Hörgeräten (Vergleich zwischen normalem und pathologischem Hörvorgang im algorithmisch umgesetzten Hörmodell, s. Kap. 3.2.4) bis hin zur *künstlichen Spracherkennung,* bei der das akustische Eingangssignal nach gehörbasierten Merkmalen analysiert wird, die anschließend vom Sprachmustererkenner mit einer hohen Robustheit gegen Störschall erkannt werden können.

Aufgrund der Bedeutung der Hörmodelle sowohl für das grundlegende Verständnis des normalen und gestörten Hörvorgangs als auch für die Weiterentwicklung der Kommunikationsakustik und Sprachtechnologie, deren Standard noch weit von der Leistungsfähigkeit des menschlichen Gehörs entfernt ist, ist in diesem Gebiet noch mit erheblichen Fortschritten innerhalb der nächsten Jahre zu rechnen.

> ## Zusammenfassung
>
> Die physikalischen Parameter Schallintensität, Frequenz und Zeit werden im Ohr in die Empfindungsgrößen Lautheit, Tonhöhe und subjektive Zeitmuster bzw. Rhythmen umgesetzt. Für Schalle oberhalb der Ruhehörschwelle nimmt die empfundene Lautheit mit der Schallintensität gemäß eines Potenzgesetzes zu, dessen nichtlineare Kompressionswirkung durch einen Logarithmus (Lautstärke in Phon) ebenfalls gut nachgebildet werden kann. Dabei besagt das Weber-Fechner'sche Gesetz, dass eine Intensitätsänderung von 1 dB soeben wahrgenommen werden kann. Die Frequenzen werden in eine gehörgerechte, zu hohen Frequenzen annähernd logarithmische Bark-Skala umgesetzt, die auch die Frequenz-Ortstransformation im Innenohr approximiert. Als „Frequenzgruppe" wird dabei der um eine bestimmte Frequenz herumliegende Bereich bezeichnet, der zur Lautheitsbildung oder zur Maskierung (Verdeckung) bei der jeweiligen Frequenz beiträgt. Mit zunehmender Dauer werden Signale besser detektierbar (Testtonintegration), während die zeitliche Verschmierung in der auditorischen Verarbeitung zu Vor- und Nachverdeckungseffekten führt, die eine Detektion (Erkennung) von kurzen Signalen zeitlich vor bzw. nach einem „Maskierer" stark beeinträchtigen können. Weitergehende Analysemechanismen des Ohres sind auf Modulationen (d. h. Schwankungen der Einhüllenden) und binaurale Unterschiede ausgerichtet, mit denen eine hohe Robustheit gegenüber Störgeräuschen erzielt wird. Perzeptionsmodelle tragen zum quantitativen Verständnis dieser Prozesse bei und ermöglichen ihre Umsetzung in technische Systeme der Kommunikationsakustik (z. B. Audiocodierer oder robuste künstliche Spracherkenner).

## 1.5 Grundlagen der Sprachwahrnehmung

Die sprachliche Kommunikation zwischen Menschen ist eine hochspezialisierte und faszinierende Leistung, die letztendlich die Grundlage unserer Kultur darstellt. Um die beim Verstehen von Sprache (und ihrer möglichen Störungen) beteiligten Prozesse verstehen zu können, muss der gesamte Übertragungsweg vom Sender (sprechender Mensch) über die akustische Darstellung von Sprache bis zum Empfänger (hörender Mensch) genau betrachtet werden.

### 1.5.1 Sprachproduktion

Im Gehirn des Sprechers werden die Sprachlaute als Steuersequenzen erzeugt, die die akustische Sprachproduktion steuern. Durch den Atemluftstrom wird dabei eine periodische Schwingung der Stimmlippen angeregt oder (bei Reibelauten) ein Strömungsgeräusch an der engsten Stelle des Vokaltrakts. Der dabei jeweils erzeugte Schall wird anschließend je nach Stellung der Artikulationsorgane (Zunge, Gaumen, Kiefer, Lippen) im Vokaltrakt verformt („gefiltert"). Man spricht daher von einer „akustischen Filterung" des von der Schallquelle abgestrahlten Schalls durch die sich zeitlich ändernden Hohlräume des Vokaltrakts (Abb. 1.**24**). Der auf diese Weise geformte Schall wird vom Mund in die umgebende Luft abgestrahlt und breitet sich bis zum Ohr des Empfängers fort. Der Empfänger versucht nun, aus dem empfangenen akustischen Signal auf die ursprünglich gesendete Botschaft zu schließen. Dabei benutzt er seine Kenntnisse über die Filterwirkung des Vokaltrakts auf das jeweilige akustische Signal, sodass der Empfänger aus dem akustischen Signal auf die zugrunde liegende Stellung des Vokaltrakts und damit auf die vom Sender eigentlich gemeinten Sprachelemente zurückschließen kann.

Die Beziehung zwischen den abstrakten, idealisierten sprachlichen Elementen *(Phoneme)* und den zugehörigen akustischen Realisierungen *(Lau-*

Grundlagen der Sprachwahrnehmung

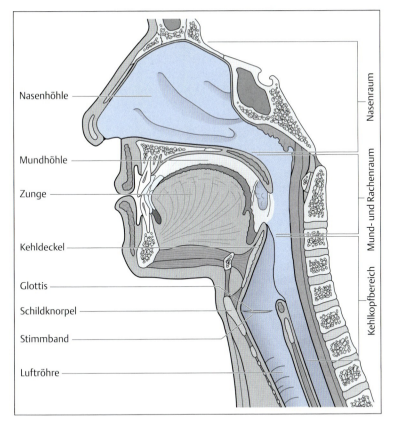

Abb. 1.24 **Schematischer Querschnitt durch den Vokaltrakt des Menschen.**

te) wird von der *Akustischen Phonetik* untersucht. Ein Phonem ist dabei die kleinste bedeutungsunterscheidende lautliche Einheit. Ein Beispiel dafür wäre die Umsetzung des Wortes „Sinn" in [z], [I], [n]. Bei der akustischen Realisierung der Phoneme als Laute tritt eine große Variationsbreite auf, da z. B. der Dialekt des Sprechers oder der Kontext einen Einfluss auf die Art der akustischen Realisierung hat. Selbst bei demselben Sprecher und denselben Randbedingungen können unterschiedliche lautliche Realisierungen eines bestimmten Phonems auftreten. Zu einem (abstrakten) Phonem gehört also eine Vielzahl von akustisch realisierten Lauten. Diese Laute können aufgrund von akustischen Eigenschaften unterschieden werden (s. Kap. 1.5.2) oder anhand von artikulatorischen Merkmalen, d. h. Spracheigenschaften, die aufgrund der Produktion der jeweiligen Sprachelemente festgelegt werden können. Das Auffinden von derartigen Sprachmerkmalen und die Klassifikation eines jeden Phonems mit diesen Sprachmerkmalen sind insbesondere für die Beurteilung von *Phonemverwechslungen* wichtig. Systematische Verwechslungen bei der Sprachwahrnehmung treten bspw. aufgrund eines fehlerhaften Empfangs bestimmter Sprachmerkmale auf.

Voraussetzung für die systematische Untersuchung derartiger Phonemverwechslungen ist ein geeignetes, die Sprache möglichst gut beschreibendes System von Sprachmerkmalen. Das Auffinden eines geeigneten Merkmalssystems erweist sich als äußerst schwierig. In der Literatur werden unterschiedliche Systeme verwendet, die vorwiegend auf der englischen Sprache basiert sind. Grundlagen für die am häufigsten verwendeten Typen von Merkmalssystemen ist das von Jakobsen et al. (1951) entwickelte „Distinctive-Feature-System" (distinktive Sprachmerkmale für die englische Sprache). Dabei werden die Merkmale aus den Stellungen des Mund-Rachen-Raums bei der Artikulation der jeweiligen Phoneme abgeleitet. Ein Merkmal entspricht dabei bspw. dem Vorhandensein bzw. der Abwesenheit einer Anregung der Stimmbänder oder dem Ausmaß der Deformation des Vokaltrakts aus seiner Ruhelage.

# 1 Grundlagen

Da es für jedes Phonem eine verhältnismäßig genau angebbare Kombination von Hals-, Zungen- und Lippenstellungen gibt und sich alle artikulierbaren Laute aus diesen Stellungen und der Atmung ableiten lassen, garantiert diese Definition die Eindeutigkeit und Vollständigkeit der Darstellung. Eine weitere Eigenschaft der distinktiven Merkmale ist ihre Zweiwertigkeit (Binarität), d. h. bei einem Phonem ist ein Merkmal entweder vorhanden oder nicht, es gibt keine Abstufungen der Werte des Merkmals.

Die distinktiven Merkmale für die Konsonanten der deutschen Sprache sind in Tab. 1.2 aufgelistet. Neben artikulatorischen Merkmalen, deren Bedeutung sofort ersichtlich ist (z. B. stimmhaft, nasal, scharf, vokalisch, konsonantisch) ergibt sich die Bedeutung anderer Merkmale (z. B. kompakt, dunkel, abrupt, gespannt) erst aus ihrer Zuordnung zu den jeweiligen Konsonanten. Man muss bei der Anwendung dieses Systems von Sprachmerkmalen jedoch beachten, dass es sich um rein artikulatorische Merkmale handelt, aus deren systematischer Verwechslung nur sehr schwer Rückschlüsse auf die akustische Grundlage dieser Verwechslung gezogen werden können. Da für diagnostische Zwecke (z. B. bei der Überprü-

Tab. 1.2 Distinktive Sprachmerkmale für die Konsonanten der deutschen Sprache.

|  | vokalisch | konsonantisch | kompakt | dunkel | nasal | abrupt | gespannt | stimmhaft | scharf |
|---|---|---|---|---|---|---|---|---|---|
| b (Bad) | − | + | − | + | − | + | − | + | − |
| d (Du) | − | + | − | − | − | + | − | + | − |
| f (Fee) | − | + | − | + | − | − | + | − | + |
| g (Gut) | − | + | + | + | − | + | − | + | − |
| h (Haar) | − | − | + | + | − | − | + | − | − |
| k (Kai) | − | + | + | + | − | + | + | − | − |
| l (Lag) | + | + | − | − | − | − | − | + | − |
| m (Mal) | − | + | − | + | + | + | − | + | − |
| n (Nun) | − | + | − | − | + | + | − | + | − |
| p (Pein) | − | + | − | + | − | + | + | − | − |
| r (Raus) | + | + | − | − | − | + | − | + | − |
| s (daS) | − | + | − | − | − | − | + | − | + |
| ʃ (SCHeu) | − | + | + | − | − | − | + | − | + |
| t (Tal) | − | + | − | − | − | + | + | − | − |
| v (Vase) | − | + | − | + | − | − | − | + | − |
| x (daCH) | − | + | + | + | − | − | − | − | − |
| z (Sinn) | − | + | − | − | − | − | − | + | + |
| j (Jod) | − | + | + | − | − | − | − | + | − |

+ = Merkmal liegt vor
− = Merkmal liegt nicht vor

## Grundlagen der Sprachwahrnehmung

fung von Hörgeräten oder CI) jedoch die akustischen Übertragungseigenschaften und ihre Optimierung im Vordergrund stehen, ist die Anwendbarkeit dieser phonetisch-artikulatorischen Analyseverfahren sehr begrenzt.

### 1.5.2 Sprachakustik

Wenn das akustische Sprachsignal z. B. mit einem Mikrofon aufgenommen wird, lässt sich aus dem Zeitverlauf des Signals nur sehr wenig Information über das geäußerte Sprachelement ableiten. Beispielsweise kann erkannt werden, ob es sich um einen Vokal (periodisches Signal aufgrund der Stimmlippenschwingung) oder einen stimmlosen Konsonanten mit Rauschanteilen handelt (irreguläres Zeitsignal). Weiterhin lassen sich mit hoher Zeitauflösung zeitliche Übergänge feststellen (Abb. 1.25). Eine Möglichkeit, mehr Informationen über die akustische Filterung des Sprachsignals im Vokaltrakt zu erhalten, bietet die Analyse des Frequenzgehalts des Schallsignals *(Leistungsspektrum)*. Dabei wird für jede Frequenz über die gesamte Dauer des Signals gemittelt die Energie errechnet, die in das jeweilige Frequenzband fällt (Abb. 1.25, rechts). Bei einem stationären Signal, das sich nicht zeitlich ändert (z. B. bei gehaltenen Vokalen), kann man in diesem (Leistungs-)Spektrum sehr gut die Grundfrequenz (Schwingungsfrequenz der Glottis) mit ihren Obertönen (ganzzahlige Vielfache der Grundfrequenz) erkennen, sowie die *Formanten*, d. h. die Frequenzbereiche, bei denen der Vokaltrakt eine besonders hohe Verstärkung des akustischen Signals bewirkt. Die Formanten stellen sich damit als Spitzen im Spektrum dar und sind charakteristisch für den jeweils artikulierten Vokal (s. u.).

Da das Spektrum über eine lange Zeit gebildet wird, ist es ungeeignet zur Beurteilung der sich zeitlich stark ändernden akustischen Anteile von fließender Sprache. Es hat allerdings eine große Bedeutung als *mittleres Sprachspektrum*, d. h. die Energieverteilung im Frequenzbereich, die im Mittel bei einem männlichen bzw. weiblichen Sprecher auftritt (Abb. 1.26). Daraus lässt sich ablesen,

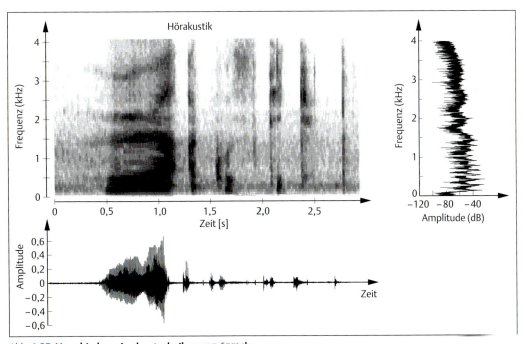

**Abb. 1.25 Verschiedene Analysetechniken von Sprache.**
Dargestellt sind das Zeitsignal des Wortes „Hörakustik" im unteren Teilbild (Amplitude als Funktion der Zeit), das Spektrum des Gesamtworts (Pegel als Funktion der Frequenz) im rechten Teilbild sowie das Spektrogramm (Schwärzung für jede Kombination aus Frequenz und Zeit) im linken oberen Teilbild. Die Zeitachse des unteren Teilbilds und die Frequenzachse des rechten Teilbilds stimmen dabei mit den Achsen des Spektrogramms überein.

# 1 Grundlagen

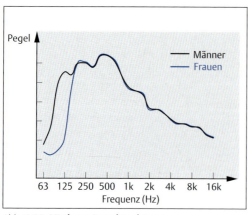

Abb. 1.26 **Mittleres Sprachspektrum.**
Dargestellt ist das mittlere Sprachspektrum von Männern (schwarz) und Frauen (blau) für unterschiedliche Sprachen, Sprecher und Sprachmaterialien (nach Byrne et al.).

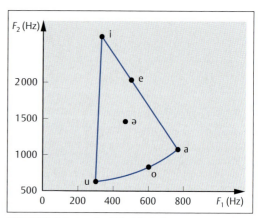

Abb. 1.27 **Schema des Vokaldreiecks.**
Darstellung des zweiten Formanten $F_2$ als Funktion des ersten Formaten $F_1$ für die unterschiedlichen Vokale. In der Mitte befindet sich der Reduktionsvokal ə (Neutralstellung des Vokaltrakts).

dass im Bereich der Grundfrequenzen zwischen etwa 300 und 800 Hz am meisten Sprachenergie vorliegt (Maximum des Spektrums), während zu niedrigen Frequenzen ein Abfall von etwa 20 dB pro Oktave erfolgt und zu hohen Frequenzen von etwa 10 dB pro Oktave. Die Langzeitspektren von männlichen und weiblichen bzw. kindlichen Sprechern unterscheiden sich durch die Lage des Maximums im Frequenzbereich, das bei Frauen und Kindern deutlich höher liegt als bei Männern. Mit zunehmender Sprechanstrengung verschiebt sich das spektrale Maximum zu hohen Frequenzen, sodass sich die Stimme aus dem Hintergrund (mit vorwiegend tieffrequenter Leistung) deutlicher abgrenzen lässt, ohne dass die akustische Gesamtleistung der Stimme in gleichem Maß ansteigt.

Aufgrund des Spektrums von gehaltenen bzw. ausgeschnittenen Vokalen lässt sich ein Zusammenhang zwischen der Lage des ersten Formanten (d.h. spektrales Maximum im Bereich zwischen etwa 200 und 800 Hz), dem zweiten Formanten (zweites spektrales Maximum zwischen etwa 600 und 2500 Hz), der Stellung der Artikulationsorgane und dem jeweils geäußerten Vokal aufstellen (Vokaldreieck bzw. Vokaltrapez, Abb. 1.27).

Die Vorne- bzw. Hinten-Bewegung der Zunge korreliert vorwiegend mit dem zweiten Formanten (d.h. „i" wird vorne artikuliert und hat einen hohen zweiten Formanten, während das „u" hinten artikuliert wird und einen niedrigen zweiten Formanten hat). Die Lage des ersten Formanten ist vorwiegend mit der Höhe des Zungengrundes während der Artikulation korreliert bzw. hängt von der Länge zwischen Stimmlippen und erster Konstriktion des Vokaltrakts im hinteren Zungenbereich zusammen (geringe Höhe und damit hoher erster Formant beim „a" und „u", hohe Konstriktion und damit niedriger erster Formant beim „i" und „u"). Dieses Vokaldreieck ist nur ein grober Anhaltspunkt für die tatsächlich realisierten Formantfrequenzen bei verschiedenen Vokalen von verschiedenen Sprechern, da natürliche Sprache einer immensen Schwankung unterliegt.

Um nun den zeitlichen Verlauf der Artikulation und die Entwicklung der Formanten über die Zeit verfolgen zu können, wird eine Darstellung des Frequenzgehalts über der Zeit benötigt, die mit der als *Sonagramm* bezeichneten Kurzzeitspektralanalyse erfolgen kann. Dabei wird auf der x-Achse die Zeit und auf der y-Achse die Frequenz aufgetragen, während die bei einem bestimmten Zeitpunkt zu einer Frequenz auftretende Energie als Schwärzung über dem jeweiligen Punkt in der Zeit-Frequenz-Ebene aufgetragen wird. Mit dieser früher auch als „Visible Speech" bezeichneten Darstellungsweise ist es dem Spezialisten möglich, lediglich anhand des Spektrogramms Sprache zu erkennen, was anhand der Zeitfunktion oder des Spektrums allein nicht möglich ist. Als Beispiel ist in Abb. 1.25 das Spektrogramm des Wortes „Hörakustik" angegeben. Es kann deutlich die zeitliche Entwicklung des ersten und des zweiten Formanten beobachtet werden, sowie (aufgrund der limitierten Zeitauflösung nur angedeutet) eine mögliche Darstellung der Glottis-Periode (Periodizität im Zeitsignal).

Die Vorteile dieser Zeit-Frequenz-Analyse sind die realistische, frei wählbare Zeitauflösung, die gleichzeitig einstellbare Frequenzauflösung, die relativ gute Repräsentanz der Sprachinformation und die Eignung dieser Darstellungsweise für fließende Sprache. Aus diesem Grund ist das Spektrogramm das grundlegende Werkzeug in der Sprach- und Stimmanalyse. Die für das Spektrogramm durchgeführte Vorverarbeitung ist im Wesentlichen dem Ohr nachempfunden und wird auch in technischen Systemen (bspw. zur Spracherkennung) eingesetzt.

Anhand des Spektrogramms lässt sich eine Reihe von akustisch definierten Sprachmerkmalen unterscheiden. Dazu zählt zum einen die bereits erwähnte Lage der Formanten, die zur Unterscheidung verschiedener Vokale (Vokaldiskrimination) eingesetzt wird. Ein weiteres wichtiges Merkmal zur Unterscheidung zwischen stimmhaften und stimmlosen Konsonanten ist das Auftreten von kurzen Sprachpausen („Voice-Onset-Time") von etwa 20 ms. Sie zeigen die Zeitverzögerung zwischen dem Beginn des stimmlosen Konsonanten (z. B. beim „pa" den Zeitpunkt der Lippensprengung) und dem Einsatz der Stimmlippenschwingung an. Durch nachträgliches Einfügen von Pausen hinter dem Beginn eines Konsonanten kann so aus einem stimmhaften Konsonanten künstlich ein stimmloser Konsonant gemacht werden. Ebenso zählt zu den wichtigen Merkmalen die zeitliche Entwicklung von Formanten (Formantübergänge), die bspw. zur Unterscheidung verschiedener (stimmhafter) Vokale dienen. Dies lässt sich im Spektrogramm anhand des Unterschieds zwischen „ba", „da" und „ga" demonstrieren (Abb. 1.**28**). Die eigentliche Information des Konsonanten liegt nicht zeitlich begrenzt am Anfang der Silbe, sondern bestimmt den Übergang der Formanten vom Anfang der Silbe bis zum hinteren Teil. Aus diesem Grunde kann ein geübter Hörer die 3 Silben selbst dann noch unterscheiden, wenn der Anfang der Silben künstlich entfernt worden ist. Der im Spektrogramm ebenfalls sichtbare Zeitverlauf des gesamten Spektrums dient weiterhin zur Unterscheidung zwischen verschiedenen Artikulationsarten von Konsonanten (z. B. zur Plosiv-Nasal-Plosiv-Diskrimination und zur Plosiv-Frikativ-Diskrimination), da einige Klassen von Formanten (z. B. Plosive) einen charakteristischen Zeitverlauf aufweisen. Die spektrale Grobstruktur ist auch notwendig, um verschiedene Konsonanten (z. B. Frikative, d. h. Reibelaute) akustisch voneinander unterscheiden zu können. Aus den genannten akustischen Parametern des Spektrogramms lassen sich akustische Merkmalssysteme bestimmen, die bei der Analyse von Phonemverwechslungen Rückschlüsse auf die zugrunde liegenden akustischen Übertragungsdefizite (allerdings nur in begrenztem Maße) zulassen. Zu derartigen akustischen Merkmalssystemen gehören bspw. die Lage des ersten und zweiten Formanten, die Vokaldauer, die Voice-Onset-Time und/oder andere aus dem Sprektrogramm allgemein ablesbare Parameter.

Eine weitere Art der Darstellung von sprachspezifischen Eigenschaften, die eng mit der Spektrogrammdarstellung zusammenhängt, ist die Aufteilung des Zeitverlaufs in jedem Frequenzband nach unterschiedlichen Modulationsfrequenzen (Rhythmen), die auch für die menschliche Sprachwahrnehmung von großer Bedeutung sind (s. Kap. 1.4.5). Wenn man die in natürlicher, fließender Sprache vorkommenden Modulationsfrequenzen breitbandig analysiert, stellt man ein Maximum des Modulationsspektrums bei etwa 4 Hz fest, das ungefähr der Silbenfrequenz entspricht. Zu niedrigeren und höheren Modulationsfrequenzen nimmt diese Energie ab (Abb. 1.29). Dabei ist das Vorhandensein dieser Modulationen essenziell für das Verstehen von Sprache: Wenn die tiefen Modulationsfrequenzen weggefiltert werden, wird mit zunehmender Eckfrequenz immer weniger von der Sprache verständlich. Dies tritt in ähnlicher Weise auf, wenn sämtliche hohen Modulationsfrequenzen in Sprache herausgefiltert werden und die Eckfrequenz langsam erniedrigt wird.

Bei schmalbandiger Analyse der Modulationsfrequenzen von Sprachsignalen (d. h. einer Aufspaltung der Einhüllenden innerhalb jedes Audiofrequenzbands bzw. Frequenzgruppe), die in ähnlicher Form auch im menschlichen Hörsystem durchgeführt wird, ergibt sich für einen festen Analysezeitpunkt ein sog. *Modulationsspektrogramm* von Sprache (Abb. 1.30): Aufgetragen ist hier für jedes schmalbandige Mittenfrequenzband ($y$-Achse) die in diesem Band für die unterschiedlichen Modulationsfrequenzen ($x$-Achse) erreichten Intensitäten (Graustufen bzw. Falschfarbendarstellung). Bei einem stimmhaften Sprachlaut zeigt sich in dieser Darstellung sowohl die Formantstruktur von Sprache (horizontale Balken hoher Intensität bei bestimmten Audiofrequenzen) als auch die Periodizität des Stimmsignals (durch Pfeile in Abb. 1.**30a** bezeichnete vertikale Balken, die im vorliegenden Beispiel bei ca. 110 Hz Grundfrequenz samt zugehöriger Harmonischer liegen). Im Vergleich dazu erscheint ein sprachsimulierendes Rauschen (d. h. mit demselben Langzeitspektrum wie Sprache versehenes Zufallsrauschen) als recht unstrukturiert und ergibt ein Zufallsmus-

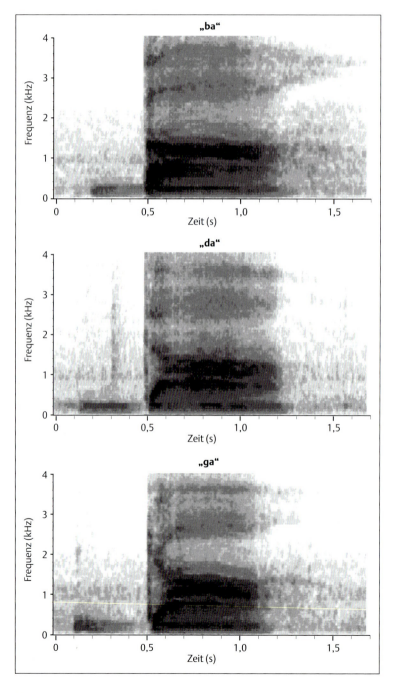

Abb. 1.**28 Spektrogramm der Silben „ba", „da" und „ga".**
Aufgetragen ist für jede Kombination aus Frequenz und Zeit die auftretende Energie als Schwärzung. Die Formantverläufe zu Beginn des Vokals sind durch die zeitliche Entwicklung der am stärksten geschwärzten Anteile zu erkennen.

Grundlagen der Sprachwahrnehmung

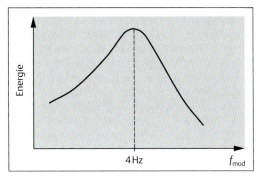

Abb. 1.29 **Mittleres Modulationsspektrum von Sprache.** Das Modulationsspektrum weist für sämtliche Frequenzbereiche bei etwa 4 Hz (entspricht der Silbenfrequenz) einen Maximalwert auf.

ter im Modulationsspektrogramm (Abb. 1.**30b**). Die zweidimensionale Analyse des Modulationsspektrogramms erlaubt daher eine Abgrenzung zwischen Sprachanteilen und nichtsprachlichen Anteilen des akustischen Eingangssignals, die zudem relativ robust gegenüber Störschall und Nachhall ist. Dies motiviert einerseits die Verwendung einer (schmalbandigen) Modulationsfrequenzanalyse im auditorischen System, andererseits eröffnet diese zweidimensionale Analyse auch technische Anwendungen wie robuste Spracherkennung und Störschallunterdrückung (Kollmeier 2002).

Dabei sind die in den einzelnen Audiofrequenzbändern (bzw. Frequenzgruppen) auftretenden Amplitudenmodulationen nicht unabhängig von den Modulationen in benachbarten Frequenzbändern (Abb. 1.**31**): Wenn man die Gleichartigkeit der Modulationen in benachbarten Frequenzbändern mithilfe einer Korrelationsanalyse ermittelt, ergeben sich einerseits maximale Korrelationswerte für jedes Frequenzband mit sich selbst (Hauptdiagonale in Abb. 1.**31a**) und andererseits auch sehr hohe Korrelationswerte mit den benachbarten Frequenzbändern (hohe Korrelationswerte in Abb. 1.**31a** vorwiegend ober- und unterhalb der Diagonalen). Außerdem erscheinen bestimmte Frequenzbereiche besonders hoch miteinander korreliert zu sein (schachbrettartige Strukturen um die Hauptdiagonale in Abb. 1.**31a**). Dies weist darauf hin, dass die Artikulationsorgane bestimmte breite Frequenzbänder (z. B. die Bänder der Formanten) jeweils in gleicher Weise beeinflussen und dabei relativ unabhängig von der Beeinflussung in einem jeweils anderen Frequenzbereich sind. Diese Co-Modulation von Sprachanteilen in schmalen Frequenzbändern findet ihre Entsprechung im CMR in der Psychoakustik (s. Kap. 1.4.3, Abb. 1.**20**). Wenn man dagegen das Sprachsignal eines Sprechers auf dieselbe Weise mit demjenigen eines anderen Sprechers vergleicht (Abb. 1.**31b**), geht die Korrelation gegen Null, d. h. die Ähnlichkeit der Amplitudenmodula-

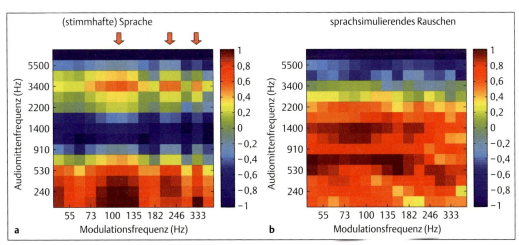

Abb. 1.30 **Modulationsspektrogramme.** Spektrogramm eines stimmhaften Sprachlauts „i" (**a**) und eines Ausschnitts aus einem sprachsimulierenden Rauschen (**b**). Aufgetragen ist die Amplitude der jeweiligen Modulationsfrequenz in einem schmalbandigen Audiofrequenzbereich als Schwärzung/Falschfarbe (s. Skala rechts neben dem Bild) über der Audiomittenfrequenz (y-Achse) und jeweiligen Modulationsfrequenz (x-Achse).

# 1 Grundlagen

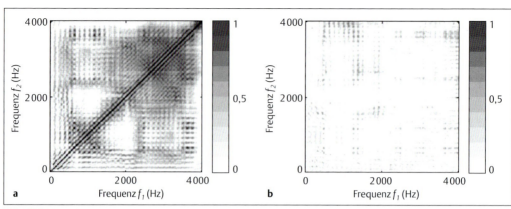

**Abb. 1.31 Korrelogramme.**
Autokorrelogramm (**a**) und Kreuzkorrelogramm (**b**) zwischen den Modulationen in schmalen Frequenzbändern von laufender Sprache eines männlichen Sprechers. Aufgetragen sind die mittleren Einhüllendenkorrelationswerte als Schwärzung der Kombination von 2 Audiomittenfrequenzen $f_1$ und $f_2$, die jeweils auf der y- und der x-Achse dargestellt sind. In **a** werden die bandspezifischen Einhüllenden eines Sprechers gegen sich selbst korreliert (Autokorrelogramm), in **b** dagegen die Modulationen desselben Sprechers (y-Achse) gegen einen anderen Sprecher (x-Achse), was zu wesentlich geringeren Korrelationswerten führt (nach Anemüller u. Kollmeier, 2003).

tion in verschiedenen Frequenzbändern kann als Ähnlichkeitsmaß für unterschiedliche auditorische Objekte dienen. Dieses Beispiel verdeutlicht erneut die enge Verbindung zwischen akustisch analysierbaren Eigenschaften von Sprache einerseits und psychoakustisch bzw. physiologisch analysierbaren Eigenschaften unseres Gehörs andererseits.

## 1.5.3 Sprachverständlichkeit

Beim Verstehen von Sprache spielt einerseits die *Sprachverständlichkeit* eine Rolle, d. h. die Eigenschaft des Sprachmaterials, von einem durchschnittlichen, normalhörenden Probanden verstanden zu werden. Andererseits ist die individuelle *Sprachperzeptionsleistung* entscheidend, d. h. die von dem individuellen Patienten erbrachten Voraussetzungen zum Sprachverstehen, die mehr oder weniger stark gestört sein können. In der *Sprachaudiometrie* misst man die Verständlichkeit von standardisiertem Sprachmaterial bei dem individuellen Patienten, um Rückschlüsse auf dessen Sprachperzeptionsleistungen führen zu können.

**Methoden zur Bestimmung der Sprachverständlichkeit**
Das für Verständlichkeitsmessungen verwendete Sprachmaterial sollte möglichst repräsentativ sein für die Sprache und für die zu betrachtende Kommunikationssituation. Dabei tritt als grundlegendes Problem die hohe Zahl von Variablen auf, für die eine möglichst vernünftige Festlegung erfolgen sollte. Zu diesen Variablen gehört die Art des Tests: *„offene" Tests*, bei dem ein Test-Item (z. B. ein Wort oder Satz) dem Probanden dargeboten wird, das er möglichst korrekt wiederholen soll, und *„geschlossene" Tests*, bei dem der Proband das richtige Test-Item aus einer Liste von möglichen Antworten bezeichnet. Weitere Variablen sind die Länge der Test-Items (z. B. einsilbige oder mehrsilbige Wörter oder Sätze), die Auswertemethode (Bewertung richtig erkannter Phoneme, Silben, Wörter oder Sätze), der Sprecher (männlicher oder weiblicher Sprecher, geschulter oder ungeschulter Sprecher oder etwa synthetische Sprache) sowie die Wahl eines Störgeräuschs und einer räumlichen Anordnung von Nutzschall- und Störgeräuschquelle. Jedes der gebräuchlichen oder Sprachtestverfahren besitzt eine eigene Kombination dieser Variablen, sodass die Testergebnisse sich nicht leicht miteinander vergleichen lassen.

Außerdem ist die Festlegung der Variablen abhängig vom Einsatzzweck des Tests. Beispielsweise steht bei der *Diagnostik* von Hörstörungen die analytische Fähigkeit des Tests im Vordergrund (d. h. die Möglichkeit, aus den auftretenden Phonemverwechslungen Rückschlüsse auf das gestörte Hörsystem zu ziehen), während bei der

# Grundlagen der Sprachwahrnehmung

*Begutachtung* eher ein hohe Reproduzierbarkeit des Tests und eine hohe Repräsentanz des Sprachmaterials für alltägliche Kommunikation im Vordergrund stehen. Bei der *Hörgeräteanpassung* ist dagegen eine hohe Sensitivität gegenüber kleinen Änderungen der Einstellparameter des Hörgeräts wichtig.

Der derzeit in der Standardaudiometrie am häufigsten eingesetzte Sprachtest, der *Freiburger Wörtertest*, ist ein „offener" Test mit Einsilbern bzw. mit Mehrsilbern (Zahlen). Als Alternative dazu wurde in jüngerer Zeit das *Reimtestverfahren* mit geschlossenen Antwortalternativen eingeführt, die sich in nur einem Phonem unterscheiden

**Tab. 1.3** Überblick über die verschiedenen Sprachtestmaterialien für die deutsche Sprache, geordnet nach der Länge der Test-Items. Die verschiedenen Hintergrundfarben geben den Einsatzbereich wieder, der durch entsprechende Publikationen belegt wurde. Heller Hintergrund: Verwendung in Ruhe; mitttel: Verwendung im Störschall; dunkler Hintergrund: Verwendung in Ruhe und im Störschall.

| Test-Items | Name des Tests | Testmaterial pro Liste | Autoren |
|---|---|---|---|
| Logatome (sinnleere Einsilber) | Kieler Logatomtest | CVC | Müller-Deile 2008 |
| | OLLO – Oldenburg logatome corpus | 150 VCV und CVC, 40 Sprecher, 6 Variabilitäten | Meier et al. 2005 |
| sinnbehaftete Einsilber | Freiburger Einsilbertest | 20 gebräuchliche Wörter | Hahlbrock 1953 |
| | Dreinsilber-Test | 3 wiederholte Einsilber | Döring u. Hamacher 1992 |
| | Einsilber Reimtest | 33+33+34 Wörter pro Liste, 6 reimende Alternativen | Sotscheck 1982 |
| | Einsilber Reimtest (WAKO) | 33+25+14 Wörter pro Liste, 5 reimende Minimalpaare als Alternativen | v. Wallenberg u. Kollmeier 1989 |
| | Verkürzter Reimtest | 25 Reimtest-Trials pro Liste | Brand u. Wagener 2005 |
| sinnbehaftete Zweisilber | Zweisilber-Reimtest | 24+24+24 Wörter, 4 reimende Minimalpaare als Alternativen | Kliem u. Kollmeier 1994 |
| | Oldenburger Kinder-Reimtest | 12 Wörter, je 3 reimende Bildpaare | Kliem u. Kollmeier 1995 |
| | AAST-Test | 6 Zweisilber, Bild-Antwort-Alternative | Coninx 2005 |
| Mehrsilber | Freiburger Zahlentest | 10 Zahlwörter, 4- bis 5-silbig | Hahlbrock 1953 |
| | Zahlentripel-Test | 10 3-Digit-Strings | Wagener et al. 2005 |
| Sätze | Marburger Satztest | 10 kurze sinnvolle Sätze | Niemeyer 1967 |
| | Basler Satztest | 15 hoch vorhersagbare und 5 niedrig vorhersagbare Sätze | Tschopp u. Ingold 1992 |
| | Göttinger Satztest | 10 kurze sinnvolle Sätze | Wesselkamp u. Kollmeier 1994 |
| | HSM-Satztest | 20 kurze sinnvolle Sätze | Hochmair et al., Schmidt et al. 1997 |
| | Oldenburger Satztest | 10 syntaktisch feste, inhaltsleere Sätze | Wagener et al. 1999 |

und sich daher reimen (z. B. die Alternativen „Sinn", „Hin", „bin", „Kinn", „Zinn"). Dieses Verfahren vermeidet Fehlerquellen bei der Testbewertung durch den Testleiter und ist automatisierbar. Die Einsilbertests haben den Vorteil einer geringen Redundanz (d. h. aus einem richtig erkannten Teil des Wortes kann nicht auf den anderen, unverständlichen Teil des Wortes geschlossen werden) und bieten eine hohe analytische Aussagekraft bei den auftretenden Phonemverwechslungen. Da im Deutschen *Zweisilber* jedoch häufiger als Einsilber sind, sind Zweisilbertests eher repräsentativ für die deutsche Sprache, sodass auch ein Reimtestverfahren für Zweisilber entwickelt wurde. Sprachtests mit *Sätzen* bieten dagegen eine sehr realitätsnahe Kommunikationssituation. Ihre Diskriminationsfunktion (d. h. der Prozentsatz richtig erkannter Wörter als Funktion des Sprachpegels) ist sehr steil, sodass sie eine hohe Sensitivität gegenüber Änderungen im Sprachpegel oder im Signal-Rauschabstand aufweisen.

Die verschiedenen für den deutschsprachigen Raum verfügbaren Testverfahren sind in Tab. 1.3 aufgelistet. Sie unterscheiden sich nicht nur in der Länge der jeweiligen Test-Items, sondern auch in ihrem intendierten und validierten Verwendungszweck: Für die Verwendung mit Kindern wurde bspw. neben dem in Ruhe anzuwendenden Mainzer und Göttinger Kinder-Sprachtest der Oldenburger Kinder-Reimtest (OLKI, Einsatzgebiet im Störschall und in Ruhe) entwickelt. Für die Verwendung mit CI-Nutzern sieht der HSM-Satztest eine besonders geringe Sprechgeschwindigkeit vor. Während die älteren Sprachverständlichkeitstests (z. B. der Freiburger Einsilbertest) primär für den Einsatz in Ruhe konzipiert und validiert wurden, ist die Mehrzahl der in Tab. 1.3 aufgeführten jüngeren Testverfahren für den Einsatz unter Störschall vorgesehen. Einige der moderneren Testverfahren wurden zusätzlich für den Einsatz in Ruhe validiert (Einsilber Reimtest, Verkürzter Reimtest, Oldenburger Kinder-Reimtest, Göttinger Satztest und Oldenburger Satztest). Sie weisen für den Einsatz in Ruhe keine signifikant andere Steigerung der Diskriminationsfunktion und keine signifikant größeren Listenunterschiede auf als für den Einsatz im Störschall. Sinnbehaftete Testmaterialien (insbesondere Sätze wie vom Göttinger Satztest oder HSM-Satztest) besitzen den Nachteil, dass sie nach einmaligem Gebrauch für einen bestimmten Patienten längere Zeit nicht wieder verwendet werden können, um einen Wiedererkennungseffekt des gesamten Satzes anhand eines einzelnen Wortteils auszuschließen. Dieses Problem besteht beim Oldenburger Satztest nicht: Eine (scheinbar) zufällige Kombination aus Name, Verb, Zahlwort, Adjektiv und Objekt (z. B. „Peter kauft 17 nasse Sessel") mit jeweils 10 Alternativen pro Wort erschwert die Wiedererkennung des spezifischen Satzes, sodass dieses Material beliebig häufig eingesetzt werden kann. Aufgrund der Kompatibilität dieses Verfahrens mit entsprechenden Tests in anderen Sprachen wird zudem eine länderübergreifende Normierung von Sprachverständlichkeitstests möglich (Kollmeier 2007).

## 1.5.4 Berechnung der Sprachverständlichkeit anhand akustischer Maße

Da eine Reihe von akustischen Faktoren (z. B. Nachhall, Störgeräusch), aber auch eine Reihe von den individuellen Hörer betreffende Faktoren (z. B. individuelle Ruhehörschwelle, Dynamikbereich, binaurales Hörvermögen) die Verständlichkeit von Sprache beeinflussen, soll dieser Einfluss möglichst quantitativ anhand von objektiven Berechnungsverfahren zusammengefasst werden. Ziel dieser Verfahren ist die möglichst präzise Vorhersage der Sprachverständlichkeit für die jeweilige akustische Situation und den jeweiligen individuellen Hörer.

Die klassische Methode der Sprachverständlichkeitsvorhersage ist die Berechnung des Artikulationsindex (AI) und des Speech Transmission Index (STI) bzw. des Speech Intelligibility Index (SII). Sie beruhen auf der Annahme, dass die gesamte Sprachinformation auf die verschiedenen Frequenzbänder des akustischen Signals verteilt ist und dass jedes Band einen gewissen Beitrag zur Gesamtsprachverständlichkeit liefert. Die Breite jedes dieser Bänder orientiert sich dabei an der Frequenzgruppenbreite (Bark-Skala oder in erster Näherung Terz-Bandbreite). In jedem dieser Frequenzbänder kann nun ein „effektiver" Signal-Rauschabstand ermittelt werden, d. h. das Verhältnis zwischen der Nutzenergie des zu verstehenden Sprachsignals und den Störanteilen. Diese werden durch Nachhall oder durch ein Störrauschen verursacht, oder dadurch, dass die Energie in diesem Band unterhalb der Ruhehörschwelle des jeweiligen Patienten liegt, was durch ein angenommenes „internes, schwellensimulierendes Rauschen" nachgebildet wird. Wenn der Signal-Rauschabstand in dem Band größer als 15 dB ist, geht man davon aus, dass dieses Band vollständig zur Verständlichkeit beiträgt, während bei einem Signal-Rauschabstand von kleiner als −15 dB sämtliche Sprachinformation in diesem Band maskiert ist, sodass das Band nicht zur Gesamtsprachverständlichkeit beiträgt. Der Signal-Rauschabstand im Band j, geschrieben SNR(j), wird also auf einen Bereich von −15 dB bis +15 dB begrenzt. Zur Ermittlung des AI wird nun eine gewichtete Mittelung über die Signal-Rauschabstände in den einzelnen Bändern durchgeführt, bei der jedes Band j mit einem Gewichtungsfaktor $W_j$ multipliziert wird:

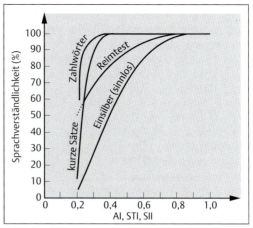

Abb. 1.**32 Sprachverständlichkeit für verschiedenes Sprachmaterial als Funktion des AI bzw. STI oder SII.** Mit zunehmendem AI bzw. STI oder SII steigt die Sprachverständlichkeit. Die jeweils beste Sprachverständlichkeit wird bei Materialien mit einer hohen Redundanz erreicht (nach Houtgast u. Steeneken).

$$AI, STI \text{ oder } SII = \sum_j W_j \cdot [SNR(j) + 15\,dB] \qquad (20)$$

Die Gewichtungsfaktoren $W_j$ sind dabei so gewählt, dass der jeweilige Index nur Werte zwischen 0 (entsprechend einer Sprachverständlichkeit von 0, wenn in jedem Band nur Rauschen und keine signifikanten Sprachanteile vorliegen) und 1 variiert (vollständige Sprachverständlichkeit, da in jedem Frequenzband die Sprache von dem Rauschen kaum beeinflusst wird). Damit stellt der AI, STI bzw. SII ein Maß für die Sprachverständlichkeit dar, das direkt mit der messbaren mittleren Sprachverständlichkeit zusammenhängt. Diese Beziehung ist allerdings von dem verwendeten Sprachmaterial und Test abhängig (Abb. 1.32). Bei Sprachtests mit geringer Redundanz (z. B. bei sinnlosen oder sinnbehafteten Einsilbern) wächst die Sprachverständlichkeit mit zunehmendem Index nur langsam an, während die Sprachverständlichkeit bei Sätzen mit hoher Redundanz schon bei relativ kleinem Index sehr hoch ist. Dies liegt an der Möglichkeit, den Satz aufgrund des Satzzusammenhangs schon dann vollständig richtig zu verstehen, wenn nur einige Teile des Satzes verstanden werden.

Mithilfe der in Abb. 1.32 angegebenen Kurven ist es daher prinzipiell möglich, die Verständlichkeit für verschiedene Sprachmaterialien bei vorgegebenen akustischen Bedingungen ineinander umzurechnen.

Der STI unterscheidet sich vom AI durch die Vorgehensweise zur Berechnung des „effektiven" SNR(j) in jedem Band j. Während beim AI das Leistungsspektrum des Sprachmaterials und das Leistungsspektrum des Störsignals getrennt voneinander bekannt sein müssen und in Verhältnis gesetzt werden, wird beim STI der Signal-Rauschabstand anhand des Sprachsignals und der Mischung aus Sprachsignal und Störsignal mithilfe der Modulationstransferfunktion bestimmt. Dazu werden in jedem Frequenzbereich die im Originalsignal auftretenden Modulationen gemessen und die in der Mischung verbleibenden Modulationen werden ins Verhältnis zu den ursprünglichen Modulationen gesetzt. Wenn die ursprünglichen Modulationen vollständig erhalten sind (Modulationstransferfunktion von 1), spricht dies für ein sehr hohes Signal-Rausch-Verhältnis, während die Anwesenheit von Störgeräusch oder von Nachhall die im gemischten Signal verbleibenden Modulationen stark verringert. Das Konzept des STI geht also davon aus, dass die Erhaltung der Modulationen im gemischten Signal für die Sprachverständlichkeit von entscheidender Bedeutung ist und errechnet den Signal-Rauschabstand aus diesem Erhalt der Modulationen. Dadurch können der Einfluss von Nachhall und der Einfluss von Störrauschen in gleicher Weise behandelt werden, sodass sich der STI besonders für den Einsatz in der Raumakustik bewährt hat, aber auch die zeitlichen Eigenschaften eines Sprachübertragungssystems (z. B. des gestörten Gehörs) besser berücksichtigt werden als beim AI (Houtgast u. Steneken 1973).

# 1 Grundlagen

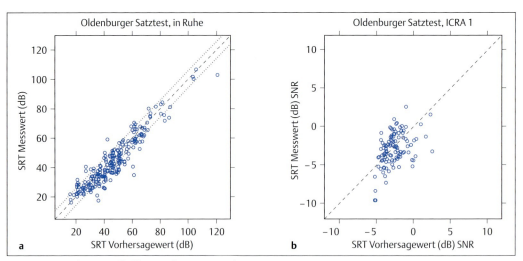

**Abb. 1.33 Sprachverständlichkeitsvorhersage mit dem SII** am Beispiel des Oldenburger Satztests für 113 normal- und schwerhörende Versuchspersonen für die Situation in Ruhe (**a**) und unter stationärem Störschall (**b**) (sprachsimulierendes ICRA1-Rauschen). Aufgetragen ist die SRT als Messwert (x-Achse) bzw. als Vorhersagewert auf der Basis des individuellen Audiogramms (y-Achse) (nach Brand u. Kollmeier).

Der SII nach ANSI S3.5-1997 ist eine aktualisierte Version des AI, bei dem einige Elemente des STI integriert wurden. Mit seiner Hilfe kann unter Zugrundelegung des individuellen Audiogramms die Sprachverständlichkeit für einen vorgegebenen Sprachtest individuell vorhergesagt werden und damit auch die individuelle Sprachverständlichkeitsschwelle berechnet werden, d. h. der Signal-Rauschabstand bzw. Sprachpegel in Ruhe, bei dem 50 % Verständlichkeit resultiert. Abb. **1.33** zeigt dies bspw. für eine Population von 113 normalhörenden und mit unterschiedlichem Ausmaß schwerhörenden Patienten als Vergleich zwischen den individuellen Messwerten (y-Achse) und den Vorhersagen mithilfe des SII und des individuellen Hörverlusts (x-Achse, nach Brand u. Kollmeier 2002). Für die Sprachverständlichkeit in Ruhe (Abb. **1.33a**) stimmt die Vorhersage sehr gut mit den Messwerten innerhalb des Konfidenzintervalls (durch Nebendiagonalen markierter Bereich) überein. Ein Grund für die gute Vorhersageleistung (Korrelationskoeffizient $r = 0{,}95$) ist die Tatsache, dass die individuell stark verschiedene Hörbarkeit der einzelnen Sprachkomponenten (beschrieben durch das individuelle Audiogramm) die große Variationsbreite sowohl bei den empirischen Messdaten als auch bei den Vorhersagewerten bedingt. Bei der Vorhersage der Sprachverständlichkeitsschwellen unter stationärem Störschall (Abb. **1.33b**) variieren die Messwerte dagegen deutlich geringer und die Übereinstimmung zwischen Messwert und Vorhersage ist weniger ausgeprägt. Ein Grund für diese weniger befriedigende Vorhersage ist die Tatsache, dass weitere, über die reine Hörbarkeit der Sprachkomponenten hinausgehende individuelle Faktoren (z. B. überschwellige Verzerrungswirkung des Hörverlusts, kognitive Faktoren) in der Vorhersage nicht berücksichtigt werden.

Eine Erweiterung des SII-Konzepts ermöglicht zudem die Vorhersage von binauralen Sprachverständlichkeitsschwellen unter *komplexen, räumlichen Störschall-Nutzschall-Situationen,* bei denen das an den Ohren anliegende Nutzsignal und Störsignal jeweils für Vorhersagezwecke getrennt vorliegt oder getrennt werden kann (z. B. mithilfe einer Kunstkopfaufnahme der Situation ohne Nutzschall und mit Nutzschall allein). Wenn in jedem Frequenzband eine eigenständige binaurale Störschallbefreiung nach Vorlage des Equalisation- und Cancellation-Mechanismus (Durlach 1972, mit numerischer Optimierung der jeweiligen Verarbeitungsparameter) durchgeführt wird, kann aus dem (ggf. durch diese binaurale Verarbeitung verbesserten) Signal-Rausch-Verhältnis der SII ermittelt und damit ebenfalls die Sprachverständlichkeitsschwelle berechnet werden. Als Beispiel zeigt Abb. **1.34** die gemessene und vorher-

# Grundlagen der Sprachwahrnehmung

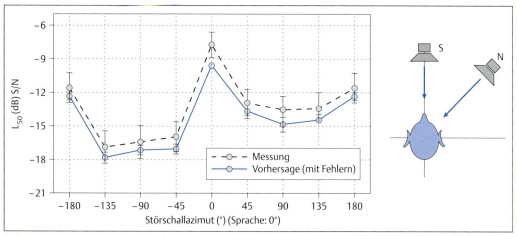

**Abb. 1.34 Binaurale Sprachverständlichkeitsvorhersage.**
Beispiel einer binauralen Sprachverständlichkeitsvorhersage in der im rechten Teilbild skizzierten Beschallungssituation in einem realen Büroraum. Aufgetragen ist die Sprachverständlichkeitsschwelle (als Signal-Rauschabstand) für den Göttinger Satztest in Anhängigkeit von dem Azimut der Störschallquelle. Die Messungen für 5 normalhörende Versuchspersonen sind als ausgefüllte Kreise dargestellt, die Vorhersagen als offene Symbole (nach Beutelmann u. Brand).

gesagte Sprachverständlichkeitsschwelle für eine Nutzschallquelle (S) von vorn und eine Störschallquelle (N) von verschiedenen seitlichen Einfallsrichtungen (Azimut) in einem realen Büroraum (Beutelmann u. Brand 2006). Wenn Nutz- und Störschall aus derselben Richtung kommen, ist die Sprachverständlichkeitsschwelle am höchsten und nimmt bei zunehmender räumlicher Trennung zwischen beiden Quellen deutlich ab. Diese Schwellendifferenz wird als *ILD (intelligibility level difference)* bezeichnet (s. Kap. 1.7.2). Das hier verwendete binaurale SII-Modell sagt die Winkelabhängigkeit der Schwelle sehr gut voraus, insbesondere auch für die Asymmetrie zwischen linker und rechter Seite des Störschalleinfalls, die aufgrund einer zusätzlichen Reflexion an der Wand des Aufnahmeraums von der linken Seite her resultiert. Insgesamt kann damit festgestellt werden, dass mithilfe der akustischen Maße bzw. Indizes eine recht gute mittlere Sprachverständlichkeitsvorhersage möglich ist, sofern primär die Hörbarkeit der Sprachkomponenten und die binaurale Beziehung von Störschall und Nutzschall die entscheidenden Einflussfaktoren für die Sprachverständlichkeitsschwelle darstellen.

## 1.5.5 Berechnung der Sprachverständlichkeit und der Sprachqualität anhand perzeptiver Maße

Um nicht nur den Einfluss der o.a. akustischen Gegebenheiten auf die Sprachverständlichkeit beschreiben zu können, sondern auch den Einfluss von *individuellen Verarbeitungsstörungen,* die bspw. anhand psychoakustischer Messungen bei Schwerhörenden erfasst werden können, bietet sich die Vorhersage der Sprachverständlichkeit mithilfe von psychoakustischen Signalverarbeitungsmodellen an (s. Kap. 1.4.5 mit einer Darstellung derartiger Modelle). Dabei kann nicht nur die Sprachverständlichkeit vorhergesagt werden, sondern auch die Sprachqualität bei deutlich überschwelligen Signal-Rauschabstand, die schon zu einer sehr guten Sprachverständlichkeit führen, aber ggf. durch weitere Signalqualitätseinschränkungen (z.B. Verzerrungen, Bandbegrenzungen, Detektierbarkeit von Artefakten) den subjektiven Höreindruck verschlechtern. Die grundlegende Idee ist dabei, dass man nicht auf der akustischen Ebene das zu untersuchende Sprachsignal mit einem Referenzsignal vergleicht, sondern auf der perzeptiven Ebene, d.h. am Ausgang eines Perzeptionsmodells, das möglichst gut die interne Signalverarbeitung eines normal- bzw. eines individuellen Schwerhörigen nachbildet.

Bei der perzeptiven Sprachverständlichkeitsvorhersage wird bspw. ein Verarbeitungsmodell gemäß Abb. 1.4 oder Abb. 1.23 verwendet, bei dem anstelle des (für psychoakustische Messungen notwendigen) „optimalen Detektors" ein „Sprachmustererkenner" eingesetzt wird (z. B. ein Dynamic-Time-Warping-Spracherkenner oder ein entsprechend trainiertes Hidden-Markov-Modell, Kollmeier 2007). Die individuelle Spracherkennungsleistung für jedes einzelne zu erkennende Wort oder Wortteil kann damit für jeden individuellen Probanden bei entsprechender individueller Anpassung des Perzeptionsmodells an die Parameter des Individuums vorhergesagt werden. Die bisherigen Forschungsarbeiten mit diesem Ansatz sind vielversprechend.

Eine ähnliche Modellanordnung kann ebenfalls dazu verwendet werden, die Übertragungsqualität eines Kommunikationssystems objektiv zu beurteilen, wobei die Kombination aus einem Hörgerät und der gestörten „effektiven" Signalverarbeitung im auditorischen System eines individuellen Schwerhörigen ebenfalls als (zusammengesetztes) „Kommunikationssystem" aufgefasst werden kann (Abb. 1.35): Das akustische Testsignal (Sprachsignal, Musik oder anderes beliebige Signal) wird zur Berechnung eines auditorischen Referenzmusters auf ein Hörmodell für Normalhörende gegeben, an dessen Ausgang die „interne Repräsentation" der Referenzsituation erscheint. Sie wird nun verglichen mit der „internen Repräsentation" beim individuellen Schwerhörenden, dem das Testsignal bspw. mithilfe eines zu untersuchenden Hörgeräts präsentiert wird („Testgerät"). Aus der Abweichung der internen Repräsentation zwischen Testsignalweg und Referenzsignalweg wird schließlich eine *objektive Vorhersage* der vom individuellen Schwerhörenden wahrgenommenen Hörbeeinträchtigung gewonnen, die mit der subjektiven Beurteilung des Schwerhörenden (linke Seite von Abb. 1.35) verglichen werden kann. Auf diese Weise ist es möglich, die Wirkungsweise verschiedener Hörgeräte objektiv miteinander zu vergleichen. Das Maß der Übereinstimmung des objektiven Vorhersagemaßes mit den subjektiven Qualitätseinschätzungen der Versuchsperson (die als „goldener Standard" dienen) zeigt schließlich an, inwiefern das Hörmodell die Realität widerspiegelt. Als Hörmodell können sehr unterschiedliche Modellierungsansätze verwendet werden. Die bisherigen Forschungsarbeiten sind recht ermutigend, allerdings wird die Entwicklung eines allgemein gültigen psychoakustisch und physiologisch motivierten Verarbeitungsmodells für den individuellen Schwerhörenden mit universeller Anwendbarkeit für Sprachverständlichkeitsvorhersage und Signalqualitätsvorhersage noch einiges an weiteren Forschungsanstrengungen bedürfen.

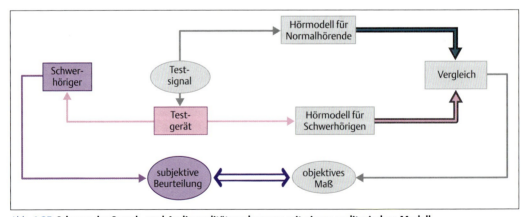

Abb. 1.35 **Schema der Sprach- und Audioqualitätsvorhersage mit einem auditorischen Modell.**
Die subjektive Einschätzung der Übertragungsqualität durch den individuellen Schwerhörigen (linke Seite) wird vorhergesagt, indem die „interne Repräsentation" am Ausgang eines Perzeptionsmodells des Schwerhörigen (nach Bearbeitung durch das zu beurteilende Hörgerät) verglichen wird mit der unverarbeiteten Repräsentation eines (durchschnittlichen) Nomalhörenden.

## Zusammenfassung

Die im Vokaltrakt produzierte Sprache kann durch artikulatorische Merkmale oder durch akustische Merkmale (z. B. Lage der Formanten) charakterisiert werden. Für die akustische Analyse eignet sich das Spektogramm, das in ähnlicher Weise wie im Ohr den Frequenzgehalt der Sprache zu jedem Zeitpunkt erfasst. Die Verständlichkeit der Sprache kann durch verschiedene Testverfahren mit einer Reihe von festzulegenden Parametern (z. B. Wahl des Sprechers, Länge der Testwörter oder Sätze) gemessen werden, die für den Einsatz bei bestimmten Personengruppen und für Messungen in Ruhe und im Störschall konzipiert wurden. Zur Vorhersage bzw. Berechnung der Sprachverständlichkeit eignen sich der (klassische) Artikulationsindex, der auf der Erhaltung von Einhüllendenmodulationen basierende Speech-Transmission-Index und der darauf aufbauende Speech-Intelligibility-Index, der zudem den Einfluss der individuellen Ruhehörschwelle berücksichtigt. Zur Nachbildung überschwelliger Verarbeitungsdefizite sowie zur Vorhersage der subjektiv empfundenen Sprach- und Audioqualität sind auf psychoakustischen Erkenntnissen beruhende Perzeptionsmodelle geeignet.

## 1.6 Hörstörungen

Aufgrund der Komplexität des Hörorgans und der für ein normales Hören notwendigen Verarbeitungsmechanismen kann eine Reihe von Störungen auftreten. Obwohl die Ursache unterschiedlich sein kann (z. B. Lärmeinwirkung, Stoffwechselstörungen, altersbedingte Degeneration, Durchblutungsstörungen, Tumoren), ist die jeweilige Auswirkung auf den Hörvorgang relativ ähnlich, sodass von der Art der Hörstörung nur grob auf das zugrunde liegende Krankheitsbild geschlossen werden kann. Die Auswirkungen dieser Störungen beziehen sich einerseits auf die physiologischen Vorgänge, zum anderen auf die psychoakustisch und audiometrisch messbaren Vorgänge sowie auf die Störung der Sprachperzeption. Eine Rehabilitation von Hörgestörten mithilfe von Hörgeräten versucht deshalb, an diesen verschiedenen Punkten anzusetzen.

### 1.6.1 Pathophysiologie von Hörstörungen

#### Schallleitungsschwerhörigkeit

Bei Störungen der Schallübertragung vom Außenohr in das Innenohr tritt eine Schallleitungsschwerhörigkeit auf, die bspw. durch Verstopfen des Gehörgangs mit einem Ohrstöpsel simuliert werden kann. Mögliche Ursachen dafür sind ein Verschluss des Gehörgangs z. B. mit Cerumen (Ohrenschmalz, das insbesondere bei falscher Reinigungstechnik mit Wattestäbchen vor das Trommelfell geschoben wird), durch Fremdkörper oder Tumoren. Auch *Störungen der Mittelohrfunktion* können eine Schallleitungsschwerhörigkeit verursachen (z. B. eine Beschädigung des Trommelfells, eine Flüssigkeitsansammlung [Erguss] im Mittelohr, Tubenbelüftungsstörungen, eine Unterbrechung der Gehörknöchelchenkette oder eine Fixation der Steigbügelplatte im ovalen Fenster bei der Otosklerose). Eine Diagnose dieser Störung lässt sich klinisch durch die Anamnese und Otoskopie stellen, sowie durch die Funktionsprüfung des Mittelohrs anhand der Impedanzaudiometrie und Tonaudiometrie. Diese Art der Hörstörungen ist der HNO-ärztlichen Therapie gut zugänglich, wobei bspw. die Entfernung von Fremdkörpern, die Verbesserung der Mittelohrbelüftung durch konservative oder chirurgische Maßnahmen, die Abdeckung von Trommelfelldefekten oder die Mittelohrchirurgie zur Verfügung stehen.

Die *Auswirkung* von Schallleitungsschwerhörigkeit lässt sich durch eine Abschwächung des in das Innenohr gelangenden Luftschalls charakterisieren, die u. U. eine gewisse Frequenzabhängigkeit aufweist. Dieser Abschwächungseffekt lässt sich durch einen frequenzabhängigen Verstärker relativ gut kompensieren, sodass diese Form der Schwerhörigkeit auch durch Hörgeräte relativ gut kompensierbar ist. Eine weitere Möglichkeit zur Kompensation der Schallleitungsschwerhörigkeit beruht auf der Tatsache, dass die Knochenleitung zumeist ungestört ist, d. h. die Überleitung von

# 1 Grundlagen

Schallschwingungen des Schädelknochens in das Innenohr. Dieser Effekt wird einerseits für die Differenzialdiagnose zwischen Schallleitungs- und Schallempfindungsschwerhörigkeit ausgenutzt (s. Kap. 1.7.1). Ein ähnlicher Ansatz wird bei knochenverankerten Hörgeräten verfolgt, die bei extremen Schallleitungsschwerhörigkeiten einen Vorteil durch direkte Anregung des Schädelknochens bieten.

## Schallempfindungsschwerhörigkeit

Bei der Schallempfindungsschwerhörigkeit ist die Umwandlung des in die Kochlea gelangenden Schalls in neuronale Erregungsmuster gestört. Die Störung kann entweder im Innenohr lokalisiert sein (*kochleäre* oder *sensorische* Schwerhörigkeit) oder den Hörnerv und sich anschließende periphere Anteile der Hörbahn betreffen (*neurale* Schwerhörigkeit). Da meist eine genaue Unterscheidung zwischen diesen beiden Komponenten nicht möglich ist, wird die Schallempfindungsschwerhörigkeit zumeist gleichgesetzt mit einer *sensorineuralen* Schwerhörigkeit.

Einer der häufigsten Defekte bei sensorineuralen Schwerhörigkeiten ist der Ausfall innerer bzw. äußerer Haarzellen. Aufgrund der derzeitigen Vorstellungen über die Funktion der Haarzellenpopulationen und ihrer Bedeutung für die kochleäre Mechanik geht man davon aus, dass eine Schädigung von *inneren Haarzellen* zu einer *Verringerung der Sensitivität* führt. Der einkommende Schall muss daher verstärkt werden, um denselben neuronalen Erregungszustand zu erreichen, die übrigen Funktionen jedoch (wie bspw. die Frequenzselektivität) bleiben weitgehend erhalten (Abb. 1.36). Bei einer isolierten Schädigung *äußerer Haarzellen* werden dagegen die aktiven Prozesse gestört, die insbesondere bei niedrigen Pegeln eine hohe Sensitivität und eine hohe Frequenzselektivität bewirken. Bei der Tuning-Kurve einer Nervenfaser im auditorischen Nerv (d. h. der Erregungsschwelle als Funktion der Frequenz des sinusförmigen Stimulus) wird daher die Resonanzspitze abgeflacht, sodass eine schlechte Frequenzauflösung resultiert. Bei einer *kombinierten Schädigung* von inneren und äußeren Haarzellen sind sowohl die Frequenzselektivität als auch die Sensitivität stark betroffen.

Eine ähnliche Aussage lässt sich für die sog. Input-Output-Funktion des peripheren auditorischen Systems aufstellen, bei der für verschiedene

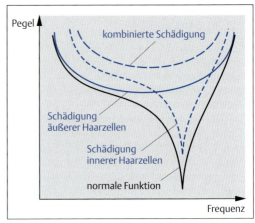

**Abb. 1.36 Schematische Abstimmkurven (Tuning-Kurven) im Hörnerv bei verschiedenen Schädigungen von Haarzellen.**
Dargestellt ist für jede Frequenz der Pegel, der zu einer bestimmten Erhöhung der Feuerrate über die Spontanfeuerrate führt (Schwellenpegel). Bei normaler Innenohrfunktion ergibt sich die charakteristische durchgezogene Tuning-Kurve mit einer scharfen Resonanzspitze bei Bestfrequenz. Bei einer Schädigung innerer Haarzellen nimmt die Sensitivität ab, während bei einer Schädigung äußerer Haarzellen zusätzlich die scharfe Abstimmung auf diese Bestfrequenz verloren geht.

Eingangssignalpegel die Basilarmembranauslenkung bzw. die resultierende Erregung im Hörnerv aufgetragen wird. Bei normaler Innenohrfunktion ergibt sich bei sehr niedrigen Pegeln ein linearer Anstieg, der bei mittleren Pegeln aufgrund der Sättigung der aktiven Prozesse abflacht und bei hohen Pegeln wieder zu einem linearen Anstieg führt (Abb. 1.37). Bei einer Schädigung der inneren Haarzellen wird die resultierende Funktion zu höheren Eingangspegeln verschoben. Bei einer Schädigung der äußeren Haarzellen nimmt die Funktion bei niedrigen Pegeln denselben linearen Verlauf wie bei hohen Pegeln an, da die aktiven Prozesse ausgefallen sind. Bei einer kombinierten Schädigung resultiert daher eine lineare Input-Output-Funktion, die allerdings zu hohen Pegeln hin verschoben ist.

Anhand dieser neurophysiologischen Befunde lässt sich das bei Innenohrschwerhörenden auftretende Phänomen des *Recruitments* erklären, d. h. der pathologische Lautheitsanstieg (s. Kap. 1.6.2): Bei Normalhörenden wird durch die Funktion der äußeren Haarzellen und die aktiven Prozesse der große Dynamikbereich natürlich vorkommender

# Hörstörungen

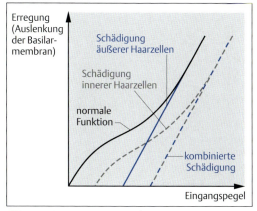

Abb. 1.37 **Input-Output-Beziehung**
(d. h. Auslenkung der Basilarmembran für verschiedene Eingangssignalpegel) für verschiedene Formen von Haarzellschädigungen. Bei der Schädigung innerer Haarzellen verschiebt sich die normale Kurve nach rechts, ohne ihre Form zu ändern, während bei einer Schädigung äußerer Haarzellen die zusätzliche Verstärkung bei niedrigen Eingangspegeln entfällt.

akustischer Signalpegel in einen relativ kleinen Bereich von Auslenkungen auf der Basilarmembran komprimiert. Bei Ausfall dieser Prozesse liegen die Auslenkungen für kleine Eingangssignalpegel unterhalb der Wahrnehmungsgrenze, während bei mittleren Eingangspegeln die Wahrnehmungsgrenze überschritten wird und der gesamte Bereich der Wahrnehmung von mittleren Pegeln bis hin zu hohen Pegeln überstrichen wird (Abb. 1.38). Aufgrund der abgeflachten Resonanzspitze wird zudem deutlich, dass bei einer gestörten Funktion der äußeren Haarzellen auch die Frequenzselektivität herabgesetzt ist.

Mögliche *Gründe für die Schädigung* der äußeren und inneren Haarzellen sind vielfältig und in ihrer jeweiligen Wirkung auf die Population innerer bzw. äußerer Haarzellen noch nicht endgültig abgeklärt. Zu den schädigenden Prozessen gehören Schallexposition, Stoffwechselstörungen (z. B. Diabetes mellitus), altersbedingte Degenerationserscheinungen und ototoxische Medikamente (z. B. Aminoglycosid-Antibiotika). Anders als bei den Vögeln können sich Säugetierhaarzellen nach einer einmaligen Schädigung nicht wieder erholen bzw. neue Zellen nachwachsen, sodass sich eine Innenohrschädigung bisher einer kausalen Therapie entzieht. Die effektive Schädigung bewirkt nicht nur eine *Abschwächung* des von außen einfallenden Schallsignals (wie etwa bei der Schallleitungsschwerhörigkeit), sondern zugleich eine *Verzerrung* („Fehlhörigkeit") des aufgenommenen Signals (insbesondere durch die ausgefallenen aktiven Prozesse im Innenohr). Daher lässt sich eine Schallempfindungsschwerhörigkeit auch nicht durch Hörgeräte perfekt kompensieren.

Bei der *neuralen Schallempfindungsschwerhörigkeit,* die zumeist aufgrund eines raumfordernden Prozesses im Bereich des Hörnervs resultiert

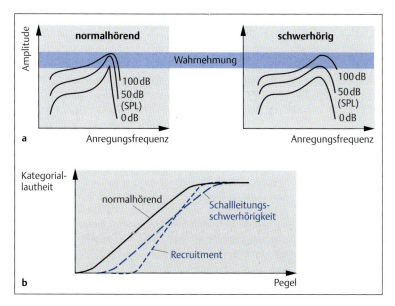

Abb. 1.38 **Recruitment.**
**a** Erklärung des Recruitment-Phänomens (Reduktion des nutzbaren Pegelbereichs) bei Innenohrschwerhörigkeit aufgrund des Ausfalls der zusätzlichen Verstärkung bei niedrigen Pegeln im Bereich der Bestfrequenz. **b** Auswirkung des Recruitment-Phänomens auf die Hörfeldskalierung. Die Lautheitsfunktion ist zu hohen Pegeln verschoben und wird steiler, während bei einer reinen Schallleitungsschwerhörigkeit keine steilere Lautheitsfunktion resultiert.

# 1 Grundlagen

(z. B. Akustikusneurinom im Kleinhirnbrückenwinkel), ist die neuronale Überleitung vom Innenohr zum Hirnstamm gestört. Dies führt einerseits zum Ausfall einer Reihe von auditorischen Nervenfasern, sodass das Erregungsmuster auf der Kochlea nicht mehr adäquat im Hirnstamm abgebildet werden kann. Andererseits resultieren daraus auch Überleitungsstörungen durch die etwaige Verringerung der Nervenleitgeschwindigkeit im Bereich des raumfordernden Prozesses. Klinisch macht sich die neuronale Schwerhörigkeit durch eine gesteigerte Hörermüdung bemerkbar (bspw. sinkt die wahrgenommene Lautstärke eines Dauertons wesentlich schneller als bei Normalhörenden oder Innenohrschwerhörenden) und zum anderen nimmt die empfundene Güte der inneren Repräsentation des Schalls ab. Patienten mit einer neuralen Schwerhörigkeit berichten daher darüber, dass sie noch Schall detektieren können, aber nicht mehr die Art des Schalles eindeutig klassifizieren können.

## 1.6.2 Psychoakustik des pathologischen Gehörs

### Intensitätsabbildung

Bei sämtlichen Formen der Schwerhörigkeit tritt ein *Hörverlust* auf, d. h. eine Verringerung der Sensitivität des Hörorgans für Schall. Der Pegel eines akustischen Signals muss daher gegenüber Normalhörenden angehoben werden, um eine Empfindung hervorzurufen, d. h. die Hörschwelle ist angehoben. Die Frequenzabhängigkeit der Hörschwelle wird im *Tonschwellenaudiogramm* erfasst (s. Kap. 1.7.1). Bei weiterer Erhöhung des Pegels ergibt sich ein Anstieg der Lautheit, der bei Innenohrschwerhörigen in der Regel steiler ist als bei Normalhörenden (Recruitment). Dieser Effekt führt zu dem bei vielen Schwerhörenden beobachteten Phänomen, dass sie bei niedrigen Sprachlautstärken nichts verstehen. Wenn der Gesprächspartner aufgefordert wird, doch etwas lauter zu reden, beklagen sich die Schwerhörigen darüber, dass es schnell zu laut ist und die Sprecher nicht gleich schreien sollen. Dieses Phänomen kann mit *überschwelligen Tests* erfasst werden. In der Routineaudiometrie wird bei seitendifferentem Hörverlust dazu der Fowler-Test verwendet (s. Kap. 1.7.1).

Den Lautheitsanstieg mit zunehmendem Pegel kann man für jedes Ohr separat mit der Hörfeldskalierung ermitteln, bei der sich bei Patienten mit Recruitment ein steilerer Anstieg der Kategoriallautheit ergibt. Die Steigung dieser Lautheitsfunktion ist jedoch individuell sehr unterschiedlich und kann möglicherweise von dem Verhältnis der Schädigung innerer und äußerer Haarzellen abhängen. Daher ist der *Kompressionsverlust* des auditorischen Systems, der sich in der Steigung der Hörfeldskalierung ausdrückt, als eine weitere, vom Hörverlust weitgehend unabhängige Komponente zu erfassen. Der Kompressionsverlust nimmt mit zunehmendem Hörverlust zwar tendenziell zu, lässt sich aufgrund der großen individuellen Schwankungen aber nicht daraus vorhersagen (Kießling 1995, Launer et al. 1996). Bei Schallleitungsschwerhörigkeit ist die Pegellautheitsfunktion der Hörfeldskalierung zu höheren Pegeln hin verschoben. Aufgrund des Adaptationseffekts ist diese Verschiebung jedoch nicht so groß wie der an der Schwelle messbare Hörverlust. Außerdem kann auch die Steigung leicht variieren, sodass die Hörfeldskalierung keine sichere Unterscheidungsmöglichkeit zwischen Schallleitungs- und Schallempfindungsschwerhörigkeit bietet.

Für die Schallleitungsschwerhörigkeit verschiebt sich die Pegelabhängigkeit der *Intensitätsauflösung* (d. h. der kleinste hörbare Intensitätsunterschied, Intensitäts-JND) für Sinustöne zu höheren Pegeln (Abb. 1.39). Bei Innenohrschwerhörigen mit Recruitment geschieht die Abnahme der Intensitäts-JND dagegen in einem wesentlich kleineren Pegelbereich. Sie haben bei

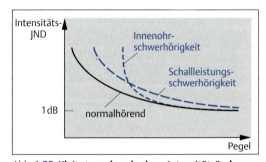

**Abb. 1.39 Kleinste wahrnehmbare Intensitätsänderung als Funktion des Signalpegels für Sinustöne.**
Der Abfall der Intensitäts-JND mit zunehmendem Pegel ist bei Innenohrschwerhörigkeit mit Recruitment dicht oberhalb der Ruheschwelle stärker ausgeprägt als bei Normalhörigkeit oder bei Schallleitungsschwerhörigkeit.

derselben wahrgenommenen Lautheit ungefähr die gleiche bzw. eine geringgradig erhöhte Intensitäts-JND wie Normalhörende. Die früher verbreitete Annahme, dass Innenohrschwerhörende eine kleinere Intensitäts-JND besitzen, weil sie einen steileren Lautheitsanstieg haben, hat sich als falsch herausgestellt (Hohmann 1993). Wenn man die Intensitätsdiskrimination allerdings knapp oberhalb der Hörschwelle misst (z. B. 20 dB wie beim SISI-Test in der überschwelligen Audiometrie, s. Kap. 1.7.1), können Innenohrschwerhörige etwas niedrigere Diskriminationsschwellen erreichen, weil sie dort eine größere Lautheit wahrnehmen als Normalhörende. Diese Diskriminationsschwelle ist jedoch sehr variabel, sodass der SISI-Test ein sehr indirektes Maß für ein Recruitment darstellt, was sich als sehr unzuverlässig herausgestellt hat. Bei breitbandigen Signalen (z. B. Rauschen oder Sprache) hängt die Intensitätsdiskrimination sehr wenig vom Pegel ab. Innenohrschwerhörige zeigen daher in ihrem Dynamikbereich eine leicht erhöhte Intensitäts-JND gegenüber Normalhörenden, wobei jedoch die gleiche (geringere) Pegelabhängigkeit auftritt. Bei hochgradig Schwerhörigen mit einer sensorineuralen Schwerhörigkeit bzw. bei Patienten mit einer neuralen Schwerhörigkeit kann die Intensitäts-JND relativ stark erhöht sein, sodass es diesen Patienten schwerfällt, akustische Signale (wie z. B. Sprache) in ihrem auditorischen System richtig abzubilden und zu verstehen.

## *Frequenz- und Zeitabbildung*

Bei Schallleitungsschwerhörigkeit treten keine nennenswerten Abweichungen in den überschwelligen Funktionen gegenüber Normalhörenden auf, sofern der Darbietungspegel auf die individuelle Hörschwelle bezogen wird. Im Folgenden sollen daher nur die bei sensorineuralen Schwerhörigkeiten auftretenden Veränderungen der Frequenz- und Zeitabbildung betrachtet werden.

Aufgrund der bei Schädigung der äußeren Haarzellen verringerten Frequenzselektivität des Gehörs nimmt auch die psychoakustisch messbare Frequenzauflösung des Gehörs ab. Dies macht sich in einer *Verbreiterung der Frequenzgruppe* bemerkbar: Bei Innenohrschwerhörenden wird ein größerer spektraler Bereich im Gehör zusammengefasst und die Lautheit und die Frequenzgruppe führen zu einem *Anstieg der Mithörschwelle* im Rauschen, d. h. ein in einem Rauschen versteckter Testton muss stärker im Pegel erhöht werden als bei Normalhörenden, um detektiert werden zu können. Dies liegt daran, dass mehr Energie von benachbarten Frequenzen zur Maskierung des Zieltesttons beiträgt. Allerdings hängt diese Verbreiterung vom Signalpegel ab: Auch bei Normalhörenden tritt eine Verbreiterung der Frequenzgruppe mit hohen Pegeln auf. Daher sollte man die Frequenzgruppe von Schwerhörenden nicht bei gleichem Pegel über der individuellen Hörschwelle, sondern bei gleicher wahrgenommener Lautheit oder gleichem absoluten Pegel vergleichen. Dabei ist die Frequenzgruppe von Schwerhörenden nur geringgradig gegenüber der von Normalhörenden verbreitert (Abb. 1.40). Bei einer entsprechenden Anhebung des Pegels über die Hörschwelle des Innenohrschwerhörigen (z. B. durch ein Hörgerät) wird daher der Effekt der verbreiterten Frequenzgruppe geringer.

Die *Zeitauflösung* bei Innenohrschwerhörigen ist ebenfalls verringert, d. h. man misst eine verlängerte Vor- und Nachverdeckung und eine Verlängerung der kleinsten detektierbaren Pausendauer im Rauschen (s. Kap. 1.4.3). Allerdings ist hier genau wie bei der Frequenzauflösung die Pegelabhängigkeit zu berücksichtigen, dass bei den

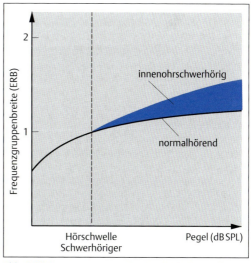

Abb. 1.40 **Frequenzgruppenbreite als Funktion des Signalpegels**
für Normalhörende und der erwartete Bereich für Innenohrschwerhörige, bei denen die Frequenzgruppenbreite mit zunehmendem Pegel tendenziell höher liegt, allerdings auch eine größere Streuung auftritt.

Innenohrschwerhörenden ein wesentlich kleinerer Pegelbereich zur Verfügung steht als bei Normalhörenden. Wenn man die Experimente bei dem gleichen Pegel oberhalb der Ruhehörschwelle (bzw. bei der gleichen wahrgenommenen Lautheit) durchführt und auch den Effekt des Recruitments berücksichtigt, ist die Zeitauflösung nicht wesentlich gegenüber der von Normalhörenden gestört. Dies ist auch der Grund, wieso die psychoakustisch messbare Modulationstransferfunktion ungefähr den gleichen Tiefpassverlauf wie bei Normalhörenden aufweist. Allerdings ist die Schwelle insgesamt erhöht, sodass Schwerhörende nicht so geringe Modulationstiefen detektieren können wie Normalhörende.

Im Gegensatz zu den relativ wenig geänderten Zeitkonstanten bei der Zeitauflösung steht das geänderte Verhalten bei der *zeitlichen Integration* bei Innenohrschwerhörigen (s. Kap. 1.4.3): Während bei Normalhörenden die Wahrnehmbarkeit und die Lautstärke eines Tons mit zunehmender Tondauer bis zu einer Maximaldauer von etwa 200 ms zunimmt, tritt dieser Effekt bei Innenohrschwerhörigen nicht in gleicher Weise auf. Dies ist eine Ursache dafür, dass im Rauschen versteckte Signale (maskierte Signale) von Innenohrschwerhörenden erst bei wesentlich höheren Signal-Rausch-Verhältnissen detektiert werden können als von Normalhörenden.

## Weitere auditorische Funktionen

Generell zeigt sich bei Innenohrschwerhörenden eine allgemeine Verschlechterung sämtlicher psychoakustisch messbarer auditorischer Funktionen im Vergleich zu Normalhörenden. Zu diesen eingeschränkten Funktionen gehören neben der oben erwähnten Intensitäts-, Frequenz- und Zeitauflösung auch andersartig gemessene Detektions- und Diskriminationsleistungen im Zeit- und Frequenzbereich (z. B. Tonhöhenunterscheidung), komplexere Erkennungs- und Unterscheidungsleistungen sowie die binaurale Interaktion (d. h. die Extraktion von Unterschieden zwischen den Signalen, die an den beiden Ohren anliegen), die zur Ortung von Schallquellen und zur Trennung zwischen Nutz- und Störsignalen beiträgt. Dabei stellt man fest, dass sämtliche dieser auditorischen Funktionen primär vom Hörverlust beeinflusst werden. Im Mittel über alle Patienten verschlechtern sich alle Funktionen mit zunehmendem Hörverlust. Abgesehen von diesem generellen Effekt gibt es jedoch nur sehr geringe gegenseitige Abhängigkeiten zwischen den Schädigungen in der Hörfunktion. Beispielsweise kann die Frequenzauflösung stark gestört sein und das binaurale Hören relativ intakt (oder umgekehrt). Dies führt zu der Vorstellung, dass sich Innenohrhörstörungen primär durch die 2 Komponenten *Hörverlust* und *Kompressionsverlust* charakterisieren lassen. Die darüber hinausgehenden Einschränkungen unterliegen einem diffusen, an unterschiedlichen Orten in verschiedener, nicht vorhersehbarer Weise wirkenden Schädigungsprozess.

### Zusammenfassung

Während Schallleitungsschwerhörigkeit zu einer (frequenzabhängigen) Schallabschwächung führt, die durch eine (frequenzabhängige) Verstärkung kompensiert werden kann, führt eine Schallempfindungsschwerhörigkeit zu einer zusätzlichen „Fehlhörigkeit". Sie ist durch den Ausfall aktiver Prozesse und das Recruitment-Phänomen gekennzeichnet, das mit einer gestörten Lautheitswahrnehmung (Kompressionsverlust) einhergeht, bei der die Intensitätsauflösung jedoch relativ wenig betroffen ist. Zusätzlich ist die Zeit- und Frequenzauflösung bei Innenohrschwerhörigkeit herabgesetzt, sowie eine Reihe weiterer, komplexer Hörfunktionen (z. B. binaurale Interaktion).

## 1.7 Rehabilitative Diagnostik

### 1.7.1 Audiometrie

Die am einfachsten durchführbaren audiometrischen Tests benutzen eine *Stimmgabel* mit einer Frequenz von 440 oder 512 Hz, mit der sich eine Schallleitungs- von einer Schallempfindungsschwerhörigkeit unterscheiden lässt. Bei dem *Rinne-Versuch* wird die Stimmgabel so lange mit der Fußplatte auf das Mastoid (Warzenfortsatz hinter dem Ohr) aufgesetzt, bis der Proband angibt, nichts mehr zu hören. Dann wird sie dicht vor das zu testende Ohr gehalten. Wenn der Patient den Ton nicht wieder hört („Rinne-negativ"), ist die Knochenleitung besser als die Luftleitung, was für eine Schallleitungsschwerhörigkeit spricht und im umgekehrten Fall („Rinne-positiv") für eine Schallempfindungsschwerhörigkeit. Beim *Weber-Versuch* wird dem Probanden der Stimmgabelfuß auf die Mitte des Kopfes aufgesetzt und der Proband wird gefragt, auf welcher Seite er den Ton wahrnimmt (lateralisiert). Während bei Normalhörigkeit oder symmetrischer Schwerhörigkeit die Lateralisation in der Mitte erfolgt, wird bei asymmetrischer Schallleitungsschwerhörigkeit der Schall auf der schlechter hörenden Seite lateralisiert und bei asymmetrischer Schallempfindungsschwerhörigkeit auf der besseren Seite.

Eine genauere Aussage erlaubt das *Tonaudiogramm*, das mit einem Audiometer über Kopfhörer (Luftleitung) oder über Knochenhörer (Knochenleitung) gemessen wird, der am Mastoid oder der Stirn aufgesetzt wird. Für Spezialmessungen (wie z. B. Sprachaudiometrie mit oder ohne Hörgeräte) wird auch eine Freifeldmessung durchgeführt, bei der Schall über Lautsprecher abgestrahlt wird. Beim Tonaudiogramm wird bei den audiometrischen Frequenzen (125, 250 und 500 Hz sowie 1, 2, 4, 6 und 8 kHz) derjenige Pegel gemessen, bei dem der Proband den Ton soeben wahrnimmt *(Ruhehörschwelle)*. Dazu wird meist ein Eingabelungsverfahren verwendet, d. h. der Testtonpegel wird so lange erhöht, bis der Proband ihn sicher wahrnimmt, dann wieder erniedrigt, bis er ihn nicht mehr wahrnimmt, und dann in kleineren Schritten so weit erhöht und erniedrigt, bis die Schwelle möglichst sicher und reproduzierbar eingegrenzt ist. Die resultierenden Werte werden in dem in Abb. 1.41 dargestellten Audiogrammformular als Hörverlust nach unten aufgetragen, wobei verschiedene Symbole für Luftleitung und Knochenleitung für die linke Seite (kann durch blaue Farbe gekennzeichnet werden) und die rechte Seite (rot) verwendet werden. Die Differenz zwischen Luft- und Knochenleitung („Air-Bone-Gap") gibt die Schallleitungskomponente des Hörverlusts an.

Bei der Tonaudiometrie gibt es eine Reihe von Fehlerquellen, sodass die Prüfperson eine gewisse Erfahrung benötigt. Beispielsweise führt ein schlechter Sitz des Kopfhörers zum Abdrücken (Verschluss) des äußeren Gehörgangs mit vorgetäuschter Schallleitungsschwerhörigkeit, eine unzureichende Instruktion des Patienten führt zu falschen Schwellen. Bei asymmetrischem Hörverlust ist auf das Überhören zu achten, das bei Luftleitung ab etwa 40–50 dB Seitenunterschied auftritt und bei Knochenleitung bereits zwischen 0 und 15 dB. Zur Vermeidung muss das in der Knochenleitung bessere Ohr bspw. mit einem Schmalbandrauschen vertäubt werden. Bei Knochenleitungsmessungen wird bei hohen Pegeln die Fühlschwelle überschritten, d. h. der Proband registriert die Vibrationen des Vibrators mit der Haut, ohne eine akustische Wahrnehmung zu erhalten. Weitere Fehlerquellen sind die vom Patienten vorgetäuschte Hörstörung (Simulation) bzw. Vergrößerung des Hörverlusts (Aggravation) bzw. Verkleinerung des Hörverlusts (Dissimulation). Zudem kann bei neuralen Schwerhörigkeiten ein Schwellenschwund auftreten, sodass die zu Anfang gemessenen Hörschwellen bei niedrigeren Pegeln liegen als die im späteren Verlauf der Untersuchung gemessenen Werte. Zu näheren Einzelheiten sei auf die Lehrbücher der Audiometrie verwiesen.

Mit den *überschwelligen tonaudiometrischen Tests* werden Eigenschaften des krankhaften Innenohrs oder Hörnervs erfasst. Insbesondere wird das Vorliegen eines Recruitments als Zeichen für eine Innenohrschädigung ausgemessen. Bei seitendifferentem Hörverlust (Knochenleitungsdifferenz von > 20 dB) kann der *Fowler-Test* durchgeführt werden. Dazu wird der Pegel am „besseren" Ohr in 20-dB-Schritten erhöht und der Pegel am „schlechteren" Ohr wird so weit erhöht, bis der Proband subjektiv die gleiche Lautheit an beiden Ohren wahrnimmt. Die zu gleichem Lautheitseindruck führenden Pegel werden miteinan-

# 1 Grundlagen

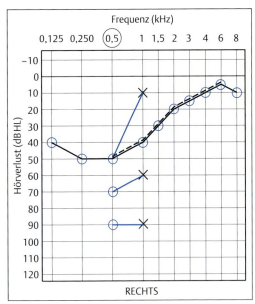

**Abb. 1.41 Tonschwellenaudiogramm mit eingetragenem Fowler-Test.**
Aufgetragen ist die Hörschwelle in dB HL (nach unten) über der Frequenz. Die verbundenen Linien bezeichnen die Pegel im Fowler-Test, die im rechten und linken Ohr zu einem gleichen Lautheitseindruck geführt haben (nach Lehnhardt u. Laszig, 2001).

der verbunden (Abb. 1.41). Bei hohen Pegeln stellt sich bei Vorliegen eines Recruitments ein Lautheitsausgleich dar, d. h. derselbe (hohe) Pegel ist zum Hervorrufen des gleichen Lautheitseindrucks auf beiden Ohren notwendig. Ein direkteres überschwelliges Verfahren zur Bestimmung des Recruitments ist die Hörfeldskalierung (s. Kap. 1.4.1), die auch bei symmetrischem Hörverlust durchgeführt werden kann. Ebenfalls für den Nachweis eines Recruitments geeignet ist das „Metz-Recruitment", d. h. der verringerte Abstand zwischen der Hörschwelle und der Stapedius-Reflexschwelle aus der Impedanzaudiometrie. Wenn dieser Abstand < 60 dB ist, spricht dies für das Vorliegen eines Recruitments.

Der ebenfalls überschwellig tonaudiometrisch angewandte *SISI-Test* wird 20 dB oberhalb der Hörschwelle durchgeführt und beinhaltet 20 sprungartige Pegelanstiege von 1 dB (bzw. größere Pegelanstiege in der Übungsphase). Das Ergebnis wird als der Prozentsatz vom Probanden richtig wahrgenommener Pegelsprünge angegeben, der bei Normalhörenden sehr niedrig und bei Patien-

ten mit Recruitment sehr hoch (80–100%) sein sollte. In der Praxis ist dieser Test jedoch nicht sehr sensitiv und daher umstritten (s. Kap. 1.6.2).

Zur Aufdeckung einer etwaigen *neuralen Komponente* des Hörverlusts dient der Tone-Decay-Test, bei dem der Testton in der Nähe der Hörschwelle so lange angeboten wird, bis der Proband angibt, ihn nicht mehr zu hören. Darauf wird der Pegel erhöht. Eine *pathologische Hörermüdung* wird dadurch nachgewiesen, dass die Schwellenabwanderung zu groß wird. Einen ähnlichen Hinweis auf eine pathologische Hörermüdung (bei zugrunde liegender neuraler Schwerhörigkeit) bietet der Reflex-Decay, bei dem die Antwort des Stapediusreflexes auf längere Beschallung mit einem um 10 dB über der Reflexschwelle liegenden Testton registriert wird. Wenn die Änderung der Mittelohrimpedanz zu hoch ist (Abfall des Reflexes), spricht dies ebenfalls für eine neurale Schwerhörigkeit.

Neben den rein tonaudiometrischen Tests stehen *sprachaudiometrische Testverfahren* (s. unten) und „zentrale" Tests zur Bestimmung integrativer Leistungen des auditiven Systems zur Verfügung (z. B. Richtungshörtest, binauraler Summationstest, binaural alternierende Sprache, Feldmann-Test mit dichotischer Sprache). Außerdem stehen die in Kap. 1.1 bereits erwähnten Verfahren der Impedanzaudiometrie (Messung der akustischen Impedanz im äußeren Gehörgang bzw. des Einflusses des akustischen Reflexes darauf) sowie der Registrierung von Hirnstammpotenzialen und OAE zur Verfügung. Zur Einordnung ihrer diagnostischen Wertigkeit sei auf Lehrbücher der Audiometrie verwiesen (z. B. Böhme u. Welzl-Müller, 1998, Lehnhardt u. Laszig, 2001).

## 1.7.2 Sprachaudiometrie

Bei Schwerhörigkeit ist das Verstehen von Sprache in Ruhe und unter Störgeräuscheinfluss reduziert. In der Sprachaudiometrie wird diese Reduktion quantitativ erfasst, indem die Sprachverständlichkeit (d. h. der Prozentsatz korrekt verstandener Test-Items einer vorgegebenen Testliste von Wörtern, Zahlen oder Sätzen) für verschiedene Sprachpegel und Testbedingungen bestimmt wird (z. B. in Ruhe oder unter Störgeräusch mit unterschiedlicher räumlicher Anordnung von Störschall und Nutzschall). Das Ziel dieser Messungen ist entweder die differenzierte *Diagnos-*

*tik* von Hörstörungen, die *Begutachtung* eines Hörschadens oder die *Anpassung* von Hörhilfen (d. h. das Ausmessen der Sprachverständlichkeit ohne Hörhilfe und des Gewinns an Sprachverständlichkeit, der durch die Hörhilfe erzielt wird). Für die Bestimmung der Sprachverständlichkeit gibt es mehrere Testverfahren (s. Kap. 1.5.3 und Abb. 1.**25**), von denen der Freiburger Einsilbertest und der Freiburger Zahlentest routinemäßig verwendet werden, aber einer starken Kritik unterliegen. Neuere und weniger fehleranfällige Verfahren wie der Einsilber Reimtest und der Oldenburger und Göttinger Satztest können diese Tests zunehmend ersetzen.

Für den *Sprachtest in Ruhe* findet man bei den verschiedenen Schwerhörigkeitsformen prinzipiell die in Abb. 1.**42** dargestellten *Diskriminationsfunktionen* (d. h. Prozent-Sprachverständlichkeit als Funktion des Sprachpegels). Bei Normalhörenden hängt die Steigung der Diskriminationsfunktion vom verwendeten Sprachmaterial ab: Die Diskriminationsfunktion ist relativ flach bei Einsilbern mit offenem Antwortformat, etwas steiler beim Reimtestverfahren und extrem steil (ca. 20 % Verständlichkeit pro dB) bei Sätzen wie z. B. beim Göttinger und Oldenburger Satztest. Bei Schallleitungsschwerhörigkeiten ist die Diskriminationsfunktion zu hohen Pegeln hin verschoben. Bei Schallempfindungsschwerhörigkeiten ist die Diskriminationsfunktion ebenfalls verschoben, was auf die „Abschwächungswirkung" des Hörverlusts zurückgeführt wird. Die darüber hinausgehende „Verzerrungswirkung" des Hörverlusts (*„Fehlhörigkeit"*) macht sich dagegen in einer *Abflachung* (Verringerung der Steigung) der Diskriminationsfunktion und in einem *Diskriminationsverlust* bemerkbar. Das heißt, die Diskriminationskurve erreicht bei hohen Pegeln nicht 100 %, sondern bleibt um einen bestimmten Wert, der als Diskriminationsverlust bezeichnet wird, unterhalb von 100 %. Bei sehr hohen Pegeln kann bei einem Patienten sogar eine Verschlechterung der Sprachverständlichkeit mit zunehmendem Pegel beobachtet werden („Roll-over"-Phänomen oder R-Kurve), das im Zeitalter verbesserter audiologischer Technik (verzerrungsfreie Verstärker und Kopfhörer, CD-Wiedergabe des Sprachmaterials) allerdings selten geworden ist. Die beiden erstgenannten Effekte lassen sich bei Innenohrschwerhörigen darauf zurückführen, dass sie bestimmte Wörter erst bei sehr hohen Pegeln oder überhaupt nicht verstehen können, während andere Wörter schon bei relativ niedrigen Pegeln verständlich sind. Der Übergangsbereich der Diskriminationsfunktion zwischen „unverständlich" und „vollständig verständlich" überdeckt daher einen größeren Pegelbereich als bei Normalhörenden bzw. Schallleitungsschwerhörigen.

Ziel der Sprachaudiometrie in Ruhe ist es nun, die wesentlichen Eigenschaften der Diskriminationsfunktion des individuellen Patienten zu erfassen:
- Verständlichkeitsschwelle (der zu 50 % Sprachverständlichkeit gehörende Sprachpegel)
- Steigung der Diskriminationsfunktion
- Diskriminationsverlust bzw. Vorliegen einer R-Kurve

In der Routineaudiometrie wird daher für die einsilbigen Wörter des Freiburger Sprachtests die Sprachverständlichkeit bei 65 dB bestimmt sowie bei um jeweils 15 dB erhöhtem Sprachpegel, bis entweder die Erkennungsrate 100 % erreicht wird oder die Unbehaglichkeitsschwelle überschritten wird. Daraus ergibt sich die *Diskriminationsfähigkeit* bei 65 dB (in %), der Pegel, bei dem die *höchste Erkennungsrate* erzielt wird ($dB_{opt}$), die Differenz zu 100 % bei diesem Pegel (*Diskriminationsverlust* in %) und die Gesamtwortverständlichkeit (in %), die sich aus der Summe der Erkennungsraten in

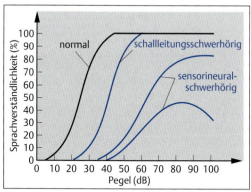

**Abb. 1.42 Schematische Diskriminationsfunktionen** (d. h. Prozentsatz korrekt verstandener Wörter als Funktion des Sprachpegels) für unterschiedliche Hörschäden. Während bei Normalhörigkeit die Sprachverständlichkeit mit zunehmendem Pegel ansteigt, ist die Kurve bei Schallleitungsschwerhörigkeit zu höheren Pegeln hin verschoben. Bei sensorineuraler Schwerhörigkeit ist sie ggf. flacher und erreicht nicht 100 % (Diskriminationsverlust). In einigen Fällen kann es sogar zu einer Abnahme der Sprachverständlichkeit mit zunehmendem Sprachpegel kommen („Roll-over-Phänomen").

Prozent bei 60, 80 und 100 dB ergibt. Bei den mehrsilbigen Zahlwörtern des Freiburger Tests wird die Erkennungsrate für einen oder 2 verschiedene Pegel bestimmt. Unter Berücksichtigung der Steigung der Diskriminationsnormkurve für Normalhörende wird anschließend durch Interpolation derjenige Pegel bestimmt, bei dem 50 % der Zahlen verstanden werden. Die Differenz zu dem Wert für Normalhörende wird als *Hörverlust für Zahlwörter* in dB angegeben. Neuere sprachaudiometrische Testverfahren ermitteln die Sprachverständlichkeitsschwelle, den Diskriminationsverlust und die Steigung der Diskriminationsfunktion durch *adaptive Messungen,* bei denen der Sprachpegel in Abhängigkeit von den Antworten des Probanden variiert wird. Dadurch wird mit wenigen Versuchsschritten der Pegel maximalen Sprachverstehens ermittelt und anschließend die Sprachverständlichkeitsschwelle. Durch das Anpassen einer Diskriminationsfunktion an die Antworten des Probanden lässt sich anschließend die Steigung der Diskriminationsfunktion angeben. Diese Verfahren werden vom Computer gesteuert bzw. ausgewertet, sodass sie bei steigender Verbreitung der computergesteuerten Audiometrie zunehmende Bedeutung für die Praxis gewinnen werden (Kollmeier 1996).

Bei der *Sprachaudiometrie unter Störgeräusch* interessiert vorwiegend die Sprachverständlichkeitsschwelle, d. h. derjenige Signal-Rauschabstand (Sprachpegel in Relation zum Störgeräuschpegel), bei dem eine Sprachverständlichkeit von 50 % erzielt werden kann. Dieser Wert ist bei sensorineural Schwerhörenden in der Regel deutlich erhöht gegenüber Normalhörenden und Schallleitungsschwerhörigen. Dies ist ebenfalls Ausdruck der „Verzerrungswirkung" des Hörverlusts und entspricht den Beschwerden der Schwerhörenden, dass sie unter Umgebungsgeräusch mehr Schwierigkeiten haben, einer Unterhaltung zu folgen, als in Ruhe („Cocktail-Party-Effekt" oder *Gesellschaftsschwerhörigkeit*). Da bei zusammenhängenden Sprachmaterialien wie einer Unterhaltung oder Sätzen eine Zunahme der Sprachverständlichkeit um etwa 20 % pro Verbesserung des Signal-Rauschabstands um 1 dB erfolgt, ist eine hohe Messgenauigkeit zur Erfassung dieser Komponente des Hörverlusts notwendig. Einen besonders großen Unterschied in der Sprachverständlichkeitsschwelle zwischen Normal- und Innenohrschwerhörigen beobachtet man bei der Verwendung von *fluktuierenden Störgeräuschen,*

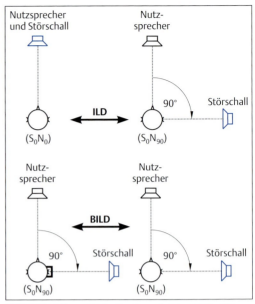

Abb. 1.43 **Schematische Testanordnung zur Bestimmung des binauralen Gewinns bei räumlichen Signal-Störschall-Situationen.**
Als ILD (*intelligibility level difference*) wird der Vorteil beim Sprachverstehen im Störgeräusch bezeichnet, der bei einer räumlichen Trennung zwischen Nutzschallquelle (in diesem Fall von vorne) und Störschallquelle von vorne bzw. von der Seite resultiert. Zur Abgrenzung zwischen der monauralen und der binauralen Komponente wird die BILD (*binaural intelligibility level difference*) bestimmt, bei der der Unterschied zwischen der rein monauralen Situation mit dem „besseren" Ohr mit der binauralen Situation verglichen wird. Je nach Aufnahmebedingungen und individuellen Voraussetzungen kann die ILD maximal etwa 12 dB und die BILD maximal etwa 6 dB betragen.

welche zeitliche Einhüllendenschwankungen in ähnlicher Weise aufweisen wie ein einzelner, störender Sprecher (Wagener et al. 2006). Während Normalhörende in den „Lücken" des Störgeräuschs noch einen Teil der Sprache gut verstehen können und daher durch ein derartig fluktuierendes Störgeräusch relativ wenig gestört sind, ist bei Innenohrschwerhörigen diese Fähigkeit stark gemindert.

Ein weiteres Handicap beim Sprachverstehen im Störgeräusch haben Innenohrschwerhörende gegenüber Normalhörenden in *räumlichen Nutzschall-Störschall-Situationen.* Während Normalhörende sowohl durch monaurale Verarbeitung als auch durch binaurale Signalverarbeitung (d. h. durch den Vergleich zwischen den an beiden

Ohren jeweils anliegenden Signalen) eine gewisse Störgeräuschunterdrückung durchführen können und sich auf den Nutzsprecher konzentrieren können, ist dieser Effekt bei Schwerhörenden in sehr unterschiedlichem Maße gestört.

Dieser Effekt kann mit der *ILD* bzw. der *BILD* quantitativ ausgemessen werden (Abb. 1.**43**): In der Referenzsituation werden Nutzsignal und Störgeräusch dem Probanden genau von vorne angeboten und die Sprachverständlichkeitsschwelle bestimmt. Wenn der Störschall nun von 90° seitlich angeboten wird, sinkt die Sprachverständlichkeitsschwelle bei Normalhörenden um bis zu 12 dB, während dieser Verständlichkeitsgewinn bei Schwerhörenden sehr individuell verschieden ist und z. T. deutlich eingeschränkt sein kann. Um den monauralen Anteil (Kopfabschattungseffekt an dem der Störgeräuschquelle abgewandten Ohr) vom binauralen Anteil (Gewinn durch binaurale Störgeräuschunterdrückung) trennen zu können, wird die BILD in der letztgenannten räumlichen Situation bestimmt. Dazu wird das „bessere" (d. h. das der Störschallquelle abgewandte) Ohr verstöpselt und die resultierende Sprachverständlichkeitsschwelle mit der binauralen Sprachverständlichkeitsschwelle verglichen. Bei Normalhörenden wird durch Zuschalten des „schlechteren" Ohrs ein Gewinn von maximal ca. 6 dB erzielt. Der Gesamtgewinn in der räumlichen Störschall-Nutzschall-Situation wird also je zur Hälfte durch eine binaurale und eine monaurale Komponente hervorgerufen.

In der Praxis können diese Tests unter Kopfhörerbedingungen durch Verwendung der Kunstkopftechnik bzw. der virtuellen Akustik durchgeführt werden. In Freifeldbedingungen bei nichtidealen akustischen Gegebenheiten (Hörprüfräumen mit einer gewissen Nachhallzeit) sinkt die maximal erzielbare ILD auf Werte um 6 dB und die BILD auf Werte um etwa 3 dB ab. Daher ist es notwendig, effiziente adaptive Testverfahren (wie bspw. den Göttinger Satztest mit adaptiver Pegelsteuerung) einzusetzen, mit denen die ILD bzw. BILD für beide Ohren des Patienten in vertretbarem Zeitaufwand bestimmt werden kann und so der Gewinn einer etwaigen zweiseitigen Hörgeräteversorgung quantifiziert werden kann.

## *Zusammenfassung*

In der Tonaudiometrie werden die Verschiebung der Hörschwelle (Sensitivitätsverlust), in begrenztem Maße das Recruitment-Phänomen (Kompressionsverlust) sowie retrokochleäre Funktionsausfälle (z. B. pathologische Hörermüdung) erfasst. Sie spielen auch bei der Sprachaudiometrie eine Rolle, bei der die Diskriminationsfunktion in Ruhe verschoben und abgeflacht sein kann sowie einen Maximalwert von < 100 % (Diskriminationsverlust) aufweisen kann. Bei der Sprachaudiometrie unter Störgeräusch wird die Komponente der Gesellschaftsschwerhörigkeit (Cocktail-Party-Effekt) gemessen. Sie liefert insbesondere bei räumlichen Störschall-Nutzschall-Situationen mit Erfassung der binauralen Störgeräuschunterdrückungsleistung wichtige Hinweise auf die Kommunikationsfähigkeit im alltäglichen Leben.

# 1.8 Literatur

Anemüller J, Kollmeier B. Adaptive separation of acoustic sources for anechoic conditions: A constrained frequency domain approach. Speech communication, 2003; 39(1–2), 79–95.

Beutelmann R, Brand T. Prediction of speech intelligibility in spatial noise and reverberation for normal hearing and hearing-impaired listeners. The Journal of the Acoustical Society of America. 2006;120(1):331-342.

Blauert J. Räumliches Hören – Nachschrift. Neue Ergebnisse und Trends seit 1982. Stuttgart: S. Hirzel; 1985.

Böhme G, Welzl-Müller K. Audiometrie – Hörprüfungen im Erwachsenen- und Kindesalter. Huber: Berlin; 1998.

Brand T, Hohmann V. An adaptive procedure for categorical loudness scaling. The Journal of the Acoustical Society of America. 2002;112(4):1597-1604.

Brand T, Kollmeier B. Vorhersage der Sprachverständlichkeit in Ruhe und Störgeräusch aufgrund des Reintonaudiogramms. In: 5. Jahrestagung der Deutschen Gesellschaft für Audiologie. CD-ROM, ISBN 3-9809869-1-8; 2002.

# 1 Grundlagen

Byrne D et al. An international comparison of long-term average speech spectra. The Journal of the Acoustical Society of America. 1994;96(4):2108-2120.

Colburn HS. Binaural psychoacoustics and models. In: Kollmeier B, ed. Psychoacoustics, Speech and Hearing Aids. Singapur: World Scientific; 1996:211-220.

Dau T, Kollmeier B, Kohlrausch A. Modeling auditory processing of amplitude modulation: I. Detection and masking with narrow-band carriers. Journal of the Acoustical Society of America. 1997;102(5): 2892-2905.

Derleth RP, Dau T, Kollmeier B. Modeling temporal and compressive properties of the normal and impaired auditory system. Hearing Research. 2001;159(1-2): 132-149.

Durlach NI. Binaural signal detection: Equalization and cancellation theory. In: Tobias JV, ed. Foundations of Modern Auditory Theory. New York: Academic Press; 1972:(Vol. 2)363-462.

Duus P. Neurologisch-topische Diagnostik. Stuttgart: Thieme; 1995.

Fastl H, Zwicker E. Psychoacoustics: Facts and Models. New York: Springer; 2006.

Festen JM. Temporal resolution and the importance of temporal envelope cues for speech perception. In: Kollmeier B, ed. Psychoacoustics, Speech and Hearing Aids. Singapur: World Scientific; 1996:95-102.

Gelfand SA. Hearing, an Introduction. M. Dekker, New York; 2004.

Gulick SA. Hearing. Oxford: Oxford University Press; 1989.

Hellbrück J. Hören – Physiologie, Psychologie und Pathologie. Göttingen: Hogrefe; 1993.

Heller O. Hörfeldaudiometrie mit dem Verfahren der Kategorienunterteilung (KU). Psychologische Beiträge. 1985;27:478-493.

Helmholtz HLF. Die Lehre von den Tonempfindungen als physiologische Grundlage für die Theorie der Musik. Braunschweig: Vieweg; 1863.

Hohmann V. Dynamikkompression für Hörgeräte – Psychoakustische Grundlagen und Algorithmen. Fortschritt-Berichte VDI, Reihe 17 Nr. 93. Düsseldorf: VDI; 1993. [Zugl.: Dissertation] Universität Göttingen.

Hohmann V, Kollmeier B. Weiterentwicklung und klinischer Einsatz der Hörfeldskalierung. Audiol. Akustik. 1995;34(2):48-59.

Hohmann V. Frequency analysis and synthesis using a Gammatone filterbank. Acta acustica/Acustica. 2002; 88(3):433-442.

Holube I, Kollmeier B. Speech intelligibility prediction in hearing-impaired listeners based on a psychoacoustically motivated perception model. J. Acoust. Soc. Am. 1996; [In press].

Houtgast T, Steeneken HJM. The modulation transfer function in room acoustics as a predictor of speech intelligibility. Acustica. 1973;28:66-73.

Jakobsen R, Halle M, Fant G. Preliminaries to Speech Analysis: The distinctive Features and their Correlate. Cambridge, MA: MIT Press; 1951.

Jeffress LA. A place theory of sound localization. J. Comp. Physiol. Psych. 1948;61:468-486.

Kießling J. Zum überschwelligen Lautheitsanstieg bei Schallempfindungsschwerhörigen – Konsequenzen für die Hörgeräte-Entwicklung und -Anpassung. Audiol. Akustik. 1995;34(2):82-89.

Kollmeier B. Meßmethodik, Modellierung und Verbesserung der Verständlichkeit von Sprache. Habilitationsschrift, Universität Göttingen; 1990.

Kollmeier B. Computer-controlled speech audiometric techniques for the assessment of hearing loss and the evaluation of hearing aids. In: Kollmeier B, ed. Psychoacoustics, Speech and Hearing Aids. Singapur: World Scientific; 1996:57-68.

Kollmeier B, ed. Grundlagen und Anwendung der kategorialen Lautheitsskalierung für Hördiagnostik und Hörgeräte. Heidelberg: Median; 1997.

Kollmeier B. Cocktail-Partys und Hörgeräte: Biophysik des Gehörs. Physik Journal. 2002;4:39-45.

Kollmeier B. Sprachverstehen. Plenarvortrag bei der 10. Jahrestagung der deutschen Gesellschaft für Audiologie/8th EFAS congress, Heidelberg, DGA-Tagungs-CD. 2007; [In press].

Launer S, Hohmann V, Kollmeier B. Modeling loudness growth and loudness summation in hearing-impaired listeners. In: Jestaedt W, ed. Modeling Sensorineural Hearing Loss. Hillsdale, NJ: Lawrence Erlbaum & Assoc.; 1996 [In press].

Lehnhardt E, Laszig R. Praxis der Audiometrie. Stuttgart: Thieme; 2001.

Mertins A. Signal Analysis: Wavelets, Filter Banks, Time-Frequency Transforms and Applications. New York: John Wiley & Sons; 1999.

Moore BCJ. Cochlear Hearing Loss. Chichester, Großbritannien: Whurr Publishers; 1998.

Pickles JA. Hearing, an Introduction to the Physiology of Hearing. New York: Academic Press; 1988.

Poulton EC. Bias in Quantifying Judgements. Hillsdale, N.J.: Lawrence Erlbaum; 1989.

Rayleigh Lord. Theory of Sound. London: Macmillan & Co.; 1877, Nachdruck 1929.

Stevens S. On the psychphysical law. Psychol. Rev. 1957;64:153-181.

Wagener K, Brand T, Kollmeier B. The role of silent intervals for sentence intelligibility in fluctuating noise in hearing-impaired listeners. International Journal of Audiology. 2006;45(1):26-33.

Zwicker E, Fastl H. Psychoacoustics – Facts and Models. Berlin: Springer; 1990.

# Versorgung mit Hörgeräten

*J. Kießling*

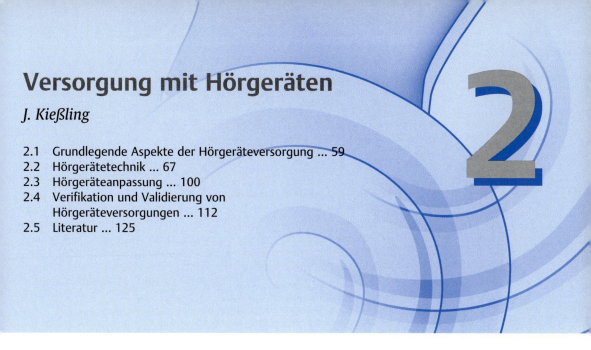

2.1 Grundlegende Aspekte der Hörgeräteversorgung ... 59
2.2 Hörgerätetechnik ... 67
2.3 Hörgeräteanpassung ... 100
2.4 Verifikation und Validierung von Hörgeräteversorgungen ... 112
2.5 Literatur ... 125

## 2.1 Grundlegende Aspekte der Hörgeräteversorgung

Die Diagnostik von Hörstörungen und die Verordnung von Hörgeräten ist in den deutschsprachigen Ländern Aufgabe von niedergelassenen HNO-Ärzten und Fachkliniken. Bei Kindern, insbesondere bei Kleinkindern, übernehmen kinderaudiologisch spezialisierte Institutionen (pädaudiologische Abteilungen, Kliniken, Zentren) oder Facharztpraxen für Phoniatrie und Pädaudiologie diese Aufgabe. Wenn immer eine Heilung oder Minderung der Hörstörung durch medikamentöse oder operative Behandlung möglich ist, ist diesen Interventionsformen Vorrang zu geben, da trotz des technischen Fortschritts eine ausreichende Wiederherstellung des natürlichen Gehörs einer Versorgung mit Hörgeräten überlegen ist. Da aber die überwiegende Zahl aller Schwerhörigen unter therapieresistenten Schallempfindungsschwerhörigkeiten leidet, meist im Sinne von Funktionsstörungen der äußeren und inneren Haarzellen, kommt der weitaus größere Teil der Betroffenen für eine Versorgung mit Hörgeräten in Betracht. In Deutschland sind bei steigender Tendenz derzeit etwa 15 Millionen Menschen von einer interventionsbedürftigen Hörstörung betroffen. Davon ist bei etwa 12 Millionen eine Hörgeräteversorgung indiziert, da eine medikamentöse oder operative Therapie nicht möglich ist.

### 2.1.1 Duales Versorgungsmodell

In Deutschland, Österreich und der Schweiz erfolgt die Hörgeräteversorgung in der Regel im Zusammenwirken von HNO-Ärzten und Hörgeräteakustikern. Dieses duale Versorgungsmodell auf der Basis der klassischen Aufgabenteilung zwischen beiden Berufsgruppen ist für Deutschland in der AWMF-Leitlinie „Hörgeräteversorgung" Nr. 017/065 festgelegt. Daneben kommen in Deutschland im Rahmen der kassenärztlichen Hörgeräteversorgung die Hilfsmittel-Richtlinien des Bundesausschusses der Ärzte und Krankenkassen in der Fassung vom 19. Oktober 2004 zur Anwendung.

Die arbeitsteilige Hörgeräteversorgung hat sich über viele Jahrzehnte bewährt und ist aus Gründen der Qualitätssicherung verkürzten Versorgungsmodellen vorzuziehen, die eine Direktversorgung durch den HNO-Arzt oder den Hörgeräteakustiker vorsehen. Die Hörgeräteversorgung beim HNO-Facharzt hat den Nachteil, dass in einer HNO-Fachpraxis weder die Ausstattung noch die Ausbildung für die Anpassung, Kontrolle und den technischen Support moderner Hörgeräte verfügbar sind. Die Direktversorgung beim Hörgeräteakustiker ohne Indikationsstellung durch einen HNO-Arzt birgt dagegen das Risiko, dass möglicherweise Erkrankungen übersehen werden, die

## 2 Versorgung mit Hörgeräten

medikamentös oder operativ behandelt werden müssen (DGA, „Stellungnahme der Deutschen Gesellschaft für Audiologie zur Hörgeräteversorgung im verkürzten Versorgungsweg").

Im dualen Versorgungsmodell liegt die Indikationsstellung, die auf der Grundlage der Anamnese sowie der otologischen und audiologischen Befunde erfolgt, in den Händen von niedergelassenen *HNO-Fachärzten* und Fachkliniken. Der behandelnde HNO-Arzt verordnet Hörgeräte unter Verwendung eines Formblatts (Muster 15), in das der Ohrbefund und die indikationsrelevanten Befunde der Ton-, Sprach- und Impedanzaudiometrie eingetragen werden. Nach Indikationsstellung und Verordnung durch den HNO-Arzt nimmt der *Hörgeräteakustiker* die Anpassung der Hörgeräte vor, wozu mehrere Sitzungen erforderlich sind. Grundlage des Anpassungsvorgehens ist die sog. „Vergleichende Hörgeräteanpassung", deren Grundprinzipien in einer Empfehlung der Kommission für „Audiometrie und Hörprothetik" der ADANO niedergelegt sind (Kießling et al. 1997a).

Neben der individuellen Anpassung der Hörgeräte an die Hörstörung gehören die Einweisung des Hörgeräteträgers in die Benutzung der Geräte, Nachbetreuung, Beratung bezüglich zusätzlicher Kommunikationshilfen sowie Service- und Reparaturleistungen zu den Aufgaben des Hörgeräteakustikers. In dessen Tätigkeitsbereich fällt auch die Ohrabformung für die Anfertigung von Maßotoplastiken. Maßotoplastiken für Hörgeräte, die hinter dem Ohr getragen werden, bzw. Hohlschalen für gehörgangsgetragene Hörgeräte fertigt entweder der Hörgeräteakustiker selbst oder ein beauftragtes *Otoplastik-Labor* an. Eventuell erforderliche Modifikationen an der Maßotoplastik gehören wiederum zu den Aufgaben des Hörgeräteakustikhandwerks.

Im Falle einer kassenärztlichen Versorgung überzeugt sich der verordnende HNO-Arzt im Anschluss an die Hörgeräteanpassung durch den Hörgeräteakustiker davon, dass mit den angepassten Hörgeräten eine ausreichende Verbesserung des Kommunikationsvermögens erzielt wird und die Hörhilfen zweckmäßig sind. Diese *Abschlussuntersuchung* stützt sich auf die sprachaudiometrische Untersuchungen mit Hörgeräten sowie auf den persönlichen Eindruck des Arztes vom Versorgungserfolg und der Fähigkeit des Patienten, die Hörgeräte zu handhaben.

Das beratende Abschlussgespräch soll auch dazu genutzt werden, dem Hörgeräteträger eine möglichst regelmäßige Trageweise der Hörgeräte anzuraten, um die Gewöhnung an deren Klang in den unterschiedlichen akustischen Situationen des täglichen Lebens zu fördern. In dieser Phase ist die aktive Mitwirkung des Hörgerätenutzers gefordert, der sich nicht darauf beschränken darf, passiv den Erfolg der Versorgung abzuwarten. Sofern beim Hörgeräteträger eine ablehnende Haltung gegenüber der Hörgeräteversorgung erkennbar sein sollte, müssen HNO-Arzt und Hörgeräteakustiker dieser durch Beratung entgegenwirken, da unterschwellige Ablehnung den Gewöhnungs- und Rehabilitationsprozess erheblich behindern kann.

Die weitere ärztliche (HNO-Facharzt) und technische (Hörgeräteakustiker) *Betreuung* des Hörgeräteträgers ist ausreichend geregelt, doch tut sich in Deutschland bezüglich flankierender rehabilitativer Maßnahmen noch immer eine Lücke auf. Während für Kinder mit Hörgeräten Förderangebote der pädagogisch-audiologischen Beratungszentren sowie anderer pädagogischer Einrichtungen in ausreichendem Umfang verfügbar sind, kann erwachsenen Hörgeräteträgern nur vereinzelt audiotherapeutische Hilfe angeboten werden. Insbesondere existieren in Deutschland keine institutionalisierten Rehabilitationsangebote, die bei Bedarf offeriert werden könnten. Das in den letzten Jahren vom Deutschen Schwerhörigenbund entwickelte Berufsbild des Audiotherapeuten soll diese Lücke schließen (s. Kap. 4.3.7). Leider ist das diesbezügliche Angebot noch nicht flächendeckend verfügbar, zudem müssen die Kosten für audiotherapeutische Leistungen von den Betroffenen meist selbst getragen werden. Dabei ist festzustellen, dass ergänzende audiotherapeutische Maßnahmen durchaus nicht bei jeder Hörgeräteversorgung angezeigt sind. Doch kann die Audiotherapie in nicht wenigen Fällen einen wichtigen Beitrag zur Wiederherstellung des Kommunikationsvermögens und zur Integration leisten und damit Fehlschläge bei der Hörgeräteversorgung vermeiden helfen. Auch können CD-basierte Hörlernprogramme zur Steigerung des Kommunikationsvermögens und zum Gewöhnungsprozess an Hörgeräte beitragen (s. Kap. 4.3.5).

Basierend auf dem dualen Versorgungsmodell gemäß der AWMF-Leitlinie „Hörgeräteversorgung" und initiiert durch eine 2002 von der Deutschen Gesellschaft für Hals-Nasen-Ohren-Heilkunde, Kopf- und Hals-Chirurgie e. V., dem Deutschen Berufsverband der Hals-Nasen-Ohren-Ärzte

e. V. und der Bundesinnung der Hörgeräteakustiker getroffene Vereinbarung wurde inzwischen ein erweitertes Versorgungsmodell unter der Bezeichnung „Konzept für die zukünftige Hörgeräteversorgung in Deutschland (OHRwell)" entwickelt. Dieses Modell sieht ergänzende Untersuchungen und Leistungen auf Seiten des HNO-Arztes und des Hörgeräteakustikers sowie eine stärkere *Verflechtung der Prozessschritte* vor, um einen höheren Qualitätsstandard zu erreichen und zu sichern. Die praktische Umsetzung dieses Modells steht allerdings noch aus. In der Schweiz hat sich bereits ein erweitertes Versorgungsmodell („Empfehlungen für IV-Expertenärzte zur Verordnung und Überprüfung der Anpassung von Hörgeräten") etabliert und bewährt, das bezüglich des Diagnostik- und Evaluationsaufwands etwa zwischen dem aktuellen deutschen Versorgungsmodell und dem OHRwell-Konzept anzusiedeln ist.

## 2.1.2 Indikation zur Hörgeräteversorgung

Für die kassenärztliche Hörgeräteversorgung in Deutschland existieren klar definierte Indikationskriterien, die in den Richtlinien des Bundesausschusses der Ärzte und Krankenkassen über die Verordnung von Hilfsmitteln in der vertragsärztlichen Versorgung (Hilfsmittel-Richtlinien) niedergelegt sind. In der Schweiz gelten andere Bestimmungen, die in den „Empfehlungen für IV-Expertenärzte zur Verordnung und Überprüfung der Anpassung von Hörgeräten" formuliert sind.

Die in den Hilfsmittel-Richtlinien verankerten Indikationskriterien für die kassenärztliche Versorgung sind audiologisch sinnvoll und lassen ausreichenden Ermessensspielraum. So können sie durchaus auf sämtliche Hörgeräteversorgungen übertragen werden, ohne berechtigte Versorgungsansprüche abweisen zu müssen. Die Hörgeräteindikation gründet sich in erster Linie auf den tonaudiometrischen Hörverlust und das Einsilberverstehen ohne Hörgeräte. Falls eine sprachaudiometrische Untersuchung nicht möglich ist (Kleinkinder, Behinderte, Ausländer), kann die Indikationsstellung auch alleln auf der Basis des tonaudiometrischen Hörverlusts erfolgen.

Unter *tonaudiometrischem Aspekt* ist eine Versorgung mit Hörgeräten in Betracht zu ziehen, wenn in mindestens einer der Prüffrequenzen im Frequenzbereich von 500–3000 Hz der Hörverlust 30 dB übersteigt. Abb. 2.**1a** illustriert das tonaudiometrische Indikationskriterium und veranschaulicht dessen Bedeutung in Relation zum mittleren Sprachspektrum, das in vereinfachter Form als graue Fläche dargestellt ist. Die schematisierte Darstellung des Sprachspektrums basiert auf den Untersuchungen von Byrne et al. (1994), die zeigen konnten, dass man unabhängig von der jeweiligen Sprache ein einheitliches mittleres Langzeitsprachspektrum für Indikations- und Anpasszwecke zugrunde legen kann. Dessen Dynamik erstreckt sich von etwa 10 dB oberhalb bis ca. 25 dB unterhalb des mittleren Sprachpegels, was einer Gesamtdynamik von etwa 35 dB entspricht. Andere Quellen gehen von einer Sprachdynamik von etwa 30 dB aus (s. Kap. 1.5.2). Anhand Abb. 2.**1a** wird deutlich, dass Hörgeräte dann angezeigt sind, wenn Sprachanteile im Hochtonbereich nicht mehr gehört und damit für das Sprachverstehen verarbeitet werden können.

Sofern der Hörgerätekandidat in der Lage ist, einen *Sprachtest* zu absolvieren, muss sich die Hörgeräteindikation auch an der Sprachverständlichkeit ohne Hörgerät orientieren. Das sprachaudiometrische Grenzkriterium gilt als überschritten, wenn Einsilber des Freiburger Tests über Kopfhörer bei 65 dB zu 80 % oder weniger verstanden werden (Abb. 2.**1b**). Realitätsnäher und damit sinnvoller als die Indikation auf Basis der Sprachaudiometrie in Ruhe wäre ein Grenzkriterium, das sich auf einen Sprachtest im Störgeräusch stützt, z. B. den Oldenburger Satztest (s. Kap. 1.5.3). Da Sprachtests im Störschall bei niedergelassenen HNO-Fachärzten noch wenig verbreitet sind, sind derartige Kriterien noch nicht allgemein einsetzbar. Die Bestrebungen sollten aber unbedingt in diese Richtung gehen.

Die genannten ton- und sprachaudiometrischen Grenzwerte (Abb. 2.1) entsprechen den Indikationskriterien, die in den Hilfsmittel-Richtlinien (Abschnitt 62: Indikationsstellung) formuliert sind und die kassenärztliche Hörgeräteversorgung in Deutschland regeln. Die Richtlinien fordern die Erfüllung des ton- *und* des sprachaudiometrischen Kriteriums gemäß Abb. 2.1. Bei geringgradigeren Hörstörungen, die diese Kriterien unterschreiten, werden Hörgeräte vom Schwerhörigen selten akzeptiert, da das Kommunikationsdefizit subjektiv meist als zu gering empfunden wird. Außerdem werden die Beschwernisse, die mit der Hörgerätenutzung verbunden sind (Einsatz von Zeit und

## 2 Versorgung mit Hörgeräten

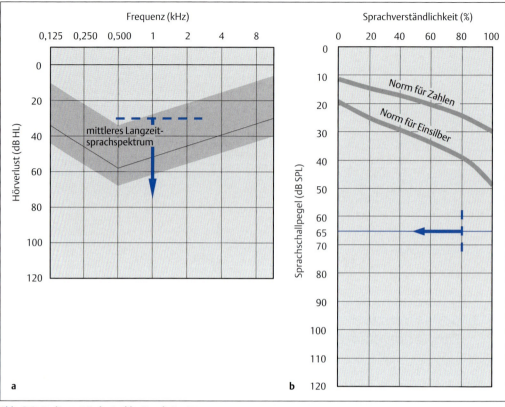

**Abb. 2.1 Audiometrische Indikationskriterien.**
**a** Tonaudiometrisches Indikationskriterium für die Verordnung von Hörgeräten gemäß Hilfsmittel-Richtlinien. Der Hörverlust auf dem besseren Ohr beträgt 30 dB oder mehr in mind. einer der Prüffrequenzen zwischen 500 und 3000 Hz. Mittleres Langzeitsprachspektrum grau unterlegt. **b** Sprachaudiometrisches Indikationskriterium für die Verordnung von Hörgeräten gemäß Hilfsmittel-Richtlinien. Die Einsilberverständlichkeit auf dem besseren Ohr ist bei 65 dB nicht besser als 80 %.

Geld, Bekenntnis zu Hörgeräten, Sicherstellung der Funktionsbereitschaft etc.), vom Hörgerätenutzen noch nicht aufgewogen.

Allerdings darf sich die Abgrenzung von versorgungsbedürftigen Hörstörungen nicht allein am *audiometrisch ermittelten Schwerhörigkeitsgrad* orientieren. Auch andere Faktoren wie der persönliche Anspruch des Schwerhörigen an sein Kommunikationsvermögen und die Akzeptanz von Hörgeräten spielen eine wichtige Rolle. Dieser Erkenntnis tragen die Hilfsmittel-Richtlinien durch entsprechende Formulierungen Rechnung. Versteht man die Indikationsstellung in diesem Kontext, so ist die Versorgung mit Hörgeräten dann angezeigt, wenn
- die Kommunikationsfähigkeit eines Menschen durch das Vorliegen einer Hörstörung eingeschränkt ist,
- sich der Betroffene dadurch im täglichen Leben subjektiv beeinträchtigt fühlt,
- die Hörstörung nicht durch medikamentöse Behandlung oder auf operativem Wege geheilt oder ausreichend gebessert werden kann.

### 2.1.3 Nutzen von Hörgeräteversorgungen

Eine allgemein gültige und zudem aussagekräftige Formulierung der Anforderungen an eine adäquate Hörgeräteversorgung fällt schwer, da die Erwartungen aus professioneller Sicht (HNO-Arzt, Hörgeräteakustiker) anders zu fassen sind als die des Hörgerätenutzers. Hinzu kommt, dass die Ansprüche des Einzelnen an sein Hör- und Kommunikationsvermögen sehr unterschiedlich sein können. Doch ist es wohl unbestritten, dass die zentrale Aufgabe einer Hörgeräteversorgung in der bestmöglichen Wiederherstellung der Kommunikationsfähigkeit des Schwerhörigen entsprechend dem aktuellen Stand der Hörgeräte- und Anpasstechnik besteht.

## *Nutzen aus professioneller Sicht*

Aus signaltheoretischer Perspektive sollte das ideale Hörgerät eine Verarbeitungsstrategie nutzen, die die Parameter des pathologischen Gehörs in allen Punkten individuell kompensiert bzw. ausgefallene Funktionen ersetzt. In diesem Sinne sollte durch Hintereinanderschaltung von Hörhilfe und krankhaftem Gehör idealerweise der *Normalzustand* erreicht werden. Obwohl die digitalen Signalverarbeitungsstrategien moderner Hörgeräte bereits ein hohes Maß an Komplexität erreicht haben, ist ein solches ideales Hörgerät noch nicht realisierbar (s. Kap. 3.1.). Dazu müssten sämtliche Eigenschaften des pathologischen Gehörs individuell erfasst und in Form eines Hörprofils quantifiziert werden können, d. h. die individuelle Hörstörung müsste eindeutig beschrieben werden können. In diesem Punkt weisen Audiometrie und Modellvorstellungen noch erhebliche Defizite auf, die kurz- und mittelfristig nicht abgebaut werden können.

Ferner müssten zur Realisierung dieses Konzepts technische Lösungsmöglichkeiten verfügbar sein, um sämtliche krankhaften Veränderungen auf allen Ebenen des peripheren Gehörs und der nachgeschalteten Hörbahn perfekt auszugleichen. Um diesem Anspruch gerecht zu werden, müssten Hörgeräte weit mehr als die heute gängigen Verstärkungs-, Kompressions- und Filterfunktionen bieten. So ist bei den häufig auftretenden Schallempfindungsstörungen neben dem Lautheitsempfinden, das durch nichtlineare Verstärkung (Kompression) ausreichend korrigiert werden kann, auch das Frequenz- und Zeitauflösungsvermögen eingeschränkt (s. Kap. 1.6.2). Die Betroffenen empfinden ihre Hörstörung so, dass sie nicht nur „zu leise", sondern zudem auch „falsch" hören und dementsprechend schlecht verstehen. Diese Funktionsstörungen sind mit heutigen Hörgeräten ebenso wenig kompensierbar wie zentrale Verarbeitungsstörungen, die zusätzlich auftreten können.

Vor dem Hintergrund des Phänomens eingeschränkter Verarbeitungskapazität des zentralen Hörsystems, das mit fortschreitendem Alter zunehmend häufiger auftritt, wird diskutiert, ob es zweckmäßig ist, alle Schallanteile möglichst vollständig in den Restdynamikbereich zu übertragen. Andere Ansätze basieren darauf, den Informationsfluss auf ein Maß zu begrenzen, das vom nachgeschalteten System noch verarbeitet werden kann. Derzeit ist noch nicht abzusehen, welche Strategie grundsätzlich verfolgt werden sollte, zumal noch keine Verfahren für eine *sinnvolle Reduktion* des Informationsgehalts bekannt sind. Diese Fragen stellen sich insbesondere bei der Entwicklung von Algorithmen zur Störschallunterdrückung (s. Kap. 2.2.2 u. Kap. 3.4), die vom normalen Gehör durch binaurale Verarbeitungsstrategien auf zentraler Ebene erreicht wird.

Was also darf man von heutigen Hörgeräten erwarten? In erster Linie sollen die Eingangssignale in den Bereich zwischen Hörschwelle und Unbehaglichkeitsschwelle (Restdynamik) transformiert werden. Da in den meisten Fällen Sprache als Nutzsignal anzusehen ist, soll entsprechend Abb. 2.2a primär das mittlere Langzeitsprachspektrum nach Byrne (1994) (grau unterlegt) hörbar gemacht und in den Pegelbereich angenehmen Hörens (MCL) verlagert werden (blau unterlegt). Dem Leser sind Audiogrammverläufe in der tonaudiometrischen Relativdarstellung, bezogen auf die Hörschwelle des Normalhörenden, am geläufigsten. Daher werden die Betrachtungen zur Verstärkungswirkung von Hörgeräten anhand von Tonaudiogrammen in der Relativdarstellung in dB HL angestellt, auch wenn es sachlich zutreffender wäre, die Hörgeräteverstärkung in der Absolutdarstellung nach oben in dB SPL aufzutragen.

Zur adäquaten Anhebung des Sprachspektrums bedarf es einer Verstärkung, die abhängig von der Frequenz und dem Eingangsschalldruckpegel sicherstellt, dass die auftretenden Schallereignisse lautheitsgerecht über die Hörschwelle angehoben werden. Zugleich darf bei Auftreten hoher Eingangspegel die Unbehaglichkeitsschwelle nicht überschritten werden, um unbehagliche Hörempfindungen oder gar schalltraumatische Hörstörungen zu vermeiden. In Erweiterung der zweidimensionalen Darstellung in Abb. 2.2a stellt die Hörgeräteanpassung tatsächlich eine *dreidimensionale Aufgabe* dar, wobei der dreidimensionale Raum durch die Größen Frequenz, Ausgangs- und Eingangspegel gebildet wird.

Neben tonaudiometrischen Betrachtungen wird von Hörgeräteakustikern und HNO-Ärzten das versorgte Sprachaudiogramm zur Bewertung

## 2 Versorgung mit Hörgeräten

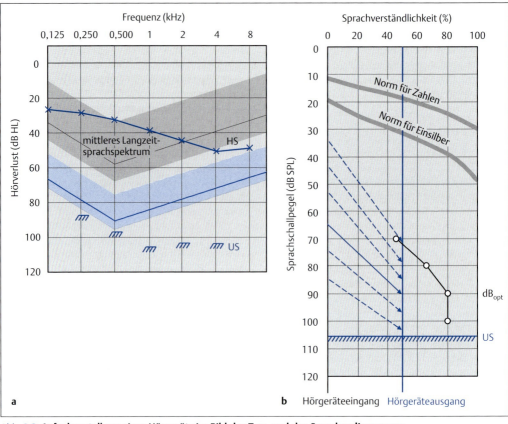

**Abb. 2.2 Aufgabenstellung eines Hörgeräts im Bild des Ton- und des Sprachaudiogramms.**
**a** Tonaudigramm: Verstärkung des mittleren Langzeitsprachspektrums (grau unterlegt) in den individuellen Restdynamikbereich, sodass das verstärkte Spektrum (blau unterlegt) zwischen Hörschwelle und Unbehaglichkeitsschwelle zu liegen kommt. In diesem Beispiel handelt es sich um ein Hörgerät, das die Sprachdynamik frequenzunabhängig komprimiert. **b** Sprachaudiogramm: Verstärkung des mittleren Umgangssprachpegels von ca. 65 dB, sodass dieser idealerweise auf den Pegel $dB_{opt}$ angehoben wird.

des Hörgerätenutzens herangezogen. Wie in Abb. 2.**2b** dargestellt ist, soll der wesentliche Anteil der Sprachdynamik in den sprachaudiometrischen Restdynamikbereich verlagert werden. Legt man den Erfahrungswert zugrunde, dass ein 60%-iges Silbenverstehen etwa einem 100%-igen Verstehen von Konversationssprache entspricht, so ist der sprachaudiometrische Restdynamikbereich durch den Anteil der Diskriminationskurve für Freiburger Einsilber (über Kopfhörer ohne Hörgerät) gekennzeichnet, der die 60%-Marke übersteigt. Die obere Grenze ist durch die Unbehaglichkeitsschwelle für Sprache festgelegt.

Im Beispiel der Abb. 2.**2b** liegt der nutzbare Sprachdynamikbereich demzufolge etwa zwischen 80 und 100 dB. Durch Wahl einer nichtlinearen Verstärkung mit geeignetem Kompressionsverhältnis (s. Kap. 2.2.2) können Schallsignale mit Pegeln von 50 bis 90 dB am Hörgeräteeingang in diese Restdynamik abgebildet werden. Dann sollte mit Hörgeräten bei einem Sprachpegel von 65 dB etwa ein Sprachverstehen (z. B. Freiburger Einsilber) erreicht werden, das der Verstehensquote beim Pegel bester Verständlichkeit $dB_{opt}$ im Sprachaudiogramm im unversorgten Zustand über Kopfhörer entspricht.

Bei diesen Überlegungen zur Bewertung des Hörgerätenutzens, bei denen ein Idealhörgerät als Referenz herangezogen wird, spielt das Binauralgehör und damit die *zentrale auditorische Verarbeitung* eine wichtige Rolle. Daher darf es lediglich für die periphere Ebene als ausreichend gelten, eine separate Kompensation der Störungen des rechten und des linken Ohres anzustreben. Echte binaurale Hörhilfen müssen neben der Kompensation peripherer Funktionen auch die zentrale Verarbeitung unterstützen, indem auditorische Funktionen ersetzt werden, die dem pathologischen Gehör verlorengegangen sind (s. Kap. 3.2.4).

### Nutzen aus Sicht des Hörgerätenutzers

Wichtiger vielleicht als der audiometrisch quantifizierbare Hörgerätenutzen ist der vom Hörgeräteträger persönlich empfundene Nutzen, der vom audiometrisch erfassbaren Nutzen deutlich abweichen kann. Solche Abweichungen können in beide Richtungen beobachtet werden: So kann der Hörgeräteträger deutlich zufriedener mit seinen Hörgeräten sein, als die audiometrischen Untersuchungen erkennen lassen, aber auch der umgekehrte Fall kann eintreten. Derartige Abweichungen können darauf zurückzuführen sein, dass der Nutzer speziellen Kommunikationssituationen ausgesetzt ist, die von der Audiometrie nicht oder nur unzureichend abgebildet werden (Kommunikation im Störgeräusch, Musik, Vogelstimmen etc.) oder dass der Nutzer eine deutlich höherer Erwartungshaltung hat, der selbst moderne Hörgeräte nicht entsprechen können.

Diese mögliche *Diskrepanz* zwischen dem audiometrisch erfassbaren und dem subjektiv empfundenen Nutzen ist in den letzten Jahren zunehmend wahrgenommen, diskutiert und erforscht worden. Schon seit Jahrzehnten wird in der englischsprachigen Literatur zwischen Funktionsstörung und daraus resultierender Behinderung und Handicap differenziert und auch im deutschsprachigen Raum hat dieses Konzept inzwischen Eingang gefunden. Während Art und Ausmaß einer Hörstörung audiometrisch bestimmt werden können, ist der Grad der daraus entstehenden Behinderung – also die Einschränkung der Aktivitäten im täglichen Leben – ausschließlich durch systematische Befragung des Hörgerätenutzers mit vereinheitlichten *Frageninventaren* fassbar. Ebenfalls nur durch Fragebogenbefragung quantifizierbar ist das Ausmaß des erlebten Handicaps, also wie sich die Behinderung auf gesellschaftliche und berufliche Teilhabe auswirkt. Vor einigen Jahren wurde von der WHO angeregt, die klassischen Begriffe Funktionsstörung, Behinderung und Handicap in einem komplexen Wechselwirkungsmodell durch Mangel an Körperfunktion, Aktivität und Partizipation zu ersetzen (World Health Organization 2001). Inzwischen hat die neue Terminologie Eingang in die aktuellen Therapiekonzepte gefunden (s. Kap. 4.3.2).

Unabhängig von der Terminologie und der damit verbundenen Modellbildung besteht kein Zweifel, dass die individuellen Auswirkungen der Hörstörung auf die Lebensführung für den Hörgerätenutzer von größerer Bedeutung sind als die Hörschwelle oder ein Sprachtestergebnis mit Hörgeräten. Dementsprechend arbeiten Hörgeräteakustiker im Rahmen der Hörgeräteversorgung zunehmend mit Fragebögen, um ein *Kundenprofil* für den unversorgten Zustand zu erstellen, mit dem Ziel, die Defizite individuell auszugleichen. Ebenso werden beim Akustiker Fragebögen zur Erfassung des Hörgerätenutzens, der Zufriedenheit mit den Hörgeräten und eventuell der Lebensqualität vielfach eingesetzt (s. Kap. 2.4.6). Bei HNO-Fachärzten haben Fragebögen in diesem Kontext noch keine nennenswerte Verbreitung gefunden, da deren Einsatz noch nicht verpflichtend vorschrieben ist.

## 2.1.4 Schlüsselfaktoren für den Erfolg von Hörgeräteversorgungen

Unter den Schlüsselfaktoren für den Erfolg von Hörgeräteversorgungen nimmt der Faktor „bestmögliche Versorgung entsprechend dem aktuellen Stand der Technik" einen hohen Stellenwert ein. Da dieser Themenkomplex Gegenstand der nachfolgenden Abschnitte ist, soll er an dieser Stelle nicht weiter vertieft werden.

Dass die *technische Versorgungsqualität* jedoch nicht unbedingt den ersten Rang unter den Einflussfaktoren einnehmen muss, belegen zahlreiche Beispiele aus der täglichen Praxis, in denen technisch bestmöglich versorgt wurde, der persönliche Nutzen der Hörgeräte und damit der Versorgungserfolg aber enttäuschend gering ist. Gründe für derartige Fehlschläge finden sich zum Beispiel in der mangelnden Akzeptanz der Hörstörung und der fehlenden Einsicht in die Notwendigkeit der Hörgeräteversorgung (Pelz 2007). Dieser Akzeptanzmangel ist besonders häufig bei Hörgerätekandidaten anzutreffen, die vor der Erstversorgung stehen. Dabei kann die Haltung des sozialen Umfelds, also von Partner, Familie, Freundeskreis und Arbeitskollegen, positive wie auch negative Auswirkungen auf die Grundeinstellung haben.

Wenn beim Betroffenen und dessen Umfeld keine positive Grundeinstellung zur Hörgeräteversorgung erkennbar ist, bedarf es eingehender *individueller Beratung* durch HNO-Arzt und Hörgeräteakustiker, bevor ein Einstieg in den Versorgungsprozess sinnvoll ist. Denn wenn in diesem Punkt ein Umdenken nicht erreicht werden kann, ist der Misserfolg mit Hörgeräten fast zwangsläufig vorgezeichnet. Die Beratung im Vorfeld der Versorgung muss auch zum Ziel haben, beim Hörgerätekandidaten eine realistische Erwartungshaltung bezüglich des Hörgerätenutzens zu erzeugen. Zu hohe Erwartungen sind für den Erfolg einer Hörgeräteversorgung ebenso abträglich wie abwertende Äußerungen.

Ein weiterer Schlüssel zum Erfolg einer Hörgeräteversorgung ist ein möglichst *frühzeitiger Versorgungszeitpunkt*. Je länger mit der Hörgeräteversorgung gewartet wird, umso schwieriger gestaltet sich der Angewöhnungsprozess mit den Hörgeräten. Zum einen weil sich die Hörwahrnehmung kontinuierlich wegentwickelt vom normalen Hören und weil mit zunehmendem Alter das Erlernen des neuen Hörens und Verstehens tendenziell schwieriger wird. Dabei ist es wichtig, bei gegebener Indikation bilateral zu versorgen, da eine sequenzielle Versorgung beider Ohren oft zu Misserfolgen führt. Das gilt insbesondere für beginnende Hörstörungen, die die Indikationsgrenze gerade überschritten haben, da in diesen Fällen die Hörprobleme wie schlechtes Verstehen bei Nebengeräuschen oder mehreren Gesprächspartnern nur mit binauralem Hören gemeistert werden können. Dagegen empfinden Personen mit beginnenden Hörproblemen in Situationen, in denen auch eine Monauralversorgung nützlich ist (nämlich in ruhigen Umgebungen), noch keine Kommunikationsprobleme und benötigen dort eigentlich keine Hörhilfe.

Schließlich ist eine *regelmäßige Trageweise* der Hörgeräte ein wichtiger Erfolgsfaktor. So sollten HNO-Arzt und Hörgeräteakustiker darauf hinwirken, dass die Hörgeräte nach einer angemessenen Gewöhnungsphase regelmäßig, am besten ganztags getragen werden. Dies muss bei Hörgeräteträgern mit hochgradigem Hörverlust meist nicht besonders motiviert werden, da diese Personen auf die Verstärkungswirkung der Hörgeräte sehr stark angewiesen sind. Wichtiger ist die Motivation zum regelmäßigen Tragen bei Kandidaten mit beginnenden und mittelgradigen Hörstörungen, die nicht selten dazu neigen, die Hörgeräte oder evtl. eines von 2 Geräten gelegentlich wegzulassen. Auch bei Spezialversorgungen, wie z. B. CROS- und BICROS-Versorgungen, ist eine regelmäßige Trageweise dringend anzuraten, um ständig wechselnde Höreindrücke zu vermeiden, die für den Diskriminationsprozess kontraproduktiv sind.

## Zusammenfassung

Die Hörgeräteversorgung erfolgt im deutschsprachigen Raum in der Regel im dualen Versorgungsmodell, bei dem die Indikationsstellung und die Abschlussuntersuchung mit Hörgeräten in Händen des HNO-Facharztes liegt und der Hörgeräteakustiker für die Hörgeräteanpassung und die hörgerätetechnische Nachbetreuung zuständig ist. Der Ablauf der kassenärztlichen Hörgeräteversorgung ist in den sog. Hilfsmittel-Richtlinien geregelt. Die Indikationskriterien für die Verordnung von Hörgeräten stützen sich in erster Line auf die audiometrischen Befunde, aber auch auf den persönlichen Anspruch des Hörgerätenutzers an sein Kommunikationsvermögen. Entsprechend den Hilfsmittel-Richtlinien muss der tonaudiometrische Hörverlust auf dem besseren Ohr mindestens 30 dB in mindestens einer der Prüffrequenzen zwischen 500 und 3000 Hz betragen und die Verstehensquote für einsilbige Wörter darf auf dem besseren Ohr bei 65 dB nicht größer als 80 % sein. Bei einseitiger Schwerhörigkeit und bei der Hörgeräteversorgung von Kindern sind besondere Regelungen zu beachten. Zentrale Aufgabe einer Hörgeräteversorgung ist die bestmögliche Wiederherstellung der Kommunikationsfähigkeit des Nutzers entsprechend dem aktuellen Stand der Hörgeräte- und Anpasstechnik. Aus signaltheoretischer Perspektive sollte das ideale Hörgerät eine Verarbeitungsstrategie bieten, die die Parameter des pathologischen Gehörs in allen Punkten kompensiert bzw. ausgefallene Funktionen ersetzt. In diesem Sinne gleichen heute verfügbare Hörgeräte den Intensitäts- und Dynamikverlust einer Hörstörung aus, indem das Eingangssignal frequenzspezifisch verstärkt und in seiner Dynamik an den Restdynamikbereich des Hörgeräteträgers angepasst wird. Verarbeitungsstrategien zur Kompensation anderer Fehlfunktionen sowie zum Ersatz auditorischer Funktionen sind derzeit Gegenstand der Forschung. Neben dem aktuellen Entwicklungsstand der Hörgerätetechnologie und der Anpasstechnik sind weitere Schlüsselfaktoren, wie z. B. positive Grundeinstellung zur Hörgeräteversorgung, realistische Erwartungshaltung, frühzeitiger Versorgungszeitpunkt und regelmäßige Trageweise, entscheidend für den Versorgungserfolg.

## 2.2 Hörgerätetechnik

### 2.2.1 Historische Entwicklung

Die älteste Hörhilfe dürfte wohl die fächerförmig ans Ohr gehaltene Hand sein, mit der man sich eine Verstärkungswirkung von 10–15 dB im Frequenzbereich unterhalb 2 kHz verschaffen kann (de Boer 1984). Zahlreiche Hinweise darauf finden sich bereits in sehr alten Literaturquellen (Hüls 1999). Trotz der bescheidenen Wirkung ist davon auszugehen, dass diese Form der Hörhilfe auch heute noch am häufigsten verwendet wird. Die Gründe dafür sind sicherlich vielschichtig, doch dürfte die Stigmatisierung von Hörgeräten einer der wichtigsten sein (Pelz 2007).

Ferner weiß man, dass Menschen schon sehr früh Tierhörner als *Hörtrichter* verwendet und deren schallfokussierende Wirkung sowie deren Resonanzeigenschaften ausgenutzt haben, um lauter zu hören und besser kommunizieren zu können. Spätestens ab dem ausgehenden Mittelalter wurde mit mechanischen Hörhilfen experimentiert, die zum Teil kuriose Formen annahmen. Mit Hörrohren, Hörnern, Hörschläuchen, Hörfächern und anderen passiven Hörhilfen konnten Verstärkungen von 20–30 dB unterhalb 2 kHz erzielt werden. Deren Verstärkungswirkung beruht in erster Linie auf der Querschnittsreduktion, wobei ein niedriger Schalldruck auf großer Fläche zu einem hohen Schalldruck auf kleiner Fläche transformiert wird. Der Verstärkung durch Querschnittsverkleinerung überlagern sich Resonanzüberhöhungen (s. Kap. 2.2.3), die durch Längsresonanzen erzeugt werden und für eine resonanzbehaftete Wiedergabe verantwortlich sind. Diese Resonanzen führen in Verbindung mit langen Nachhallzeiten subjektiv zu einem unnatürlichen Klangeindruck. Insbesondere bleibt der Frequenzbereich um 2–4 kHz, der für das Konsonantenverstehen und damit die Sprachverständlichkeit von besonderer Bedeutung ist, weitgehend unverstärkt.

Zur Verstärkungswirkung kommt eine Verbesserung des Signal-Rauschabstands durch die Nahaufsprache hinzu, da die Gesprächspartner dazu neigen oder aufgefordert werden, ins Hörrohr zu sprechen. Als der wohl bekannteste Nutzer von Hörrohren und anderen passiven Hörhilfen gilt der Komponist Ludwig van Beethoven (McCabe 2004), der eine umfangreiche Sammlung unterschiedlichster Konstruktionen besessen hat. Einige dieser Hörrohre sind in der Zeit von 1812–1814 von Johann Nepomuk Mälzel, dem Erfinder des Metronoms, speziell für van Beethoven konstruiert worden.

Dem Erfindungsreichtum auf diesem Sektor waren keine Grenzen gesetzt (Sarli et al. 2003). Zum Beispiel hat sich König Goa VI. von Portugal 1819 von der Londoner Firma F. C. Rein & Sons einen Hörthron fertigen lassen, der über Schallaufnahmeöffnungen in den Lehnen verfügte und bei dem die Schallwiedergabe über einen Schlauch erfolgte, der in Kopfhöhe aus der Rückenlehne herausgeführt war. Ähnliche Konstruktionen sind bereits aus dem 18. Jahrhundert überliefert. In Vasen und Spazierstöcken verborgene Hörhilfen aus jener Zeit lassen erahnen, dass man schon damals bemüht war, die Benutzung einer Hörhilfe möglichst *diskret* zu gestalten. Vor diesem Hintergrund scheint es erstaunlich, dass man in dieser Phase bereits Doppelhörrohre zur Unterstützung des binauralen Hörens geschaffen hat. Offenbar hatte man den Nutzen des Binauralgehörs schon sehr früh erkannt.

Die Historie elektrischer Hörgeräten ist eng verknüpft mit der Entwicklung der Telefonie. So wurden die ersten elektrisch verstärkenden Hörgeräte gegen Ende des 19. Jahrhunderts entwickelt und in Umlauf gebracht. Ein Exemplar dieser Art soll von der englischen Königin Alexandra anlässlich ihrer Krönungszeremonie 1901 verwendet worden sein. Diese Geräte waren mit Kohlemikrofonen ausgestattet, deren Ausgang einem magnetischen Schallwandler direkt zugeführt wurde. Die Vertreter der ersten Generation wogen mehrere Kilogramm und waren somit lediglich für den stationären Gebrauch bestimmt, doch boten sie gegenüber den vorelektronischen Hörhilfen den Vorzug höherer Verstärkung und der Verstärkungsregelung.

Nach 1920 fanden *Elektronenröhren* Eingang in die Hörgerätetechnologie, sodass in den 1930er Jahren erste Taschengeräte gefertigt werden konnten. Auch die folgenden Entwicklungszyklen waren von der jeweils verfügbaren Verstärker- und Wandlertechnologie bestimmt. So folgten auf die Röhrenverstärker die Transistortechnologie und schließlich mit integrierten Schaltkreisen bestückte Hörgeräte. Verbunden mit dieser Entwicklung

## 2 Versorgung mit Hörgeräten

war eine kontinuierliche Miniaturisierung der Geräte und damit die Realisierung neuer Bauformen (HdO-, Koncha- und Gehörgangshörgeräte, s. Kap. 2.2.3) bei stetig wachsendem Leistungsumfang (Vonlanthen 1995). Nachdem 1988 erstmals kommerzielle Hörgeräte mit digitaler Programmierung auf den Markt kamen, stellt die Markteinführung von Hörgeräten mit digitaler Signalverarbeitung im Jahr 1996 vorläufig den letzten Meilenstein dieser Entwicklung dar (Schaub 2005).

Vertiefte Darstellungen der geschichtlichen Entwicklung der Hörgerätetechnik sowie Abbildungen historischer Hörgeräte findet man in Übersichtsbeiträgen und Fachbüchern (Vonlanthen 1995, Hüls 1999, Mudry u. Dodele 2000, Dillon 2001) sowie in den virtuellen Hörgerätemuseen im Internet, die zum Teil sogar eine dreidimensionale Betrachtung der Hörhilfen erlauben.

### 2.2.2 Signalverarbeitung in Hörgeräten

#### Funktionsprinzip

Heutige Hörgeräte funktionieren grundsätzlich auf der Basis digitaler Signalverarbeitung (s. Kap. 1.3). Digitalhörgeräte hatten 2007 in Deutschland einen Marktanteil von über 90%, sodass die langjährige Diskussion zur Frage Digital- versus Analoghörgeräte gegenstandslos geworden ist. Mithilfe der *Digitaltechnik* können Hörgeräte mit einem sehr weitreichenden Funktionsumfang ausgestattet werden, wobei das grundlegende Funktionsprinzip von Digitalhörgeräten leicht verständlich ist. Es basiert auf den in Abb. **2.3** schematisch dargestellten Komponenten:

- Schallempfänger
- Verstärker
- Analog/Digital-Wandler
- digitaler Signalprozessor
- Digital/Analog-Wandler
- Nachverstärker
- Schallsender

Im Regelbetrieb handelt es sich beim Schallempfänger um ein *Mikrofon*, das den Schall am Hörgeräteeingang aufnimmt und für die weitere Verarbeitung in eine elektrische Wechselspannung umwandelt. Neben dem Mikrofon sind zahlreiche Hörgeräte zusätzlich mit einem Empfänger für den induktiven Betrieb (Induktionsspule, Telefonspule) ausgestattet, um optional auch elektromagnetische Wellen aufnehmen zu können, die z.B. von Induktionsschleifen oder Telefonhörern abgestrahlt werden. Über eine weitere Möglichkeit der Signaleinspeisung verfügen Hörgeräte, die mit *Audioeingang* ausgestattet sind. Bei diesen Geräten kann zum Anschluss externer Schallquellen wie Klassenverstärkeranlagen, Funkanlagen, Radio- oder Fernsehgeräte, CD- oder MP3-Player sowie andere Zusatzeinrichtungen (s. Kap. 2.2.5) das Eingangssignal direkt als elektrische Spannung über den Audioeingang ins Hörgerät eingekoppelt wer-

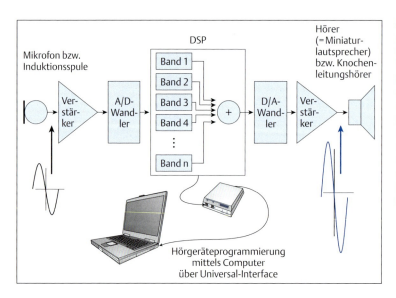

Abb. 2.3 **Funktionsdiagramm eines n-kanaligen Hörgeräts mit digitaler Signalverarbeitung.** Das Hörgerät besteht aus den Komponenten Schallempfänger (Mikrofon bzw. Induktionsspule), digitaler Signalprozessor (DSP), A/D-Wandler, Signalprozessor, D/A-Wandler, Nachverstärker und Schallsender (Hörer bzw. Knochenleitungshörer).

den. Insbesondere für die Versorgung schwerhöriger Kinder hat sich der Audioeingang als unverzichtbar erwiesen, wohingegen er bei der Versorgung Erwachsener bisher nur begrenzte Bedeutung erlangt hat.

Das Mikrofon (bzw. die Induktionsspule oder der Audioeingang) liefert das *elektrische Eingangssignal,* das in den nächsten Schritten verstärkt und mittels A/D-Wandler für die weitere Verarbeitung digitalisiert wird. Dazu wird der Verlauf der elektrischen Spannung in kurzen Zeitabständen abgetastet und in eine Zahlenfolge konvertiert, um im Signalprozessor verarbeitet werden zu können. Bei dieser Umwandlung wird das kontinuierliche Eingangssignal in ein zeitdiskretes Signal transformiert (s. Kap. 1.3). Danach wird das Digitalsignal im Signalprozessor entsprechend den Bedürfnissen des Nutzers bearbeitet, d. h. verstärkt, komprimiert, gefiltert oder in anderer Weise modifiziert, wobei auch bei Digitalhörgeräten die Verstärkungsfunktion im Vordergrund steht. Angesichts der Vielzahl von innenohrschwerhörigen Hörgerätekandidaten mit Recruitment sind in der Regel *nichtlineare Verstärkungssysteme* angezeigt, bei denen das erforderliche frequenzabhängige Verstärkungs- und Kompressionsverhalten durch Aufteilung des Eingangssignals in mehrere Frequenzbänder verwirklicht wird.

Um Übernahmeverzerrungen durch Interaktion benachbarter Kompressionskanäle in Grenzen zu halten, wird die Zahl der Kompressionskanäle meist niedriger gewählt als die Zahl der Bänder für die frequenzspezifische Verstärkungsanpassung (Equalizer-Funktion), indem jeweils mehrere benachbarte Frequenzbänder zu je einem *Kompressionskanal* zusammengefasst werden. Neben der Verstärkungs- und Kompressionsfunktion verfügen moderne Hörgeräte meist über zahlreiche weitere Signalverarbeitungsalgorithmen, wie z. B. Rückkopplungs- und Störschallunterdrückung, auf die an anderer Stelle separat eingegangen wird (s. Kap. 2.2.2 u. 3.3 und 3.4).

Nach der digitalen Verarbeitung wird das Signal mittels D/A-Wandler in ein analoges Signal, also eine elektrische Wechselspannung, umgesetzt und nachverstärkt, um den nachfolgenden *Wandler* zu betreiben. Bei Luftleitungshörgeräten übernimmt ein Hörer (Miniaturlautsprecher) die Funktion des Schallsenders, der das Ohr direkt oder über ein Ohrpassstück beschallt. Knochenleitungshörgeräte sind dagegen mit Körperschallgebern, sog. Knochenleitungshörern, ausgestattet, die eine vibratorische Anregung des Schädelknochens bewirken und damit Wanderwellen in der Kochlea direkt auslösen. Bei implantierbaren Hörhilfen können auch andere Wandlerprinzipe, wie z. B. piezoelektrische oder elektromagnetische Wandlersysteme, zum Einsatz kommen (s. Kap. 2.2.4).

Neben den beschriebenen Hauptkomponenten (Abb. 2.3) benötigen Hörgeräte eine *Energiezelle* (Batterie, Akkumulator) und, sofern es sich nicht um Automatikgeräte handelt, Bedienungselemente für den Hörgeräteträger (Ein-Ausschalter, Programmschalter, Verstärkungsregler). Bei den klassischen Hörgeräten mit analoger Signalverarbeitung erfolgte die Anpassung an die jeweilige Hörstörung über mechanische Steller oder Potenziometer, die mithilfe eines Schraubendrehers durch den Akustiker eingestellt wurden. Derartige Bedienelemente findet man an heutigen Hörgeräten nicht mehr. Lediglich für spezielle Anwendungen werden in Ausnahmefällen Digitalhörgeräte mit mechanischen Programmierstellern entwickelt.

Statt mechanischer Anpasssteller verfügen moderne Hörgeräte über eine Kabelanschlussmöglichkeit (Buchse, Adapter für Batteriefach) an das *Programmiersystem,* mit dem der Akustiker die Hörgerätewiedergabe an die Gehöreigenschaften des Nutzers individuell anpassen kann. Solche Programmiersysteme bestehen aus einem hörgerätespezifischen Interface und einem Personal Computer, auf dem die Anpassprogramme der Hörgerätehersteller installiert sind. Zusammen mit der Softwareplattform NOAH hat sich das kabelgebundene Interface vom Typ HI-PRO der Firma HIMSA (Hearing Instrument Manufacturer's Software Association) als de facto Industriestandard zur Programmierung von Hörgeräten durchgesetzt, der von allen Hörgeräteherstellern unterstützt wird. Neben der kabelgebunden Programmiermöglichkeit existieren auch funkbasierte Schnittstellen, nämlich das Universalinterface NOAHlink sowie herstellerspezifische Lösungen, die eine schnellere Programmierung und mehr Bewegungsfreiheit für den Hörgeräteträger beim Anpassprozess ermöglichen.

Mit dieser universellen Softwareplattform können Hörgeräte in Verbindung mit herstellerspezifischer Anpasssoftware programmiert und Messgeräte für die Hörgeräteanpassung gesteuert werden. Der Vorzug einer übergreifenden Softwareplattform besteht darin, dass alle anfallenden Audiometrie- und Anpassdaten in einer einzigen

## 2 Versorgung mit Hörgeräten

Datenbank gesammelt und verwaltet werden können. Einige Hersteller bieten parallel zur NOAH-Version oder ausschließlich Stand-alone-Versionen ihrer Anpassprogramme an. Anders als beim Programmierinterface gibt es bei den Programmierkabeln leider noch keinen Industriestandard.

### Verstärkungsstrategien

#### Lineare Verstärkung

Wie bereits ausgeführt (Abb. 2.2), besteht die primäre Aufgabe von Hörgeräten darin, den einfallenden Schall, insbesondere Sprache und andere relevante Schallereignisse, in den Restdynamikbereich des Hörgeräteträgers passend zu übertragen, sodass in etwa eine lautheitsgerechte Wahrnehmung erfolgen kann: Leise Eingangssignale sollen leise und laute Eingangssignale sollen laut gehört werden. Dazu ist eine individuelle Frequenz- und Dynamikanpassung erforderlich. Sofern die Restdynamik ausreichend breit ist, kann die Verstärkung linear erfolgen, d.h. unabhängig vom Eingangspegel liefert das Hörgerät frequenzspezifisch eine *einheitliche Verstärkung*. Da die Mehrzahl der Hörgerätekandidaten jedoch unter Innenohrschwerhörigkeit mit Recruitment leiden, d. h. unter einer eingeengten Restdynamik, bedarf es in der Regel nichtlinearer Verstärkungssysteme.

Abb. 2.4 gibt die Wirkung eines linear verstärkenden Hörgeräts anhand eines Audiogrammbeispiels in schematisierter Form wieder. Dazu ist das vereinfachte mittlere Langzeitspektrum von Sprache in Abb. 2.4 (links) in ein Tonschwellenaudiogramm in Relativdarstellung einzeichnen. Im rechten Teil der Abb. ist die Situation am Hörgeräteausgang dargestellt. Die gestrichelten Verbindungslinien kennzeichnen das Verstärkungsverhalten des Hörgeräts und zeigen für die Frequenz 1 kHz an, wie der Eingangsdynamikbereich (links) durch lineare Verstärkung 1:1 auf den Restdynamikbereich (rechts) des Hörgeräteträgers abgebildet wird.

Wie die parallel verlaufenden Verbindungslinien (gestrichelt) in Abb. 2.4 verdeutlichen, wird das mittlere Sprachspektrum am Hörgeräteeingang (grau) linear um einen konstanten Verstärkungsbetrag zu höheren Ausgangspegeln verschoben (blau). Da die Unbehaglichkeitsschwelle in diesem Fall etwa bei 115 dB liegt, muss der

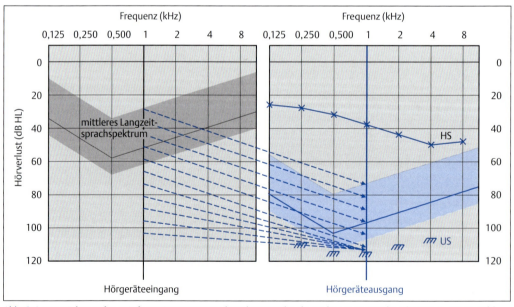

**Abb. 2.4 Verstärkung des mittleren Langzeitsprachspektrums durch ein linear verstärkendes Hörgerät im Bild des Tonaudiogramms.**
Links unverstärkt (grau unterlegt), rechts verstärkt (blau unterlegt). Bis zum Einsetzen der Ausgangspegelbegrenzung werden alle einfallenden Signale linear um ca. 45 dB verstärkt. In diesem Bereich verlaufen die gestrichelten Projektionslinien parallel, die das Verstärkungsverhalten bei 1000 Hz charakterisieren. Oberhalb dessen wird der Ausgangspegel in diesem Beispiel auf 115–120 dB begrenzt.

MPO des Hörgeräts so eingestellt werden, dass dieser Wert nicht überschritten wird. Um sämtliche Sprachanteile über die Hörschwelle anzuheben, ist hier eine *Grundverstärkung* von ca. 45 dB erforderlich. Dies bedeutet, dass alle Schallereignisse mit Eingangspegeln bis zu 70 dB linear verstärkt werden. Oberhalb dessen wird der Ausgangspegel auf 115 dB begrenzt. Dabei bleiben der Dynamikbereich der Sprache und die relative Lage des mittleren Sprachpegels innerhalb der Sprachdynamik ausgangsseitig erhalten.

Herkömmliche Begrenzungssysteme im Sinne eines Peak Clipping (Spitzenbeschneidung), die ohne zeitliche Verzögerung arbeiten, aber mit erheblichen Verzerrungen verbunden sind, findet man in heutigen Digitalhörgeräten nicht mehr. Vielmehr wird die Dynamikanpassung durch nichtlineare Verstärkung, also durch Kompressionssysteme erreicht, deren Wirkung durch endliche Ein- und Ausschwingzeiten gekennzeichnet ist. So werden bei nichtlinearer Verstärkung dauerhafte Verzerrungen vermieden, doch treten während des Regelvorgangs transiente Distorsionen auf, die zu einem Verlust von Sprachmerkmalen und damit zu einem schlechteren Sprachverstehen führen können. Deshalb basieren Anpassstrategien häufig auf der Grundvorstellung, große Teile des Eingangssignals so linear wie möglich zu verstärken und nur so viel Kompression wie nötig einzusetzen.

### Nichtlineare Verstärkung

Kompressionssysteme in Hörgeräten sind durch die in Tab. 2.1 aufgeführten Kompressionsparameter gekennzeichnet, die entsprechend der beabsichtigten Wirkung gewählt werden. So unterscheidet man zwischen Kompressionssystemen, deren Regelwirkung bei Erreichen eines vorgegebenen Schwellenpegels am Hörgeräteausgang bzw. am Hörgeräteeingang einsetzt. Weitere Unterscheidungsmerkmale sind Kompressionsschwelle, Kompressionsverhältnis sowie Ein- und Ausschwingzeiten. Dementsprechend ist eine Vielzahl von Kombinationen und Mischformen möglich, die allerdings nicht alle audiologisch sinnvoll sind. Tab. 2.1 gibt einen Überblick über die gängigen Kompressionsvarianten. Darüber hinaus werden in modernen Digitalhörgeräten zunehmend komplexere Formen von nichtlinearen Verstärkungsalgorithmen verwirklicht. Sie sind nicht immer eindeutig klassifizierbar, insbesondere wenn zusätzliche Signalverarbeitungsstrategien, wie z. B. Störschallunterdrückung (s. Kap. 2.2.2), parallel wirken.

Die AVC soll unter Verwendung langer Regelzeiten langsame Veränderungen des mittleren Eingangspegels ausgleichen und damit dem Benutzer das Nachregeln der Verstärkung am Potenziometer ersparen. Sie kann sowohl als $AGC_o$ wie auch als $AGC_i$ ausgeführt werden. Derartige *Regelschaltungen* kommen dann infrage, wenn auf einen manuellen Verstärkungsregler (Potenziometer) verzichtet werden soll oder wie bei CIC-Geräten ein Potenziometer nicht realisiert werden kann, da die Geräte tief im Gehörgang sitzen (s. Kap. 2.2.3).

Ferner kennt man Systeme zur *Kompressionsbegrenzung*, die ein Überschießen von Spitzenpegeln über die Unbehaglichkeitsschwelle verhindern sollen. Damit wird zwar keine dynamikgerechte Übertragung erreicht, aber der Sprachbereich wird möglichst komplett linear angehoben und erst oberhalb dessen setzt die Kompression ein. Wegen des gewünschten Begrenzungscharakters sind die Regelzeiten kurz und das Kompressionsverhältnis hoch. Da der Kompressionsschwellenpegel, also der Einsatzpunkt der Kompressionsbegrenzung, von der Verstärkungseinstellung unabhängig sein soll, bietet sich der Ausgangsschalldruckpegel als Regelkriterium an ($AGC_o$).

Tab. 2.1 Klassifikation von Kompressionssystemen.

| | AVC | Kompressionsbegrenzung | Silbenkompression |
|---|---|---|---|
| Art der Regelung | $AGC_o$ oder $AGC_i$ | $AGC_o$ | $AGC_i$ |
| Kompressionsschwelle (Kompressionsschwellenpegel) | niedrig | hoch | niedrig |
| Kompressionsverhältnis | niedrig | hoch | niedrig |
| Ein- und Ausschwingzeiten | lang | kurz | sehr kurz |

## 2 Versorgung mit Hörgeräten

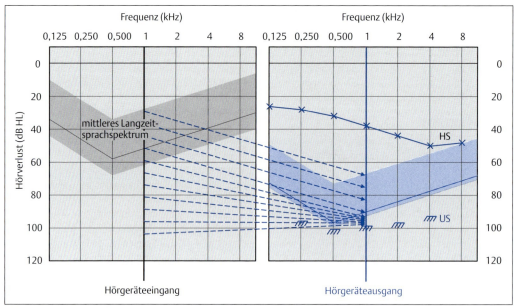

**Abb. 2.5 Verstärkung des mittleren Langzeitsprachspektrums durch ein Hörgerät mit Kompressionsbegrenzung im Bild des Tonaudiogramms.**
Links unverstärkt (grau unterlegt), rechts verstärkt (blau unterlegt). Im unteren Dynamikbereich werden alle Eingangspegel mit einer Verstärkung von ca. 40 dB linear verstärkt, oberhalb des Schwellenpegels tritt eine Kompression des Ausgangsschalldruckpegels ein. Damit wird der größte Teil der Sprachdynamik linear verstärkt. Nur die intensitätsreichsten Sprachkomponenten erfahren eine Kompression, um ein Überschreiten der Unbehaglichkeitsschwelle zu vermeiden.

In Abb. 2.5 ist die Wirkung einer Kompressionsbegrenzung dargestellt. Gegenüber Abb. 2.4 wird in diesem Beispiel bei gleicher Hörschwelle eine stärker eingeengte Restdynamik angenommen, d. h. eine Verschiebung der Unbehaglichkeitsschwelle zu niedrigeren Pegeln. Abb. 2.5 zeigt, dass im unteren Dynamikbereich alle Eingangspegel mit einer Verstärkung von ca. 40 dB linear verstärkt werden und oberhalb des Schwellenpegels eine Kompression des Ausgangsschalldruckpegels eintritt. Damit wird der größte Teil der Sprachdynamik linear verstärkt. Lediglich die intensitätsreichsten Sprachkomponenten erfahren eine Kompression, sodass ein Überschreiten der Unbehaglichkeitsschwelle vermieden wird. Dadurch verlagert sich der mittlere Sprachpegel ausgangsseitig an den oberen Rand (pegelbezogen) der Sprachdynamik.

Anders als AVC oder Kompressionsbegrenzung soll eine *Silbenkompression* die Gesamtdynamik von fließender Sprache, d. h. von schnell aufeinander folgenden zeitlichen Veränderungen unter Erhaltung von Sprachmodulation und Pausen, an die Restdynamik des krankhaften Gehörs anpassen.

Dazu müssen 2 Kriterien erfüllt sein: Zum einen müssen sehr kurze Regelzeiten vorgesehen werden, um die Modulation von Sprachsignalen zu erhalten, und zum anderen soll die gesamte Sprachdynamik komprimiert werden. Deshalb werden Silbenkompressoren meist als $AGC_i$ mit niedriger Kompressionsschwelle realisiert, was einer WDRC (*wide dynamic range compression*) entspricht.

In Abb. 2.6 ist die Wirkung eines Silbenkompressors auf das langzeitliche Sprachspektrum exemplarisch dargestellt. Anders als bei der Kompressionsbegrenzung, bei der lediglich im oberen Dynamikbereich eine Kompressionswirkung einsetzt, wird hier die gesamte Sprachdynamik mit einem geringeren Kompressionsverhältnis komprimiert. Dadurch wird die Dynamik des Sprachspektrums am Hörgeräteausgang (blau) stärker zusammengedrängt, als das bei der Kompressionsbegrenzung der Fall ist. Dabei bleibt die relative Lage des mittleren Sprachpegels innerhalb der Sprachdynamik am Hörgeräteausgang erhalten. So kann eine dynamikgerechte Verstärkung erreicht werden, die allerdings mit der Wahrneh-

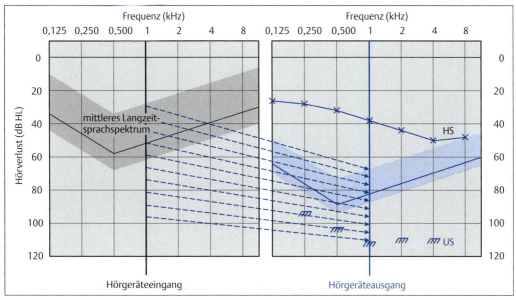

**Abb. 2.6** Verstärkung des mittleren Langzeitsprachspektrums durch ein Hörgerät mit niedriger Kompressionsschwelle im Bild des Tonaudiogramms.
Links unverstärkt (grau unterlegt), rechts verstärkt (blau unterlegt). Alle einfallenden Signale werden in diesem Beispiel mit einem geringen Kompressionsverhältnis komprimiert. Anders als in den Beispielen zuvor existiert kein linearer Verstärkungsbereich, sodass kein fester Grundverstärkungswert angegeben werden kann. Die gestrichelten Projektionslinien, die das Verstärkungsverhalten bei 1000 Hz charakterisieren, verlaufen im gesamten Dynamikbereich fächerförmig.

mung von Regelverzerrungen verbunden sein kann. In realen Fällen wird man in Ergänzung dazu den oberen Dynamikbereich im Sinne einer Kompressionsbegrenzung (Abb. 2.5) abbilden.

Im Falle von stark frequenzabhängigen Hörstörungen, verbunden mit frequenzspezifisch eingeengtem Restdynamikbereich, gelingt es mit einkanaligen, frequenzunabhängigen Kompressionssystemen nicht, Sprache adäquat in den Restdynamikbereich zu übertragen. In diesem für Hörgeräteversorgungen typischen Fall sind *mehrkanalige Verstärkungs- und Kompressionssysteme* notwendig. Wie in Abb. 2.3 veranschaulicht, zerlegen Digitalhörgeräte das Eingangssignal grundsätzlich in mehrere Frequenzbänder, sodass frequenzspezifische Verstärkung und Kompression realisiert werden und deren Parameter individuell an das jeweilige Gehör angepasst werden können. In Abb. 2.7 ist eine derartige frequenzabhängige Verstärkungs- und Kompressionswirkung für ein 20-kanaliges System dargestellt, mit dem das Sprachsignal komplett und dynamikgerecht in den Restdynamikbereich verlagert werden kann, ohne die Unbehaglichkeitsschwelle zu überschreiten. Auswahl und Einstellung der Hörgeräte obliegen grundsätzlich dem Hörgeräteakustiker. Doch muss sich der verordnende HNO-Facharzt ein Grundverständnis der hier dargelegten Zusammenhänge aneignen, um die in den Hilfsmittel-Richtlinien vorgesehene HNO-ärztliche Begründung für mehrkanalige Hörgeräte liefern zu können (Hilfsmittel-Richtlinie, Abschnitt 64.4).

## Messparameter für die Charakterisierung von Hörgeräteeigenschaften

Die in Tab. 2.1 aufgeführten Kompressionsparameter (Kompressionsschwelle, Kompressionsverhältnis, Ein- und Ausschwingzeit) werden entsprechend den einschlägigen IEC-Normen mit statischen Signalen bestimmt und klassifiziert. Bei Untersuchung nichtlinearer Hörgeräte zeigt sich, insbesondere, wenn neben der Kompression zusätzliche Signalverarbeitungsalgorithmen aktiv sind, dass die Normung mit der aktuellen Hörgeräteentwicklung nicht Schritt gehalten hat. So sind die IEC-Normen zwar geeignet, lineare Verstärkungssysteme adäquat zu beschreiben, nicht aber für die Charakterisierung von komplexen Hörsyste-

## 2 Versorgung mit Hörgeräten

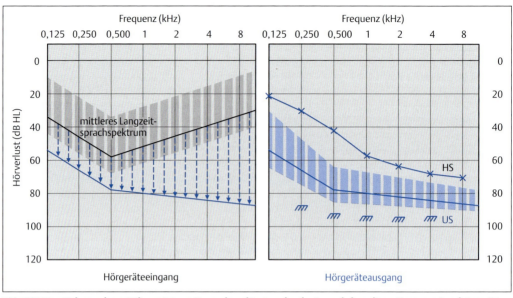

**Abb. 2.7 Verstärkung des mittleren Langzeitsprachspektrums durch ein mehrkanaliges Kompressionshörgerät mit 20 Frequenzbändern im Bild des Tonaudiogramms.**
Links unverstärkt (grau unterlegt), rechts verstärkt (blau unterlegt). Durch geeignete Einstellung der Verstärkung in den einzelnen Frequenzbändern und der Kompressionswirkung in den Kompressionskanälen wird das Sprachspektrum lautheitsgerecht in den individuellen Restdynamikbereich zwischen Hörschwelle und Unbehaglichkeitsschwelle abgebildet.

men, die mit realen, modulierten Signalen beschallt werden.

Laut DIN EN 60118-2 ist der *Schwellenpegel* der Kompression derjenige Pegel, der eine Verstärkungsminderung von 2 ± 0,5 dB gegenüber der linearen Verstärkung hervorruft. Das statische Kompressionsverhältnis ist für stationäre Signale nach DIN EN 60118-2 als der Quotient aus Eingangsschalldruckpegel-Differenz und der entsprechenden Ausgangsschalldruckpegel-Differenz definiert. Bei der Beschallung eines Hörgeräts mit typischen Eingangssignalen, wie z. B. Sprache oder Musik, ist die tatsächliche Kompressionswirkung deutlich geringer, als es durch das statische Kompressionsverhältnis vermittelt wird.

Das für reale Signale (Sprache ohne/mit Störschall) relevante, *effektive Kompressionsverhältnis* kann z. B. bestimmt werden, indem die Kurzzeit-RMS-Pegel aufeinander folgender Segmente am Hörgeräteausgang zu den Kurzzeit-RMS-Pegeln am Hörgeräteeingang in Bezug gesetzt werden. Das effektive Kompressionsverhältnis, das kleiner ausfällt als der statische Wert, ergibt sich als der Kehrwert der Steigung der Regressionsgeraden im Eingangs-Ausgangs-Diagramm

(Elberling u. Naylor 1996, Holube et al. 2005). Für derartige Messungen wurde das ISTS entwickelt, das aus kurzen Sprachsegmenten 6 verschiedener Sprachen in zufälliger Reihenfolge zusammengesetzt ist (Holube et al. 2007). Deshalb verfügt das ISTS über die typischen Eigenschaften natürlicher Sprache, ohne verwertbare Sprachinformation zu enthalten und kann damit auch für andere objektive und subjektive Verfahren der Hörgeräteverifikation und -validierung international verwendet werden. Alternativ ergibt sich das effektive Kompressionsverhältnis als Funktion der Frequenz auch aus dem Kehrwert der Modulationstransferfunktion (Holube et al. 2005). Mithilfe der Modulationstransferfunktion kann auch die Wirkung von Störschallunterdrückungssystemen quantifiziert und bewertet werden.

Die Messung der *Regelzeiten* (Ein- und Ausschwingzeit) erfolgt laut Norm mithilfe eines Eingangssignals, das einen plötzlichen Pegelsprung (Anstieg bzw. Abfall) aufweist. So ist nach DIN EN 60118-2 die Einschwingzeit das Zeitintervall zwischen dem Zeitpunkt, zu dem der Eingangspegel plötzlich um eine festgelegte Pegelstufe (z. B.

von 55 auf 80 dB SPL) erhöht wird, und dem Zeitpunkt, zu dem sich der Ausgangsschalldruckpegel des Hörgeräts dem erhöhten Pegel im eingeregelten Zustand bis auf ± 2 dB angenähert hat. Die Ausschwingzeit ist analog dazu für einen plötzlichen Abfall des Eingangspegels (z. B. von 80 auf 55 dB SPL) definiert.

## Komplexe Formen der Signalverarbeitung

### Rückkopplungsunterdrückung

Neben der Möglichkeit der differenzierten Frequenz- und Dynamikanpassung bieten aktuelle Hörgeräte zusätzliche Funktions- und Ausstattungsmerkmale, die auf komplexer Signalverarbeitung beruhen. In diesem Segment der digitalen Signalverarbeitung konnten bei der Bekämpfung akustischer Rückkopplungen signifikante Fortschritte erzielt werden. Unliebsames *Rückkopplungspfeifen*, verbunden mit der Notwendigkeit, den Gehörgang weitgehend verschließen zu müssen, stellt seit dem Beginn der Ära elektrisch verstärkender Hörgeräte ein erhebliches Problem für die Hörgerätenutzer dar. Dem begegnete man zunächst durch eine Reduzierung der Verstärkung in dem Frequenzbereich, in dem die Rückkopplung auftritt. Inzwischen haben sich Verfahren etabliert, die auf einer Auslöschung der Rückkopplung durch *Addition eines gegenphasigen Signals* beruhen (s. Kap. 3.3). Durch die Adaptivität passt sich das System eventuellen Änderungen des Rückkopplungspfads ständig an, sodass man mit heutiger Technik eine deutlich höhere Verstärkung rückkopplungsfrei erreichen und im täglichen Gebrauch nutzen kann, was der offenen Versorgung in den letzten Jahren zum Durchbruch (s. Kap. 2.2.3) verholfen hat.

### Störschallunterdrückung

Ein anderes, häufig auftretendes Problem von großer praktischer Bedeutung ist das eingeschränkte Sprachverstehen im Störgeräusch oder bei mehreren Gesprächspartnern. Diesem Problem kann mit modernen *Signalverarbeitungsalgorithmen* entgegen gewirkt werden (s. Kap. 3.4). Der heute gängigste Lösungsansatz beruht auf der Annahme, dass es sich beim Nutzsignal um Sprache handelt und das Nutzsignal damit durch eine sprachtypische Modulation im Frequenzbereich unterhalb 20 Hz gekennzeichnet ist. Wie Abb. 2.8 zeigt, nutzt man zur Detektion und Reduktion des Störschalls die Aufteilung des Eingangssignals in n (bis zu 20 oder auch mehr) Frequenzbänder, in denen jeweils eine Modulationsanalyse vorgenommen wird. Findet das System in einem Band eine ausgeprägte sprachtypische Modulation (im Beispiel der Abb. 2.8 in den Bändern 3 bis n), ist davon auszugehen, dass in diesem Frequenzband Sprachanteile in erheblichem Maße auftreten, die erhalten werden sollen. Dementsprechend erfolgt in

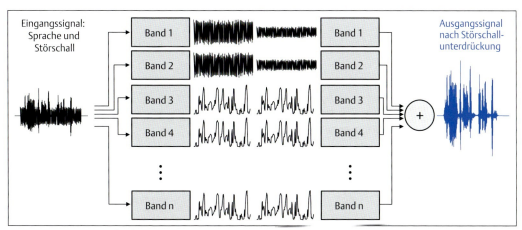

**Abb. 2.8** Funktionsprinzip eines Hörgeräts mit adaptiver Störschallunterdrückung. In den einzelnen Frequenzbändern wird jeweils eine Modulationsanalyse vorgenommen. Frequenzbänder, in denen keine sprachtypischen Modulationen auftreten, werden als Störschall interpretiert und abgeschwächt. Dagegen werden Bänder, die Sprachinformation enthalten, relativ dazu verstärkt. Nachfolgend werden die so bearbeiteten Teilsignale wieder zusammengeführt und es kommt zu einer Verbesserung des Signal-Rauschabstands.

diesem Band keine Abschwächung des Teilbandsignals. In den Bändern, in denen dagegen keine oder keine wesentliche sprachtypische Modulation auftritt (im Beispiel der Abb. 2.8 in den Bändern 1 und 2), wird abhängig vom Modulationsgrad eine Abschwächung des Teilbandsignals vorgenommen: Unmodulierte Signale werden stark abgeschwächt, gering modulierte Signale werden moderat gedämpft. Schließlich werden die so bearbeiteten Teilsignale wieder zusammengeführt und dem Hörgeräteträger präsentiert.

Wenn in den einzelnen Frequenzbändern entweder überwiegend Sprachanteile oder Störschall auftreten, funktioniert diese Form der Störschallunterdrückung gut, wie man aus dem Vergleich des visualisierten Eingangs- und Ausgangssignals in Abb. 2.8 intuitiv entnehmen kann. Liegt dagegen, wie es in realen Störschallsituationen häufig der Fall ist, eine weitgehende *spektrale Überlappung* von Nutz- und Störschall vor, so kann diese Form der Störschallunterdrückung lediglich begrenzte Wirkung entfalten. Denn in den Frequenzbändern des Überlappungsbereichs liegt ein ähnlicher Modulationsgrad vor, weshalb alle relevanten Bänder in gleichem Umfang abgeschwächt werden, und somit können diese Bänder nicht zur Verbesserung des Signal-Störschall-Abstands beitragen.

Als eine spezielle Form der Störschallunterdrückung kann die *Ausschaltung von Windgeräuschen* aufgefasst werden. Je nach Lage und Ausrichtung der Mikrofone kann das Problem durch mechanische Windabweiser oder Abdeckungen gelöst werden (Grenner et al. 2000), die der Entstehung von Turbulenzen am Mikrofonport entgegenwirken. Flankierend dazu werden zunehmend Signalverarbeitungsstrategien zur Suppression von Windgeräuschen eingesetzt, die auf sehr unterschiedlichen Algorithmen beruhen können. Auch haben Verarbeitungsstrategien zur Ausschaltung von Artefakten beim Auftreten impulshaltiger Schalle wie Geschirrklappern und Klick-Geräusche Eingang in verschiedene Hörgerätetypen gefunden. Störgeräusche und Artefakte bei der Nutzung von Mobiltelefonen stellen für aktuelle Hörgeräte, die gegen elektromagnetische Felder ausreichend abgeschirmt sind, keine Probleme mehr dar.

## Richtmikrofone

In Bezug auf Störschallsituationen, bei denen der Nutzschall grundsätzlich von vorn einfällt (also der typischen Situation zweier Gesprächspartner im Stimmengewirr oder in anderen diffusen Störschallsituationen), kann mit modernen Richtmikrofonen eine signifikante Verbesserung des Sprachverstehens erreicht werden. Nun sind Richtmikrofone in Hörgeräten durchaus keine Erfindung der Digitalära, doch sind moderne Richtmikrofone weit wirkungsvoller als die klassischen Richtmikrofone in früheren Hörgerätegenerationen (s. Kap. 3.4). Das Grundprinzip moderner Richtmikrofonhörgeräte basiert auf dem Zusammenwirken zweier oder mehrerer Mikrofone (Abb. 2.10), die in ausreichendem Abstand in Vorn-Hinten-Richtung angeordnet sind. Dabei wird das Signal des hinteren Mikrofons in Abhängigkeit von der Schalllaufzeit (d. h. vom Abstand) zwischen den Mikrofonöffnungen zeitlich verzögert, sodass es bei der nachfolgenden Subtraktion der Mikrofonsignale zu einer *Auslöschung* des Schalls aus einer bestimmten Richtung kommt. Die richtungsabhängige Auslöschung von Störschallkomponenten funktioniert verständlicher Weise nur dann perfekt, wenn beide Mikrofone die gleiche Empfindlichkeit haben. Deshalb müssen die Mikrofone diesbezüglich gepaart und abgeglichen werden.

Für eine komplette Auslöschung des rückwärtigen Schalls wird das Ausgangssignal des hinteren Mikrofons exakt um die Laufzeit zwischen den Mikrofonöffnungen verzögert. In diesem Fall bleibt der Schall von vorn komplett erhalten und seitlicher Schall wird um 6 dB abgeschwächt (Schaub 2005). So ergibt sich insgesamt eine nierenförmige Richtcharakteristik (Cardioid), wie sie in Abb. 2.9 (unten Mitte) dargestellt ist. Soll Schall von schräg hinten maximal abgeschwächt werden, ist also eine Supercardioid- oder Hypercardioid-Charakteristik erwünscht, müssen geringere Verzögerungszeiten gewählt werden. Zur Auslöschung seitlichen Störschalls, der unter 90° einfällt (Abb. 2.9, oben rechts u. links), müssen die Mikrofonsignale unverzögert subtrahiert und weiter verarbeitet werden (Achter- oder Dipol-Charakteristik).

Typische Richtmikrofonsysteme verfügen über 2 Einzelmikrofone, die in der beschriebenen Weise zusammenwirken, doch kann die Richtwirkung durch *Mikrofon-Arrays*, bestehend aus 3 oder mehr zusammengeschalteten Mikrofonen, noch gesteigert werden (Soede et al. 1993, Luts et al. 2004). Folglich wurden auch HdO-Hörgeräte entwickelt, die mit 3-Mikrofon-Systemen ausgestattet sind. Da die Richtwirkung in starkem Maße vom Mikrofonabstand abhängt, können 4 und

Hörgerätetechnik

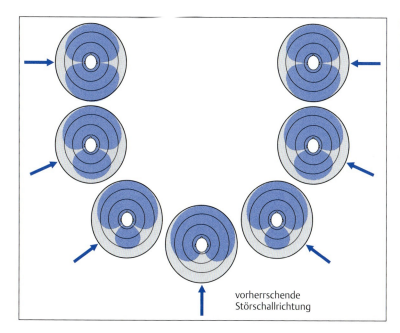

Abb. 2.9 **Prinzip eines Hörgeräts mit adaptiver Richtwirkung.** Durch geeignete Verzögerung des hinteren gegenüber dem vorderen Mikrofonsignal stellt sich jeweils eine Richtcharakteristik ein, die zu einer maximalen Dämpfung in Hauptstörschallrichtung (Pfeile) führt.

mehr Mikrofone aus Platzgründen lediglich in Hörbrillen untergebracht werden. Nachdem Mikrofon-Arrays in Hörbrillen bereits vor vielen Jahren wissenschaftlich untersucht wurden (Soede 1990), ist inzwischen eine kommerzielle Hörbrille mit einem 4-Mikrofon-Richtsystem verfügbar.

Bei den beschriebenen Richtmikrofonen der ersten Digitalgeneration handelt es sich um statische Systeme mit fester Richtcharakteristik oder mit der Möglichkeit, die gewünschte Richtung maximaler Störschallunterdrückung (häufig die Hinten-Richtung) im Rahmen der Hörgeräteanpassung einstellen zu können. Heutige Richtmikrofonhörgeräte verfügen in der Regel über eine *adaptive Richtwirkung,* die sich (wie in Abb. 2.9 dargestellt) durch aufwendigere Signalverarbeitung automatisch auf die Unterdrückung der Hauptstörschallrichtung einstellt. Durch die Aufteilung des Eingangssignals in Frequenzbänder können adaptive Richtsysteme separat in den verschiedenen Frequenzbereichen verwirklicht werden. Dabei ist zu beachten, dass bei der Wahl der Adaptationsgeschwindigkeit an bewegte Störschallquellen oder sich ändernde akustische Situationen ein Kompromiss eingegangen werden muss: Zu schnelles Adaptieren führt zu unnötigen Regelvorgängen, die vom Nutzer negativ wahrgenommen werden können, andererseits verfehlt zu träges Nachführen den Zweck einer adaptiven Richtwirkung. Zudem ist die adäquate Bestimmung der Hauptstörschallrichtung in diesem Kontext von Bedeutung.

**Hörprogramme und Situationserkennung**

Basierend auf den hier behandelten Formen der Signalverarbeitung (Verstärkung, Dynamikompression, Rückkopplungsunterdrückung, Störschallunterdrückung, Richtwirkung) kann ein Set von *Grundeinstellungen* für typische, immer wiederkehrende Hörsituationen, wie z. B. Sprache in Ruhe, Sprache im Störschall, Störschall allein, Musik, Telefonieren etc., definiert und im Hörgerät programmiert werden. Diese sog. Hörprogramme können zudem entsprechend den persönlichen Wünschen und Bedürfnissen des Hörgerätenutzers optimiert, auf verschiedenen Programmplätzen des Hörgerätes abgelegt und situationsabhängig vom Nutzer angewählt werden. In dieser Form können typischerweise 2–4, in Einzelfällen auch mehr Hörprogramme zur Verfügung gestellt werden. Die Programmwahl erfolgt entweder mithilfe eines Tippschalters am Gerät (Abb. 2.10 u. Abb. 2.20), mit dem die einzelnen Programme zyklisch durchgeschaltet werden können, oder mithilfe einer Fernbedienung (Abb. 2.26). Wird in ein anderes Hörprogramm umgeschaltet, bestätigt das Hörgerät die Umschaltung mit einer akustischen Programmkennung (Tonfolge, Sprachansage), die wahlweise deaktiviert und bei manchen Produkten auch individualisiert werden kann.

Bei einigen Hörgerätetypen ist die Programmwahl wie auch die manuelle Verstärkungseinstellung zwischen dem rechten und linken Gerät *funksynchronisiert,* um eine adäquate Einstellung beider Hörgeräte zu gewährleisten, d. h. bei einer Umschaltaktion an einem der beiden Hörgeräte wird das andere Gerät automatisch mit umgeschaltet. Eine solche Synchronisation muss nicht zwangsläufig zu identischen Einstellungen in beiden Geräten führen, da z. B. eine asymmetrische Einstellung bezüglich der Mikrofonrichtcharakteristik – nämlich Richtwirkung auf dem einen und Kugelcharakteristik auf dem anderen Ohr – manchmal sinnvoll sein kann (Cord et al. 2007).

Die praktische Erfahrung mit Multiprogramm-Hörgeräten und insbesondere die durch die *Datalogging-Funktion* (s. Kap. 2.2.2) gewonnenen Erkenntnisse belegen, dass zahlreiche Hörgerätenutzer die verfügbaren Hörprogramme häufig nicht entsprechend ihrer Bestimmung nutzen. So zeigen Studien mit Datalogging-Hörgeräten, dass das beim Einschalten der Hörgeräte aktivierte Basisprogramm während 70–80 % der Nutzungsdauer beibehalten wird – auch in Situationen, in denen andere Hörprogramme zweckmäßiger gewesen wären (Kießling et al. 2007).

Deshalb bieten die Hörgerätehersteller zunehmend die Option der *automatischen Programmwahl* durch die Hörgeräte selbst an. Solche Automatiksysteme funktionieren natürlich nur so zuverlässig, wie es gelingt, die Art der jeweiligen Hörsituation zutreffend zu klassifizieren (s. Kap. 3.5; Kates 1995, Bächler et al. 2000, Nordqvist u. Leijon 2004). Für diese sog. *Situationserkennung* (akustische Szenenanalyse) führen die Hörgeräte eine kontinuierliche Analyse des Umgebungsschalls durch und bewerten eine Reihe von Schallfeldparametern (Pegel, Frequenz, Modulation, zeitliche Veränderungen, Links-Rechts-Vergleich etc.). Auf dieser Grundlage erfolgt eine Klassifikation der jeweiligen Hörsituation und nachfolgend die Einstellung des zugeordneten Hörprogramms. Derartige Situationsdetektoren funktionieren heute bereits recht zuverlässig, sodass angesichts der unbefriedigenden Erfahrungen mit manueller Programmwahl der Entwicklungstrend weiter in Richtung automatischer Programmwahlsysteme gehen dürfte. Die akustische bzw. auditorische Szenenanalyse arbeitet auf der Basis von Perzeptionsmechanismen, die zusammenhängende Schallquellen erkennen und als Objekt zusammenbinden (Bregman 2001, Fabry 2006, Nix u. Hohmann 2007).

Eine besondere Variante der Situationserkennung bieten Hörgeräte, die automatisch das Magnetfeld eines sich nähernden Telefonhörers erkennen und selbsttätig das Telefonprogramm wählen. Sofern die Hörerkapsel kein genügend starkes Magnetfeld erzeugt, kann der Hörer mit einem kleinen Permanentmagneten ausgestattet werden. Einige Hörgerätetypen schalten automatisch ins Frequenzmodulations-Programm, wenn der Audioeingang durch Anschluss eines Frequenzmodulations-Systems (s. Kap. 2.2.5) galvanisch aktiviert wird.

Neben Hörgeräten mit Festprogrammautomatik gibt es solche, die eine *situationsbedingte Optimierung* der einzelnen Einstellparameter vornehmen. Bei beiden Automatikstrategien (Festprogramme versus situationsabhängige Parameterwahl) ist zu beachten, ähnlich wie bei der adaptiven Richtwirkung, dass die Programm- bzw. Parameterumschaltung einerseits nicht zu rasch, andererseits nicht zu träge auf Situationsänderungen reagiert. Einen weiteren Aspekt stellt die Geschwindigkeit dar, mit der zwischen den Parametersätzen umgeschaltet wird. So bevorzugen manche Nutzer eine kontrastreiche Sofortumschaltung, um sicher zu sein, dass die Automatik funktioniert. Andere Hörgerätenutzer präferieren einen gleitenden Übergang zwischen den Parametersätzen, um vom Umschaltvorgang in ihrer Wahrnehmung nicht gestört zu werden. Dementsprechend kann die Umschaltgeschwindigkeit bei manchen Geräten vom Hörgeräteakustiker entsprechend den Kundenwünschen programmiert werden.

### Datalogging

Zahlreiche Hörgerätetypen bieten die Möglichkeit, das Nutzungsverhalten der Geräte intern aufzuzeichnen und zu speichern (Datalogging). In diesen Fällen kann der Hörgeräteakustiker beim nächsten Besuch des Kunden z. B. auslesen, wie lange die einzelnen Hörprogramme in welchen Hörsituationen genutzt worden sind, wie oft manuelle Aktionen (Ein-/Ausschalten, Programmwahl) durchgeführt wurden und in welchem Umfang die Verstärkung nachgeregelt wurde. Diese Information kann der Akustiker in zweierlei Hinsicht zur *Optimierung der Versorgung* nutzen: Zum einen kann er den Hörgeräteträger gezielt beraten und nachschulen, wenn erkennbar ist, dass die Hörgeräte nicht adäquat genutzt worden sind (zu kurze Nutzungsdauern, rechts/links ungleichmäßig, ungeeignete Programmwahl etc.). Ferner kann eine gezielte Nachanpassung durchgeführt werden, wenn die aufgezeichneten Daten zeigen, dass der Hörgeräteutzer systematische Abweichungen von der vorgewählten Einstellung vornimmt (Fabry 2005, Flynn 2005, Tchorz et al. 2006, Kießling et al. 2007).

Daneben sind auch sog. *selbstlernende Hörgeräte* auf dem Markt, die auf der Grundlage des Nutzungsverhaltens automatische Korrekturen der Hörgeräteeinstellung vornehmen. Korrigiert der Hörgeräteträger die eingestellte Verstärkung oder den Klang nach jedem Einschalten immer wieder tendenziell in die gleiche Richtung, so regelt ein selbstlernendes System die Verstärkungseinstellung oder den Klang langsam über mehrere Tage nach, bis die Einstellung auf den gewünschten Wert konvergiert ist. Dieser Lernprozess erfolgt separat in jedem Hörprogramm, sodass eine programmspezifische Optimierung möglich ist.

## 2.2.3 Bauformen und akustische Ankopplung

Eine entscheidende Rolle für das Übertragungsverhalten von Hörgeräten spielt die Platzierung der Schallwandler und damit die Hörgerätebauform sowie die akustische Ankopplung. Leider wurden die Ankopplung ans Ohr und die damit verbundenen akustischen Faktoren lange Zeit wenig beachtet. Inzwischen hat sich jedoch die Erkenntnis durchgesetzt, dass der Hörgeräteakustiker durch gezielte Modifikationen am Schallkanal und an der Otoplastik über ein sehr wirksames Instrumentarium zur Beeinflussung der Hörgerätewiedergabe verfügt (Voogdt 2005). Auch hat der Markterfolg offener Versorgungen dazu beigetragen, dass die Bedeutung der akustischen Kopplung wachsende Beachtung findet.

Somit ist die Wahl der Bauform nicht allein unter dem Aspekt des Tragekomforts und der Kosmetik zu sehen, sondern hat wesentlichen Einfluss auf die *Wiedergabeeigenschaften* der Hörgeräte. Während Taschenhörgeräte schon seit langem keine Rolle mehr spielen, dominieren hinter dem Ohr getragene Bauformen. Zwar haben IO-Hörgeräte in den 1980er und 1990er Jahren speziell in den USA zunehmend Marktanteile gewonnen, doch hat sich dieser Trend durch die Einführung offener HdO-Systeme umgekehrt. So liegt der Marktanteil von HdO-Geräten in Deutschland inzwischen wieder über 90 % und selbst in den USA, dem klassischen IO-Markt, haben offene HdO-Systeme große Akzeptanz gefunden.

### Hinter-dem-Ohr-Geräte

#### Klassische Hinter-dem-Ohr-Geräte

Abb. 2.**10** bietet einen Einblick in ein HdO-Gerät mit digitaler Signalverarbeitung, bei dem der Hörer in herkömmlicher Weise im Gehäuse untergebracht ist. Die beiden Schalleintrittsöffnungen des Richtmikrofonsystems sind an der Oberseite des Gehäuses erkennbar. In diesem Fall sind die Mikrofonöffnungen durch ein schalldurchlässiges Material zum Schutz gegen Windgeräusche und Eindringen von Schmutz und Feuchtigkeit abgedeckt. Ferner ist dieses Hörgerät mit einer Induktionsspule (rot) ausgestattet, die in der unteren Hälfte des Gehäuses angeordnet ist.

Bei den klassischen HdO-Geräten ist der Hörer im *Gehäuse* integriert (in Abb. 2.**10** unterhalb der Mikrofoneinheit) und der Schall wird über einen Hörgerätewinkel (Tragewinkel) aus transparen-

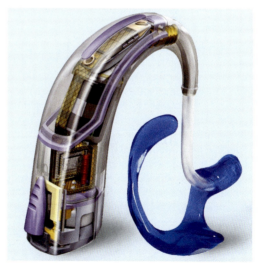

Abb. 2.**10** **Geöffnetes HdO Hörgerät mit digitaler Signalverarbeitung.**
In der oberen Hälfte sind die Schallwandler (Mirofon und Hörer), unterhalb der Mitte der Signalprozessor und im unteren Teil das Batteriefach platziert. Außen befindet sich der kombinierte Ein-/Aus- und Programmwahlschalter.

tem Kunststoff, einen Schallschlauch und ein individuell gefertigtes Maßohrpassstück (Otoplastik) in den äußeren Gehörgang des Hörgeräteträgers geleitet. Unterhalb des Hörers sitzt der Signalprozessor, der nur einen geringen Platzbedarf hat und im Falle dieses Gerätetyps über einen Kabeladapter, der in die Batterielade eingesetzt wird, mit der Programmiereinheit verbunden werden kann. Andere Hörgerätetypen verfügen für diesen Zweck über eine Buchse oder eine andere Anschlussmöglichkeit für das Programmierkabel.

Ganz unten erkennt man in Abb. 2.**10** die *Batterie* zur Energieversorgung des Systems. Diese Position ist typisch für HdO-Hörgeräte, weil dadurch der Schwerpunkt nach unten verlagert und ein sicherer Sitz des Gerätes hinter dem Ohr gewährleistet wird. Die *Bedienungselemente* für den Hörgeräteträger reduzieren sich im Falle dieses Hörgerätetyps auf einen Programmwahlschalter (tippen) am unteren Ende des Gehäuses, der auch als Ein-/Ausschalter dient (schieben). Grundsätzlich kann der Ein-/Ausschalter separat ausgeführt oder wie in diesem Fall mit anderen Funktionen oder auch mit der Öffnung des Batteriefachs gekoppelt sein. Über einen Verstärkungsregler (Potenziometer, Lautstärkesteller) verfügt dieser Hörgerätetyp nicht, hier kann die Verstärkung bei Bedarf mittels *Fernbedienung* nachgeregelt werden (s. Kap. 2.2.5).

**Akustische Ankopplung**

Für die Wiedergabeeigenschaften von HdO-Hörgeräten ist die akustische Ankopplung, bestehend aus Hörgerätewinkel, Schallschlauch, Otoplastik und Gehörgangsrestvolumen, von besonderer Bedeutung. So kann die Hörgerätewiedergabe durch *gezielte Modifikationen* am akustischen System an die Bedürfnisse des Nutzers angepasst werden (Voogdt 2005). Durch Wahl des Materials, der Länge, des Durchmessers und der Wandstärke des Schallschlauchs können bei HdO-Geräten sowohl verstärkende als auch abschwächende Wirkungen erzielt werden. Auch Dämpfungselemente im Schallkanal, Zusatzbohrungen und Resonanzräume in der Otoplastik sowie Modifikationen am Restvolumen zwischen Otoplastik und Trommelfell können genutzt werden, um die Wiedergabe in gewünschter Weise zu beeinflussen.

Zunächst kann über die Einführungstiefe des Ohrpassstückes und der damit verbundenen Veränderung des Restvolumens die Verstärkung eines Hörgeräts in gewünschter Weise variiert werden.

So führt z. B. eine Halbierung des Residualvolumens theoretisch zu einer Zunahme der Verstärkung und des Ausgangsschalldruckpegels von 6 dB. Praktisch ist dieser Effekt etwas geringer, da der Gehörgang keine schallharte Kavität darstellt (Voogdt 2005). Bei der Hörgeräteversorgung von Kindern bedarf die Altersabhängigkeit des Gehörgangsvolumens besonderer Beachtung. Für spezielle Versorgungsfälle sind Sonderausführungen von Otoplastiken bekannt, die durch Hohlraumresonatoren (HOKA-Otoplastik), Stichleitungen oder akustische Nebenschlüsse den Frequenzgang beeinflussen.

Die wichtigsten akustischen Einflussmöglichkeiten auf den Frequenzgang im Hoch-, Mittel- und Tieftonbereich sind in Abb. 2.**11** dargestellt. Für die Wiedergabe im Hochtonbereich oberhalb 3000 Hz ist der *Durchmesser des Schallkanals* das entscheidende Kriterium. Mit dem Ziel, eine bessere Impedanzanpassung beim Übergang von Schallkanal zum Gehörgangsrestvolumen zu erreichen, hat sich eine hornartige Ausformung der Schallaustrittsöffnung am Ausgang der Otoplastik bewährt. Das kann entweder durch individuelle Gestaltung der Otoplastik oder durch Verwendung konfektionierter Hornwinkel (Bakke-Horn) oder Hornschläuchen (Libby-Horn) mit progredient anwachsendem Durchmesser realisiert werden. Hornförmige Erweiterungen des Schallschlauchs an der Schallaustrittsöffnung bewirken typischerweise eine Höhenanhebung in der Größenordnung von 10–15 dB. In manchen Fällen empfiehlt sich diese Maßnahme unter dem Aspekt der Verbesserung des Konsonantenverstehens. Doch sollen und können Otoplastiken nicht grundsätzlich mit Horn ausgestattet werden, da nicht in allen Fällen ein erhöhter Bedarf an Höhenverstärkung besteht und der erforderliche Raum für den Einbau eines Horns häufig nicht zur Verfügung steht.

Zum besseren Verständnis der Wirkung von otoplastischen Maßnahmen auf den Frequenzgang muss man die *Schallausbreitung im Schallkanal* betrachten. Der Schallkanal besteht im Falle einer HdO-Versorgung aus der Rohrverbindung vom Hörgerätehörer zum Schallschlauch, dem Schallschlauch selbst und der Rohrleitung in der Otoplastik (ausgeführt entweder als eingeklebter Schallwinkel oder als durchgeführter Schallschlauch). Damit stellt der Schallkanal eine Rohrleitung mit einem offenen Ende auf der Gehörgangsseite dar, wohingegen das andere Ende durch den Hörgerätehörer schallhart abgeschlos-

# Hörgerätetechnik

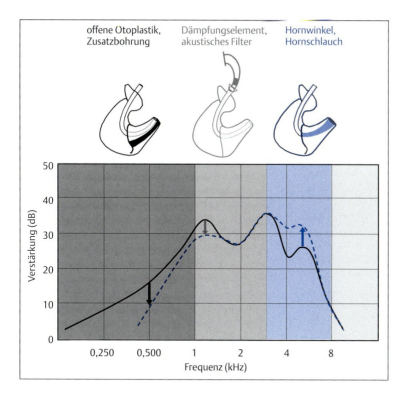

Abb. 2.11 **Wirkung von otoplastischen Maßnahmen.** Offene Ohrstücke und Zusatzbohrungen bewirken eine Verstärkungsabsenkung im Tieftonbereich unterhalb 1000 Hz (dunkelgrau unterlegt). Dämpfungselemente (Filter) im Winkelstück oder im Schallschlauch erlauben eine Bedämpfung von Resonanzspitzen im mittleren Frequenzbereich zwischen 1000 und 3000 Hz (hellgrau unterlegt). Hornartige Erweiterungen der Schallaustrittsöffnung (Hornwinkel oder -schläuche) haben eine Verstärkungsanhebung im Hochtonbereich oberhalb 3000 Hz (blau unterlegt) zur Folge.

sen ist. Durch Reflexionen am offenen und geschlossenen Ende bilden sich in einem solchen System Resonanzen bei denjenigen Frequenzen aus, deren ungerade, ganzzahlige Vielfache einer Viertelwelle ($\lambda/4$, wobei $\lambda$ die Wellenlänge angibt) der Rohrlänge entsprechen (s. Kap. 1.2.2). Im Falle der Grundfrequenz passt $\lambda$ genau einmal in den Schallkanal, sodass die *Resonanzfrequenz* als Funktion der Rohrlänge l berechnet werden kann. Die Resonanzen der Oberfrequenzen sind durch die ungeradzahligen Vielfachen der Grundfrequenz gekennzeichnet. Legt man die Schallgeschwindigkeit ($c = \lambda \cdot f$) in Luft bei 20 °C mit 343 m/s zugrunde, so ergeben sich abhängig von der Länge des Schallkanals Resonanzspitzen auf der Wiedergabekurve bei den in Tab. 2.2 aufgeführten Frequenzen. Die tatsächlichen Resonanzfrequenzen weichen von diesen Werten geringfügig ab, da sich bei genauerer Betrachtung die effektive Rohrlänge durch eine zusätzliche Korrektur ergibt.

Da Resonanzspitzen einen unnatürlichen Klang erzeugen, sind sie in den meisten Fällen unerwünscht. Nur in Ausnahmefällen, wenn im Bereich der Resonanzfrequenz extreme Verstärkungen benötigt werden, ist man am Erhalt von Resonanzüberhöhungen interessiert. Ansonsten ist man im Sinne eines glatten Frequenzgangs bestrebt, mindestens die Resonanz der Grundfrequenz zu bedämpfen. Da das Auftreten von Resonanzen mit einem Maximum der Schallschnelle an der Schallaustrittsöffnung des Schallkanals in den Gehörgang verknüpft ist, bietet es sich an,

Tab. 2.2 Resonanzfrequenzen im hörgeräterelevanten Frequenzbereich für typische Abmessungen des Schallkanals.

| Länge des Schallkanals in mm | 1. Resonanz in Hz bei ¼ λ | 2. Resonanz in Hz bei ¾ λ | 3. Resonanz in Hz bei ⁵⁄₄ λ |
|---|---|---|---|
| 60 | 1429 | 4287 | 7145 |
| 70 | 1225 | 3675 | 6125 |
| 80 | 1072 | 3216 | 5360 |

die Resonanzen durch eine *Reduktion der Schallschnelle* am Ende der Otoplastik zu dämpfen. Dies gelingt durch den Einbau von Dämpfungselementen (akustische Filter) in den Schallkanal. Dabei handelt es sich um geeignet dimensionierte, poröse Körper, die durch Reibung eine Anpassung des Wellenwiderstands am Ausgang der Otoplastik an den Wellenwiderstand des Gehörgangsresidualvolumens und damit eine selektive Verstärkungsreduktion im Bereich der Resonanzfrequenz bewirken.

Zur Optimierung der Wirkung würde man derartige Dämpfungselemente idealerweise in die Schallaustrittsöffnung der Otoplastik legen. Da dies jedoch Reinigung und Austausch des Ohrpassstücks sowie Modifikationen an der Otoplastik erschweren würde, werden Dämpfungselemente aus Gründen der Praktikabilität meist im Hörgerätewinkel platziert (Voogdt 2005). Da die Hörgerätehersteller Winkel mit Dämpfungselementen definierter Impedanz liefern, erfolgt der Einsatz von Dämpfungselementen im einfachsten Fall durch Austausch des Winkels. Abb. 2.11 veranschaulicht, dass Resonanzspitzen im Frequenzbereich von 1000–3000 Hz durch Dämpfungselemente im Schallkanal gezielt reduziert oder gänzlich beseitigt werden können.

Die wichtigsten und wirkungsvollsten Möglichkeiten, die Wiedergabekurve in definierter Weise zu modifizieren, bieten sog. Zusatzbohrungen in der Otoplastik und total offene Versorgungen. Bei *Zusatzbohrungen* handelt es sich um Bohrungen (meist parallel zum Schallkanal), die das Gehörgangsrestvolumen nach außen eröffnen, sodass Schallkanal, Residualvolumen und Zusatzbohrung gemeinsam einen Hohlraumresonator bilden (s. Kap. 1.2.2). Zusatzbohrungen stellen einen akustischen Tiefpass dar, der für niedrige Frequenzen durchlässig und für hohe Frequenzen weitgehend undurchlässig ist. So fließen tieffrequente Schallanteile aus dem Gehörgangsrestvolumen nach außen ab, was in einer Absenkung der Wiedergabekurve insbesondere im Frequenzbereich unterhalb 1000 Hz resultiert. Das Ausmaß der Tiefenabsenkung hängt von den Abmessungen des Hohlraumresonators ab, also primär von der Dimensionierung der Zusatzbohrung (Durchmesser, Länge). In der Praxis dient in erster Linie der Durchmesser der Zusatzbohrung als Variable, mit der der Frequenzgang modifiziert werden kann.

Wie Abb. 2.12 illustriert, nimmt die Tiefenabsenkung mit anwachsendem Bohrungsdurch-

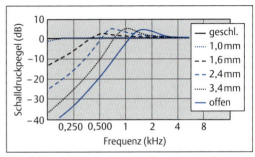

Abb. 2.12 **Einfluss von Zusatzbohrungen auf den Frequenzgang.**
Mit zunehmendem Bohrungsdurchmesser wird der Frequenzgang unterhalb 1000 Hz kontinuierlich abgesenkt. Zusatzbohrungen mit Durchmessern unterhalb von 1 mm haben keine akustische Wirkung.

messer graduell zu. Gleichzeitig gewinnt der natürliche Schalleinfall von außen durch die Zusatzbohrung an Bedeutung. Abb. 2.12 verdeutlicht auch, dass Bohrungen mit Durchmessern unter 1 mm lediglich eine Belüftungs- und Druckausgleichsfunktion zukommt. Die Verstärkungsabsenkung in den Tiefen kann für Anpassungszwecke gezielt genutzt werden, wenn in diesem Frequenzbereich wenig oder keine Verstärkung benötigt wird. Wird dagegen die offene Vorsorgung allein zur Vermeidung des *Okklusionseffekts* eingesetzt (s. u.) und benötigt der Hörgeräteträger Tiefenverstärkung, muss der Verlust durch Verstärkungsanhebung in den Tiefen (Bass-Boost) kompensiert werden.

Die Tatsache, dass *offene Versorgungen* in den letzten Jahren eine so starke Verbreitung gefunden haben, ist jedoch weniger der Möglichkeit der Frequenzgangsanpassung zuzuschreiben als vielmehr dem positiven Einfluss auf die Natürlichkeit des Klangs und den Tragekomfort. So wird mit offenen Anpassungen das Auftreten des sog. Okklusionseffekts (Verschlusseffekt) vermieden, der sich primär durch Unnatürlichkeit der eigenen Stimme äußert, was wiederum häufig zu Akzeptanzproblemen mit den Hörgeräten führt. Die Entstehung des Okklusionseffekts erklärt sich anhand Abb. 2.13, in der die Schallausbreitung der eigenen Stimme dargestellt ist. Der Schall der eigenen Stimme erreicht sowohl auf dem Luftleitungsweg über den äußeren Gehörgang als auch – und das ist für das Auftreten des Okklusionseffekts entscheidend – körpergeleitet über die Gehörgangswand ans eigene Ohr. Im unversorgten Fall (Abb. 2.13a) fließt

# Hörgerätetechnik

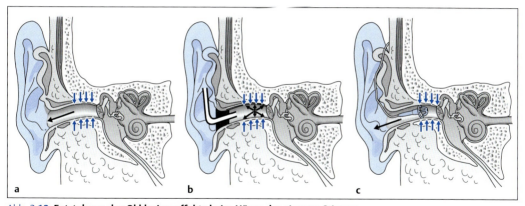

**Abb. 2.13** Entstehung des Okklusionseffekts beim Hören der eigenen Stimme.
Während beim offenen Gehörgang (**a**) Teile des über Knochenleitung in den äußeren Gehörgang eingekoppelten Schalls nach außen abfließen können, fängt sich bei geschlossenem Ohrpassstück (**b**) insbesondere tieffrequenter Schall im Gehörgang, was subjektiv als unnatürlicher Klang empfunden wird („Okkusionseffekt"). Bei Verwendung eines offenen Ohrstücks (**c**) ist dagegen ein natürlicher Schallabfluss möglich, was als natürlicher Klang wahrgenommen wird.

ein Teil dieses Schalls nach außen ab; der so entstehende Klangeindruck wird als normal und natürlich empfunden.

Wird dagegen ein Hörgerät (weitgehend) *geschlossen* angepasst (Abb. 2.13b), so fängt sich der körpergeleitete Schallanteil im Gehörgang, weil ein Schallabfluss nicht möglich ist. Infolgedessen wird der Klang der eigenen Stimme als unnatürlich empfunden und häufig als „Hören im Blecheimer" beschrieben. Dieses Phänomen nennt man Okklusionseffekt, der bei offener Versorgung vermieden wird (Abb. 2.13c). Ähnlich wie beim unversorgten Ohr kann Schall in diesem Fall weitgehend ungehindert nach außen abfließen und der Klang der eigenen Stimme wird als natürlich empfunden. In geringerem Maße gelten diese Überlegungen auch für externen Schall. Okklusionseffekt und Klangqualität verhalten sich also umgekehrt proportional zueinander.

Untersuchungen zur Natürlichkeit der eigenen Stimme in Abhängigkeit vom Grad der Gehörgangsbelüftung haben gezeigt, dass man die Klangqualität und das Ausmaß des Okklusionseffekts auf der Grundlage der Dimensionen der Zusatzbohrung abschätzen und prognostizieren kann. Der Grad der empfundenen Okklusion ist proportional zur akustischen Masse $M_a$ der Zusatzbohrung (Vent), die wiederum proportional zur Ventlänge und umgekehrt proportional zum Quadrat des Ventdurchmessers ist:

$M_a$ = Konstante · Ventlänge/(Ventdurchmesser)$^2$.

Damit wird deutlich, dass sich Änderungen des Durchmessers wirkungsvoller auf den Okklusionsgrad und damit die Klangqualität auswirken als Modifikationen der Ventlänge.

Dieser Zusammenhang zwischen dem Grad des Okklusionseffekts und den Ventabmessungen ist in Abb. 2.14 aufgetragen (Kießling et al. 2005). Auf der Grundlage dieses Diagramms kann der Hörgeräteakustiker unter Zugrundelegung der realisierbaren Ventdimensionen bereits im Vorfeld der Versorgung abschätzen, mit welcher Klangqualität gerechnet werden kann. Während eine total offene Versorgung einen sehr natürlichen Klang der eigenen Stimme verspricht (rechts vorn: 1–2), muss bei geschlossener Anpassung mit unnatürlichem Klang (links hinten: 8–9) gerechnet werden. Selbstverständlich liefert diese Prognose lediglich Anhaltswerte im Sinne einer Abschätzung, die aber für die Beratung des Kunden und dessen Erwartungshaltung von großer Bedeutung sein kann.

Neben den aufgeführten Möglichkeiten zur Modifizierung der akustischen Eigenschaften von Otoplastiken können Maßohrstücke in sehr unterschiedlichen Materialen und Formen ausgeführt werden, um bestimmte Trageeigenschaften zu verwirklichen. Auch hinsichtlich der Farbgebung und Schmuckgestaltung bieten sich vielfältige Varianten, auf die aus Platzgründen hier nicht eingegangen werden kann, die aber an anderer Stelle detailliert abgehandelt werden (Voogdt 2005).

## 2 Versorgung mit Hörgeräten

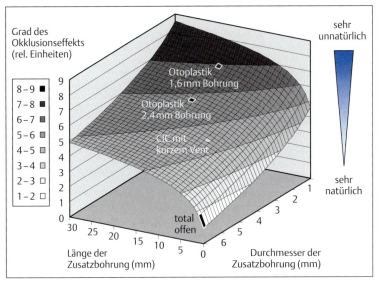

**Abb. 2.14** Diagramm zur Abschätzung des zu erwartenden Okklusionseffekts bzw. der Klangqualität auf Basis der Dimensionen der Zusatzbohrung.
Die Dimensionen (Länge, Durchmesser) sind maßgeblich für die akustische Masse der Zusatzbohrung.

### Offene Hinter-dem-Ohr-Geräte mit Mikroschallschlauch oder externem Hörer

Vor dem Hintergrund dieser Betrachtungen wird verständlich, warum offene HdO-Versorgungen in den letzten Jahren eine derartige Verbreitung und Akzeptanz gefunden haben. Möglich wurde der Durchbruch der offenen Versorgung allerdings erst durch 2 Voraussetzungen, die bei früheren Hörgerätegenerationen nicht gegeben waren. In erster Linie sind es die *effizienten Rückkopplungsunterdrückungssysteme,* die mit offener Versorgung 15–20 dB höhere Verstärkung rückkopplungsfrei erlauben und damit die Zielgruppe für offene Versorgungen signifikant vergrößert haben. Daneben hat die *schnelle Signalverarbeitung* in modernen Hörgeräten dazu beigetragen, dass die zeitliche Verzögerung des im Hörgerät verarbeiteten Schalls gegenüber dem Direktschall durch das Vent so gering geworden ist ($< 5$ ms), dass sie vom Hörgeräteträger nicht mehr störend wahrgenommen wird.

Im Zuge dieser Entwicklung haben sich 2 neue Produktgruppen etabliert, die die klassische offene Versorgung mit herkömmlichem Schallschlauch und offener Maßotoplastik überflügelt haben, nämlich HdO-Geräte mit

- dünnem Schallschlauch mit Innendurchmessern deutlich kleiner als 1 mm und offenem Silikon-Standardohrstück,
- ausgelagertem Hörer im Gehörgang (externer Hörer, RIC).

Zuerst waren es die Geräte mit dünnem Schallschlauch (Mikroschallschlauch) und offenem Silikon-Standardohrstück (Abb. 2.**15a**), die den Markt erobert haben. Diese Geräte zeichnen sich durch ansprechendes Design und Unauffälligkeit aus, da die HdO-Gehäuse meist klein sind und der vorgeformte dünne Schallschlauch, der auch als Tragewinkel dient, sehr unauffällig getragen werden kann. Zudem bieten die offenen Silikonohrstücke (Abb. 2.**15b**), die von vielen Hörgerätenutzern nach kurzer Tragezeit kaum mehr wahrgenommen werden, einen hohen Tragekomfort. Der wesentliche Vorzug dieser Kopplungssysteme besteht aber darin, dass sie bezüglich der *Okklusionswirkung* dem offenen Gehörgang sehr nahe kommen (Kießling et al. 2005).

Die dünnen Schallschläuche und die zugehörigen Silikonschirmchen werden von den Herstellern jeweils in mehreren Längen und Größen angeboten, um die Systeme adäquat anpassen zu können. Wahlweise kann mit einer Silikonlasche in der Koncha eine bessere Fixation erreicht werden.

# Hörgerätetechnik

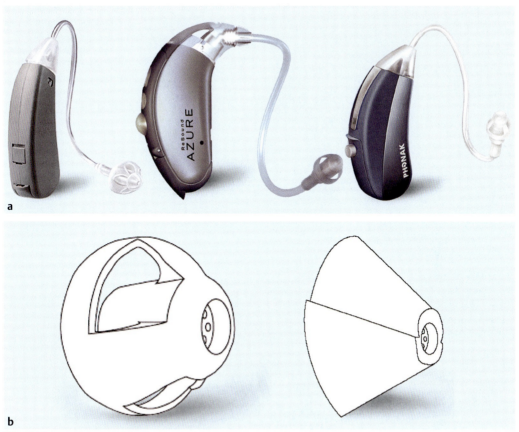

Abb. 2.15 **Typische HdO-Geräte. a** mit Mikroschlauchsystemen. **b** verschiedene Tpen von Standard-Silikonohrstücken.

Zudem werden neben den total offenen Standardschirmchen (Abb. 2.**15b**, links) etwas geschlossenere, tulpenförmige Ohrstücke (Abb. 2.**15b**, rechts) angeboten, die eine etwas höhere Verstärkung rückkopplungsfrei erlauben und trotzdem als weitgehend okklusionsfrei empfunden werden.

Diesen Vorzügen stehen nur unbedeutende Nachteile gegenüber. So sorgen Silikon-Standardohrstücke nicht immer für einen sicheren Sitz im Gehörgang. In diesen Fällen oder wenn aus anderen Gründen gewünscht, können Mikroschlauchsysteme auch mit individuell gefertigten, offenen Otoplastiken ausgestattet werden, wofür die Hörgerätehersteller entsprechende Komponenten liefern. Ferner muss bei Mikroschlauchsystemen beachtet werden, dass der grundsätzlich als Tiefpass wirkende Schallschlauch mit abnehmendem Innendurchmesser eine *zunehmende Höhenabsenkung* verursacht. Dieser Effekt ist in Abb. 2.**16** dargestellt (Bertges Reber 2006) und muss herstellerseitig durch entsprechende Verstärkungsanhebung kompensiert werden, um dem Nutzer ausreichend Höhenverstärkung zu bieten.

Neben den Mikroschlauchsystemen haben HdO-Geräte mit externem Hörer (RIC), die bereits in den 1980er Jahren kurzzeitig auf dem Markt waren, beachtliche Verbreitung gefunden (Abb. 2.**17**). Durch Verzicht auf einen Schallschlauch können mit Ex-Hörersystemen Schlaucheffekte wie Tiefpasswirkung und Resonanzspitzen vermieden und durch Direktbeschallung des Trommelfells ein höhenbetonter und glatterer Frequenzgang realisiert werden. Durch die Auslagerung des Hörers lassen sich die Geräte klein und kosmetisch ansprechend gestalten. Die offene Anpassung wird bei den Ex-Hörersystemen mit ähnlichen Standardohrstücken realisiert wie sie für Mikroschlauchsysteme üblich sind (Abb. 2.**15b**).

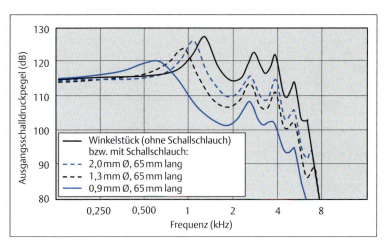

Abb. 2.16 **Einfluss des Schallschlauchdurchmessers auf den Frequenzgang.** Mit abnehmendem Schlauchdurchmesser wird der Frequenzgang oberhalb 1000 Hz kontinuierlich abgesenkt (nach Bertges Reber).

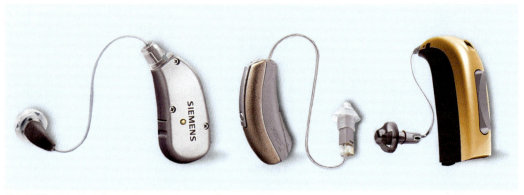

Abb. 2.17 **Typische HdO-Geräte mit externem Hörer im Gehörgang.**

Selbstverständlich können externe Hörersysteme auch in Verbindung mit offenen Maßotoplastiken genutzt werden, um eine bessere Fixation im Gehörgang zu erreichen.

Da der Hörer im Gehörgang Zerumen- und Feuchtigkeitseinflüssen direkt ausgesetzt ist, muss die Hörer-Kabel-Einheit leicht austauschbar und trotzdem zuverlässig mit dem HdO-Gehäuse verbunden sein. Zu diesem Zweck haben die Hersteller *produktspezifische Kabelverbindungen* entwickelt, die beiden Aspekten gerecht werden. Neben der Notwendigkeit, die Hörer-Kabeleinheit gelegentlich austauschen zu müssen, haben Ex-Hörersysteme den tendenziellen Nachteil, nicht ganz so offen angepasst werden zu können wie Mikroschlauchsysteme, da der Hörer zwangsläufig einen Teil des Gehörgangsquerschnitts verlegt und damit den Grad der Offenheit reduziert.

Angesichts der Wettbewerbssituation zwischen Mikroschlauch- und Ex-Hörersystemen stellt sich die Frage, wie die beiden Systeme im Vergleich abschneiden. Bezüglich des Anpass- bzw. Indikationsbereichs bestehen bei den aktuell verfügbaren Produkten keine grundsätzlichen Unterschiede. So hat sich der Anpassbereich der offenen Systeme entsprechend Abb. 2.**18** derart erweitert, dass heute etwa 70–80 % aller Anpassungen offen oder nahezu offen erfolgen können. Diese Entwicklung wird sich noch weiter fortsetzen, sodass in Zukunft möglicherweise nur noch offen versorgt wird, zumal sich der Indikationsbereich von CI gegenläufig erweitert und den Sektor hochgradiger Hörstörungen zunehmend von oben her abdeckt.

Die Frage der Vergleichbarkeit beider Systemtypen ist hinsichtlich der wichtigsten Aspekte

## Hörgerätetechnik

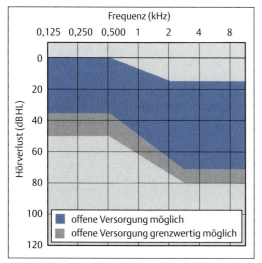

Abb. 2.18 **Tonaudiometrischer Indikationsbereich für offene Hörgeräteversorgungen.**

### Im-Ohr-Hörgeräte

IO-Hörgeräte, die in Deutschland 2007 einen Marktanteil von knapp 10 % hatten, werden heute meist als Gehörgangsgeräte gefertigt. Nur in seltenen Fällen sind aus Platzgründen etwas größere Bauformen erforderlich, die Teile der Koncha ausfüllen (Abb. 2.**19a**). Bei den *Gehörgangsgeräten* unterscheidet man solche, die ohne Hilfsmittel aus dem Ohr genommen werden können, und sog. *CIC-Geräte* (Abb. 2.**19b** u. **c**). Letztere werden tief im Gehörgang getragen, sodass sie mit einem verstärkten Nylonfaden aus dem Ohr gezogen werden müssen.

Sofern die nach außen weisende Fläche mit der Mikrofonöffnung (Faceplate) noch mit dem Finger erreicht werden kann und genügend groß ist, können Bedienungselemente (Ein-/Ausschalter, Programmwahlschalter) vorgesehen werden. Andernfalls erfolgt die Bedienung mittels Fernbedienung oder die Geräte werden als Automatikgeräte ausgeführt und bedürfen keiner Einstellung. In Deutschland werden IO-Geräte häufig in modularer Bauweise gefertigt. Bei diesen *IO-Modulen* sind die Hörgerätkomponenten räumlich fest angeordnet und bilden mit der Faceplate eine Einheit. Lediglich der Hörer ist mit einer Litze flexibel mit dem Modul verbunden, um individuell gelagert werden zu können. Der vom Hörer abführende Schallkanal (Hörerschlauch) kann in der Länge angepasst werden. Die industriell gefertigten Module werden meist herstellerseitig, seltener vom Hörgeräteakustiker in die individuelle Hohlschale eingebaut. Die maßgenauen Schalen-

und Parameter in einer systematischen Studie untersucht worden (Gabriel et al. 2007). Die Ergebnisse dieser Untersuchung sind in Tab. 2.**3** in komprimierter Form aufgeführt und können dahingehend zusammengefasst werden, dass keine signifikanten Unterschiede bestehen und sich die beiden Versorgungsformen lediglich in Nuancen unterscheiden. Diese allerdings können im Einzelfall durchaus den Ausschlag für die Wahl des einen oder anderen Systems geben (Kuk und Baekgaard 2008).

Tab. 2.3 Systeme mit Mikroschallschlauch und externem Hörer im Vergleich (nach Gabriel et al.).

| Funktionsmerkmal | Mikroschlauchsystem | Ex-Hörersystem |
|---|---|---|
| Anpassbereich | etwa gleich | |
| Verstärkung | höhere Verstärkung in den mittleren Frequenzen | höhere Verstärkung oberhalb 6 kHz |
| MPO | höherer Maximalpegel zwischen 0,5 und 2 kHz | |
| Resonanzen | Schlauchresonanzen | keine Schlauchresonanzen |
| Okklusionseffekt | etwas geringerer Okklusionseffekt | etwas stärkerer Okklusionseffekt |
| akustische Rückkopplung | weniger Rückkopplung unterhalb 3 kHz | weniger Rückkopplung oberhalb 3 kHz |

## 2 Versorgung mit Hörgeräten

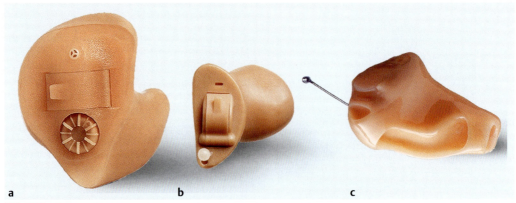

a  b  c

Abb. 2.**19 Typische Bauformen. a** Koncha-Hörgerät. **b** CIC-Gerät. **c** Offenes CIC-Gerät.

gehäuse werden nach Ohrabformung entweder manuell in herkömmlicher Technik oder computergestützt in Sintertechnik maschinell gefertigt (Voogdt 2005). Für Service- und Umbauzwecke kann das Modul einschließlich Hörer mittels Snap-in-Technik aus der Faceplate herausgelöst und wieder eingeklickt werden.

Wenn der äußere Gehörgang klein ist und wenig Platz zur Verfügung steht oder wenn besonders kleine Geräte entstehen sollen, können IO-Geräte auch in *Custom-made-Bauweise* ausgeführt werden. Bei diesen Geräten sind alle Baugruppen flexibel mit der Faceplate verbunden und werden bei der Endfertigung individuell in der Hohlschale angeordnet, um den verfügbaren Raum bestmöglich zu nutzen. Während Custom-made-Lösungen durch geringen Platzbedarf überzeugen, haben modulare Geräte den Vorzug der industriellen Serienfertigung, was unter Service- und Gewährleistungsaspekten eine Rolle spielen kann.

Abb. 2.**20** gewährt Einblick in ein modulares Gehörgangsgerät. Auf der Oberseite (Faceplate) des Moduls sind Batterielade und Programmwahlschalter zu erkennen. In diesem Falle dient das Batteriefach auch der Aufnahme des Adapters, über den das Gerät programmiert werden kann. Die Mikrofonöffnung befindet sich rechts hinter der Batterielade und ist aus diesem Blickwinkel nicht sichtbar. Das Mikrofon selbst sitzt rechts neben der Batterie. Der Signalprozessor ist bei diesem Hörgerätetyp aus Platzgründen beidseits neben und unter dem Batteriefach angeordnet.

Die akustischen Vorteile von IO- und Gehörgangsgeräten beruhen vornehmlich auf der *Platzierung des Mikrofons* am Gehörgangseintritt und des Hörers im Gehörgang des Hörgeräteträgers.

Durch die gehörgangsnahe Schallaufnahme in der Koncha bleiben die natürlichen Beugungseffekte und damit Richtwirkung der Ohrmuschel erhalten. Da der Hörer im Gehörgang platziert ist, wird nur ein extrem kurzer Schallschlauch (< 10 mm) benötigt, der keine nennenswerte Tiefpasswirkung hat und dessen erste Resonanz oberhalb 10 kHz liegt, sodass keine störenden Resonanzspitzen im Übertragungsbereich des Hörgerätes entstehen. So kommt ein relativ glatter Frequenzgang mit ausreichender Höhenwiedergabe zustande.

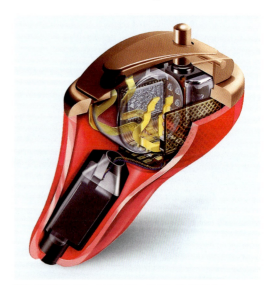

Abb. 2.**20 Geöffnetes IO-Hörgerät mit digitaler Signalverarbeitung.**
Auf der Faceplate sind Batterielade und Programmwahlschalter zu erkennen, darunter liegen Batterie und Mikrofon, die vom Signalprozessor umfangen sind. Ganz unten im Gehörgangszapfen ist der Hörer gelagert.

Nachteilig wirkt sich bei IO-Geräten aus, dass komplett offene Anpassungen nicht möglich sind, da die Hörgerätetechnik auch bei extrem kleiner Bauform den Gehörgangsquerschnitt zu großen Teilen ausfüllt. Es gibt zwar verschiedene Lösungsansätze mit speziellen Ventformen, um auch bei Gehörgangsgeräten eine möglichst offene Ankopplung zu erreichen (Abb. 2.**19c**), doch können selbst große bzw. kurze Zusatzbohrungen (Abb. 2.**14**) bei Gehörgangsgeräten den Okklusionseffekt nur bedingt reduzieren (Jespersen et al. 2006). Theoretisch kann der Okklusion durch *extrem tiefen Sitz* des Geräts entgegengewirkt werden, sodass die Abdichtung im knöchernen Teil des Gehörgangs erfolgt und sich der körpergeleitete Schall, der eher im knorpeligen Teil eingekoppelt wird, nicht im Gehörgang fängt. Diese Strategie kann in der Praxis aus Platzgründen jedoch selten wirkungsvoll umgesetzt werden, sodass eine offene HdO-Versorgung unter dem Aspekt der Okklusion meist die bessere Wahl ist.

## 2.2.4 Sonderformen der Hörgeräteversorgung und deren Indikation

### Luftleitungshörbrillen

Luftleitungshörbrillen stellen eigentlich keine separate Form der Versorgung dar, sondern verkörpern de facto HdO-Technologie, die in einem *Brillenbügel* an Stelle eines HdO-Gehäuses integriert ist. Dies kann durch Anbringung von HdO-Geräten mittels Adapter an eine Brille erfolgen. Daneben werden eigens gefertigte Hörbrillenbügel angeboten, die herstellerseitig alle Hörgerätekomponenten enthalten und an nahezu jede Brille angebracht werden können. Wie Abb. 2.**21** verdeutlicht, hat diese Entwicklung zu sehr schlanken Hörbrillenbügeln geführt, die von normalen Brillenbügeln kaum zu unterscheiden sind.

### CROS/BICROS-Lösungen

Bei einohriger Taubheit bzw. extrem hochgradigen, unversorgbaren Hörverlust haben die sog. CROS/BICROS-Lösungen eine gewisse Bedeutung erlangt. CROS-Versorgungen können in Betracht gezogen werden, wenn ein Ohr unversorgbar ist und das andere eine (nahezu) normale Hörfunktion aufweist. Im diesem Fall wird der Schall auf der Seite des tauben Ohres mittels Mikrofon aufgenommen, auf die andere Seite übergeleitet und dem gut hörenden Ohr dargeboten (Abb. 2.**22a**). Die Realisierung von CROS-Versorgungen erfolgt meist in Form von *Hörbrillen,* bei denen das Verbindungskabel vom Mikrofon zum Verstärker in die Bügel und die Brillenfront integriert ist. Für Erprobungszwecke gibt es Ausführungen, bei denen 2 HdO-Gehäuse durch ein hinter dem Kopf verlaufendes Kabel verbunden sind. Ferner werden CROS-Lösungen angeboten, bei denen das Mikro-

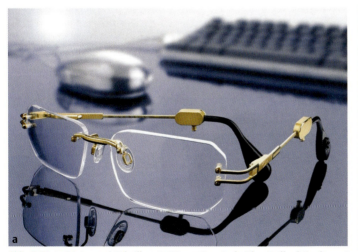
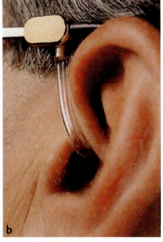

Abb. 2.**21 Luftleitungshörbrille mit Hörgeräten in beiden Brillenbügeln. a** Gesamtansicht. **b** Detaildarstellung des Hörergehäuses und des Schallschlauchs, der wahlweise auch als Mikroschlauch ausgeführt werden kann.

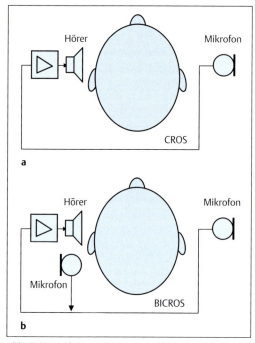

Abb. 2.22 **Funktionsprinzip einer CROS- bzw. BICROS-Versorgung.**
a Bei einer CROS-Lösung wird der Schall auf der tauben/unversorgbaren Seite mittels Mikrofon aufgenommen und dem anderen Ohr über einen Hörer dargeboten. b Eine BICROS-Lösung sieht ein zusätzliches Mikrofon auf der Seite des hörenden Ohres vor.

fonsignal von der Aufnahme- zur Wiedergabeseite drahtlos *per Funk* übertragen wird.

Durch die räumliche Trennung von Mikrofon und Hörer und durch Ausnutzung des akustischen Kopfschattens kann die Schalldarbietung auf dem hörenden Ohr rückkopplungsfrei über eine *offene Otoplastik* erfolgen, sodass der natürliche Schalleinfall auf diesem Ohr erhalten bleibt. Daraus resultiert eine bessere Ansprechbarkeit von der tauben Seite. Eine Wiederherstellung des räumlichen Hörens und des selektiven Gehörs im Störschall gelingt mit CROS-Versorgungen natürlich nicht, da lediglich monaural gehört wird. Im Störschall ist wegen der verbreiterten Richtcharakteristik sogar eine Verschlechterung durch eine CROS-Versorgung im Vergleich zum einohrigen Hören zu erwarten. Deshalb und wegen des guten Gehörs in Ruhe (ein Ohr hört normal) ist die Akzeptanz von CROS-Hörhilfen gering. Auch sog. Power-CROS-Lösungen, die bei hohem Verstärkungsbedarf zur Vermeidung von Rückkopplungen den Kopfschatteneffekt durch Platzieren des Mikrofons auf der Gegenseite ausnutzen, sind aufgrund der Verfügbarkeit wirksamer Rückkopplungsunterdrückungsalgorithmen obsolet geworden. Mit knochenverankerten Hörhilfen kann eine transkranielle CROS-Lösung erreicht werden (s. Kap. 2.2.4).

Eine BICROS-Versorgung kann angezeigt sein, wenn ein Ohr taub oder praktisch unversorgbar ist und auf dem besser hörenden Ohr ebenfalls ein versorgungsbedürftiger Hörverlust besteht (Del Dot et al. 1992). Bei BICROS-Lösungen erfolgt auf beiden Seiten eine Schallaufnahme durch *2 separate Mikrofone,* deren Signale dem hörenden Ohr dargeboten werden (Abb. 2.**22**b). Da derartige Konstellationen häufiger auftreten als CROS-Indikationen und da BICROS-Kandidaten stärker auf technische Hilfe angewiesen sind, ist die Verbreitung von BICROS-Versorgung größer als die von CROS-Lösungen. Allerdings sind auch bei BICROS die binauralen (beidohrigen) akustischen Signalmerkmale nicht mehr für den Patienten verfügbar, sodass das verbleibende räumliche Restgehör nicht unterstützt wird und ein schlechteres Hören im Störschall resultieren kann. Mit der Verfügbarkeit von effizienten Rückkopplungsunterdrückungssystemen können hochgradige Hörstörungen zunehmend seitenbezogen versorgt werden, sodass auch BICROS-Lösungen eine zunehmend geringere Rolle spielen.

## *Knochenleitungshörhilfen*

In Fällen von Schallleitungsstörungen, bei denen eine hörverbessernde Operation nicht indiziert oder nicht gewünscht ist, können Knochenleitungshörhilfen in Erwägung gezogen werden. In ihrer herkömmlichen Form werden Knochenleitungshörgeräte meist als *beidseitige Hörbrille* ausgeführt, bei der beide Brillenbügel mit Knochenleitungshörern ausgestattet sind (Abb. 2.**23**). Bei Kleinkindern, für die eine Brillenlösung noch nicht infrage kommt, kann die Knochenleitungsversorgung vorübergehend auch mithilfe eines Kopfbügels erfolgen.

Ein Vorzug von Knochenleitungsversorgungen ist der unverschlossene Gehörgang, der eine *gute Belüftung* des Ohres sicherstellt, die aber auch mit offener Luftleitungsversorgung erreicht werden kann. Einen kosmetischen Vorzug sehen manche Hörgerätekandidaten darin, dass es bei der Knochenleitungshörbrille keines Schallschlauchs

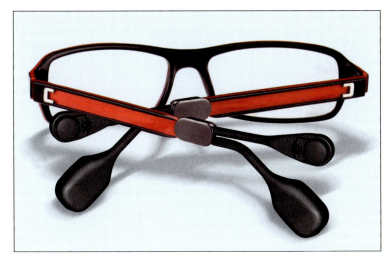

Abb. 2.**23 Knochenleitungshörbrille.**
Diese Hörhilfe verfügt über Knochenleitungshörgeräte in beiden Brillenbügeln.

bedarf. Dem steht allerdings der erforderliche Andruck des Knochenleitungshörers gegenüber, der gelegentlich Kopfschmerz verursacht und in manchen Fällen sogar zur Knochenresorption führen kann. Auch reicht die Verstärkungsleistung von Knochenleitungshörbrillen oft nicht aus.

Derartige Ankopplungs- und Leistungsprobleme können mit *knochenverankerten Hörgeräten* (BAHA) umgangen werden, die sich besonders für Patienten mit chronischer Otitis media, Mittel- oder Außenohrmissbildungen eignen (Hakansson et al. 1985, Tjellstrom et al. 2001, Snik et al. 2005). Durch Implantation und nachfolgende Osseointegration einer perkutanen Titanschraube ins Mastoid gelingt eine sehr effiziente Schallübertragung mit deutlich höherer Verstärkung als mit konven-

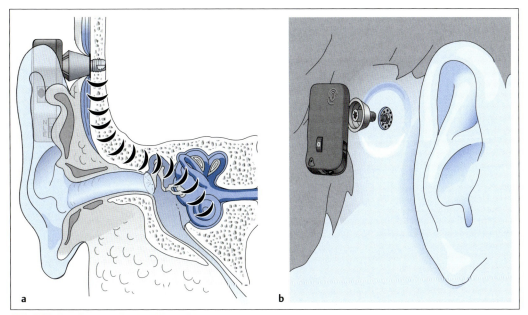

Abb. 2.**24 Knochenverankertes Hörgerät.**
**a** Funktionsprinzip. **b** Anordnung der einzelnen Komponenten (Hörgerät, Kupplungsstück und Titanimplantat) in der Außenansicht.

tionellen Knochenleitungshörgeräten. Wie Abb. 2.**24** zeigt, wird an diesem Titananker das eigentliche Hörgerät – bestehend aus Mikrofon, Verstärker, Knochenleitungshörer und Batterie – mit einem speziell konzipierten Kupplungsstück so befestigt, dass eine *effiziente Schalleinleitung* gegeben ist. Dem hohen Wirkungsgrad, der ohne Andruckprobleme erreicht werden kann, steht eine gewisse Mindestgröße als kosmetischer Nachteil gegenüber. Da die Effizienz des Systems sehr wesentlich von der bewegten Masse und damit von der Größe des Knochenleitungshörers abhängt, ist eine Konstruktion extrem kleiner knochenverankerter Hörgeräte aus physikalischen Gründen unmöglich.

Seit ihrer Einführung hat sich der *Indikationsbereich* knochenverankerter Hörgeräte ständig erweitert. Waren BAHA-Lösungen in der Frühphase der Entwicklung ausschließlich bei reinen Schallleitungsstörungen angezeigt, so verfügt man inzwischen über leistungsstärkere Systeme, mit denen kombinierte Hörverluste mit Schallempfindungsbeteiligungen von bis zu 60 dB versorgt werden können (Snik et al. 2004, Bosman et al. 2006). Ferner werden knochenverankerte Hörsysteme zunehmend häufiger auch bilateral angepasst (Federspil u. Plinkert 2002), auch wenn der binaurale Nutzen (Richtungshören, selektives Hören) wegen des knochengeleiteten Überhörens (beide Kochleae werden von beiden Seiten stimuliert) geringer ausfällt als bei beidohriger Luftleitungsversorgung (Bosman et al. 2001, Stenfelt 2005). In Fällen einseitiger Taubheit, bei denen in der Vergangenheit ausschließlich eine klassische CROS-Versorgung in Betracht gezogen werden konnte (s. Kap. 2.2.4), kann mit einer BAHA-Versorgung eine transkranielle CROS-Lösung verwirklicht werden. Dazu wird auf der tauben Seite ein BAHA platziert, sodass sich der Schall auf dem Knochenleitungsweg der gegenüberliegenden Kochlea mitteilt (Wazen et al. 2003, Snik et al. 2004, Stenfelt 2005).

## Implantierbare Hörhilfen

Neben den knochenverankerten Hörgeräten gibt es eine Reihe von implantierbaren Hörhilfen, die auf verschiedenen Wirkungsprinzipen beruhen und auf unterschiedlichen Ebenen des Gehörs angreifen. Dementsprechend können sie charakterisiert und geordnet werden (Tab. 2.**4**).

Implantierbare Hörhilfen greifen in ihrer Wirkung am Mittelohr oder am Innenohr an, indem sie die Gehörknöchelchenkette oder die Perilymphe durch einen piezoelektrischen oder elektromagnetischen *Wandler* (Aktuator) direkt antreiben. Im Falle von teilimplantierbaren Systemen wird ein externes Gerätemodul mit Mikrofon, Verstärker, Signalprozessor, Sendespule und Batterie hinter dem Ohr getragen. Von dort wird das verstärkte und bearbeitete Signal auf eine im Mastoid implantierte Empfangsspule transkutan übertragen und dem Aktuator zugeleitet, der die Gehörknöchelchenkette bzw. die Perilymphe mechanisch zu Schwingungen anregt (Fisch et al. 2001).

Nachdem sich erste kommerzielle Vollimplantate zunächst nicht am Markt durchsetzen konn-

Tab. 2.**4** Implantierbare Hörhilfen im Überblick.

| Bezeichnung | Ort der Einwirkung | Wirkungsprinzip | Indikation |
| --- | --- | --- | --- |
| BAHA | Mastoid | Einleitung von Knochenschall in den Schädelknochen über eine osseointegrierte Titanschraube | Schallleitungs- oder kombinierte Hörstörungen, die operativ oder mit herkömmlichen Hörgeräten nicht adäquat versorgt werden können |
| teil- bzw. vollimplantierbare Hörhilfen | Mittelohr oder Innenohr | mechanischer Antrieb der Gehörknöchelchenkette oder der Perilymphe | Innenohr- oder kombinierte Hörstörungen, bei denen eine Versorgung mit herkömmlichen Hörgeräten nicht adäquat möglich ist |
| CI | Kochlea | elektrische Stimulation des Hörnervs | hochgradige oder an Taubheit grenzende Innenohrhörstörungen |
| zentral auditorische Implantate | zentral auditorisches System | elektrische Stimulation der Kochleariskerne oder des Colliculus inferior | Hörnerventaubheit |

ten (Zenner et al. 2004), werden inzwischen wieder vollimplantierbare Hörhilfen angeboten (Jenkins et al. 2007, 2008). Vollimplantate bestehen typischerweise aus 4 Hauptkomponenten (Abb. 2.**25**), die über Kabel verbunden sind:
- unter der Haut implantiertes Mikrofon
- Signalprozessoreinheit mit aufladbarer Batterie
- im Mastoid implantierte Empfangsspule zum Aufladen, Programmieren und Fernbedienen des Geräts
- mechanischer Wandler, der die Gehörknöchelchenkette oder die Perilymphe direkt antreibt

Vollimplantate haben gegenüber teilimplantierbaren Systemen den Vorzug, unsichtbar und wasserdicht zu sein. Dem steht allerdings gegenüber, dass die Funktion eines implantierten Mikrofons nicht ganz unproblematisch ist und ein Austausch der aufladbaren Energiezelle wie auch zukünftige Prozessor-Upgrades nur auf operativem Wege möglich sind.

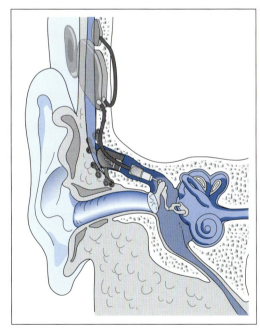

Abb. 2.**25 Funktionsprinzip eines vollimplantierbaren Hörsystems.**
Diese Hörhilfe besteht aus einem unter der Haut implantierten Mikrofon, einer Signalprozessoreinheit mit aufladbarer Batterie, einer im Mastoid implantierten Empfangsspule und einem Aktuator, der die Gehörknöchelchenkette antreibt.

Aufgrund dieses Funktionsprinzips, das Impedanzanpassungsprobleme beim Übergang von einem elektroakustischen Wandler auf das Trommelfell durch den Direktantrieb der Gehörknöchelchen oder der Perilymphe umgeht, kann mit implantierbaren Hörhilfen eine *verzerrungsarme und rückkopplungsfreie Wiedergabe* bei komplett offenem Gehörgang erreicht werden. Damit kommen implantierbare Systeme für Innenohrschwerhörigkeiten (Lenarz et al. 2001) oder kombinierte Hörstörungen (Dumon 2007) in Betracht und konkurrieren unmittelbar mit offenen HdO-Versorgungen, mit denen im Normalfall ein vergleichbarer Nutzen erzielt werden kann. Deshalb sind implantierbare Hörhilfen dieser Art gegenwärtig auf medizinische Indikationen, wie z. B. chronische Gehörgangsentzündungen, Missbildungen oder operativ nicht verbesserbare Schallleitungs- bzw. kombinierte Schwerhörigkeiten, oder auf Patienten mit besonderen beruflichen Anforderungen beschränkt. Als wichtige Ergänzung zu herkömmlichen Hörgeräten werden implantierbare Hörhilfen ihren Marktanteil in Zukunft jedoch weiter ausweiten, da sie vielfältige Entwicklungsmöglichkeiten bieten.

Weitaus verbreiteter und technisch ausgereifter als implantierbare Hörgeräte ist das *CI*, das heute aus einem HdO-Sprachprozessor (Mikrofon, Verstärker, Signalprozessor, Sendespule, Batterie) und einem implantierbaren Teil (Empfänger und Elektroden) besteht. Ähnlich wie bei den aktiven Mittelohrimplantaten geschieht die Schallaufnahme und -verarbeitung im externen Sprachprozessor. Von dort erfolgt die Übertragung des vorverarbeiteten Signals mittels Sendespule über die intakte Haut auf das eigentliche Implantat im Mastoid. Im Implantat wird das Signal decodiert und den Elektroden über eine Kabelverbindung zugeleitet. Die Elektroden sind auf einem Elektrodenträger aufgebracht, der in die Scala tympani eingeführt wird, sodass der Hörnerv unter Ausnutzung der Tonotopie frequenzspezifisch gereizt werden kann.

Das CI war in der Vergangenheit ausschließlich bei beidseitiger Innenohrtaubheit angezeigt, hat seinen Indikationsbereich inzwischen jedoch in Richtung hochgradiger Innenohrschwerhörigkeiten ausgedehnt. Speziell bei Kindern werden CI-Versorgungen zunehmend häufiger beidohrig durchgeführt. Auch sind Hybridversorgungen zur elektroakustischen Stimulation möglich, bei denen die hohen Frequenzen vom CI und der Tieftonbereich von einem Hörgerät versorgt werden (Luetje et al. 2007). Auch Kombinationen von CI auf einem Ohr und Hörgerät auf dem anderen Ohr können indiziert und erfolgreich sein.

Bei neuraler Taubheit kann ein CI nicht eingesetzt werden, da die Informationsfortleitung durch den Hörnerv nicht gegeben ist. In diesen extrem seltenen Fällen (z. B. bei Neurofibromatose Typ 2) kann eine Stimulation des zentralen auditorischen Systems in Erwägung gezogen werden. Zentral auditorische Implantate funktionieren grundsätzlich ähnlich wie ein CI, allerdings erfolgt die elektrische Reizung unter Überbrückung des funktionsgestörten Nervs in den Kochleariskernen oder im zentral auditorischen System (Rosahl et al. 2004, Lenarz et al. 2006).

Die Versorgung mit CI und zentral auditorischen Implantaten ist ein so umfangreiches und spezielles Arbeitsgebiet, dass an dieser Stelle aus Platzgründen nicht angemessen darauf eingegangen werden kann und auf die einschlägige Literatur verwiesen werden muss (Tyler 1993, Diller 1997, Lenarz 1998, Lehnhardt u. Laszig 2000, Clark 2003, Miyamoto 2004, Zeng et al. 2004, Waltzman u. Roland 2007).

## Geräte zur Tinnitustherapie

Neben der Kompensation von Hörverlusten können Hörgeräte auch einen Beitrag zur Tinnitustherapie leisten. Apparative Therapieansätze auf der Basis von Hörgeräten oder Rauschgeneratoren können gemäß AWMF-Leitlinie „Tinnitus" Nr. 017/064 ausschließlich bei dekompensiertem chronischem Tinnitus angezeigt sein. Damit kommt der apparative Therapiearm nur bei *austherapierten chronischen Tinnitusformen* infrage, was wiederum bedeutet, dass eine umfassende HNO-ärztliche Diagnostik vorausgegangen sein muss.

In der Frühphase der apparativen Tinnitustherapie wurde eine möglichst komplette Verdeckung (Maskierung) des Ohrgeräuschs durch externen Schall angestrebt. Dagegen sehen aktuelle Behandlungsstrategien auf der Basis multifaktorieller Tinnitusmodelle eine Beschallung mit *knapp überschwelligen Pegeln* vor, die zudem in ein multidisziplinäres Behandlungskonzept eingebunden sein muss. Dieses multidisziplinäre Vorgehen, in seiner ursprünglichen Form Tinnitus-Retraining-Therapie (TRT) genannt, basiert auf dem neurophysiologischen Tinnitusmodell von Jastreboff und Hazell (Jastreboff u. Hazell 1993, Jastreboff et al. 1994).

Deren Modellvorstellung geht davon aus, dass für die Entstehung des Tinnitus nicht primär die Funktionsstörungen auf der peripheren Ebene des Gehörs maßgeblich sind, sondern vielmehr die mangelnden Fähigkeiten, die Wahrnehmung irrelevanter neuraler Aktivitäten ausblenden oder unterdrücken zu können. Da nach Jastreboff und Hazell dieser Wahrnehmungsprozess aktiv beeinflusst, also die Tinnituswahrnehmung eventuell auch wegtrainiert werden kann, soll das Retraining bewusst nicht der Entstehung von Ohrgeräuschen entgegenwirken. Stattdessen soll die zentrale auditorische Verarbeitung dahingehend trainiert werden, dass der Tinnitus nicht bzw. nicht mehr so störend wahrgenommen wird. Das Behandlungsziel lautet also Bewältigung und Habituation anstatt kausaler Beseitigung der Ohrgeräusche.

Das Retraining besteht im Wesentlichen aus 3 Komponenten:
- HNO-ärztliche Tinnitusdiagnostik
- umfangreiche psychotherapeutische Beratung und Begleitung (Counseling)
- apparative Versorgung durch den Hörgeräteakustiker

Diese Basiselemente sind nicht in jedem Fall in gleichem Umfang indiziert und müssen in ein *individuell gestaltetes Therapieschema* eingebunden werden. Dementsprechend definieren die ADANO-Empfehlungen zum Retraining ein Grundmodul, in dem die apparative Intervention noch keine Rolle spielt, und ein Folgemodul, das von Fall zu Fall bedarfsgerecht gestaltet werden muss (Hesse 2008). Durch Hinzunahme anderer Therapieformen können für schwer betroffene Patienten Therapieschemata zusammengestellt werden, die deutlich über die klassische TRT nach Jastreboff und Hazell hinausgehen. Auch bei Hyperakusis kann Retraining indiziert sein (Hesse 2008).

Die Dauer der Retraining-Therapie beträgt in der Regel mehrere Monate, im Extremfall auch bis zu 2 Jahre. Über die Verordnung von Hörgeräten oder anderen apparativen Lösungen wird erst nach einer ausreichenden Erprobungsphase, in der Regel 4 Wochen, entschieden. Im Rahmen der Kassenärztlichen Versorgung ist die apparative Versorgung als Bestandteil einer Tinnitustherapie möglich und in den Hilfsmittel-Richtlinien geregelt (Hilfsmittel-Richtlinien, Abschnitt 68: Tinnitus-Maskierung). Bezüglich der Wirksamkeit von Retraining-Therapieansätzen existieren zahlreiche Langzeitstudien, deren Ergebnisse erheblich von den Selektionskriterien für die Studienteilnahme abhängen. Beschränkt man sich auf Studien, die Retraining-Therapien ausschließlich bei Patienten mit dekompensiertem chronischen Tinnitus einsetzen, zeigt eine studienübergreifende Bewertung, dass 20–30 % dieser Patienten nach Therapie ihren Tinnitus zeitweise nicht mehr wahrnehmen und sich weitere 60–70 % deutlich weniger belästigt fühlen (von Wedel 2000). Eine neuere Synopse von Langzeitergebnissen legt dagegen nahe, dass das apparative Therapiemodul eventuell keine nachweisbare Zusatzwirkung zeigt (Goebel u. von Wedel 2005).

Zur Therapie von Ohrgeräuschen, die nicht in Kombination mit einem Hörverlust auftreten, kann die Anpassung von *Rauschgeneratoren* (Noiser, früher: Tinnitusmasker) erwogen werden. Diese Geräte haben äußerlich die Form von Hörgeräten (HdO, IO). Sie verstärken jedoch nicht den einfallenden Schall, sondern erzeugen ein Rauschsignal, das dem betroffenen Ohr über ein offenes Ohrstück zugeführt wird, sodass der natürliche Schalleinfall und damit die Kommunikationsfähigkeit nicht beeinträchtigt wird. Dieses externe Rauschen, dessen Pegel und bei manchen Produkten auch dessen Spektrum an die Bedürfnisse des Patienten angepasst werden kann, wird von manchen Tinnituspatienten in Verbindung mit den anderen TRT-Komponenten als lindernd empfunden. Allerdings lässt die Akzeptanz von Rauschgeneratoren langzeitlich nicht selten nach.

Für den häufig auftretenden Fall, dass Ohrgeräusche in Verbindung mit einem Hörverlust auftreten, können durch Anpassung offener Hörgeräte deutlich bessere Langzeitergebnisse als mit Rauschgeneratoren erzielt werden. Das gilt auch für Tinnituspatienten, deren Hörverlust kein hörgeräteforderndes Ausmaß hat. Dabei wird die therapeutische Wirkung primär dadurch erzielt, dass Umgebungsgeräusche wieder hörbar gemacht und Phasen absoluter Stille vermieden werden. Diese *natürliche Beschallung* unterstützt den Habituationsprozess, wie auch das Eigenrauschen der Hörgeräte bei fehlender externer Beschallung zur Habituation beitragen kann. Bei der Vielfalt heute verfügbarer offener Produkte existiert auf diesem Sektor ein breites Spektrum von Versorgungsmöglichkeiten.

Nach unserer Erfahrung berichten ca. 60 % der Patienten mit dekompensiertem chronischen Tinnitus in Verbindung mit einer Hörstörung nach ausreichender Erprobung, dass der Grad der Belästigung durch das Tragen von Hörgeräten merklich reduziert wird. Etwa 30 % dieser Patientengruppe erfahren durch Hörgeräte keinerlei Wirkung auf ihren Tinnitus, während sich die restlichen 10 % mit Hörgeräten sogar stärker belästigt fühlen als ohne Geräte. Diese Prozentsätze sind allerdings mit Zurückhaltung zu bewerten, da der tinnitustherapeutische Nutzen vom Verstärkungsnutzen (Verbesserung des Kommunikationsvermögens usw.) der Hörgeräte überlagert wird und von den Betroffenen trotz differenzierter Erhebung schwer zu separieren ist.

Kann bei Ohrgeräuschen, die mit einer Hörminderung einhergehen, mit Hörgeräten allein keine ausreichende Wirkung auf den Tinnitus erzielt werden, können sog. *Tinnitus-Instrumente* in Betracht gezogen werden. Dabei handelt es sich um Kombigeräte, die über Hörgerätefunktion und Rauschgenerator verfügen. Beide Funktionen können unabhängig voneinander an die Bedürfnisse des Nutzers angepasst werden.

Da Tinnitus häufig in der Einschlafphase als besonders störend empfunden wird, gibt es eine Vielzahl von stationären Schallgeneratoren (Bedside-Geräte), die als *Ein- und Durchschlafhilfe* eingesetzt werden können. Die Beschallung kann über Lautsprecher, Kopf-/Ohrhörer oder durch Einkopplung (induktiv, Funk, galvanisch über Audioeingang) in Hörgeräte erfolgen. Je nach persönlichem Geschmack und Wirksamkeit können auf diesem Wege spezielle Geräusch- oder Musiktracks von MP3-Spielern, CD oder anderen Quellen in gewünschter Lautstärke präsentiert und mittels Zeitschalter nach dem Einschlafen automatisch abgeschaltet werden.

## 2.2.5 Zusatzausstattung und Kommunikationshilfen

### Fernbedienungen

Fernbedienungen für Hörgeräte werden heute fast ausschließlich als *Funkfernbedienungen* ausgeführt (Abb. 2.**26a** und **b**). Ursprünglich waren sie lediglich dazu gedacht, Bedienungselemente wie Ein-/Ausschalter, Verstärkungsregler und Programmwahl fernbedienbar zu machen. Manche Modelle verfügen über ein Display, auf dem der Funktionszustand der Hörgeräte angezeigt wird. Fernbedienungen, die z. B. in eine Armbanduhr oder in einen Schlüsselanhänger integriert sind, erlauben eine diskrete Verwendung.

## 2 Versorgung mit Hörgeräten

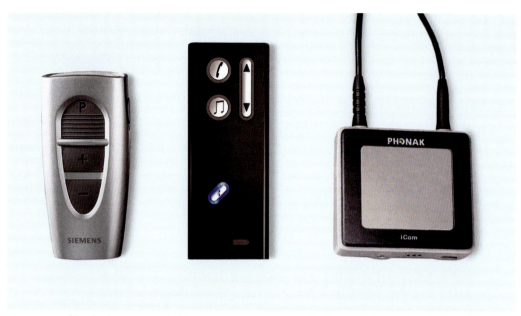

Abb. 2.**26 Funkfernbedienungen und Bluetooth-Schnittstellen,** die eine Funkverbindung zwischen Hörgeräten und externen Quellen wie Mobiltelefonen, Fernsehgeräten MP3-Playern etc. herstellen können. **a** Fernbedienung. **b** Fernbedienung mit integrierter Bluetooth-Schnittstelle. **c** Bluetooth-Schnittstelle, die um den Hals hängend getragen wird.

Moderne Fernbedienungen können auch über die aufgeführten Grundfunktionen hinausgehen, und zudem als *Schnittstelle zu bluetoothfähigen Geräten* dienen. Mit einer solchen erweiterten Funktion können Audiosignale von Mobiltelefonen, Fernsehern, CD- oder MP3-Spielern über eine Bluetooth-Funkstrecke zur Fernbedienung (Streamer) übertragen und von dort über kurze Distanz mittels induktiver Funktechnologie zum Hörgerät weitergeleitet werden. Damit kann der Hörgerätenutzer über das in der Fernbedienung integrierte Mikrofon kabelunabhängig mobil telefonieren und Musik-, Radio- oder Fernsehton bei günstigem Signal-Rausch-Verhältnis und in Hörgerätequalität hören. Bluetooth-Schnittstellen können auch als Zusatzgerät um den Hals hängend realisiert werden (Abb. 2.**26c**). Alternativ zu solchen Lösungen werden auch Bluetooth-Headsets mit Empfänger und Mikrofon zum direkten Anschluss an HdO-Geräte angeboten.

Der Markt für Hörgerätefernbedienungen ist stark polarisiert: Derzeit verzichtet die Mehrzahl der Hörgerätenutzer (noch) auf die Anschaffung einer Fernbedienung, da deren Nutzung nicht immer diskret möglich ist und Kostenüberlegungen eine Rolle spielen. Daneben gibt es eine Zielgruppe, die großes Interesse an der Anschaffung einer Fernbedienung zeigt. Im Umgang mit Besitzern von Fernbedienungen fällt allerdings auf, dass sie ihre Fernbedienung häufig nicht zur Hand haben. Deshalb ist es wichtig bei der Hörgeräteberatung herauszustellen, dass eine Fernbedienung nur dann nützlich sein kann, wenn sie konsequent mitgeführt und genutzt wird. Möglicherweise tragen Bluetooth-Funktionen und zukünftige Funktionserweiterungen zu einer stärkeren Verbreitung und Nutzung von Fernbedienungen bei.

### *Ladestationen für Energiezellen*

Einige Hörgerätetypen können anstelle von Batterien auch mit wieder aufladbaren Energiezellen (Akkumulatoren) betrieben werden. Während aufladbare Zellen in der Vergangenheit nur für wenige Produkte verfügbar waren, wird diese Möglichkeit inzwischen von mehreren Hörgeräteherstellern angeboten. In der Regel können je 2 Hörgeräte und bei manchen Produkten zusätzliche Energiezellen in der Ladestation platziert werden (Abb. 2.**27**), um z.B. über Nacht für den Betrieb am nächsten Tag aufgeladen zu werden.

# Hörgerätetechnik

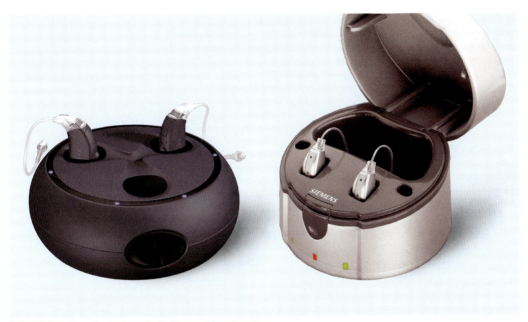

Abb. 2.27 **Ladestationen zum Aufladen von Energiezellen.**
Das Aufladen kann wahlweise im Hörgerät oder auch separat erfolgen.

## Funk-, Infrarot und Induktionsübertragungsanlagen

In speziellen Hörsituationen, wenn die Distanz zum Sprecher groß ist und besonders wenn Störschall hinzukommt, kann das Sprachverstehen und damit die Kommunikationsfähigkeit von Hörgerätenutzern durch Funk-, Infrarot- oder Induktionsübertragungsanlagen signifikant verbessert werden. Dabei stehen heute insbesondere Funkübertragungssysteme (Frequenzmodulations-Anlagen) im Mittelpunkt des Interesses und der technischen Weiterentwicklung. Wird der Sprecher mit einem Funkmikrofon ausgestattet, das sein Signal direkt zu einem Funkempfänger sendet, können Distanz-, Reflektions- und Störschallprobleme effizient überwunden werden und es kann häufig ein Signal-Rausch-Verhältnis von 15–25 dB erreicht werden (Hnath Chisolm u. McArdle 2006). Damit sind Frequenzmodulations-Anlagen in puncto *Signal-Rausch-Verbesserung* integrierten Richtmikrofonen und sämtlichen Ein-Mikrofon-Lösungsansätzen zur Störschallunterdrückung deutlich überlegen.

Bei den gängigen Frequenzmodulations-Lösungen kann der Funkempfänger im Hörgerät integriert sein, an den Audioschuh angeklickt oder mit einem Kabel mit den Hörgeräten verbunden werden. Das externe Funkmikrofon kann, wenn es sich ausschließlich um einen Sprecher handelt (Vortrag, Gottesdienst usw.), vom Sprecher in Mundnähe getragen werden. Bei wechselnden Sprechern kann es in geringerer Distanz (Konferenz, Gruppenbesprechung, am Esstisch usw.) als externes Richtmikrofon, dessen Richtwirkung bei manchen Produkten situationsbedingt vorgewählt werden kann, auf den jeweiligen Sprecher gerichtet werden.

Während Funk-Anlagen bisher fast ausschließlich bei der Versorgung von *Vorschul- und Regelschulkindern* eingesetzt werden und in diesem Bereich seit Jahren eine unverzichtbare Rolle spielen, zielen aktuelle und zukünftige Funk-Lösungen in starkem Maße auch auf die Nutzung durch *erwachsene Hörgeräteträger* ab. Dabei bewegt sich die Hörgeräteentwicklung zunehmend in den Bereich von Mobiltelefonen und anderen Kommunikationssystemen für Normalhörende. So ist abzusehen, dass sich die Entwicklung von Kommunikationssystemen für Normal- und Schwerhörige noch weiter annähern und miteinander verflechten wird. Diese *Verflechtung* wird die Akzeptanz

97

und die Verbreitung von Funk-Systemen – und damit auch von Hörgeräten generell – erheblich steigern. Denn sobald Hörgeräte unauffällig in attraktive Kommunikationssysteme integriert werden können, gehören sie in die Klasse von Lifestyle-Produkten und ihre Stigmatisierung kann überwunden werden. Dieser Weg ist bereits beschritten, heutige Funk-Lösungen für Hörgeräteträger unterstützen nicht nur das Sprachverstehen auf größere Distanzen und im Störgeräusch, sondern auch das Telefonieren (mobil und stationär), die Nutzung von Unterhaltungselektronik (Radio, Fernsehen, CD-/MP3-Spieler) sowie Computertechnik.

In speziellen Kommunikationssituationen können mit *Infrarot- oder Induktionsübertragungsanlagen* in öffentlichen Gebäuden (Kongress- und Konzertsäle, Kirchen usw.) oder auch im privaten Bereich, ähnliche Effekte erzielt werden wie mit Funksystemen. Da Funkübertragungsanlagen jedoch mobiler, flexibler und individueller genutzt werden können und störungsfreier funktionieren, bieten sie für die meisten Anwendungsbereiche bessere Perspektiven. Die Präferenz für Frequenzmodulations-Lösungen wird zudem durch zunehmende *Vernetzung* mit anderen Kommunikationshilfen begünstigt. Eine Gegenüberstellung von Vor- und Nachteilen der verschiedenen Übertragungssysteme findet man bei Dillon (2001).

Trotz ihrer Wirksamkeit in zahlreichen Situationen des täglichen Lebens haben Frequenzmodulations-Systeme im Bereich der Erwachsenenversorgung noch keine nennenswerte Verbreitung gefunden. Dafür können verschiedene Gründe angeführt werden, die es durch innovative Technologien und intensive Beratung abzubauen gilt (Boothroyd 2006):

- Die *Anschaffungskosten* für Frequenzmodulations-Anlagen sind erheblich und die Kostenträger beteiligen sich bei Erwachsenen nur in Ausnahmefällen daran. Sofern sich Frequenzmodulations-Produkte in Zukunft als Massenprodukte etablieren können, werden die Kosten signifikant sinken, doch ist eine Kostenbeteiligung durch Krankenkassen oder andere Kostenträger derzeit nicht absehbar.
- Bisherige Frequenzmodulations-Lösungen sind für den Außenstehenden als solche erkennbar, was viele potenzielle Nutzer als *stigmatisierend* empfinden und abschreckt. Zukünftige Lösungen, die in moderne Kommunikationssysteme integriert sind, werden weniger auffällig sein. Sie kommen aber für die Übertragung von Live-Sprache auch nicht ohne externe Mikrofon-Sender-Einheit aus.
- Bezüglich *Kompatibilität und Nutzungskomfort* besteht bei Frequenzmodulations-Systemen noch erhebliches Entwicklungs- und Verbesserungspotenzial. Kompatibilitätsprobleme und Nutzungshemmnisse standen einer weiteren Verbreitung bisher im Wege, doch ist abzusehen, dass auf diesem Sektor weitere Fortschritte erzielt werden. So ist vorstellbar, dass ein integrierter und damit unsichtbarer Funkempfänger evtl. über eine in der Tasche getragene Relaisstation (Fernbedienung, Streamer usw.) automatisch einen relevanten Sender in der Nähe erkennt und sich auf diesen selbsttätig synchronisiert. Falls mehrere aktive Frequenzmodulations-Sender detektiert werden, sollte das System dem Nutzer anbieten, die gewünschte Quelle per Knopfdruck anzuwählen.
- Schließlich muss die *Beratung* bezüglich möglicher Frequenzmodulations-Lösungen durch den Hörgeräteakustiker intensiviert und konzeptionell neu gefasst werden. Dieser Anspruch ist allerdings nicht einfach umsetzbar. Insbesondere Hörgerätekunden, die zur Erstversorgung anstehen, sind vollauf damit beschäftigt, sich praktisch und mental auf die neuen Hörgeräte einzustellen, sodass sie für andere Information selten offen sind. Diese Blockade kann wohl nur überwunden werden, wenn Hörgeräte- und Frequenzmodulations-Beratung als integrale Einheit aufgefasst werden und das Frequenzmodulations-System nicht nur beiläufig mit angeboten wird.

## *Signalanlagen und Wecksysteme*

Speziell bei hochgradigen Hörstörungen kann das Hören der Türglocke, des Telefons oder des Weckers sowie die Wahrnehmung anderer Ruf- oder Warnsignale (Babyruf, Rauchmelder, Bewegungsmelder usw.) ein Problem darstellen. In diesen Fällen kann die Anschaffung einer zusätzlichen Signalanlage gute Dienste leisten. Wenn akustische Signale nicht ausreichend wahrgenommen werden, können *Licht- bzw. Lichtblitzsysteme* in Erwägung gezogen werden. Damit können Lampen eingeschaltet oder, wenn die Aufmerksamkeit noch stärker visuell gelenkt werden soll, auch ein Blitzlicht aktiviert werden. Zum Wecken werden *Vibrationssysteme* angeboten, die unter das Kopfkissen gelegt oder an den Lattenrost oder die Matratze anschlossen werden. Derartige Signalanlagen können sich auf *singuläre Lösungen* beschränken, wenn nur ein bestimmtes Ruf- oder Alarmsignal schlecht wahrgenommen wird. Für komplexe Anwendungen, wenn z. B. Türklingel, Telefon und Babyruf nicht zuverlässig gehört werden, gibt es *Systemlösungen*. Derartige drahtlose Anlagen können ohne bauseitige Maßnahmen installiert werden, indem der Empfänger und ggf. mehrere Sender in Netzsteckdosen eingesteckt werden, um über das häusliche Stromnetz verbunden zu sein. Der Empfänger wird jeweils in dem Raum platziert, in dem sich der Nutzer aufhält.

## Zubehör für Kinder

Bei der Versorgung von Kindern sind abhängig vom persönlichen Bedarf altersspezifische Zusatzeinrichtungen und Zubehörartikel in Betracht zu ziehen. So werden spezielle Kinderwinkel, Deaktivierung oder mechanische Fixierung des Verstärkungsreglers, Sicherungsmöglichkeiten gegen Öffnen des Batteriefachs sowie Hilfsmittel zur besseren Befestigung der Hörgeräte am Kinderohr angeboten. Besondere Bedeutung für die Versorgung im Kindesalter hat die Ausstattung mit *Audioeingang* zum direkten, galvanischen Anschluss von externen Zusatzeinrichtungen erlangt. Damit kann bei der Nutzung von Klassenverstärkeranlagen, persönlichen Übertragungssystemen und externen Richtmikrofonen durch die geringe Distanz zwischen Sprecher und Mikrofon eine signifikante Verbesserung des Signal-Rauschabstands erreicht werden, was für die Sprach- und Kommunikationsförderung sowie die Integration schwerhöriger Kinder besonders wichtig ist (s. Kap. 4.4.4). Deshalb gilt die Ausstattung mit Audioeingang bei Hörgeräteversorgungen von Kleinkindern, Kindern im Vorschulalter wie auch von Schülern in Regel- oder Sonderschulen als unverzichtbar.

Zubehörartikel, die der Funktionskontrolle (Batterietestgeräte, Stethoclips zum Abhören von Hörgeräten) und Funktionserhaltung (Systeme zur Trocknung und Reinigung von Hörgeräten bzw. Ohrpassstücken) von Hörgeräten dienen, sind für erwachsene Hörgerätenutzer ebenso nützlich wie für Eltern, Pädagogen, Erzieher und Betreuer hörgeräteversorgter Kinder.

## Zusammenfassung

Heutige Hörgeräte sind grundsätzlich mit digitaler Signalverarbeitung ausgestattet, die je nach Bedarf lineare Verstärkung oder nichtlineare Verstärkung mit mehrkanaliger Kompression ermöglichen. Dabei sind die Verstärkungs- und Kompressionsparameter in sehr differenzierter Weise individuell einstellbar. Ferner können mit Digitaltechnik wirkungsvolle Strategien zur Rückkopplungs- und Störschallunterdrückung realisiert werden. Auch gehören Richtmikrofone auf der Basis von Multi-Mikrofontechnologie, individuell angepasste Hörprogramme für spezielle akustische Situationen, automatische Situationserkennung mit entsprechender Parameteroptimierung, die Aufzeichnung von Nutzungsparametern (Datalogging), selbstlernende Systeme auf der Basis von Nutzerkorrekturen und Funkinteraktion zwischen rechtem und linkem Gerät häufig zum Funktionsumfang moderner Hörgeräte.

Unter den Hörgerätebauformen haben HdO-Hörgeräte wieder erhöhte Bedeutung gewonnen, da mit dieser Bauform die Variationsmöglichkeiten der akustischen Ankopplung ans Ohr am besten genutzt werden können. Initiiert durch die Verfügbarkeit effizienter Rückkopplungsunterdrückungssysteme finden insbesondere offene Versorgungen mit Mikroschallschlauchsystemen sowie HdO-Geräte mit ausgelagertem Hörer im Gehörgang große Verbreitung und Akzeptanz. Auch auf dem Sektor der Gehörgangsgeräte sind durch computergesteuerte Schalenfertigung und kompakte Bauformen funktionell und kosmetisch interessante Lösungen möglich geworden. Für besondere Versorgungsfälle wird dieses Spektrum von Bauformen ergänzt durch Luftleitungshörbrillen, CROS- oder BICROS-Lösungen, Knochenleitungshörhilfen, und implantierbare Hörsysteme, die bei medizinischer Indikation in Zukunft noch weiter an Verbreitung gewinnen werden. Geräte zur Tinnitustherapie runden das technische Versorgungsangebot ab.

Intelligente Fernbedienungen mit Zusatzfunktionen erweitern den Funktionsumfang von Hörgeräten und bieten erhöhten Bedienungskomfort. Aufladbare Energiezellen können in Verbindung mit Ladestationen eine Alternative zu klassischen Hörgerätebatterien darstellen. Durch Funkübertragungsanlagen oder andere Übertragungsprinzipe können externe Signalquellen, wie Funkmikrofone, Telefone, Unterhaltungselektronik oder Computer kabellos in Hörgeräte eingespeist werden. Dadurch kann in geeigneten Situationen eine Verbesserung des Signal-Rauschabstands in einem Umfang erreicht werden, der deutlich über andere Lösungsansätze hinausgeht. Für die Versorgung von Kindern wird Spezialzubehör angeboten.

## 2.3 Hörgeräteanpassung

### 2.3.1 Erfassung des Bedarfsprofils

Am Anfang einer Hörgeräteanpassung muss die Erfassung des persönlichen Bedarfsprofils stehen. Das persönliche Bedarfsprofil zielt darauf ab, die Nutzungsgewohnheiten, den Anspruch und die Erwartungen zu ermitteln, die der Nutzer an seine Hörgeräte richtet. Auf dieser Grundlage können die Ausstattungsmerkmale der Hörgeräte entsprechend dem persönlichen Bedarf ausgewählt und angepasst werden. Die Erhebung des Bedarfsprofils kann informal im Rahmen eines *Beratungsgesprächs* erfolgen, aber grundsätzlich ist zum Abschluss der informalen Beratung eine strukturierte Befragung anhand eines *Fragebogens* zweckmäßig. So kann das Bedarfsprofil eindeutig festgehalten, im Verlauf der Anpassung als Referenz herangezogen, mit dem Hörgerätenutzer immer wieder besprochen und mit den persönlichen Zielen abgeglichen werden.

Das in diesem Kontext wohl am häufigsten eingesetzte Befragungsinstrument ist der sog. COSI-Fragebogen (Tab. 2.**5**), mit dem in dieser Phase zunächst die für den Nutzer wichtigsten *Kommunikations- bzw. Hörsituationen* erfasst werden (Dillon et al. 1997, Dillon 2001). Eine quantitative Bewertung des Hörgerätenutzens erfolgt erst später in der Validierungsphase (s. Kap. 2.4.6). Dann wird abgefragt, in welchem Umfang die betreffende Situation mit Hörgeräten besser bewältigt und in wie viel Prozent der Fälle mit den Hörgeräten gut verstanden wird. Der besondere Wert des COSI-Fragebogens besteht darin, dass er ausschließlich die *persönlichen Ziele und Erwartungen* des Hörgeräteträgers erfasst und keine irrelevanten Fragen beinhaltet. Damit eignet sich dieses Instrument sehr gut für die Arbeit mit dem Einzelnen, weniger aber für wissenschaftliche Zwecke, wenn Gruppendaten statistisch ausgewertet werden sollen.

Die angegebenen Hörsituationen werden wie folgt kategorisiert:
1. Unterhaltung mit 1–2 Personen in Ruhe
2. Unterhaltung mit 1–2 Personen im Geräusch
3. Gruppenunterhaltung in Ruhe
4. Gruppenunterhaltung im Geräusch
5. Fernsehen/Radio bei normaler Lautstärke
6. bekannter Sprecher am Telefon
7. unbekannter Sprecher am Telefon
8. Telefon aus anderem Zimmer hören
9. Türklingel oder Klopfen hören
10. Verkehrsgeräusche hören
11. intensive soziale Kontakte
12. sich verlegen oder dumm fühlen
13. sich ausgeschlossen fühlen
14. aufgeregt oder ärgerlich sein
15. Aufenthalt in einer Kirche oder Versammlung
16. andere Situationen

Anstelle des COSI-Fragebogens können für die Profilerfassung auch andere standardisierte Fragebogeninventare verwendet werden, die eigentlich zur *Validierung* des Hörgerätenutzens entwickelt wurden. Sie fragen häufig auch die unversorgte Situation ab und können deshalb auch in der Phase vor der eigentlichen Hörgeräteanpassung genutzt werden, um den Ausgangsstatus zu beschreiben. Bei der Mehrzahl dieser Befragungsinstrumente handelt es sich um *geschlossene Frageninventare*, die ausschließlich vorformulierte Fragen beinhalten und damit nur bedingt auf den individuellen Bedarf eingehen können. Andere sind *semioffen*, d. h. ermöglichen neben einigen Standardabfragen auch die Beschreibung frei formulierter Hörsituationen, was für die Arbeit des Hörgeräteakustikers wie auch für die psychologische Wirkung auf den Hörgerätekunden vorteilhaft ist.

Neben universellen – meist wissenschaftlich erprobten und optimierten – Frageninventaren werden von manchen Hörgeräteakustikern eigens entwickelte Fragebögen verwendet, die speziell auf die Arbeitsweise des betreffenden Betriebs und die Kooperation mit den zuweisenden HNO-Ärzten abgestellt sind. Nachteilig bei diesen Eigenkreationen ist allerdings, dass sie meist nicht wissenschaftlich validiert sind, also nicht überprüft wurde, ob sie tatsächlich das abfragen und leisten, was beabsichtigt ist. Zudem sind Quervergleiche mit anderen nicht möglich, da unterschiedliche Fragen und Zielgrößen (Skalen, Dimensionen) benutzt werden.

Neben der Erfassung von grundsätzlichen Zielen und Wünschen müssen die *persönlichen Präferenzen* für bestimmte Ausstattungsmerkmale und die *Nutzungsgewohnheiten* besprochen werden, soweit sie für die Typenauswahl relevant sind, z. B.:

Tab. 2.5 Aufbau des COSI-Fragebogens.

| persönliche Anforderungen (wichtigste Hörsituationen) | Priorität der Hörsituation | Grad der Änderung (mit Hörgeräten) | | | | | Kategorie der Hörsituation | In wie viel Prozent der Fälle wird gut verstanden? (mit Hörgeräten) | | | | |
|---|---|---|---|---|---|---|---|---|---|---|---|---|
| | | schlechter | kein Unterschied | geringfügig | besser | viel besser | | selten 10% | gelegentlich 25% | zur Hälfte 50% | meistens 75% | fast immer 95% |
| | ☐ | | | | | | ☐ | | | | | |
| | ☐ | | | | | | ☐ | | | | | |
| | ☐ | | | | | | ☐ | | | | | |
| | ☐ | | | | | | ☐ | | | | | |
| | ☐ | | | | | | ☐ | | | | | |

- Kostenaspekte
  (Anschaffung, Betrieb, Reparatur)
- Bedienbarkeit, Bauform
  (Funktionalität, Sichtbarkeit)
- Stellmöglichkeiten
  (Verstärkungssteller, Hörprogramme, Klang)
- Automatikfunktionen
  (Verstärkungsregelung, Situationserkennung)
- Fernbedienung
- Anschlussmöglichkeiten von Zusatzgeräten
  (Frequenzmodulation, Telefon, TV, HiFi usw.)

## 2.3.2 Basisanpassung

Wie bereits an anderer Stelle dargelegt, ist es die primäre Aufgabe der Hörgeräteanpassung, relevante Schallsignale des täglichen Lebens adäquat hörbar zu machen. Bei tonaudiometrischer Betrachtungsweise heißt dies, dass die relevanten Schallsignale, wie z.B. Sprache, Musik, Umweltgeräusche, frequenzabhängig und lautheitsgerecht in den Restdynamikbereich des Hörgerätenutzers übertragen, d.h. verstärkt und komprimiert werden müssen (Abb. 2.7). Um sämtliche Eingangspegel gehörgerecht in die Restdynamik zu transponieren, müssten die eingangspegelabhängigen Frequenzgänge so gewählt werden, dass für alle Eingangspegel in jeder Frequenz adäquate Lautheit erreicht wird.

So ist die *Wiederherstellung der Hörbarkeit* das primäre Ziel der gängigen Anpassformeln und -prozeduren, die im Rahmen der Basisanpassung verwendet werden. Eine komplette Lautheitsnormalisierung führt allerdings zu Verstärkungswerten (u.a. wegen der Lautheitssummation, s. Kap. 1.4.1), die von Hörgerätenutzern im Allgemeinen als zu laut empfunden werden (Smeds et al. 2006). Zudem führt eine vollständige Lautheitsnormalisierung im Sinne einer WDRC (*wide dynamic range compression*) mit dem Ziel, alle eingehenden Schallsignale lautheitsgerecht hörbar zu machen, nicht zwangsläufig zum bestmöglichen Sprachverstehen. Deshalb werden *Verstärkungskorrekturen* eingeführt und für niedrige Eingangspegel wird eine *Expansion* vorgesehen, sodass der verfügbare Dynamikbereich erstrangig für die Übertragung der Sprachdynamik genutzt wird. Dies hat zur Folge, dass Sprachsignale weniger komprimiert werden müssen, als es eine WDRC erfordern würde, und dass leise Eingangssignale wegen der Expansion im unteren Teil der Kennlinie teilweise unhörbar bleiben (s. Kap. 3.2.2). Zudem werden Korrekturen verwendet mit dem Ergebnis, dass die Tiefen (bei pantonalen Hörverlusten) und die Höhen (bei Hochtonverlusten) weniger verstärkt werden, als es einer Lautheitsnormalisierung entspricht, um die Verstärkung der informationstragenden Frequenzbänder im mittleren Frequenzbereich zu bevorzugen und damit Aufwärtsverdeckung durch die Tiefen und Unbehaglichkeit in den Höhen zu vermeiden.

## 2 Versorgung mit Hörgeräten

### Schwellenbasierte Verfahren

Obwohl die Hörgeräteanpassung grundsätzlich auf einem modifizierten Lautheits-Mapping beruht, haben sich nicht etwa lautheitsgestützte Anpassprozeduren, sondern *hörschwellenbasierte Formeln* für die Basisanpassung durchgesetzt, da diese schnell und unkompliziert angewendet werden können. Für schwellenbasierte Ansätze spricht auch die Überlegung, dass im Rahmen der Basisanpassung ohnehin keine extreme Präzision angestrebt werden muss, da dies Ziel der nachfolgenden Feinanpassung ist. Zudem konnte mit den bisher verfügbaren realen und Forschungshörgeräten auch noch nicht belegt werden, dass lautheitsbasierte Anpassverfahren gegenüber schwellenbasierten Ansätzen zu einem besseren Ergebnis führen (Kießling u. Pastoors 1999). Erst ein konsequenter modellbasierter Hörsystemansatz verspricht Vorteile beim Einsatz in einer realistischen akustischen Umgebung mit großem Dynamikbereich.

Die schwellenbasierten Verfahren zur Bestimmung des frequenzbezogenen Verstärkungsbedarfs gehen von einem *funktionalen Zusammenhang* zwischen der Hörschwelle und dem MCL aus. Diesbezügliche Studien zeigen, dass diese Annahme im statistischen Mittel durchaus zutreffend ist, die MCL-Werte bei gleichem Hörverlust jedoch von Fall zu Fall sehr unterschiedlich sein können. So können sie bei vorgegebenem Hörverlust je nach Grad des Recruitments um 30–40 dB differieren (Pascoe 1988, Kießling 1995). Legt man die Mittelwerte für mittelgradigen Hörverlust zugrunde, so entspricht bei einem Umgangssprachpegel von etwa 65 dB die erforderliche Verstärkung etwa dem halben Hörverlust. Bei geringeren Hörverlusten geht dieser Zusammenhang eher in eine ⅓-Hörverlust-Formel, bei hochgradigen Verlusten tendenziell in eine ⅔-Hörverlust-Regel über (Libby 1986). Außerdem müssen beim Transfer von Kopfhörerdaten in Hörgerätedaten bauartspezifische (HdO vs. IO) und ventspezifische (Grad der Offenheit) Korrekturen angebracht werden.

Ausgehend von diesen Zusammenhängen wurden in den 1980er Jahren *schwellenbasierte Formeln* zur Bestimmung der benötigten Verstärkung und des Frequenzgangs für lineare Hörgeräte entwickelt. Die bekanntesten Repräsentanten dieser Generation von Anpassformeln für linear verstärkende Hörgeräte sind die ½-Hörverlust-Regel (Berger et al. 1989), POGO (McCandless u. Lyregaard 1983), NAL (Byrne u. Dillon 1986) sowie im deutschsprachigen Raum das Isophonendifferenzmaß (Keller 1980). Ein Vergleich der Zielfrequenzgänge zeigt, dass mit diesen Berechnungsformeln tendenziell zwar ähnliche Zielwiedergabekurven ermittelt werden, aber auch Abweichungen von bis zu 20 dB auftreten können (Kießling 1997). Das Ausmaß der Abweichungen zwischen den einzelnen Verfahren hängt vom Audiogrammverlauf ab, da in der NAL-Formel die Hörverluste benachbarter Frequenzen in komplexer Weise berücksichtigt werden.

Mit zunehmender Verbreitung nichtlinearer Hörgeräte sind, aufsetzend auf den Formeln für lineare Verstärkung, eine Reihe von schwellenbasierten Anpassformeln für *nichtlineare Hörgeräte* entwickelt worden, so z. B. die Formeln mit den Bezeichnungen NAL-NL1 (Byrne et al. 2001), DSL [i/o] (Cornelisse et al. 1995) und Fig. 6 (Killion u. Fikret-Pasa 1993). Diese Anpassformeln der zweiten Generation liefern nicht nur einen einzigen Zielfrequenzgang für mittlere Eingangspegel, sondern Zielfrequenzgänge für niedrige, mittlere und hohe Eingangspegel und ggf. den MPO.

Die bekanntesten und am stärksten verbreiteten Formeln dieser Art sind die NAL-NL1 und DSL [i/o], wobei die DSL-Formel ursprünglich für die Versorgung von Kindern entwickelt wurde und zunächst unmodifiziert auch auf erwachsene Hörgerätenutzer angewandt wurde. Beide nichtlinearen Formeln NAL-NL1 und DSL [i/o] basieren auf Vorgängerversionen für lineare Geräte. Allerdings zielt DSL [i/o] auf eine Lautheitsnormalisierung ab, wohingegen NAL-NL1 unter Berücksichtigung des SII (*speech intelligibility index*) eine Maximierung der Sprachverständlichkeit anstrebt; dabei wird die Maximierung nur so weit getrieben, dass Sprache bei keinem Eingangspegel die Lautheit für Normalhörende übersteigt.

Die ursprüngliche Fassung der DSL [i/o]-Formel für nichtlineare Hörgeräte legt die Hörschwelle und die Unbehaglichkeitsschwelle des Hörgerätekandidaten zugrunde und überführt die normale Eingangsdynamik in dessen Restdynamik, wobei abhängig vom individuellen Lautheitsanstieg gerade oder auch gekrümmte (curvilineare) Eingangs-/Ausgangskennlinien möglich sind (Cornelisse et al. 1995). Die NAL-NL1-Formel ist dagegen eine frequenzabhängige Gleichung, die neben dem Hörverlust in der betreffenden Frequenz auch die Hörverluste der benachbarten Frequenzen in komplexer Weise berücksichtigt. Beide generischen Anpassregeln sind neben anderen und produktspezifischen Anpassformeln in der Anpasssoftware der Hörgerätehersteller hinterlegt. Von dieser Softwareplattform aus kann die gewünschte Anpassformel ausgewählt und zur Hörgeräteprogrammierung verwendet werden. Dabei zeigt sich, dass die DSL [i/o]-Anpassung durchgängig eine höhere Verstärkung vorsieht als NAL-NL1.

Auf der Grundlage dieser Anpassformeln der zweiten Generation wurden inzwischen *modifizierte Formeln* publiziert und in die Anpasssoftware der Hörgerätehersteller übernommen. Die aktuelle DSL-Formel firmiert unter der Bezeichnung DSLm [i/o] v5 (kurz: DSL v5) und liefert unterschiedliche Anpassungen für Kinder und Erwachsene. Dabei werden Alter und Hörpräferenzen berücksichtigt und die Verfügbarkeit mehrkanaliger Kompression, Expansion und multipler Hörprogramme wird vorausgesetzt (Scollie et al. 2005). Mit diesem Ansatz können für *unterschiedliche Hörsituationen* geeignete Zielfrequenzgänge abgeleitet werden, die die Aspekte der Hörbarkeit, des Sprachverstehens und der Einhaltung der Unbehaglichkeitsschwelle miteinander vereinen sollen. Dabei wurde das ursprüngliche Prinzip der Lautheitswiederherstellung als primäres Ziel aufgegeben (Moodie et al. 2006).

Auch die NAL-Formel wurde basierend auf zahlreichen Studien überarbeitet und erweitert (Keidser u. Dillon 2006). Die aktuelle Fassung (NAL-NL2) personalisiert die Anpassung in stärkerem Maße als bisher durch die Berücksichtigung folgender Faktoren:
- bilaterale/unilaterale Versorgung
- Kind/Erwachsener
- Geschlecht
- Grad der Hörerfahrung mit Hörgeräten
- Ausfall von inneren Haarzellen („tote kochleäre Regionen"; Moore 2004, Kluk u. Moore 2006)
- Grad der Hörverlust-Asymmetrie zwischen rechtem und linkem Ohr

Ein Vergleich der aktuellen Anpassformeln lässt erkennen, dass die DSL-Formel tendenziell weniger Verstärkung vorschreibt als die Vorgängerversionen, während bei der NAL-Formel für die Versorgung von Kindern eine gegenläufige Tendenz zu verzeichnen ist. Insofern haben sich die präskriptiven Formeln für Kinder angenähert. Ansonsten führen die Faktoren „geringe Hörgeräteerfahrung", „weibliche Nutzerin" und „Präsenz von toten Regionen" beim NAL-NL2-Algorithmus zu einer Verstärkungsreduktion gegenüber NAL-NL1.

Beide Anpassformeln (NAL, DSL) sind durch die Weiterentwicklung über die Jahre sehr komplex geworden, sodass sie sich nicht durch eine einfache Gleichung fassen lassen. Im Übrigen sind diese Anpassformeln als Produkte zu verstehen, die kommerziell vermarktet werden und deren Inhalt deshalb von den Urhebern nicht öffentlich gemacht wird.

## Lautheitsbasierte Verfahren

Präskriptive lautheitsbasierte Anpassprozeduren streben in erster Näherung eine Wiederherstellung der normalen Lautheit an, indem zunächst unversorgte Pegellautheitsfunktionen für einige Frequenzen individuell gemessen werden. Aus der eingangspegelabhängigen Verschiebung gegenüber der jeweiligen Normkennlinie kann dann der *frequenz- und eingangspegelspezifische Verstärkungsbedarf* bestimmt und separate Zielfrequenzgänge für leise, mittellaute und laute Eingangssignale abgeleitet werden (Abb. 2.**36**). Ähnlich wie bei den schwellenbasierten Verfahren müssen *Korrekturen* auf die Grundanpassung aufgesetzt werden, um unerwünschten Effekten wie Aufwärtsverdeckung, Verlust von Sprachmerkmalen durch zu starke Kompression oder Höhenunverträglichkeit entgegenzuwirken.

Der erste präskriptive Ansatz dieser Art war das sog. LGOB-Verfahren, das von einer individuellen Lautheitsskalierung auf einer 7-stufigen Kategorialskala im unversorgten Zustand ausgeht (Allen et al. 1990). Korrekturen sieht das ursprüngliche LGOB-Verfahren nicht vor. In ähnlicher Weise – jedoch mit schmalbandigeren Rauschsignalen und 10 Lautheitskategorien (s. Kap. 1.4.1) – arbeitet das von Kießling (1996, 1997, Kießling et al. 1997b) publizierte Präskriptivverfahren. Es sieht zudem eine abschließende Breitbandskalierung vor, um die Lautheitssummation in benachbarten Frequenzbändern zu kompensieren. Von einer US-amerikanischen Arbeitsgruppe wurde das IHAFF-Verfahren vorgeschlagen, das auf dem sog. Contour-Test basiert, der die Kategoriallautheit von Wobbeltönen auf einer 7-stufigen Skala bewerten lässt (Cox 1995, Cox et al. 1997, Valente u. Van Vliet 1997). Anders als bei den üblichen Lautheitsskalen wird beim Contour-Test, der in der sog. VIOLA-Software (Ricketts 1996, Cox u. Flamme 1998) implementiert ist, der Bereich angenehmen Hörens durch 3 Lautheitskategorien abgedeckt. All diese lautheitsgestützten Präskriptivverfahren waren zeitweise in der Anpasssoftware verschiedener Hörgerätehersteller verfügbar, haben sich aber aus den in Kap. 2.3.2 genannten Gründen nicht gegenüber den heute gängigen schwellenbasierten Verfahren behaupten können.

## 2.3.3 Feinanpassung

Um der persönlichen Hörpräferenz gerecht zu werden, die im Einzelfall entweder klanggerichtet oder verständlichkeitsorientiert sein kann, bedarf es in aller Regel einer auf der Basisanpassung aufsetzenden Feinanpassung. Ausgehend von den Äußerungen des Hörgerätenutzers kann die Feinadjustierung der Hörgeräteparameter entweder *informal* auf der Grundlage von Erfahrungswerten erfolgen oder mithilfe sog. *Anpassmanager* (Anpassassistent), wie sie in kommerzieller Anpasssoftware angeboten werden (s. Kap. 2.3.5).

### Interaktiv-adaptive Verfahren

Daneben ist eine Reihe von generischen, also produktunabhängigen Verfahren zur interaktiv-adaptiven Feinanpassung von Hörgeräten entwickelt worden (Franck et al. 2004, Moore et al. 2005, Franck et al. 2007). Der Vorteil gegenüber der intuitiven Feinanpassung liegt in der systematischen Vorgehensweise und der Tatsache, dass eine adaptive *Über-Alles-Optimierung* erfolgt, die sämtliche Systemeinflüsse (Hörgerät, akustische Kopplung, Art der Hörstörung, individuelle Wahrnehmung) berücksichtigt. Trotzdem haben generische Feinanpassungsverfahren nur in geringem Umfang Eingang in die Anpasssoftware der Hörgerätehersteller gefunden, sodass sie mit den beim Hörgeräteakustiker verfügbaren Mitteln nicht ohne Weiteres anwendbar sind. Da generische Verfahren für das fundamentale Verständnis des Feinanpassungsprozesses jedoch nützlich sind, soll im Folgenden ein kurzer Überblick gegeben werden.

Interaktiv-adaptive Feinanpassungsverfahren starten grundsätzlich mit einer *Hörgerätevoreinstellung,* die sich aus einer Basisanpassung ergeben hat. Darauf aufsetzend werden die Hörgeräte direkt am versorgten Ohr in einem *interaktiven Prozess* fein angepasst. Eines der ersten Verfahren dieser Art ist unter der Bezeichnung ScalAdapt bekannt (Kießling et al. 1996). Ziel von ScalAdapt ist es, das Lautheitsempfinden unter Verwendung von Korrekturen annähernd zu normalisieren und damit die Hörbarkeit zu maximieren. Es erfolgt eine adaptive Feinanpassung der Lautheit in den wichtigsten Kompressionskanälen in 2 Schritten separat für mittlere und hohe Eingangspegel. Dazu skaliert der Hörgeräteträger mit angepasstem Hörgerät die Lautheit eines Stimulus (in den ersten Prozessschritten Schmalband-Bursts, abschließend Breitband-Bursts), der mit konstantem Pegel wiederholt im Freifeld angeboten wird. Weicht die skalierte Lautheit von der Ziellautheit (mittellaut bei 60 dB, laut bei 85 dB) ab, so wird die Verstärkung in dem betreffenden Band in mehreren Iterationsschritten so oft korrigiert, bis die skalierte Lautheit sich der *Ziellautheit* angenähert hat.

Das Abbruchkriterium für diesen Iterationsprozess muss an die Auflösung der verwendeten Lautheitsskala angepasst werden. So reicht im Falle einer höher auflösenden Lautheitsskala mit z. B. 10 Lautheitskategorien ein etwas weniger scharfes Abbruchkriterium aus. Bei Verwendung einer Lautheitsskala mit nur 7 Kategorien muss das Abbruchkriterium dagegen schärfer gefasst werden, um die Konvergenz sicher zu stellen. Diese Prozedur wird in 3–4 Kompressionsbändern durchgeführt und die Verstärkungswerte für die benachbarten Bänder werden inter- oder extrapoliert.

Im ersten Schritt wird die Verstärkung für *mittlere Eingangspegel* von 60 dB optimiert. Da die Bänder im mittleren Frequenzbereich die Gesamtlautheit dominieren, ist es zweckmäßig, zunächst diesen Frequenzbereich zu optimieren, um die Anpassung in den angrenzenden Bändern so wenig wie möglich zu beeinflussen. Im Bereich niedriger Frequenzen erzeugt ein vollständiger Lautheitsausgleich eine unerwünschte Aufwärtsverdeckung, sodass unterhalb 1 kHz die Ziellautheit 1–2 Kategorien niedriger als normal gewählt wird. In einem zweiten Schritt werden die Verstärkungseinstellungen für *hohe Eingangspegel,* und in Verbindung mit Schritt 1 das Kompressionsverhalten im oberen Sprachdynamikbereich, in analoger Weise unter Verwendung von 85-dB-Rausch-Bursts fein angepasst. Abschließend wird in einem dritten Schritt die versorgte *Lautheitsempfindung* für breitbandige Signale kontrolliert und bei Bedarf korrigiert, um der Lautheitssummation in benachbarten Frequenzbändern entgegenzuwirken.

Die sog. *Camadapt-Prozedur,* ursprünglich Cambridge Interactive Procedure genannt, ist ein weiteres interaktiv-adaptives Verfahren zur Feinanpassung, mit dessen Hilfe die Gesamtlautheit und die Sprachqualität in 2 aufeinander folgenden Schritten optimiert werden (Stone et al. 1999, Moore et al. 2005). Im ersten Schritt wird *Sprache* in Form eines Satzes bei einem festen Pegel präsentiert. Mit einem Sprachpegel von 60 dB werden mittlere Eingangspegel optimiert, während der Bereich hoher Eingangspegel mit einem Sprachpegel von 85 dB fein angepasst wird. Der Hörgeräteträger wird gebeten, die Lautheit dieses Satzes auf einer 7-Punkt-Skala zu beurteilen, und zwar in Bezug auf den höchsten Pegel, dem für längere Zeit zugehört werden kann. Entsprechend den Antworten der zu versorgenden Person wird die Gesamtverstärkung in 1- bis 4-dB-Schritten korrigiert, bis die höchste akzeptable Verstärkung erreicht ist. Im zweiten Schritt werden wiederum Sätze mit konstantem Pegel dargeboten, um die *Klangqualität* zu optimieren. Wird Sprache als „blechern" beurteilt, so wird die Verstärkung bei 3 kHz reduziert und gleichzeitig bei 750 Hz erhöht, jeweils in 1- bis 3-dB-Schritten. Die Korrektur wird gegensinnig vorgenommen, wenn die Sprache als „dröhnend" beurteilt wird. Die Schritte 1 und 2 werden wiederholt, bis die Sätze 2-mal hintereinander mit angemessener Lautheit und Klangqualität beurteilt wurden.

Das *CascAdapt-Verfahren* ist eine Kombination aus Camadapt und ScalAdapt (Pastoors et al. 2001). CascAdapt ersetzt bei der Cambridge-Prozedur die Einstellung der Gesamtlautheit durch den ersten Schritt von ScalAdapt, um anstelle einer globalen Lautheitskorrektur eine *frequenzspezifische Feinanpassung* zu erzielen. Wie bei Scal Adapt werden die Testfrequenzen der Schmalband-Rausch-Bursts entsprechend den Mittenfrequenzen der Kompressionskanäle des betreffenden Hörgeräts gewählt. Bietet das Hörgerät mehr als 3 Kompressionskanäle, so wird die Prozedur aus Zeitgründen auf 3 Testfrequenzen beschränkt und die Parameter der übrigen Kompressionskanäle werden interpoliert. Für den Prozess der Klanganpassung verwendet CascAdapt in einem zweiten Schritt eine modifizierte Form des Cambridge-Verfahrens, bei dem die absolute Klangskalierung durch Paarvergleiche ersetzt wird, um die Zuverlässigkeit der Klangbewertung zu erhöhen.

Mit zunehmender Komplexität von Hörgeräten erscheint es nicht mehr sinnvoll, jeden Einstellparameter separat zu optimieren, da dabei die Interaktion der Parametereinstellungen nicht oder zu wenig berücksichtigt wird, was wiederum kontraproduktive Einstellungen zur Folge haben kann. In diesem Sinne wäre es hilfreich, wenn es gelingt, sog. *Meta-Steller* zu definieren, die die Aktionen mehrerer Einstellparameter in audiologisch sinnvoller Weise koppeln. Ein sehr einfaches Beispiel dieser Art ist eine Klangwaage, die z. B. die Höhen anhebt und die Tiefen absenkt; für die Zukunft ist natürlich an komplexere Implementationen gedacht. Damit hätte der Hörgeräteakustiker einige wenige Meta-Steller zur Hand, die gezielt auf die wichtigsten Bedürfnisse des Hörgerätenutzers wirken, wie etwa Sprachverstehen im Störschall, Musikqualität oder Klang der eigenen Stimme, indem die Meta-Steller Einzelparameter auf einer darunter liegenden Ebene in sinnvoll gekoppelter Form adjustieren. Die Probleme eines solchen Meta-Steller-Konzepts liegen darin, dass die Definition unabhängig voneinander wirksamer Steller schwierig ist und die Konvergenz auf das angestrebte Performance-Optimum zu wünschen übrig lässt (Kießling et al. 2006).

## *Feinanpassung in virtuellen Umgebungen*

Um im Rahmen der Feinanpassung auf die situationsspezifischen Bedürfnisse des Hörgerätenutzers individuell eingehen zu können, kann die Feinanpassung in virtuellen akustischen Situationen durchgeführt werden. Im einfachsten Fall werden dazu Schallbeispiele optional mit einem Lautsprecher, stereophon oder in Surround-Technik abgespielt, um bestimmte, für den Nutzer wichtige Hörsituationen im Anpassraum zu simulieren. Durch das zusätzliche Angebot von visueller Information in Form von Videosequenzen kann eine noch realitätsnähere Situation erreicht werden.

Derartige virtuelle Umgebungen, wie sie auch für die psychoakustische Forschung vorgeschlagen wurden (Blauert et al. 2000), werden in vereinfachter Form von verschiedenen Herstellern als Zusatzmodul oder integraler Teil der Anpasssoftware angeboten. Diese Lösungen haben allerdings den Nachteil, dass sie ausschließlich für die Feinanpassung der Geräte des betreffenden Herstellers genutzt werden können. Einen produktübergreifenden Ansatz stellt das *Real-Life-Fitting* dar, das eine umfangreiche Videothek in Verbindung mit den zugehörigen Schallbeispielen bietet. Während das Video dem Hörgeräteträger auf einem separaten Monitor gezeigt wird, wird der in In-Ear-Technik aufgezeichnete Ton 2-fach stereophon und mit zusätzlichem Subwoofer dargeboten (Schwob 2003). Dabei stellt die Life-Sprache des Hörgeräteakustikers den Nutzschall dar, als würde dieser sich mit dem Hörgeräteträger in der betreffenden Realsituation befinden und unterhalten. Ein anderer Vorschlag zur Realisierung realitätsnaher akustischer Umgebungen nutzt 8 Lautsprecher, die kreisförmig im Abstand von 60 cm um den Hörgeräteträger platziert sind, um im Nahfeld der Lautsprecher weitgehend unabhängig von den Raumreflexionen arbeiten zu können (Revit et al. 2002).

## 2.3.4 Gleitende Anpassung

Bereits an anderer Stelle wurde herausgestellt, dass es sich bei der Hörgeräteanpassung um einen mehrdimensionalen (Frequenz, Eingangs- und Ausgangspegel, Zeit etc.) Optimierungsprozess handelt, wobei die Zeitachse speziell bei Erstversorgungen eine wichtige Dimension darstellt. Da sich die meisten Hörstörungen schleichend entwickeln und bei den Betroffenen zudem die Neigung besteht, die Hörgeräteversorgungen möglichst lange hinauszuzögern, ist das Gehör zum Zeitpunkt der Versorgung in starkem Maße vom normalen Hören entwöhnt (Gatehouse 1989). Besonders ausgeprägt ist der *Entwöhnungseffekt* (Deprivation) bei asymmetrischen Hörstörungen auf dem schlechteren Ohr, wenn dieses Ohr nicht mehr adäquat beschallt wird (Silverman et al. 2006). Aber auch bei symmetrischem Gehör sind Entwöhnungserscheinungen zu beobachten.

Es ist meist nicht sinnvoll, von Anfang an eine komplette Kompensation der Hörstörung anzustreben, da dies von vielen Hörgeräteträgern nicht toleriert wird. So wird zunächst eine *reduzierte Gesamtverstärkung* und im Falle typischer Hochton-Hörverluste eventuell eine überproportionale Absenkung der Höhenwiedergabe eingestellt, um eine gute Spontanakzeptanz und ein möglichst regelmäßiges Trageverhalten zu erreichen. Aufbauend darauf wird in den ersten Wochen und Monaten die Verstärkung *schrittweise* erhöht, um den Hörgeräteträger an die bestmögliche Hörgeräteeinstellung heranzuführen. Diesen Prozess bezeichnet man als gleitende Anpassung. Er ist für Erstversorgungen unverzichtbar, kann aber auch bei Wiederversorgungen eine Rolle spielen, wenn der Klang der neuen Hörgeräte vom Nutzer nicht sofort akzeptiert wird.

Diesem *Gewöhnungsprozess* (Akklimatisation; Gatehouse 1992, 1993) tragen die Anpassprogramme der Hörgerätehersteller Rechnung, indem sie es erlauben, den Grad der Hörgeräteerfahrung oder den Zeitraum der Entwöhnung bei der Ermittlung der Zielfrequenzgänge zu berücksichtigen. Da es aber nicht immer gelingt, den Hörgerätenutzer zu motivieren, die Nachanpassungstermine im Rahmen der gleitenden Anpassung wahrzunehmen, gibt es Hörgerätefunktionen zur selbsttätigen Nachanpassung. Ein solcher Lösungsansatz bietet dem Hörgeräteakustiker die Option, Umfang und Zeitraum der Verstärkungsnachregelung zu programmieren und die gleitende Nachanpassung *automatisch* ablaufen zu lassen. Nachteilig ist dabei, dass der erforderliche Umfang und die Geschwindigkeit des Nachregelns nicht zuverlässig absehbar sind und deshalb Schutzmechanismen vorgesehen werden müssen, die ein zu starkes oder zu schnelles Nachregeln verhindern. Neuere Lösungen basieren auf dem Konzept *selbstlernender Hörgeräte*. Dabei hat der Hörgerätenutzer die Möglichkeit, Verstärkung und Klang gegenüber der Default-Einstellung individuell nachzuregeln. Diese Änderungen werden vom Hörgerät aufgezeichnet und – sofern sie konsistenter Natur sind – für eine automatische Korrektur der Grundeinstellung genutzt. Dieser Lernprozess läuft in jedem Hörprogramm separat ab und kann mehr oder weniger träge gewählt werden, um schneller oder langsamer zu konvergieren.

## 2.3.5 Hörgeräteprogrammierung

Die praktische Umsetzung der beschriebenen Anpassungs- und Feinanpassungsschritte erfolgt durch Programmierung der Hörgeräte mithilfe der Anpasssoftware des betreffenden Hörgeräteherstellers. In der Regel wird die herstellerspezifische Software über die *NOAH-Plattform* (s. Kap. 2.2.2) gestartet, über die auch alle gängigen Audiometer und Hörgerätemesssysteme (Kuppler-, In-situ-Messung) in die Anpassumgebung eingebunden werden können. Einige Hersteller bieten neben der NOAH-Version auch Stand-alone-Versionen ihrer Software an. Das Arbeiten unter NOAH hat jedoch den Vorzug, dass von dort aus auf alle Kundendaten zugegriffen werden kann, die in vorhergehenden Sitzungen gesammelt und gespeichert wurden (Audiogramme, Messungen, Hörgeräteeinstellungen). Naturgemäß sind Aufbau der Anpasssoftware und Gestaltung der Bedienungsoberfläche von Hersteller zu Hersteller verschieden. Doch sind die Programmstrukturen und wichtigsten Funktionsmerkmale bei den verschiedenen Herstellern und Hörgerätetypen vergleichbar, sodass das Anpass- und Programmiervorgehen im Folgenden in allgemeiner Form skizziert werden kann.

Nachdem unter NOAH ein neuer Kunde angelegt oder der Datensatz eines bereits registrierten Kunden aus der Auswahlliste gewählt wurde, werden dessen Audiometrie- und Anpassdaten geladen und für den Anpassungsprozess verfügbar gemacht. An dieser Stelle kann der Hörgeräteakustiker entscheiden, ob er eine neue Anpassung vornehmen möchte oder eine vorhandene Anpassung anhand der Sitzungsliste auswählen und nachbearbeiten möchte. Sind bereits Hörgeräte ausgewählt und über ein Programmier-Interface angeschlossen, werden die Hörgeräte vom Anpasssystem automatisch oder durch Anklicken eines Buttons identifiziert, die Seriennummer ausgelesen und die zugehörige Programmieroberfläche geöffnet. Sofern keine Hörgeräte angeschlossen sind, bieten die meisten Herstellerprogramme eine Hörgeräteauswahlhilfe unter Berücksichtigung der Kundendaten an. Soll eine Anpassung mit den ausgewählten Kundendaten lediglich simuliert und nicht sofort in die Hörgeräte hochgeladen werden, ist das z. B. zur Vorbereitung einer anstehenden Kundensitzung möglich.

Typischerweise gliedert sich die Anpasssoftware in 3 Arbeitsphasen:
- Voreinstellung
- Basisanpassung
- Feinanpassung

Die Grenzen zwischen den einzelnen Phasen sind von Hersteller zu Hersteller etwas anders definiert. Hinzu kommen hersteller- und produktspezifische Funktionsmerkmale, auf die hier nicht eingegangen werden kann. Im Rahmen der Voreinstellung, die als Ausgangsbasis für die individuelle Anpassung dient, sind mithilfe von Pull-Down-Menüs oder anderer Auswahlmöglichkeiten zunächst einige grundlegende Entscheidungen zu treffen (Abb. 2.**28**), z. B.:
- Grad oder Dauer der Erfahrung mit Hörgeräten (Akklimatisierungsstufe)
- gewünschte Anpassungsformel und die Angabe „Erwachsener" oder „Kind", wenn von der gewählten Formel vorgesehen (s. Kap. 2.3.2)
- beidohrige oder einohrige Versorgung, dementsprechend werden Verstärkungskorrekturen automatisch vorgesehen
- Alter des Hörgerätenutzers (bei Kindern wegen der Gehörgangsgeometrie, bei manchen Herstellern auch bei Erwachsenen wegen der Lebensgewohnheiten)
- Zahl der zu aktivierenden Hörprogramme und für welche Hörsituationen diese dienen sollen
- sofern der Hörgerätetyp über ein Potenziometer verfügt, ob dieses deaktiviert oder aktiviert werden soll und über welchen Stellbereich es verfügen soll
- Art und Ausführung der akustischen Kopplung (herkömmlicher Schallschlauch/Mikroschlauch, individuelles/Standardohrstück, Grad der Belüftung/offen)
- Größe des Restvolumens bzw. Länge das Gehörgangszapfens der Otoplastik
- Art des Hörgerätewinkels und ggf. akustische Dämpfungselemente
- Verwendung einer universellen oder individuellen RECD-Kurve (s. Kap. 2.4.2)
- sofern es der Hörgerätetyp erlaubt: optionale In-situ-Audiometrie

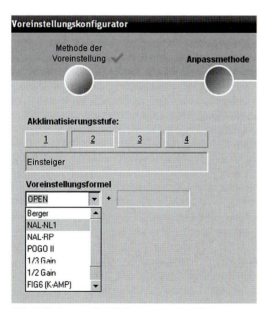

Abb. 2.**28** Anpassoberfläche zur Voreinstellung von Hörgeräten.

## 2 Versorgung mit Hörgeräten

Die nachfolgenden Anpassungsphasen werden von der Software durch Darstellung von Frequenzgängen und anderen nützlichen grafischen Darstellungen unterstützt. Wahlweise können Verstärkungsfrequenzgänge oder Ausgangspegel-Frequenzgänge für verschiedene Eingangspegel in Relation zum Zielfrequenzgang grafisch dargestellt werden. Gelegentlich besteht die Möglichkeit, Eingangs-/Ausgangskennlinien zu visualisieren. Alle Grafiken können optional Kupplerdaten, Ohrsimulatordaten oder – was am häufigsten genutzt wird – die simulierte wirksame akustische Verstärkung (simulierte Insertion Gain) anzeigen. Von Fall zu Fall können diese Grafiken auch für verschiedene Testsignale dargestellt werden. Für die Verifikation der Anpassung ist jedoch zu beachten, dass die Darstellung der simulierten Verstärkung kein vollständiger Ersatz für in-situ-gemessene Individualdaten ist (s. Kap. 2.4.2), sondern lediglich eine *Näherungsbetrachtung*. Hier bietet sich die Möglichkeit, in-situ-gemessene Kurven im On-Top-Modus für die Verifikation einer Anpassung heranzuziehen. Für Kuppler- und In-situ-Messungen bieten die meisten Hersteller einen sog. Mess- oder Testmodus, bei dem sämtliche Signalverarbeitungsalgorithmen wie Störschallunterdrückung etc. deaktiviert werden (s. Kap. 2.2.2).

Bei beidohrigen Anpassungen können optional die Verstärkungskurven beider Hörgeräte oder jede Seite separat dargestellt werden. Das Beispiel in Abb. 2.**29** zeigt die Frequenzgänge des rechten und des linken Hörgeräts, wobei hier das zweite Hörprogramm in Bearbeitung ist. In dieser Anpassungsphase ist bei den meisten Anpassprogrammen zunächst lediglich eine Grobkorrektur der Voreinstellung vorgesehen. Dabei können die Programme gekoppelt werden, wenn sich die Änderungen auf mehrere Programme auswirken sollen. Ebenso ist eine Kopplung des rechten und linken Hörgeräts möglich, falls die Änderungen beidseitig erfolgen sollen. Manche Hersteller laden die aktuellen Einstellungen fortlaufend automatisch in die Hörgeräte, was etwas zeitaufwendig sein kann. Bei anderen Anpassprogrammen erfolgt das Hochladen der geänderten Einstellungen per Mausklick oder es kann zwischen beiden Vorgehensweisen gewählt werden.

In weiteren Anpassungsschritten kann ausgewählt werden, ob und in welchem Umfang Störschall-, Windgeräusch-, Nachhall- oder

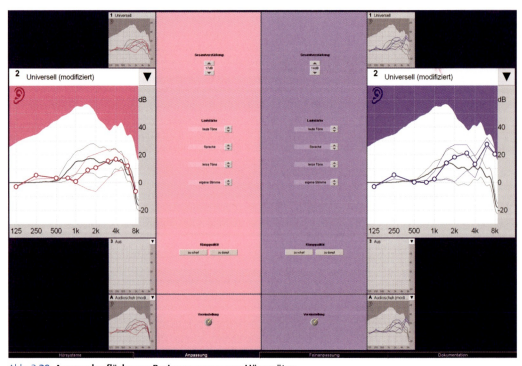

Abb. 2.**29 Anpassoberfläche zur Basisanpassung von Hörgeräten.**

Rückkopplungsunterdrückung, Sprachmustererkennung, andere Formen der Signalverarbeitung, Mikrofoncharakteristik, Telefonspule, Programmautomatik, Datalogging, Selbstlernmodus, Frequenzmodulations- und Wireless-Funktionen sowie Signaltöne abweichend von der Werkseinstellung aktiviert werden sollen. Zur Optimierung der Rückkopplungsunterdrückung kann bei zahlreichen Hörgerätetypen die frequenzabhängige Rückkopplungsschwelle individuell für jedes Ohr und evtl. für jedes Hörprogramm gemessen und anstelle der Universaleinstellung genutzt werden, um die Einflüsse von Ohrgeometrie, Otoplastik, Art der Belüftung und Restvolumen für den jeweiligen Fall zu berücksichtigen.

In der *Feinanpassungsphase* können bei Bedarf frequenzspezifische Nachjustierungen entsprechend den Kundenwünschen verwirklicht werden. Zu diesem Zweck bieten die gängigen Anpassprogramme die Möglichkeit der Frequenzgangsformung in mehreren Frequenzbändern entweder durch Eingabe von Zahlenwerten oder mithilfe von Schiebereglern ähnlich einem Equalizer. Die Zahl der Frequenzbänder ist durch das Technologieniveau des ausgewählten Hörgerätetyps vorgegeben: Spitzenprodukte bieten eine größere Zahl von Bändern als Basisgeräte. Im Beispiel der Abb. 2.**30** (oben rechts) kann die Frequenzgangsformung in bis zu 16 Frequenzbändern erfolgen.

Meist visualisiert die Bedienungsoberfläche, wie viele Frequenzbänder bei dem betreffenden Hörgerät zu je einem Kompressionskanal zusammengefasst werden. Im Falle der Abb. 2.**30** bilden je 2 Frequenzbänder einen Kompressionskanal. Die Kompressionseigenschaften können entweder durch separate Verstärkungsänderung für niedrige bzw. hohe Eingangspegel oder durch Variation der Kompressionsschwelle bzw. des Kompressionsverhältnisses in den einzelnen Kompressionskanälen fein angepasst werden. Bei manchen Hörgerätetypen kann zudem der Kompressionstyp für jeden Kanal separat gewählt werden. Üblicherweise

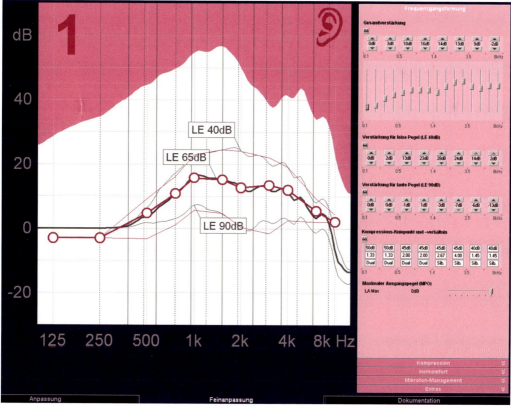

Abb. 2.**30** Anpassoberfläche zur Feinanpassung von Hörgeräten.

werden im Hochtonbereich schnell regelnde Systeme (Silbenkompression) und im Tieftonbereich längere Regelzeiten gewählt (Tab. 2.1). Der MPO kann produktabhängig entweder pauschal oder frequenzspezifisch korrigiert werden.

Für eine andere Form der nutzerzentrierten Feinanpassung bieten zahlreiche Anpassprogramme einen sog. *Anpassmanager* (Anpassassistent), mit dessen Hilfe in komplexer Weise auf Nutzerwünsche und -beschwerden reagiert werden kann. Ein solcher Anpassmanager stellt ein Verzeichnis typischer Nutzerbeschwerden bezüglich Klangwahrnehmung, Klang der eigenen Stimme, Sprachverstehen in Ruhe, im Störschall und beim Telefonieren, Musikhören, Wahrnehmung von Umweltgeräuschen etc. dar und bietet zu jedem dieser Punkte einen oder mehrere Vorschläge an, wie dem Problem begegnet werden kann. Der Hörgeräteakustiker kann sich für einen Vorschlag entscheiden und die entsprechende Modifikation per Mausklick durchführen. Durch Paarvergleiche kann herausgefunden werden, welche Einstellung vom Nutzer bevorzugt wird. Diese Form der Feinanpassung kommt dem Meta-Steller-Konzept nahe, das allerdings einen formaleren Ansatz darstellt und den Nutzer noch systematischer in eine interaktiv-adaptive Optimierung einbezieht (s. Kap. 2.3.3).

Für Paarvergleiche verschiedener Hörgeräteeinstellungen wie auch für die Evaluation von speziellen Funktions- und Ausstattungsmerkmalen bieten manche Hersteller in ihrer Anpasssoftware eine Auswahl von *Schallbeispielen* an. Aus ihnen können passend zur Erlebniswelt und dem Lebensstil des Nutzers geeignete akustische Situationen ausgewählt und abgespielt werden, um den Nutzen einer Einstellung oder eines bestimmten Features zu überprüfen und zu demonstrieren.

Sofern der betreffende Hörgerätetyp über eine *Datalogging-Funktion* verfügt, können Daten zum Trageverhalten und zum akustischen Umfeld des Nutzers über die Software aus den Hörgeräten ausgelesen werden. Aus dem aufgezeichneten Nutzungsverhalten kann der Hörgeräteakustiker Schlussfolgerungen für die weitere Beratung und eine eventuell erforderliche Nachanpassung ziehen (s. Kap. 2.2.2). Auch in diesem Kontext offerieren manche Hersteller konkrete Vorschläge für das weitere Beratungs- bzw. Anpassungsvorgehen.

## 2.3.6 Spezielle Aspekte der Hörgeräteanpassung bei Kindern

Voraussetzung für eine sachgerechte und erfolgreiche Hörgeräteversorgung im Kindesalter ist die frühzeitige Erkennung und Diagnose der Hörstörung. Insbesondere bei angeborenen versorgungsbedürftigen Schwerhörigkeiten ist die Früherkennung und -versorgung von besonderer Wichtigkeit, um in der Phase der *Hörbahnreifung* eine adäquate Beschallung des Gehörs durch Versorgung mit Hörgeräten sicherzustellen. Andernfalls kommt es zur Deprivation des Hörbahnsystems, was *irreversible Folgen* für die Gesamtentwicklung und insbesondere für das Hör- und Kommunikationsvermögen des Kindes hat. Deshalb muss es das Ziel sein, versorgungsbedürftige Hörstörungen spätestens bis zum 6. Lebensmonat zu diagnostizieren und mit Hörgeräten zu versorgen.

Bei der Hörgeräteanpassung im Kindesalter, speziell bei Kleinkindern und behinderten Kindern, sind besondere Gesichtspunkte zu beachten, die in einem Konsenspapier der DGPP zur Hörgeräteversorgung von Kindern zusammengefasst sind. Zudem unterscheidet sich die Hörgeräteversorgung bei Kindern von der Versorgung Erwachsener in folgenden Punkten:
- Bei Kindern basiert die Hörgeräteauswahl und -anpassung häufig auf audiometrischen Befunden, die *quantitativ und qualitativ limitiert* sind. So müssen bei Kleinkindern und behinderten Kindern die Zielfrequenzgänge oft von unsicheren Hörschwellenwerten in nur wenigen Frequenzen oder aus BERA- bzw. ASSR-Befunden abgeleitet werden.
- Kinder können in allen Phasen der Hörgeräteanpassung nicht in der Weise *kooperieren*, wie es von Erwachsenen erwartet wird.
- Kinder können ihre Hörgeräte nicht wie Erwachsene entsprechend ihrem Höreindruck selbst nachregeln, sondern sind darauf angewiesen, ihre Hörgeräte in der *vorgegebenen Einstellung* zu tragen. Folglich sollte die Hörgeräteauswahl und -anpassung im Kleinkindalter eigentlich präziser erfolgen als beim Erwachsenen, was besonders bei Kleinkindern wegen der zusätzlichen Unwägbarkeiten und Fehlerquellen aber nicht möglich ist.

- Kleinkinder nutzen ihre Hörgeräte primär zum *Erlernen der Lautsprache* (s. Kap. 4.2.2). Damit sich dieser Vorgang natürlich entwickeln kann, müssen die Kinder mit ihren Hörgeräten sowohl die eigene Sprache als auch die Sprache der Bezugspersonen adäquat hören können.

Diesen Aspekten versuchen die gängigen Anpassformeln wie DSLm [i/o] v5 (Seewald et al. 2005, Moodie et al. 2006) und NAL-NL2 (Keidser u Dillon 2006) so weit wie möglich gerecht zu werden, indem folgende Punkte bei der Berechnung der Zielfrequenzgänge berücksichtigt werden:

- spezielle Verfahren, Testsignale und Schallwandler bei der Schwellenbestimmung
- von den Erwachsenen abweichende Hörgewohnheiten von Kindern
- Wachstumsabhängigkeit der RECD-Kurve (s. Kap. 2.3.5 u. 2.4.2)

In jedem Falle ist anzuraten, wenn immer möglich, die individuelle RECD-Kurve zu messen und diese der Hörgeräteprogrammierung zugrunde zu legen.

## *Zusammenfassung*

Die Auswahl und Anpassung von Hörgeräten entsprechend dem persönlichen Bedarf des Nutzers gliedert sich in 3 Phasen. In der ersten Phase des Anpassprozesses gilt es, das individuelle Bedarfsprofil des Hörgerätenutzers zu ermitteln. Dieses Profil sollte mittels systematischer Befragung mit vereinheitlichten Frageninventaren erhoben werden, die möglichst auch offene Items enthalten, um die gewünschte Nutzerzentrierung zu erreichen. Auf der Grundlage dieses Profils können die erforderlichen Hörgeräteausstattungsmerkmale abgeleitet und geeignete Hörgerätetypen vorgewählt werden.

Die anschließenden Anpassschritte erfolgen mit Unterstützung der Anpasssoftware, die vom Hersteller für den betreffenden Hörgerätetyp zur Verfügung gestellt wird. In der zweiten Anpassphase wird der audiologisch begründete Bedarf (Hörverlust und Hördynamik in Abhängigkeit von der Frequenz) ermittelt, von der Anpasssoftware erfasst und die Hörgeräte im Sinne einer Basisanpassung dementsprechend programmiert. Diese Basisanpassung geschieht in der Regel mithilfe von hörschwellenbasierten Anpassformeln (NAL, DSL), kann optional aber auch lautheitsbasiert erfolgen.

Die dritte Anpassphase sieht eine Feinanpassung der Hörgeräte unter Einbeziehung subjektiver Klang- und Hörpräferenzen vor. Die Feinanpassung erfolgt unter Verwendung von Erfahrungswerten oder mit Unterstützung eines Anpassmanagers, ein Werkzeug, das von zahlreichen Herstellern in der Anpasssoftware zur Verfügung gestellt wird. Anstelle dieser intuitiven Form der Feinanpassung kann dieser Prozess auch interaktiv-adaptiv durchführt werden. Für beide Vorgehensweisen erweisen sich virtuelle Anpassumgebungen zur Simulation von Alltagssituationen als nützlich. Der Feinanpassungsprozess erstreckt sich im Sinne einer gleitenden Anpassung über einen gewissen Zeitraum, um Gewöhnungs- und Lerneffekten gerecht zu werden. Von Fall zu Fall kann er längere oder kürzere Zeit in Anspruch nehmen. Insbesondere bei Erstversorgungen ist mit einer längeren Feinanpassungsphase zu rechnen, da diese Hörgerätenutzer eine stärkere Hörentwöhnung durchgemacht haben, der schrittweise entgegengewirkt werden muss.

Hörgeräteanpassungen im Kindesalter sind gekennzeichnet durch eine schwächer abgesicherte Befundlage, durch die mangelnde Kooperationsfähigkeit der Kinder sowie andere Besonderheiten, wie z. B. die wachstumsbedingten Änderungen der Außenohrabmessungen. Deshalb erfordert die Versorgung von Kindern spezielle Vorgehensweisen, die grundsätzlich von dem Versorgungsprozedere Erwachsener abweichen. Zudem sind altersspezifische und individuelle Aspekte zu berücksichtigen, denen die Anpasssoftware nur zum Teil Rechnung tragen kann. Daher ist es erforderlich, dass Kinderversorgungen ausschließlich in dafür spezialisierten Institutionen durchgeführt werden.

## 2.4 Verifikation und Validierung von Hörgeräteversorgungen

Ein wichtiges Element im Rahmen der Hörgeräteanpassung wie auch im Verlauf der gleitenden Anpassung und der Nachsorge stellt die Evaluation der Hörgerätewirkung dar. Wichtig ist die Hörgeräteevaluation zunächst für den Hörgeräteakustiker, der wissen möchte, ob sich die Hörgeräte wie gewünscht verhalten. Ferner ist die Quantifizierung des Versorgungserfolgs von großer Bedeutung für den Hörgeräteakustiker, den Nutzer und ggf. den Kostenträger, die sich vom Nutzen der Hörgeräteversorgung überzeugen möchten.

In diesem Kontext unterscheidet man zwischen der Verifikation der Hörgerätewiedergabe und der Validierung des Hörgerätenutzens im Alltag. Die *Hörgeräteverifikation* soll überprüfen, ob die Zielvorgaben bezüglich Frequenzgang und Ausgangsschalldruckpegel verwirklicht wurden und ob die Hörgerätesignalverarbeitung (Verstärkung, Kompression, Störschallunterdrückung etc.) das leistet, was beabsichtigt ist. Dabei handelt es sich in der Regel um Messungen und Untersuchungen in der Anpassumgebung beim Hörgeräteakustiker, ohne oder mit aktiver Mitwirkung des Hörgerätenutzers. Typische Verifikationsverfahren sind *Kuppler- und Sondenmikrofonmessungen*, wobei die am Kuppler oder am Ohr gemessene Hörgerätewiedergabe mit der erwarteten Zielvorstellung („Target Gain") abgeglichen wird. Dabei ist allerdings zu beachten, dass es nicht oberstes Ziel einer Hörgeräteanpassung sein darf, die gemessene Wiedergabe akribisch an die Zielwiedergabe anzunähern. Denn zum einen ist die aus Anpassformeln resultierende Zielwiedergabe lediglich eine pauschalierte Zielgröße und zudem sind die gemessenen Wiedergabekurven mit einer Messungenauigkeit von ca. 10 dB behaftet. Der Aspekt der limitierten Messgenauigkeit gilt auch für Korrekturgrößen wie den RECD (s. Kap. 2.4.2).

Darauf aufsetzend soll die *Hörgerätevalidierung* den Nutzen für den Hörgeräteträger im Alltag erfassen und bewerten, wofür sich Fragebogeninventare oder Hörtagebücher besonders eignen. Auch Sprachtests oder andere Untersuchungen in der Hörkabine können für die Validierung herangezogen werden, da sie Hinweise auf den Gebrauchsnutzen der Hörgeräte im Alltag geben. Dabei ist allerdings zu beachten, dass solche Untersuchungen mit angepassten Hörgeräten in der Hörkabine für den Nutzen im Alltag lediglich hinweisenden, nicht aber beweisenden Charakter haben.

Für das Verständnis und die Bewertung der verschiedenen Verifikations- und Validierungsinstrumente kann es nützlich sein, die Untersuchungsverfahren entsprechend ihres Ansatzpunkts entlang des Signalwegs bzw. des aufsteigenden *auditorischen Systems* anzuordnen (Abb. 2.31). Die am Hörgeräteausgang (Kuppler- und Sondenmikrofonmessungen) und im peripheren Teil des auditorischen Systems ansetzenden Verfahren (Hörschwellenbestimmung, Lautheitsskalierung) eignen sich für den Verifikationsprozess, da mit ihnen Defizite gegenüber dem beabsichtigten Verstärkungs- und Kompressionsverhalten frequenzbezogen aufgedeckt und korrigiert werden können. Nachdem erforderliche Korrektu-

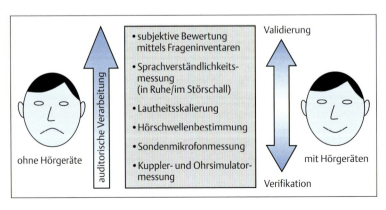

**Abb. 2.31** Übersicht über die wichtigsten Verfahren zur Verifikation bzw. Validierung von Hörgeräteversorgungen und deren Einordnung entsprechend ihrem Ansatzpunkt in der Signalverarbeitungskette.

ren durchgeführt wurden, können im Anschluss daran Verfahren für Validierungszwecke genutzt werden, die auf höherer Ebene des auditorischen Systems angreifen. Testverfahren wie Richtungshörtests, Sprachaudiometrie in Ruhe und im Störschall ermöglichen eine Über-Alles-Kontrolle (Hörgerät, akustische Kopplung, auditorische Verarbeitung und Wahrnehmung) in der Anpassumgebung und geben Hinweise auf den zu erwartenden Hörgerätenutzen im Alltag. Die subjektive Bewertung des Hörgerätenutzens im täglichen Leben auf der Basis informaler oder formaler Befragung (Fragebögen, Hörtagebuch) des Hörgeräteträgers und nahe stehender Personen (Partner, Familie) sind schließlich typische Validierungsverfahren.

Sofern der Validierungsprozess *Mängel* erkennen lässt, ist eine weitere Feinanpassung und eventuell eine gleitende Nachanpassung zur Steigerung des Hörgerätenutzens erforderlich, wobei ein begleitendes Feinanpassungsmonitoring mithilfe von Verifikationsverfahren, z. B. Sondenmikrofonmessungen auf der Basis der Perzentildarstellung (Speech Mapping), zweckmäßig ist. Dementsprechend werden die hier angesprochenen Verfahren in der Hörgeräteakustik in eng verflochtener Weise eingesetzt, während sich der HNO-Arzt bei der Abschlusskontrolle auf die Gesamtbeurteilung des Hörgerätenutzens im Sinne einer Validierung beschränken muss. Diese Beurteilung basiert derzeit auf einer informalen oder formalen Befragung des Hörgerätepatienten und auf den Befunden der Sprachaudiometrie mit Hörgeräten. Darüber hinausgehende Validierungskonzepte, wie z. B. OHRwell, sind bereits entwickelt worden, konnten in Deutschland aber noch nicht verbindlich implementiert werden (s. Kap. 2.1.1).

## 2.4.1 Kuppler- und Ohrsimulatormessung

Die Übertragungseigenschaften von Hörgeräten können mithilfe eines Messmikrofons am Hörgeräteausgang gemessen werden. Dabei sind unterschiedliche Formen der akustischen Ankopplung des Hörgeräts an das Messmikrofon möglich. Grundsätzlich ist zwischen Messungen an Kupplern bzw. Ohrsimulatoren und Messungen am menschlichen Ohr zu unterscheiden.

Unter einem Kuppler versteht man einen *Verbindungskörper* aus schallhartem Material, der den Hörer des zu untersuchenden Hörgeräts mit einem Messmikrofon verbindet. Der Kuppler enthält einen Hohlraum definierter Form und Größe, der das Restvolumen des abgeschlossenen äußeren Gehörgangs in erster Näherung nachbilden und damit der adäquaten akustischen Belastung des Hörgerätehörers dienen soll. Mit dieser Messanordnung können die *elektroakustischen Eigenschaften* von Hörgeräten mit hoher Reproduzierbarkeit bestimmt werden. Allerdings kann ein Kuppler als metallisches Drehteil die Ohreigenschaften nur in sehr *grober Annäherung* simulieren. So sind die am Kuppler gemessenen Frequenzgänge nicht identisch mit den tatsächlichen Wiedergabekurven des betreffenden Hörgeräts am menschlichen Ohr. Insbesondere können Kupplermessungen dem Einfluss der jeweiligen Otoplastik und der individuellen Gehörgangseigenschaften nicht Rechnung tragen.

Deswegen eignen sich Kupplermessungen in erster Linie für die technische Qualitätskontrolle von Hörgeräten und nur bedingt für Zwecke der Hörgeräteanpassung. In der Vergangenheit wurden Kupplermessungen üblicherweise am sog. „2 cm$^3$-Kuppler" nach DIN EN 60318-5 durchgeführt. Inzwischen wird der Ohrsimulator nach DIN IEC 60318-1 bevorzugt, der die akustischen Eigenschaften des abgeschlossenen Gehörgangs eines Erwachsenen im Mittel besser nachbildet. In der Anpasssoftware der Hörgerätehersteller können wahlweise *Kuppler- oder Ohrsimulatorfrequenzgänge* dargestellt werden. Die Durchführung der Messung elektroakustischer Eigenschaften von Hörgeräten ist in der DIN EN 60118-0 geregelt. Ergänzende Standardisierungen für den Hörgerätesektor finden sich in den nachfolgenden Teilen dieser Norm unter DIN EN 60118-1 bis -14.

Einen weiteren Schritt in Richtung einer realitätsnahen Messung von Hörgeräteübertragungseigenschaften stellt der Einbau von Ohrsimulatoren in die Gehörgänge eines *Kunstkopfes* dar, der auf einem Körpertorso sitzt und dessen Abmessungen auf gemittelten anthropometrischen Daten beruhen (Burkhard u. Sachs 1975). Kunstkopfmessungen sind allerdings aufwendig und es können lediglich die mittleren Übertragungseigenschaften gemessen werden, nicht aber die individuelle Wiedergabe von Hörgeräten. Für die Hörgeräteanpassung spielen Kunstkopfmessungen daher keine Rolle, sie kommen lediglich für wissenschaftliche Fragestellungen und eventuell für Untersuchungen bei Hörgeräteherstellern zum Einsatz.

## 2.4.2 Sondenmikrofonmessung

Als wesentlich relevanter für die Hörgeräteanpassung haben sich Sondenmikrofonmessungen im Gehörgang (In-situ-Messungen) erwiesen. Seit es möglich ist, Sondenmikrofone mittels Silikonschlauch an das Gehörgangsrestvolumen anzukoppeln, und damit starre Sonden verzichtbar sind, können Schalldruckpegel unmittelbar vor dem Trommelfell ohne Verletzungsrisiko im Praxisalltag der Hörgeräteanpassung gemessen werden (Lauridsen u. Günthersen 1981, Pedersen et al. 1982, Mueller et al. 1992, Tecca 1994). Sondenmikrofonmessungen vermitteln im Frequenzbereich bis etwa 6 kHz ein zuverlässiges Bild von der Hörgerätewiedergabe, wobei die sorgfältige Platzierung der Spitze des Sondenschlauchs (ca. 0,5 cm vor dem Trommelfell) von großer Bedeutung ist. Oberhalb 6 kHz sind die Messergebnisse starken Streuungen unterworfen.

Bei geschlossenen Versorgungen ist die durch den Sondenschlauch verursachte Leckage und der damit verbundene Schallabfluss im Tieftonbereich zu beachten, was zu einer systematischen Unterschätzung der *Tiefenverstärkung* führen kann. In der Praxis führt dieser Effekt allerdings nicht zu gravierenden Fehlbeurteilungen, ebenso wenig die Tatsache, dass der Sondenschlauch bei offenen Versorgungen einen Teil des offenen Gehörgangsquerschnitts verlegt. Diese Überlegungen verdeutlichen jedoch das grundsätzliche Problem, dass man allein mit dem Einbringen einer Messsonde das ursprüngliche System bereits verändert.

Im Hinblick auf die Untersuchung nichtlinearer Hörgeräte ist die Verwendung *breitbandiger, möglichst sprachmodulierter Messsignale,* wie z. B. das universelle Testsignal ISTS (Holube et al. 2007) oder ein ICRA-Sprachrauschen (Dreschler et al. 2001), unverzichtbar. Denn mit schmalbandiger Beschallung (Sinus- oder Wobbeltöne, Schmalbandrauschen) kann die Kompressionswirkung nicht adäquat erfasst werden und stationäres Breitbandrauschen wird von den Signalverarbeitungsalgorithmen als Störschall interpretiert und unterdrückt, sodass sich unzutreffende Wiedergabekurven ergeben würden. Auch ohne Störschallunterdrückung führt allein die Nichtlinearität der Kompression abhängig vom Eingangssignal zu unterschiedlichen Input-Output-Relationen.

Unter Verwendung eines *Referenzmikrofons,* das vor der Ohrmuschel platziert wird, können mit Sondenmikrofonen Frequenzgänge bei verschiedenen Eingangspegeln, Eingangs-/Ausgangskennlinien sowie Verzerrungsprodukte individuell gemessen und zur Beurteilung der Hörgerätewiedergabe herangezogen werden. Wie in Abb. 2.**32a** dargestellt, wird zunächst die Übertragungsfunktion des offenen Gehörgangs (REUG) zur Erfassung

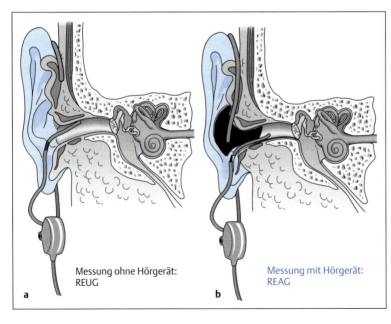

Abb. 2.**32 Funktionsprinzip der Sondenmikrofonmessung.**
a Messung der REUG nach Platzierung des Sondenschlauchs im unversorgten Gehörgang. b Anschließende Messung der REAG im versorgten Gehörgang.

## Verifikation und Validierung von Hörgeräteversorgungen

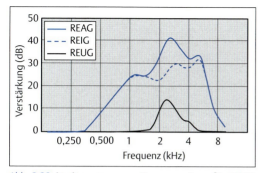

Abb. 2.33 **In-situ-gemessene Frequenzgänge für REUG und REAG.** Die REIG, d. h. die wirksame akustische Verstärkung, ergibt sich aus der REAG abzüglich der REUG.

des unversorgten Zustands gemessen. Der Verlauf einer typischen REUG-Kurve ist in Abb. 2.33 als schwarze Kurve wiedergegeben. Da der REUG-Verlauf von Resonanzen im äußeren Gehörgang und in der Koncha bestimmt wird, ist die Verstärkungswirkung des offenen Gehörgangs im Wesentlichen von den *Außenohrabmessungen* abhängig. Insofern ist die REUG-Kurve insbesondere im Kindesalter eine wachstumsabhängige Größe. Dieser Tatsache muss durch gleitende Nachanpassung Rechnung getragen werden (s. Kap. 2.3.4).

Dann wird gemäß Abb. 2.32b mit dem Sondenmikrofon die In-situ-Verstärkung (REAG) des eingesetzten Hörgerätes gemessen (vgl. Abb. 2.33). Die wirksame akustische Verstärkung des Hörgeräts (REIG), die man als „Nettoverstärkung" auffassen kann, ergibt sich aus der Pegeldifferenz des versorgten und des unversorgten Zustands (REIG = REAG – REUG) und ist im Beispiel der Abb. 2.33 gestrichelt dargestellt.

Für Zwecke der Hörgeräteanpassung und -verifikation wird der in-situ-gemessene Verstärkungsfrequenzgang (REIG) für niedrige, mittlere und hohe Eingangspegel (z. B. 50, 65 und 80 dB) gemessen, mit den aus der gewählten Anpassformel resultierenden Zielfrequenzgängen verglichen und mittels Feinanpassung angenähert (Abb. 2.34). Dies ist ein typisches Verifikationsvorgehen, denn es wird lediglich überprüft, ob die Hörgeräteverstärkung frequenz- und eingangspegelabhängig den Zielvorgaben entspricht. Ein Beleg für eine erfolgreiche Hörgeräteanpassung im Sinne der Validierung ist dies nicht.

Für Voreinstellungszwecke bei Erwachsenen oder besonders bei Kindern, die eine Serie von Sondenmikrofonmessungen nicht zulassen, kann man anstelle wiederholter Sondenmikrofonmessungen einmalig das *Differenzmaß* zwischen Ohrsimulator- und Sondenmikrofon-Frequenzgang (RECD) für das betreffende Hörgerät messen (Munro u. Toal 2005). Unter der Voraussetzung, dass sich die RECD linear verhält, können dann alle weiteren Untersuchungen am Ohrsimulator durchgeführt und damit die Belastung für den Hörgeräteträger minimiert werden (Dillon 2001). Besonders bei der Versorgung von Kleinkindern ist eine individuelle RECD-Messung zu bevorzugen gegenüber der Verwendung von gemittelten altersbezogenen RECD-Verläufen, die in manchen Anpassformeln implementiert sind (Bagatto et al. 2002).

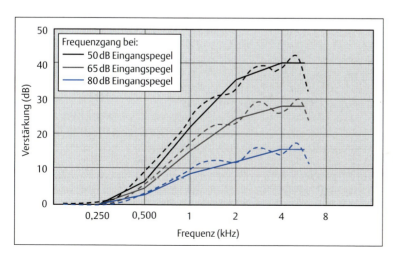

Abb. 2.34 **REIG- und Zielfrequenzgänge.**
REIG-Frequenzgänge (gestrichelt), gemessen mit Eingangspegeln von 50 dB, 65 dB und 80 dB. Im Vergleich dazu sind die Zielfrequenzgänge dargestellt (durchgezogen), die sich aus einer Anpassregel für die entsprechenden Eingangspegel ergeben haben.

## 2 Versorgung mit Hörgeräten

Bereits an anderer Stelle wurde darauf hingewiesen, dass moderne Kompressions- und Störschallunterdrückungssysteme mit herkömmlicher Messtechnik nicht adäquat beschrieben werden können, da sich die Wirkungen der verschiedenen Regelsysteme in komplexer Weise situations- und produktabhängig überlagern (s. Kap. 2.2.2, Kap. 3.2 u. Kap. 3.4). Die gesamte Bandbreite möglicher Wiedergabekurven wird bei unterschiedlich langen Messdauern deutlich: Wird bei der Sondenmikrofonmessung über einen sehr kurzen Zeitraum gemittelt, kommt der *ungeregelte Zustand* zur Darstellung. Wird dagegen über ein längeres Zeitfenster gemessen, befinden sich Kompressions- und Störschallunterdrückungssysteme im *eingeregelten Zustand*. Der tatsächliche Tragezustand ändert sich ständig und bewegt sich zwischen diesen beiden Extremsituationen. Dieser Fluktuation überlagert sich zudem der Einfluss durch unterschiedliche Beschallung (reine Sprache, reiner Störschall, Sprache im Störschall bei verschiedenen Signal-Rauschabständen, Musik etc.), wodurch die Hörgeräte in *differente Betriebszustände* versetzt werden. Angesichts dessen bieten manche Hörgerätehersteller in ihrer Anpasssoftware für Messzwecke eine sog. Test- oder Messeinstellung an, in der sämtliche Signalverarbeitungsalgorithmen mit Ausnahme der Kompressionswirkung deaktiviert werden. In diesem Kontext eröffnet die Messung der Modulationstransferfunktion neue Möglichkeiten, die Hörgerätewiedergabe unter realitätsnahen Bedingungen zu messen und zu bewerten (Holube et al. 2005).

Ebenfalls unter dem Aspekt größerer Realitätsnähe und Praktikabilität hat sich neben der beschriebenen klassischen Form eine komplexere Darstellung von Sondenmikrofonmessungen etabliert, die die *Sprachdynamik* berücksichtigt. Dazu wird das Hörgerät mit einem Sprachsignal beschallt und es wird im sprachrelevanten Frequenzbereich von etwa 0,3–8 kHz eine Perzentilanalyse, d. h. eine Häufigkeitsstatistik des Ausgangsschalldruckpegels, durchgeführt. Wie in Abb. 2.**35** gezeigt, werden die Perzentile (hier z. B. 30 %, 65 % und 99 %) in Abhängigkeit von der Frequenz dargestellt. Die Perzentile geben an, wie viel Prozent der auftretenden Pegel diesen Grenzpegel bei der betreffenden Frequenz unterschreiten, wobei sich die Frequenzbänder an der Bark-Skala orientieren (s. Kap. 1.4.2). So kennzeichnet zum Beispiel das 65 %-Perzentil den Grenzpegel, den 65 % aller Pegel unterschreiten.

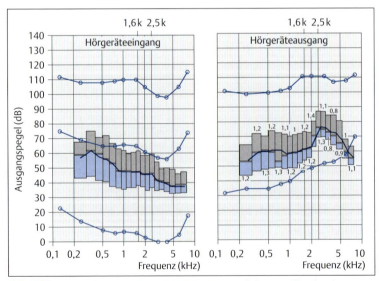

**Abb. 2.35 Frequenzbezogene Pegelhäufigkeitsstatistik (Perzentilanalyse)** am Hörgeräteeingang (links) und am Hörgeräteausgang (rechts) für ein Sprachsignal mit einem Eingangspegel von 65 dB. Dargestellt sind die Perzentilgrenzen für das 30 %-, 65 %- und 99 %-Perzentil in Relation zur Hörschwelle und zur Unbehaglichkeitsschwelle (links Norm; rechts Fallbeispiel). Das 65 %-Perzentil kennzeichnet z. B. den Grenzpegel, den 65 % aller Pegel unterschreiten. Zudem angegeben ist das dynamische Kompressionsverhältnis, das sich aus der Relation der Eingangsdynamik (links) zur Ausgangsdynamik (rechts) für jedes Frequenzband als Zahlenwert ergibt.

Mithilfe der *Perzentildarstellung* kann in Relation zur Hörschwelle und Unbehaglichkeitsschwelle visualisiert werden, wie Sprache bei verschiedenen Sprachpegeln (z. B. 50, 65 und 80 dB) ins Resthörfeld des Hörgerätenutzers transformiert wird. So kann die Wirkung von unterschiedlichen Kompressionstypen (Art der Regelung, Kompressionsschwelle, Kompressionsverhältnis, Regelzeiten) oder Störschallunterdrückungssystemen anhand der Lage und der Form des Sprachspektrums am Hörgeräteausgang bewertet werden. Für den darauf aufsetzenden Feinanpassungsprozess bietet sich in Verbindung mit der Anpasssoftware des Herstellers der *On-top-Modus* an, bei dem das Fenster mit den Ergebnissen der Sondenmikrofonmessung neben der Anpassoberfläche auf dem Bildschirm dargestellt wird und durch Mausklick wahlweise das Anpass- oder das Messfenster aktiviert werden kann. Selbstverständlich kann eine Perzentildarstellung auch bei Kuppler- und Ohrsimulatormessungen verwendet werden.

Unter Verwendung des AI bzw. des SII (s. Kap. 1.5.4), die unter Berücksichtigung einer Frequenzgewichtung ein Maß für die hörbare Sprachinformation darstellen, kann auf der Basis der Perzentildarstellung des Sprachspektrums im Audiogramm eine Abschätzung der zu erwartenden Sprachverständlichkeit mit Hörgeräten vorgenommen werden (Mueller u. Killion 1990; Kringlebotn 1999). Dazu wird die sog. *Aufblähkuve*, also die Hörschwelle, mit Hörgerät im Schallfeld gemessen (s. Kap. 2.4.3), um festzustellen, welche Sprachkomponenten mit dem Hörgerät hörbar gemacht werden und damit für die Sprachperzeption zur Verfügung stehen.

Allerdings darf der praktische Nutzen einer solchen Abschätzung nicht überbewertet werden (Souza et al. 2000), da das Verfahren immer den günstigsten Fall zugrunde legt, dass alle wahrnehmbaren Sprachanteile tatsächlich auch zum Gesamtsprachverstehen beitragen. Im Falle von Verarbeitungsstörungen und bei Einschränkungen der Verarbeitungskapazität („Flaschenhalsproblematik") fällt das Sprachverstehen schlechter aus, als es auf der Grundlage des SII geschätzt wird.

## 2.4.3 Hörschwellenbestimmung

Die mit angepasstem Hörgerät im Schallfeld gemessene Hörschwelle, die zur Vermeidung stehender Wellen meist mit Wobbeltönen bestimmt wird, bezeichnet man als Aufblähkurve. Aus der Differenz der unversorgten Hörschwelle und der Aufblähkurve ergibt sich ein subjektives Maß für die Verstärkungswirkung eines Hörgeräts, die sog. *funktionelle Verstärkung*. Wie in mehreren Untersuchungen gezeigt werden konnte, korreliert die aus der Aufblähkurve ermittelte funktionelle Verstärkung für lineare Hörgeräte und für niedrige Eingangspegel auch für nichtlineare Systeme gut mit der REIG, die mittels Sondenmikrofonsystem ermittelt wird (Mason u. Popelka 1986, Dillon u. Murray 1987, Humes et al. 1988). Doch weist die subjektiv bestimmte funktionelle Verstärkung einige Nachteile gegenüber der objektiv gemessenen REIG auf (Dillon 2001), denn sie ist weniger präzise, weniger frequenzdifferenziert und zeitaufwendiger. Insbesondere die *mangelnde Messgenauigkeit* stellt ein Problem dar, wenn man davon ausgeht, dass eine Schwellenmessung bei einem gut kooperierenden Probanden mit einem Messfehler von ± 5 dB behaftet ist. Da sich die funktionelle Verstärkung aus der Differenz zweier Hörschwellen ergibt, akkumulieren sich diese Fehler. Bei Kindern ist dieser methodische Fehler in der Regel deutlich größer. Dementsprechend hat die Bestimmung der funktionellen Verstärkung, die lange Zeit fester Bestandteil bei Kinderanpassungen war, gegenüber der Sondenmikrofonmessung deutlich an Relevanz verloren.

Trotzdem kommt der funktionellen Verstärkung unter dem Aspekt der Verarbeitungsleistung mit Hörgeräten durchaus Bedeutung zu, da sie auf der Wahrnehmung akustischer Reize beruht. Unter diesem Aspekt ist jeweils abzuwägen, welche Prioritäten gesetzt werden sollen: Höhere Zuverlässigkeit, geringerer Zeitaufwand und die Möglichkeit der direkten Interaktion mit der Anpasssoftware sprechen für die Sondenmikrofonmessung. Tendenziell nützlich sein kann die Ermittlung der funktionellen Verstärkung bei extrem hochgradigem Hörverlust, Babys und CIC-Versorgungen (Dillon 2001). Für die Hörschwellenbestimmung mit angepasstem Hörgerät sind sämtliche Signalverarbeitungsalgorithmen mit Ausnahme der Kompression grundsätzlich zu deaktivieren, um *unkontrollierte Überlagerungseffekte* der verschiedenen Verarbeitungsprozesse zu vermeiden. Dazu eignet sich in der Regel die sog. Mess- oder Testeinstellung, die die Hörgerätehersteller in ihrer Anpasssoftware vorgesehen haben.

## 2.4.4 Lautheitsskalierung

Aussagekräftiger als die Schwellenbetrachtung ist eine kategoriale Lautheitsskalierung im Schallfeld mit angepasstem Hörgerät, da hier nicht nur das Verstärkungsverhalten an der Hörschwelle, sondern auch im überschwelligen Bereich quantitativ überprüft werden kann (Kießling 1997a).

Das Verfahren der Lautheitsskalierung mithilfe von Kategorien wird in der Norm ISO 16832 beschrieben und durch ein dort angegebenes Referenzverfahren charakterisiert (s. Kap. 1.4.1; Brand u. Hohmann 2002). Die Norm sieht vor, dass die zu skalierenden Schallreize (z. B. Terzbandrauschen von 1 s Dauer) mit einer *pseudorandomisierten Pegelfolge* im gesamten Restdynamikbereich der Testperson angeboten werden. Zunächst wird der individuelle Dynamikbereich in einer orientierenden Testphase oder auf der Basis des Tonaudiogramms abgeschätzt. So kann in der eigentlichen Untersuchungsphase der gesamte Dynamikbereich komplett abgedeckt und alle verfügbaren Lautheitskategorien genutzt werden. Das Antwortspektrum zur Beschreibung der Lautheitskategorien umfasst 11 Antwortmöglichkeiten, von denen 7 verbal beschrieben werden. Entsprechend Tab. 2.6 können die Lautheitskategorien in Zahlenwerte überführt werden, die dem sog. Würzburger Hörfeld entsprechen (Heller 1985, Moser 1996).

Die Durchführung der Lautheitsskalierung mit Darbietung der Schallreize, Antworteingabe und Ergebnisdarstellung erfolgt in aller Regel computergestützt, kann grundsätzlich aber auch *manuell* geschehen. Für die manuelle Durchführung der Lautheitsskalierung gibt die Norm geeignete Pegelfolgen an, die die Pegelauswahl erleichtern. Das Ergebnis einer Lautheitsskalierung wird meist in Form einer Serie von Pegellautheitsfunktionen für die einzelnen Testfrequenzen angegeben (Abb. 2.36). Daraus kann eine äquivalente Darstellung in Form von Isolautheitskurven abgeleitet werden.

Im Beispiel der Abb. 2.36 wurde die Lautheitsskalierung mit terzbreitem Rauschen bei 0,5 sowie 1, 2 und 4 kHz (schwarze Pegellautheitsfunktionen) unversorgt durchgeführt. Offensichtlich handelt es sich um einen Hochtonabfall mit nahezu normalem Gehör bei 0,5 kHz, abfallend auf einen Hörverlust von etwa 75 dB bei 4 kHz. Auffällig ist das ausgeprägte Recruitment, das sich durch deutlich

Tab. 2.6 Lautheitskategorien und Antwortalternativen für die Durchführung der Lautheitsskalierung mithilfe von Kategorien nach ISO 16832.

| Lautheitskategorien | Antwortalternativen | nummerische Skalenwerte |
|---|---|---|
| extrem laut | extrem laut | 50 |
| sehr laut | sehr laut | 45 |
|  | - - - - - - | 40 |
| laut | laut | 35 |
|  | - - - - - | 30 |
| mittel | mittel | 25 |
|  | - - - - | 20 |
| leise | leise | 15 |
|  | - - - | 10 |
| sehr leise | sehr leise | 5 |
| unhörbar | unhörbar | 0 |

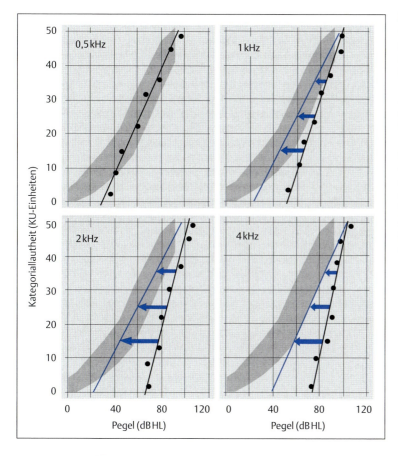

Abb. 2.36 **Pegellautheitsfunktionen für ein unversorgtes Ohr mit mittel- bis hochgradiger Hörstörung.** Die Lautheitsfunktionen, deren überhöhte Steigungen ein ausgeprägtes Recruitment andeuten, wurden mittels Lautheitsskalierung von Schmalband-Rausch-Bursts der Mittenfrequenzen 0,5, 1, 2, und 4 kHz bestimmt. Die Pfeile geben den frequenz- und eingangspegelabhängigen Verstärkungsbedarf an um die angestrebten Pegellautheitsfunktionen mit Hörgerät (blau) zu erreichen.

steilere Pegellautheitsfunktionen gegenüber der Norm (grau unterlegt) äußert. Dementsprechend wurde in diesem Fall mit mehrkanaligen Kompressionshörgeräten versorgt, um die unversorgten Pegellautheitsfunktionen durch geeignete frequenzspezifische Verstärkung und Kompression annähernd in den Bereich der Norm zu überführen.

Während im Frequenzbereich von 1–2 kHz eine komplette Wiederherstellung der Lautheit – also Verschiebung in die Mitte des Normbereichs – anzustreben ist, reicht bei 0,5 und 4 kHz eine um ca. 10 dB geringere Verstärkung aus. Andernfalls würde in den Tiefen der Störschall zu stark angehoben und es käme zu einer Verdeckung von Sprachmerkmalen. In den Höhen oberhalb 3 kHz wird eine komplette Lautheitskompensation oft nicht akzeptiert, da eine lautheitsgerechte Höhenwiedergabe als verzerrt und unnatürlich empfunden wird. Unter Berücksichtigung dieser Korrekturen ist im Beispiel der Abb. 2.**36** bei 0,5 kHz keine Verstärkung erforderlich. In den übrigen Frequenzen wird der erforderliche eingangspegelabhängige Verstärkungsbedarf in etwa durch die horizontalen Pfeile gekennzeichnet, sodass mit angepasstem Hörgerät im Schallfeld in etwa die blau eingezeichneten Pegellautheitsfunktionen angestrebt werden sollten. Bei Hörgeräten mit kurzen Regelzeiten können diese Zielvorstellungen in der Regel recht gut realisiert werden. Bei Regelzeiten von mehreren hundert Millisekunden oder länger eignet sich die Lautheitsskalierung für eine Überprüfung der Hörgerätewiedergabe nicht, da der Hörgeräteträger bei hohen Pegeln das Zurückregeln der Verstärkung wahrnimmt und unsicher ist, zu welchem Zeitpunkt die Lautheit bewertet werden soll. Bei sehr langen Regelzeiten reicht die Beschallungsdauer von 1 s ohnehin nicht aus, um das Hörgerät in einen stabilen Zustand zu versetzen.

Im Anschluss an die schmalbandige Lautheitskontrolle ist mit sprachspektralem Rauschen die *Breitbandwiedergabe* des Hörgeräts zu überprüfen

## 2 Versorgung mit Hörgeräten

und ggf. zu korrigieren. In der Regel ist eine Reduktion der Gesamtverstärkung erforderlich, da die Lautheitsaddition in benachbarten Frequenzbändern ausgeglichen werden muss. Der Umfang der Verstärkungsreduktion ist nicht universell abschätzbar, weil der *Additionseffekt* und damit der Umfang der Korrektur bei Innenohrschwerhörigen interindividuell stark variiert. Bei beidohrigen Versorgungen muss abschließend eine breitbandige Lautheitsskalierung und -korrektur mit beiden Hörgeräten durchgeführt werden, um die *binaurale Summation* zu berücksichtigen. Ähnlich wie bei der Hörschwellenbestimmung mit angepasstem Hörgerät müssen auch bei der Lautheitsskalierung sämtliche Signalverarbeitungsalgorithmen abgeschaltet werden, z. B. indem die sog. Mess- oder Testeinstellung gewählt wird.

### 2.4.5 Sprachverständlichkeitsmessung

Die Sprachverständlichkeitsmessungen mit Hörgeräten stellen ein wesentliches Instrument zur Validierung des Hörgerätenutzens dar (s. Kap. 1.5.3). Gegenwärtig wird die sprachaudiometrische Hörgeräteüberprüfung von Hörgeräteakustikern und HNO-Fachärzten mit dem Freiburger Einsilbertest (DIN 45626-1) in Ruhe durchgeführt, da die Hilfsmittel-Richtlinien leider noch immer auf das Einsilberverstehen in Ruhe abgestellt sind. Als Kriterium für die Erfolgsbeurteilung dient dabei der *Sprachverständlichkeitsgewinn* mit Hörgeräten, wie er sich aus der Verschiebung des Bereichs $dB_{opt}$ für den unversorgten Zustand in den Pegelbereich der Umgangssprache von etwa 65 dB ergibt (Abb. 2.37).

Hörgeräteträger, die bei der sprachaudiometrischen Untersuchung ohne Hörgerät bei hohen Pegeln ein hohes Einsilberverstehen erreichen, also einen *geringen Diskriminationsverlust* aufweisen, haben eine bessere Prognose hinsichtlich des Versorgungserfolgs als Hörgeräteträger mit großem Diskriminationsverlust. Erfahrungsgemäß kann die anhand von $dB_{opt}$ abgeschätzte Silbenverständlichkeit im versorgten Zustand bei 65 dB mit einer Abweichung von etwa ±10% erreicht werden. Bei frequenzabhängigen Hörstörungen, wie z. B. bei selektivem Hochton-Hörverlust, ist durch die individuelle Frequenzanpassung der Hörgerätewiedergabe an die Art der Hörstörung vielfach ein besseres Sprachverstehen erreichbar, als mittels Sprachaudiometer prognostiziert wird, dessen breitbandiger Frequenzgang nicht an den individuellen Hörverlust angepasst ist.

Zudem soll die Sprachverständlichkeit bei einem Eingangspegel von 80 dB etwa dem Diskriminationswert bei 65 dB entsprechen, d. h. oberhalb 65 dB soll die Diskriminationskurve im versorgten Zustand nicht wesentlich ansteigen oder abfallen. Ein Anstieg der Verständlichkeit deutet auf zu geringe Verstärkung hin, wohingegen ein Diskriminationsrückgang auf Mängel in der Kompressionseinstellung hindeutet. Bei der Interpretation der

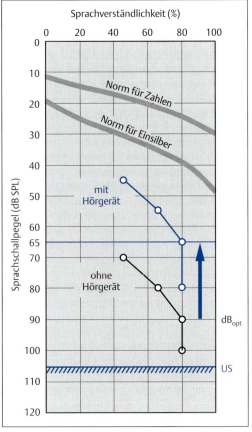

**Abb. 2.37 Hörgerätekontrolle auf der Grundlage des Sprachaudiogramms (Freiburger Einsilbertest).**
Als Kriterium dient das Maß der Verschiebung der Einsilber-Diskriminationskurve ohne bzw. mit Hörgerät. Idealerweise sollte durch die Verstärkungswirkung des Hörgeräts $dB_{opt}$ in den Pegelbereich der Umgangssprache bei ca. 65 dB verschoben werden. Die Schraffur kennzeichnet die Unbehaglichkeitsschwelle für Sprache.

Befunde des Freiburger Einsilbertests ist die geringe *Test-Retest-Genauigkeit* zu beachten, die sich bei gegebener Zahl von Test-Items pro Liste aus der Streuung der Binomialverteilung ergibt (Steffens 2006). Im mittleren Verständlichkeitsbereich um 50 % ist bei 20 Wörtern pro Liste eine Differenz von bis zu 30 % zwischen 2 unabhängigen Messungen noch nicht als signifikant auf dem 5 %-Niveau anzusehen. Das ist auch im Hinblick auf die vergleichende Anpassung mehrerer Hörgeräte sehr bedeutsam, denn auch in diesem Kontext bedarf es dementsprechend größerer Differenzen, um eines der Hörgeräte tatsächlich als überlegen zu identifizieren (Green 1987).

Einen besseren Eindruck vom Kommunikationsvermögen in realen Hörsituationen vermitteln Sprachverständlichkeitsmessungen *im Störschall,* wie sie bisher lediglich für beidohrige Versorgungen vorgeschrieben sind (Hilfsmittel-Richtlinien, Abschnitt 64.1). Deshalb ist dringend zu empfehlen, die sprachaudiometrische Hörgerätekontrolle auch unter Störschalleinfluss durchzuführen. Sofern das geschieht, wird beim Hörgeräteakustiker oder beim HNO-Arzt häufig noch unter suboptimalen Bedingungen gearbeitet. So wird die Sprachaudiometrie im Störschall meist mit dem Freiburger Einsilbertest durchgeführt, der aus mehreren Gründen für die Darbietung im Störschall ungeeignet ist. Zudem wird mit undefiniertem Breitbandrauschen gearbeitet, wobei Sprache und Störschall von vorn angeboten werden. Die diesbezügliche Norm (DIN EN ISO 8253-3) schreibt 2 nicht kohärente Störschallquellen unter +45° und –45° und die Präsentation eines für Störschall geeigneten Sprachtestmaterials von vorn vor. Sofern davon abgewichen wird, müssen zumindest die Darbietungsparameter klar dokumentiert werden.

Im Hinblick auf eine Verbesserung der sprachaudiometrischen Untersuchungsmethoden ist die Verwendung von Sprachtestmaterialien anzustreben, die dem Freiburger Einsilbertest unter folgenden Aspekten überlegen sind:
- Realitätsnähe
- phonologische Ausgewogenheit
- Äquivalenz der Testlisten
- Ankündigungscharakter
- Beurteilung von Phonemfehlinterpretationen
- Art und Qualität der Aufsprache (von Wedel 1985a, 1985b)

Unter diesen Gesichtspunkten sind zahlreiche Sprachtests für unterschiedliche Fragestellungen (Kollmeier 1992, Kollmeier u. Wesselkamp 1997) und computergestützte Verfahren zu deren Durchführung und Bewertung (Brand u. Kollmeier 2002) entwickelt worden, die heutigen Ansprüchen gerecht werden (s. Kap. 1.7.2).

Zur Untersuchung des Sprachverstehens in Ruhe können alternativ zum Freiburger Einsilbertest Sprachtests mit geschlossenen Antwortmöglichkeiten *(Reimtests)* herangezogen werden. Sie bieten neben weiteren Vorzügen die Möglichkeit, typische Phonemverwechslungen im unversorgten bzw. versorgten Zustand zu erkennen und zu bewerten (Kollmeier et al. 1992). Unter dem Aspekt der Realitätsnähe kommen für die sprachaudiometrische Kontrolle des Versorgungserfolgs mit Hörgeräten in erster Linie *Satztests im Störschall* infrage, wie z. B. der Oldenburger Satztest (Wagener et al. 1999a, 1999b, 1999c). Neben Satztests im Störschall ist auch die Verwendung des sog. *Dreinsilber-Tests* mit Störgeräusch möglich, der zur Aufmerksamkeitslenkung die 3-malige Darbietung der Freiburger Einsilber vorsieht (Döring u. Hamacher 1992). Bei der Verwendung von Störschall ist grundsätzlich darauf zu achten, dass der für das betreffende Testmaterial entwickelte und validierte Störschall eingesetzt wird, da andernfalls die Vergleichbarkeit von Untersuchungsergebnissen nicht gegeben ist.

Wichtige Informationen hinsichtlich des Sprachverstehens in unterschiedlichen räumlichen Störschall-/Nutzschallsituationen liefern Messungen der *ILD* und der *BILD* (s. Kap. 1.7.2). Während mit der ILD die Ausnutzung des Kopfschatteneffekts quantifiziert werden kann, gibt die BILD den Verständlichkeitsgewinn durch Zuschaltung des schlechteren Ohres an.

## 2.4.6 Subjektive Bewertung mittels Frageninventaren

Die persönliche Bewertung des Hörgerätenutzens durch den Hörgeräteträger stellt das oberste und vielleicht wichtigste Element des Validierungsprozesses dar (Abb. 2.**31**). Die Ergebnisse einer solchen systematischen Befragung können den persönlichen Hörgerätenutzen, das subjektive Kommunikationsvermögen, die Zufriedenheit sowie den Hör- und Tragekomfort in der alltäglichen Hörsituation widerspiegeln. Erfahrungsgemäß werden auf diese Weise zusätzliche, wichtige

Faktoren erfasst, die mit sprachaudiometrischen oder anderen in Abb. 2.31 weiter unten angesiedelten Verfahren nicht zugänglich sind. Insofern muss die Erfassung des *persönlichen Hörerfolgs* unverzichtbarer Bestandteil einer jeden Hörgeräteanpassung sein.

In der einfachsten, herkömmlichen Form erfolgt die Erfassung des subjektiv empfundenen Hörgerätenutzens durch informale Befragung des Hörgeräteträgers. Für eine quantitative Bewertung im Rahmen einer qualitätsgesicherten Verlaufskontrolle reicht diese Form der Evaluation nicht aus. Dazu bedarf es standardisierter Frageninventare, die anhand von kategorialen oder visual-analogen Antwortskalen vom Hörgeräteträger beantwortet werden. Dabei können verschiedene Strategien verfolgt werden. Von einem *offenen Inventar* spricht man, wenn die persönlichen Probleme frei formuliert und bewertet werden. Unter einem *geschlossenen Inventar* versteht man die Abfrage vorformulierter Items, die anhand vorgegebener Antwortalternativen beantwortet werden. Beide Ansätze haben Vor- und Nachteile (s. Kap. 2.3.1): Während die offene Befragung eine bessere Möglichkeit bietet, die persönlichen Ziele des Hörgerätenutzers und deren Erfüllungsgrad zu erfassen, können Fragebögen mit vorgegebenen Items und geschlossenen Antwortmöglichkeiten leichter ausgewertet und verglichen werden. Für geschlossene Fragebögen gilt der Grundsatz, dass die Befragten nicht veranlasst werden dürfen, unzutreffende Hörsituationen bewerten zu müssen, d.h. es muss eine Antwortkategorie vom Typ „trifft nicht zu" vorgesehen werden. Für die Praxis der Hörgeräteversorgung stellt die Verwendung von Fragebögen, die sowohl offene als auch geschlossenen Items beinhalten, oder die parallele Nutzung je eines geschlossenen und eines offenen Befragungsinstruments vielleicht die beste Lösung dar, um allen Aspekten gerecht zu werden. Eine noch flexiblere Möglichkeit, die persönlichen Anforderungen an Hörgeräte und den Hörgerätenutzen abzufragen, bieten sog. *Hörtagebücher*, in denen der Hörgeräteträger seine täglichen Erfahrungen niederlegt.

Neben der Differenzierung in offene und geschlossene Inventare unterscheiden sich die verfügbaren Befragungsinstrumente in der Art der Abfrage. Entweder befragt man den Hörgeräteträger anhand absoluter Antwortskalen bezüglich Hörgerätenutzen, Sprachverstehen (Ruhe/Störschall), Klang, Tragedauer, Zufriedenheit, Lebensqualität etc. und erhält so eine *Absolutbewertung* hinsichtlich dieser Dimensionen. Oder es wird abgefragt, wie spezielle Situationen im täglichen Leben ohne bzw. mit Hörgeräten bewältigt werden können. Aus der Differenz der Angaben bezüglich des unversorgten und des versorgten Zustands ergibt sich ein Maß für den *Abbau der Behinderung* (Aktivitätseinschränkung; s. Kap. 2.1.3) durch die Hörgeräte. In ähnlicher Weise können die psychosozialen Folgen der Behinderung abgefragt und damit das sog. Handicap (Einschränkung der Partizipation bzw. der gesellschaftlichen Teilhabe) erfasst werden. Auch für diese Dimension kann der Hörgerätenutzen aus der Verbesserung des versorgten gegenüber dem unversorgten Zustand abgeleitet werden.

Die international am häufigsten verwendeten Befragungsinventare sind
- *APHAB*, das je 6 Items zu den Subskalen Kommunikationsprobleme, Störschall, Nachhall und Unbehaglichkeit umfasst und in der Anpasssoftware eines Hörgeräteherstellers implementiert ist (Cox und Alexander 1995),
- *COSI*, das eine offene Form der Befragung darstellt und ebenfalls in der Anpasssoftware eines Hörgeräteherstellers implementiert ist (s. Kap. 2.3.1) (Dillon et al. 1997),
- *Göteborger Profil*, das je 5 Fragen zu Sprachverstehen, Richtungshören, Auswirkungen auf andere und Befindlichkeitsproblemen umfasst, die jeweils ohne bzw. mit Hörgeräten abgefragt und in Form eines Profils dargestellt werden (Ringdahl et al. 1998),
- *GHABP*, das als teiloffenes Inventar 4 vorgegebene Hörsituationen und bis zu 4 frei formulierte Hörsituationen bezüglich Tragedauer, Nutzen, verbliebener Behinderung und Zufriedenheit mit Hörgeräten abfragt (Gatehouse 1999),
- *SADL*, das ein spezielles Inventar zur Zufriedenheit mit Hörgeräten im Alltag darstellt und die Dimensionen positive Effekte, Service & Kosten, negative Eigenschaften und persönliches Image abfragt (Cox und Alexander 1999),
- *IOI-HA*, das ein international abgestimmtes Minimalinventar mit 7 Items zu Tragedauer, Nutzen, residuale Aktivitätseinschränkungen/Behinderung, Zufriedenheit, residuale Einschränkung der Partizipation/Handicap, Auswirkungen auf andere und Lebensqualität darstellt (Cox et al. 2000, Cox u. Alexander 2002, Cox et al. 2002),

- *SSQ*, das selektives Hören (14 Items), räumliches Hören (17 Items) sowie Erkennung von Klangqualität von Geräuschen (22 Items) abfragt (Gatehouse und Noble 2004).

Neben der Befragung des Hörgerätenutzers kann es auch nützlich sein, dessen Familienangehörige oder Personen des sozialen Umfelds nach dem Nutzen der Hörgeräte im täglichen Leben zu befragen. Das bekannteste Instrument dieser Art ist wohl der *SOAC* (Schow u. Nerbonne 1982). In Analogie zum IOI-HA wurde ein Fragebogen mit 7 Items für Partner und Familienangehörige des Hörgerätenutzers entwickelt, der unter der Bezeichnung IOI-HA-SO bekannt wurde (Noble 2002).

Auch im deutschsprachigen Raum wurden zahlreiche Befragungsinstrumente zur Erfassung des persönlichen Nutzens von Hörgeräten entwickelt oder von internationalen Fragebögen abgeleitet. Erste systematische Befragungsansätze dieser Art finden sich in der deutschen Fassung des *SHHI*, der eine separate Bewertung der Schwerhörigkeits- und Selektionskomponente einer Hör- und Kommunikationsstörung (von Wedel u. Tegtmeier 1979, von Wedel et al. 1983) vorsieht. In den 1990er Jahren wurde das *Oldenburger Inventar* entwickelt (Holube u. Kollmeier 1991, 1994), das neben dem Sprachverstehen in Ruhe und im Störschall, dem Richtungshören und den psychosozialen Folgen einer Hörstörung in seiner ursprünglichen Fassung auch die Belästigung durch Ohrgeräusche erfasst. Der Oldenburger Fragebogen sieht eine Skalierung der Hör- und Kommunikationsprobleme auf einer 5-stufigen Skala (immer, oft, manchmal, selten, nie) vor, die für den versorgten und den unversorgten Zustand abgefragt werden. Das Oldenburger Inventar ist der Vorläufer und Grundbaustein des HörTech-Fragebogeninventars, das mehrere Fragebögen umfasst zu den Themen Anamnese, Ausstattung & Service, Spontanakzeptanz, Hörsituationen (Oldenburger Inventar), Hörsystembewertung und Lebensqualität. Diese können als CD-ROM bezogen werden. Neben diesen deutschsprachigen Befragungsinstrumenten existieren zu den meisten oben aufgeführten internationalen Frageninventaren jeweils deutschsprachige Versionen, die unter den angegebenen Internetadressen abrufbar sind. Auch vom Göteborger Profil ist eine deutsche Fassung verfügbar (Kießling 1997b).

Angesichts der Vielfalt existierender Frageninventare fällt es manchmal schwer, ein geeignetes Befragungsinstrumentarium für die eigenen Zwecke auszuwählen. Doch auch wenn die verfügbaren Fragebögen nicht immer exakt die Inhalte abfragen, auf die man im Einzelfall abzielen möchte, sollte man bei den bewährten und wissenschaftlich abgesicherten Fragebögen bleiben. Insbesondere sollte man keine selbst zusammengestellten Fragelisten verwenden, die nicht ausreichend validiert sind. Eine empfehlenswerte Kombination von Fragebögen, die eine individuelle Profilerfassung und eine standardisierte Verlaufskontrolle bei vertretbarem Aufwand erlaubt, ist die Verwendung des COSI in Verbindung mit dem IOI-HA. Für besondere Fragestellungen wie die Erfassung von Spontanakzeptanz oder Lebensqualität können Module des HörTech-Inventars ergänzend hinzugezogen werden.

### 2.4.7 Spezielle Aspekte der Verifikation und Validierung im Kindesalter

Im Rahmen der Hörgeräteverifikation im Kindesalter kommt Kuppler- und Sondenmikrofonmessungen größere Bedeutung als bei Erwachsenen zu, da die darauf aufbauenden Verifikations- und Validierungsverfahren (s. Kap. 2.4.3–2.4.6) bei Kindern nur bedingt eingesetzt werden können. Wenn immer möglich, sollte die Anpassung also durch begleitende *Sondenmikrofonmessungen* verifiziert werden. Wenn wiederholte Sondenmikrofonmessungen wegen mangelnder Kooperation oder Abwehr des Kindes nicht durchführbar sind, sollte zumindest die individuelle *RECD-Kurve* gemessen und genutzt werden, um die Anpassung so weit wie möglich zu personalisieren.

Ferner kann die *Aufblähkurve* zur Beurteilung der subjektiv wahrgenommenen Verstärkungswirkung bei Kindern herangezogen werden. So äußert sich eine adäquate frequenzbezogene Hörgeräteverstärkung in der Relativdarstellung durch eine möglichst flach verlaufende Aufblähkurve, die einen möglichst großen Anteil des mittleren Langzeitsprachspektrums hörbar macht. Sofern ein Recruitment vorliegt, ist bei adäquater Verstärkung mit einer geringeren Verschiebung der Aufblähkurve zu rechnen, als sie sich aus der berechneten REIG ergibt. Bei Schallleitungsbeteiligungen muss dagegen tendenziell höher verstärkt werden, was die gängigen Anpassformeln bei der Ermittlung der Zielverstärkung bereits berücksichtigen. In dieser Phase ist eine engmaschige Kontrolle unter Einbeziehung der Beobachtungen von Eltern und Pädagogen erforderlich, um eine schrittweise Annäherung an die bestmögliche Hörgerätewiedergabe zu erreichen. Mit zunehmendem Alter können die Hörschwelle und Unbehaglichkeitsschwelle zuverlässiger bestimmt werden, sodass die Fein- und Nachanpassung auf einer sichereren Basis erfolgen kann. Ab dem Schuleintrittsalter können bei entsprechender Konditionierung häufig auch Lautheitsskalierungen ohne und mit angepassten Hörgeräten durchgeführt werden (Meister u. Walger 2001).

Abhängig vom Alter, Entwicklungsstand und Hörverlust der Kinder kann die *Sprachaudiometrie* zu Kontrollzwecken herangezogen werden. In der Regel wird dazu der Mainzer (Biesalski et al. 1974) oder der Göttinger Kindersprachtest (Gabriel et al. 1976) in Ruhe verwendet, die Sprachtestmaterialien mit unterschiedlichen Schwierigkeitsgraden bieten, sodass eine alters- und entwicklungsgerechte Auswahl getroffen werden kann. Wenn immer möglich, sollte zudem ein Kindersprachtest im Störschall durchgeführt werden, um unter realitätsnahen Bedingungen zu testen (Steffens 2003, Wagener u. Kollmeier 2005, Wagener et al. 2006). Der Bezug zu Normdaten, soweit vorhanden, kann sich bei Kindern schwierig gestalten, da die Sprachentwicklung im Einzelfall sehr unterschiedlich verlaufen kann und häufig von Zusatzbehinderungen überlagert wird. Damit beschränkt sich die sprachaudiometrische Hörgeräteüberprüfung bei Kindern häufig auf den Vergleich verschiedener Hörgeräte mit dem unversorgten Zustand und auf Verlaufskontrollen, ohne dass ein Bezug zu Normkriterien hergestellt werden kann.

An die Stelle der Beurteilung des Hörgerätenutzens durch den Hörgeräteträger tritt bei Kindern die *Verhaltensbeobachtung,* die im Rahmen engmaschiger Kontrolluntersuchungen zu erheben und auszuwerten ist. Für diesen Nachsorge- und Validierungsprozess wurde eine Serie von Fragebögen für verschiedene Altersklassen entwickelt, die sich inzwischen etabliert haben und universell genutzt werden sollten, um inter- und intraindividuelle Vergleiche zuverlässig zu ermöglichen. Das Befragungsinstrumentarium besteht aus 3 Modulen:

- Beobachtungsfragebogen für Kleinkinder, die noch nicht sprechen
- 2-teiliger Elternfragebogen für Kinder mit Lautsprache im Alter von 3–6 Jahren
- Zudem existiert eine interdisziplinäre Dokumentationsmappe („Hörbuch"), die einen verlässlichen Informationsaustausch zwischen den beteiligten Berufsgruppen und den Eltern ermöglichen soll.

Der subjektiven Beurteilung des Hörgerätenutzens kommt besonderes Gewicht zu, da dies im Kindesalter häufig die einzige und immer die wichtigste Basis der Erfolgsbewertung ist.

## *Zusammenfassung*

Im Rahmen der Hörgeräteverifikation wird überprüft, ob die Zielvorgaben verwirklicht wurden und ob die Hörgerätesignalverarbeitung die gewünschte Funktion ausübt. Dabei handelt es sich in der Regel um Messungen und Untersuchungen in der Anpassumgebung beim Hörgeräteakustiker. Darauf basierend soll die Hörgerätevalidierung den Nutzen für den Hörgeräteträger im Alltag erfassen und bewerten.

Die Verfahren zur Verifikation und Validierung von Hörgeräteanpassungen kann man entsprechend ihres Ansatzpunkts entlang des Signalwegs bzw. des aufsteigenden auditorischen Systems klassifizieren. Die am Hörgeräteausgang (Kuppler- und Sondenmikrofonmessungen) und im peripheren Teil des auditorischen Systems ansetzenden Verfahren (Hörschwellenbestimmung, Lautheitsskalierung) eignen sich für den Verifikationsprozess. Testverfahren, wie z. B. Richtungshörtests, Sprachverständlichkeitsmessungen in Ruhe oder im Störschall, ermöglichen eine Über-Alles-Kontrolle (Hörgerät, akustische Kopplung, auditorische Verarbeitung und Wahrnehmung) in der Anpassumgebung und geben Hinweise auf den zu erwartenden Hörgerätenutzen im Alltag. Die subjektive Bewertung des Hörgerätenutzens im täglichen Leben auf der Basis informaler oder formaler Befragung (Fragebögen, Hörtagebuch) des Hörgeräteträgers und nahe stehender Personen (Partner, Familie) sind schließlich typische Validierungsverfahren.

Ähnlich wie beim Anpassvorgang sind auch für den Verifikations- und insbesondere für den Validierungsprozess im Kindesalter besondere Vorgehensweisen und Gesichtspunkte zu beachten.

## 2.5 Literatur

Allen JB, Hall JL, Jeng PS. Loudness growth in 1/2-octave bands (LGOB) – a procedure for the assessment of loudness. J Acoust Soc Am. 1990;88(2):745-53.

Bächler H, Allegro S, Launer S, Büchler M, Dillier N. Hörgeräte können bereits hören, wann beginnen sie zu denken? In: Plath P, ed. 10. Multidisziplinäres Kolloquium der Geers-Stiftung. Bonn: Geers-Stiftung; 2000:23-38.

Bagatto MP, Scollie SD, Seewald RC, Moodie KS, Hoover BM. Real-ear-to-coupler difference predictions as a function of age for two coupling procedures. J Am Acad Audiol. 2002;13(8):407-15.

Berger KW, Hagberg EN, Rane RL. Prescription of Hearing Aids: Rationale, Procedure and Results. 5th ed. Kent, Ohio: Herald Publishing House; 1989.

Bertges Reber M. Dünner Schallschlauch – Informationen und Anwendung. In: 51. Internationaler Hörgeräteakustiker-Kongress, Frankfurt, 18.–20.10.2006.

Biesalski P, Leitner H, Leitner E, Gangel D. Der Mainzer Kindersprachtest. HNO. 1974;22(5):160-1.

Blauert J, Lehnert H, Sahrhage J, Strauss H. An interactive virtual-environment generator for psychoacoustic research. I: Architecture and implementation. Acustica united with acta acustica. 2000;86(1):94-102.

Boothroyd A. Thinking outside the hearing aid: wireless microphone accessories. In: Palmer C, Seewald RC, eds. Hearing Care for Adults. Chicago: Phonak 2006:229-236.

Bosman AJ, Snik AF, van der Pouw CT, Mylanus EA, Cremers CW. Audiometric evaluation of bilaterally fitted bone-anchored hearing aids. Audiology. 2001;40(3):158-67.

Bosman AJ, Snik AF, Mylanus EA, Cremers CW. Fitting range of the BAHA Cordelle. Int J Audiol. 2006;45(8):429-37.

Brand T, Hohmann V. An adaptive procedure for categorical loudness scaling. J Acoust Soc Am. 2002;112(4):1597-604.

Brand T, Kollmeier B. Efficient adaptive procedures for threshold and concurrent slope estimates for psychophysics and speech intelligibility tests. J Acoust Soc Am. 2002;111(6):2801-10.

Bregman AS. Auditory Scene Analysis. Cambridge, Massachusetts: The MIT Press; 2001.

Burkhard MD, Sachs RM. Anthropometric manikin for acoustic research. J Acoust Soc Am. 1975;58(1):214-22.

Byrne D, Dillon H. The National Acoustic Laboratories' (NAL) new procedure for selecting the gain and frequency response of a hearing aid. Ear Hear. 1986;7(4):257-65.

Byrne D, Dillon H, Tran K, et al. An international comparison of long-term average speech spectra. J Acoust Soc Am. 1994;96:2108-2120.

Byrne D, Dillon H, Ching T, Katsch R, Keidser G. NAL-NL1 procedure for fitting nonlinear hearing aids: characteristics and comparisons with other procedures. J Am Acad Audiol. 2001;12(1):37-51.

Clark G. Cochlear implants. Fundamentals and applications. New York: Springer; 2003.

Cord MT, Walden BE, Surr RK, Dittberner AB. Field evaluation of an asymmetric directional microphone fitting. J Am Acad Audiol. 2007;18(3):245-56.

Cornelisse LE, Seewald RC, Jamieson DG. The input/output formula: a theoretical approach to the fitting of personal amplification devices. J Acoust Soc Am. 1995;97(3):1854-64.

Cox R. Using loudness data for hearing aid selection: The IHAFF approach. The Hear J. 1995;48(2):10,39-44.

Cox R, Hyde M, Gatehouse S, et al. Optimal outcome measures, research priorities, and international cooperation. Ear Hear. 2000;21(4 Suppl):106S-115S.

Cox RM, Alexander GC. The abbreviated profile of hearing aid benefit. Ear Hear. 1995;16(2):176-86.

Cox RM, Alexander GC, Taylor IM, Gray GA. The contour test of loudness perception. Ear Hear. 1997;18(5):388-400.

Cox RM, Flamme GA. Accuracy of predicted ear canal speech levels using the VIOLA input/output-based fitting strategy. Ear Hear. 1998;19(2):139-48.

Cox RM, Alexander GC. Measuring Satisfaction with Amplification in Daily Life: the SADL scale. Ear Hear. 1999;20(4):306-20.

Cox RM, Alexander GC. The International Outcome Inventory for Hearing Aids (IOI-HA): psychometric properties of the English version. Int J Audiol. 2002;41(1):30-5.

Cox RM, Stephens D, Kramer SE. Translations of the International Outcome inventory for Hearing Aids (IOI-HA). Int J Audiol. 2002;41(1):3-26.

de Boer B. Übertragungseigenschaften von Hörhilfen aus der vorelektronischen Zeit. Audiol Akust. 1984;23:34-55.

Del Dot J, Hickson LM, O'Connell B. Speech perception in noise with BICROS hearing aids. Scand Audiol. 1992;21(4):261-4.

Diller G. Hören mit dem Cochlear Implant. Heidelberg: Edition Schindele; 1997.

Dillon H, Murray N. Accuracy of twelve methods for estimating the real ear gain of hearing aids. Ear Hear. 1987;8(1):2-11.

Dillon H, James A, Ginis J. Client Oriented Scale of Improvement (COSI) and its relationship to several other measures of benefit and satisfaction provided by hearing aids. J Am Acad Audiol. 1997;8(1):27-43.

Dillon H. Hearing aids. New York, Stuttgart: Thieme; 2001.

Döring WH, Hamacher V. Neue Sprachverständlichkeitstests in der Klinik: Aachener Logatomtest und „Dreinsilbertest" mit Störschall. In: Kollmeier B, ed. Moderne Verfahren der Sprachaudiometrie. Seeburg: Median; 1992:137-168.

Dreschler WA, Verschuure H, Ludvigsen C, Westermann S. ICRA noises: artificial noise signals with speech-like spectral and temporal properties for hearing instrument assessment. International Collegium for Rehabilitative Audiology. Audiology. 2001;40(3):148-57.

Dumon T. Vibrant soundbridge middle ear implant in otosclerosis: technique – indication. Adv Otorhinolaryngol. 2007;65:320-2.

Elberling C, Naylor G. Evaluation of non-linear signal-processing hearing aids using speech and noise signals. In: Issues in Advanced Hearing Aid Research Conference. Lake Arrowhead, CA, USA: 1996.

Elberling C. Loudness scaling revisited. J Am Acad Audiol. 1999;10(5):248-60.

Fabry D. DataLogging: A clinical tool for meeting individual patient needs. Hearing Review. 2005;12(1):32-36.

Fabry D. Acoustic scene analysis and digital hearing aids. In: Palmer CV, Seewald RC, eds. Hearing Care for Adults. Chicago: Phonak 2006:207-215.

Federspil PA, Plinkert PK. Knochenverankerte Hörgeräte immer beidseitig! HNO. 2002;50(5):405-409.

Fisch U, Cremers CW, Lenarz T, et al. Clinical experience with the Vibrant Soundbridge implant device. Otol Neurotol. 2001;22(6):962-72.

Flynn MC. Datalogging: A new paradigm in the hearing aid fitting process. Hearing Review. 2005;12(3):52-57.

Franck BA, Dreschler WA, Lyzenga J. Methodological aspects of an adaptive multidirectional pattern search to optimize speech perception using three hearing-aid algorithms. J Acoust Soc Am. 2004;116(6):3620-8.

Franck BA, Boymans M, Dreschler WA. Interactive fitting of multiple algorithms implemented in the same digital hearing aid. Int J Audiol. 2007;46(7):388-97.

Gabriel B, Latzel M, Chalupper J. Micro-Schlauch und Ex-Hörer. Gibt es audiologische Unterschiede? In: EUHA-Fachseminare, Lübeck, Köln, Dresden, Nürnberg, März 2007.

Gabriel P, Chilla R, Kiese C, Kabas M, Bänsch D. Der Göttinger Kindersprachverständnistest II. HNO. 1976;24:399-402.

Gatehouse S. Apparent auditory deprivation effects of late onset: the role of presentation level. J Acoust Soc Am. 1989;86(6):2103-6.

Gatehouse S. The time course and magnitude of perceptual acclimatization to frequency responses: evidence from monaural fitting of hearing aids. J Acoust Soc Am. 1992;92(3):1258-68.

Gatehouse S. Role of perceptual acclimatization in the selection of frequency responses for hearing aids. J Am Acad Audiol. 1993;4(5):296-306.

Gatehouse S. Glasgow Hearing Aid Benefit Profile: derivation and validation of a client-centered outcome measure for hearing aid services. Journal of the American Academy for Audiology. 1999;10:80-103.

Gatehouse S, Noble W. The Speech, Spatial and Qualities of Hearing Scale (SSQ). Int J Audiol. 2004;43(2):85-99.

Goebel G, von Wedel H. Tinnitus und Hyperakusis: apparativ-akustische Therapie – Teil II: Stille meiden. HNO-Nachrichten. 2005;35(3):2-6.

Green R. The uses ans misuses of speech audiometry in rehabilitation. In: Martin M, ed. Speech audiometry. London New Jersey: Whurr Publishers; 1987:129-153.

Grenner J, Abrahamsson U, Jernberg B, Lindblad S. A comparison of wind noise in four hearing instruments. Scand Audiol. 2000;29(3):171-4.

Hakansson B, Tjellstrom A, Rosenhall U, Carlsson P. The bone-anchored hearing aid. Principal design and a psychoacoustical evaluation. Acta Otolaryngol. 1985;100(3-4):229-39.

Heller O. Hörfeldaudiometrie mit dem Verfahren der Kategorienunterteilung (KU). In: Psycholog. Beiträge. 1985;27:478-493.

Hesse G, ed. Tinnitus. New York: Thieme; 2008.

Hnath Chisolm T, McArdle R. Adult FM system use: Linking outcomes to candidacy. In: Palmer CV, Seewald RC, eds. Hearing Care for Adults. Chicago: Phonak 2006:237-246.

Holube I, Kollmeier B. Ein Fragebogen zur Erfassung des subjektiven Hörvermögens: Erstellung der Fragen und Beziehung zum Tonschwellenaudiogramm. Audiol Akust. 1991;30(2):48-64.

Holube I, Kollmeier B. Modifikation eines Fragebogens zur Erfassung des subjektiven Hörvermögens und dessen Beziehung zur Sprachverständlichkeit in Ruhe und unter Störgeräuschen. Audiol Akust. 1994;33(4):22-35.

Holube I, Hansen M, Schultz-Amling R, Fredelake S. The use of the modulation transfer function to describe the performance of hearing aids. In: Rasmussen A, Poulsen T, Andersen T, Simonsen JB, Larsen CB, eds. 21st Danavox Symposium. Kolding, Dänemark: 2005.

Holube I, Fredelake S, Bitzer J, Vlaming M. Erstellung eines Testsignals mit Sprachcharakteristik. In: DAGA, Stuttgart, 19.-22.3.2007.

Hüls R. Die Geschichte der Hörakustik. Heidelberg: Median; 1999.

Humes LE, Hipskind NM, Block MG. Insertion gain measured with three probe tube systems. Ear Hear. 1988;9(3):108-12.

Jastreboff PJ, Hazell JW. A neurophysiological approach to tinnitus: clinical implications. Br-J-Audiol. 1993; 27(1):7-17.

Jastreboff PJ, Hazell JW, Graham RL. Neurophysiological model of tinnitus: dependence of the minimal masking level on treatment outcome. Hear Res. 1994; 80(2):216-32.

Jenkins HA, Pergola N, Kasic J. Intraoperative ossicular loading with the Otologics fully implantable hearing device. Acta Otolaryngol. 2007;127(4):360-4.

Jenkins HA, Atkins JS, Horlbeck D, et al. Otologics fully implantable hearing system: Phase I trial 1-year results. Otol Neurotol 2008;29:534-41.

Jespersen CT, Groth J, Kießling J, Brenner B, Jensen OD. The occlusion effect in unilateral versus bilateral hearing aids. J Am Acad Audiol. 2006;17(10):763-73.

Kates JM. Classification of background noises for hearing-aid applications. J Acoust Soc Am. 1995;97(1): 461-70.

Keidser G, Dillon H. What's new in prescriptive fittings down under? In: Palmer CV, Seewald RC, eds. Hearing Care for Adults. Chicago: Phonak 2006:133-142.

Keller F. Hörgeräteanpassung. In: Geers V, Keller F, Löwe A, Plath P, eds. Technische Hilfe bei der Rehabilitation Hörgeschädigter. Berlin, Heidelberg, New York: Springer; 1980:97-156.

Kießling J. Zum überschwelligen Lautheitsanstieg bei Schallempfindungsschwerhörigen – Konsequenzen für die Hörgeräte-Entwicklung und -Anpassung. Audiol Akust. 1995;34:82-89.

Kießling J. Scaling methods for the selection, fitting and evaluation of hearing aids. In: Kollmeier B, ed. Psychoacoustics, speech and hearing aids. Singapore, New Jersey, London, Hong Kong: Word Scientific Publishing; 1996:297-306.

Kießling J, Schubert M, Archut A. Adaptive fitting of hearing instruments by category loudness scaling (ScalAdapt). Scandinavian Audiology. 1996;25: 153-160.

Kießling J. Versorgung mit Hörgeräten. In: Kießling J, Kollmeier B, Diller G, eds. Versorgung und Rehabilitation mit Hörgeräten. 1. edn. Stuttgart, New York: Thieme; 1997:49-109.

Kießling J. Bedeutung der Lautheitsskalierung für die Hörgeräteversorgung. In: Kollmeier B, ed. Hörflächenskalierung – Grundlagen und Anwendung der kategorialen Lautheitsskalierung für Hördiagnostik und Hörgeräte-Versorgung. Heidelberg: Median; 1997a:200-211.

Kießling J. Versorgung mit Hörgeräten. In: Kießling J, Kollmeier B, Diller G, eds. Versorgung und Rehabilitation mit Hörgeräten. 1. edn. Stuttgart, New York: Thieme; 1997b:49-109.

Kießling J, Kollmeier B, Diller G. Versorgung und Rehabilitation mit Hörgeräten. Stuttgart, New York: Thieme; 1997a.

Kießling J, Schubert M, Hartmann A. Präskriptive und adaptive Hörgeräteanpassung. In: Kollmeier B, ed. Hörflächenskalierung – Grundlagen und Anwendung der kategorialen Lautheitsskalierung für Hördiagnostik und Hörgeräte-Versorgung. Heidelberg: Median; 1997b:232-248.

Kießling J, Pastoors AD. Hearing aid fitting in non-linear hearing instruments with and without loudness scaling. In: Rasmussen AN, Osterhammel PA, Andersen T, Poulsen T, eds. 18th Danavox Symposium. Kolding, Dänemark: 1999:235-250.

Kießling J, Brenner B, Jespersen CT, Groth J, Jensen OD. Occlusion effect of earmolds with different venting systems. J Am Acad Audiol. 2005;16(4):237-49.

Kießling J, Muller M, Latzel M. Fitting strategies and candidature criteria for unilateral and bilateral hearing aid fittings. Int J Audiol. 2006;45(Suppl):53-62.

Kießling J, Brenner B, Nelson J, Dyrlund O, Groth JA. Feldstudie zum Nutzungsverhalten von Hörgeräten: Datalogging versus Selbsteinschätzung. Z Audiol. 2007;46(2):48-55.

Killion MC, Fikret-Pasa S. The 3 types of sensorineural hearing loss: loudness and intelligibility considerations. The Hear J. 1993;46(11):31-36.

Kluk K, Moore BC. Dead regions in the cochlea and enhancement of frequency discrimination: Effects of audiogram slope, unilateral versus bilateral loss, and hearing-aid use. Hear Res. 2006;222(1-2):1-15.

Kollmeier B, ed. Moderne Verfahren der Sprachaudiometrie. Heidelberg: Median; 1992.

Kollmeier B, Müller C, Wesselkamp M, Kliem K. Weiterentwicklung des Reimtests nach Sotscheck. In: Kollmeier B, ed. Moderne Verfahren der Sprachaudiometrie. Seeburg: Median; 1992:216-237.

Kollmeier B, Wesselkamp M. Development and evaluation of a German sentence test for objective and subjective speech intelligibility assessment. J Acoust Soc Am. 1997;102(4):2412-21.

Kringlebotn M. A graphical method for calculating the speech intelligibility index and measuring hearing disability from audiograms. Scand Audiol. 1999; 28(3):151-60.

Kuk F, Baekgaard L. Hearing aid selection and BTEs: Choosing among various "open-ear" and "receiver-in-canal" options. Hearing Review 2008;15(3):22-36.

Lauridsen O, Günthersen C. New probe microphone for investigating the acoustics of the ear. Journal of the Acoustical Society of America. 1981;69:1496-1498.

Lehnhardt E, Laszig R. Praxis der Audiometrie. 8 edn. Stuttgart: Thieme; 2000.

Lenarz T. Cochlea-Implantat. Berlin, Heidelberg, New York, Tokio: Springer; 1998.

Lenarz T, Weber BP, Issing PR, et al. Vibrant Sound Bridge System. A new kind hearing prosthesis for patients with sensorineural hearing loss. 2. Audiological results. Laryngorhinootologie. 2001;80(7):370-80.

Lenarz T, Lim HH, Reuter G, Patrick JF, Lenarz M. The auditory midbrain implant: a new auditory prosthesis for neural deafness-concept and device description. Otol Neurotol. 2006;27(6):838-43.

Libby ER. The 1/3-2/3 insertion gain hearing aid selection guide. Hearing Instruments. 1986;37(3):27-28.

Luetje CM, Thedinger BS, Buckler LR, Dawson KL, Lisbona KL. Hybrid cochlear implantation: clinical results and critical review in 13 cases. Otol Neurotol. 2007;28(4):473-8.

Luts H, Maj JB, Soede W, Wouters J. Better speech perception in noise with an assistive multimicrophone array for hearing AIDS. Ear Hear. 2004;25(5):411-20.

Mason D, Popelka GR. Comparison of hearing-aid gain using functional, coupler, and probe-tube measurements. J Speech Hear Res. 1986;29(2):218-26.

McCabe BF. Beethoven's deafness. 1958. Ann Otol Rhinol Laryngol. 2004;113(7):511-25.

McCandless GA, Lyregaard PE. Prescription of gain/output (POGO) for hearing aids. Hear. Instr. 1983;34:16-20.

Meister H, Walger M. Hörfeldskalierung mit Kindern. HNO. 2001;49(6):458-464.

Miyamoto RT. Cochlear Implants. In: Proceedings of the VIII International Cochlear Implant Conference. Elsevier, Indianapolis: 2004.

Moodie ST, Scollie SD, Bagatto MP, Seewald RC. What's new in prescriptive fittings up north for adults and Children? In: Palmer CV, Seewald RC, eds. Hearing Care for Adults. Chicago: Phonak 2006:115-132.

Moore BC. Dead regions in the cochlea: conceptual foundations, diagnosis, and clinical applications. Ear Hear. 2004;25(2):98-116.

Moore BC, Marriage J, Alcantara J, Glasberg BR. Comparison of two adaptive procedures for fitting a multichannel compression hearing aid. Int J Audiol. 2005;44(6):345-57.

Moser LM. Das Würzburger Hörfeld – kategoriale Lautheitsskalierung. HNO. 1996;44:556-558.

Mudry A, Dodele L. History of the technological development of air conduction hearing aids. J Laryngol Otol. 2000;114(6):418-23.

Mueller HG, Killion MC. An easy method for calculating the articulation index. The Hearing Journal. 1990;43(9):14-17.

Mueller HG, Hawkins DB, Northern JL. Probe Microphone Measurements – Hearing Aid Selection and Assessment. San Diego: Singular; 1992.

Munro KJ, Toal S. Measuring the real-ear to coupler difference transfer function with an insert earphone and a hearing instrument: are they the same? Ear Hear. 2005;26(1):27-34.

Nix J, Hohmann V. Sound source localization in real sound fields based on empirical statistics of interaural parameters. J Acoust Soc Am. 2006;119(1):463-479.

Noble W. Extending the IOI to significant others and to non-hearing-aid-based interventions. Int J Audiol. 2002;41(1):27-9.

Nordqvist P, Leijon A. An efficient robust sound classification algorithm for hearing aids. J Acoust Soc Am. 2004;115(6):3033-41.

Pascoe DP. Clinical measurements of the auditory dynamic range and their relation to formulae for hearing aid gain. In: Jensen JH, ed. Hearing Aid Fitting, Theoretical and Practical Views. 13th Danavox Symposium. Danavox, Copenhagen: 1988:129-151.

Pastoors AD, Gebhart TM, Kießling J. A fitting strategy for digital hearing aids based on loudness and sound quality. Scand Audiol. 2001;(Suppl)52:60-4.

Pedersen B, Lauridsen O, Birk Nielsen H. Clinical measurement of hearing aid insertion gain. Scand Audiol. 1982;11(3):181-6.

Pelz C. Das Stigma Schwerhörigkeit. Heidelberg: Median; 2007.

Revit LJ, Schulein RB, Julstrom SD. Toward accurate assessment of real-world hearing aid benefit. The Hearing Review. 2002;9(8):34-38,51.

Ricketts TA. Fitting hearing aids to individual loudness-perception measures. Ear Hear. 1996;17(2):124-32.

Ringdahl A, Eriksson-Mangold M, Andersson G. Psychometric evaluation of the Gothenburg Profile for measurement of experienced hearing disability and handicap: applications with new hearing aid candidates and experienced hearing aid users. Br J Audiol. 1998;32(6): 375-85.

Rosahl S, Lenarz T, Matthies C, Samii M, Sollmann W, Laszig R. Hirnstammimplantate zur Wiederherstellung des Hörvermögens – Entwicklung und Perspektiven. Dtsch Arztebl. 2004;101(4):A180-188.

Sarli CC, Uchanski RM, Heidbreder A, Readmond K, Spehar B. 19th-century camouflaged mechanical hearing devices. Otol Neurotol. 2003;24(4):691-8.

Schaub A. Digitale Hörgeräte – Was steckt dahinter? Heidelberg: Median; 2005.

Schow RL, Nerbonne MA. Communication screening profile: use with elderly clients. Ear Hear. 1982; 3(3):135-47.

Schwob C. Real-Life-Fitting: Hörgeräteanpassung in realen Situationen. Z Audiol. 2003;42(4):166-172.

Scollie S, Seewald R, Cornelisse L, et al. The Desired Sensation Level multistage input/output algorithm. Trends Amplif. 2005;9(4):159-97.

Seewald R, Moodie S, Scollie S, Bagatto M. The DSL method for pediatric hearing instrument fitting: historical perspective and current issues. Trends Amplif. 2005;9(4):145-57.

Silverman CA, Silman S, Emmer MB, Schoepflin JR, Lutolf JJ. Auditory deprivation in adults with asymmetric, sensorineural hearing impairment. J Am Acad Audiol. 2006;17(10):747-62.

Smeds K, Keidser G, Zakis J, et al. Preferred overall loudness. II: Listening through hearing aids in field and laboratory tests. Int J Audiol. 2006;45(1):12-25.

Snik AF, Bosman AJ, Mylanus EA, Cremers CW. Candidacy for the bone-anchored hearing aid. Audiol Neurootol. 2004;9(4):190-6.

Snik AF, Mylanus EA, Proops DW, et al. Consensus statements on the BAHA system: where do we stand at present? Ann Otol Rhinol Laryngol. 2005; (Suppl)195:2-12.

Soede W. Improvement of speech intelligibility in noise. Thesis, Delft University of Technology. Dissertation: Delft, 1990.

Soede W, Bilsen FA, Berkhout AJ, Verschuure J. Directional hearing aid based on array technology. Scand Audiol. 1993;(Suppl)38:20-7.

Souza PE, Yueh B, Sarubbi M, Loovis CF. Fitting hearing aids with the Articulation Index: impact on hearing aid effectiveness. J Rehabil Res Dev. 2000;37(4):473-81.

Steffens T. Oldenburger Kinderreimtest (OLKI) im sprachsimulierenden Störgeräusch. HNO. 2003;51(12):1012-1018.

Steffens T. Test-Retest-Differenz der Regensburger Variante des Oldenburger Kinder-Reimtests (OLKI) im sprachsimulierenden Störgeräusch bei Kindern mit Hörgeräten. Z Audiol. 2006;45(3):88-99.

Stenfelt S. Bilateral fitting of BAHAs and BAHA fitted in unilateral deaf persons: acoustical aspects. Int J Audiol. 2005;44(3):178-89.

Stone MA, Moore BC, Alcantara JI, Glasberg BR. Comparison of different forms of compression using wearable digital hearing aids. J Acoust Soc Am. 1999;106(6):3603-19.

Tchorz J, Jaschke K, Roos J. Datalogging-Funktionen: Nutzen und Genauigkeit der Informationen für den Akustiker. Hörakustik. 2006;41(11):68-71.

Tecca JE. Use of real-ear measurements to verify hearing aid fittings. In: Valente M, ed. Strategies for Selecting an Verifying Hearing Aid Fittings. New York: Thieme; 1994:88-107.

Tjellstrom A, Hakansson B, Granstrom G. Bone-anchored hearing aids: current status in adults and children. Otolaryngol Clin North Am. 2001;34(2):337-64.

Tyler RS. Cochlear Implant: Audiological Foundations. San Diego: Singular Publishing Group; 1993.

Valente M, Van Vliet D. The independent hearing aid fitting forum (IHAFF) protocol. Trend in Amplification. 1997;2(1):6-35.

Vonlanthen A. Handbuch der Hörgerätetechnik. Zürich: Selbstverlag; 1995.

Voogdt U. Otoplastik. Die individuelle Otoplastik zur Hörgeräte-Versorgung und als persönlicher Gehörschutz im Lärm. 3. Aufl. Heidelberg: Median; 2005.

Wagener K, Brand T, Kollmeier B. Entwicklung und Evaluation eines Satztests für die deutsche Sprache. Teil II: Optimierung des Oldenburger Satztests. Z Audiol. 1999a;38(2):44-56.

Wagener K, Brand T, Kollmeier B. Entwicklung und Evaluation eines Satztests für die deutsche Sprache. Teil III: Evaluation des Oldenburger Satztests. Z Audiol. 1999b;38(3):86-95.

Wagener K, Kühnel V, Kollmeier B. Entwicklung und Evaluation eines Satztests für die deutsche Sprache. Teil I: Design des Oldenburger Satztests. Z Audiol. 1999c;38(1):4-15.

Wagener K, Kollmeier B. Evaluation des Oldenburger Satztests mit Kindern und Oldenburger Kinder-Satztest. Z Audiol. 2005;44(3):134-143.

Wagener K, Brand T, Kollmeier B. Evaluation des Oldenburger Kinder-Reimtests in Ruhe und im Störgeräusch. HNO. 2006;54(3):171-8.

Waltzman SB, Roland JT, eds. Cochlear Implants. 2. edn. New York, Stuttgart: Thieme; 2007.

Wazen JJ, Spitzer JB, Ghossaini SN, et al. Transcranial contralateral cochlear stimulation in unilateral deafness. Otolaryngol Head Neck Surg. 2003;129(3):248-54.

von Wedel H, Tegtmeier W. Erfassung und Bewertung des sozialen Hörvermögens bei Hörstörungen. Laryng. Rhinol. 1979;58:943-949.

von Wedel H, Böttinger M, Tegtmeier W. Der „Social Hearing Handicap Index" (SHHI) zur Erfassung und Bewertung des sozialen Hörvermögens. Audio-Technik. 1983;33:15-22.

von Wedel H. Reichen die heute verfügbaren sprachaudiometrischen Verfahren zur Hörgeräte-Anpassung? Teil 1. Z Audiol. 1985a;24:66-77.

von Wedel H. Reichen die heute verfügbaren sprachaudiometrischen Verfahren zur Hörgeräte-Anpassung? Teil 2. Z Audiol. 1985b;24:102-120.

von Wedel H. Akustische apparative Maßnahmen. In: Hesse G, ed. Retraining und Tinnitustherapie. Stuttgart, New York: Thieme; 2000:43-59.

World Health Organization. International classification of functioning, disability and health (ICF), Genf: World Health Organization; 2001.

Zeng FG, Popper AN, Fay RR, eds. Cochlear Implants: Auditory Prostheses and Electric Hearing. New York: Springer; 2004.

Zenner HP, Limberger A, Baumann JW, et al. Phase III results with a totally implantable piezoelectric middle ear implant: speech audiometry, spatial hearing and psychosocial adjustment. Acta Otolaryngol. 2004;124(2):155-64.

# Aktuelle und zukünftige Entwicklungen der Hörgerätetechnik

*B. Kollmeier*

3.1 Hörgerätesystemtechnik ... 131
3.2 Recruitment-Kompensation ... 135
3.3 Rückkopplungsunterdrückung ... 141
3.4 Störschallunterdrückung ... 143
3.5 Situationserkennung ... 149
3.6 Literatur ... 151

## 3.1 Hörgerätesystemtechnik

Die Geschichte der technischen Hörhilfen ist durch einen hohen Leidensdruck der Betroffenen, durch enttäuschte Hoffnungen aufgrund überhöhter Erwartungen an neue Techniken und Technologien sowie durch einen langsamen, aber stetigen Fortschritt in der maximal erreichbaren Versorgungsqualität gekennzeichnet. Zu den Zielen der Hörgerätetechnik im Hinblick auf diese Optimierung der Versorgungsqualität zählen:

- *Ausgleichen des Hörschadens:* Um die bei einer (Innenohr-) Schädigung auftretenden Verarbeitungsdefizite zu charakterisieren, sind in der Regel Hörmodelle notwendig (s. Kap. 1.4.5). Auf der Basis valider Modelle der normalen und pathologischen Signalverarbeitung im Gehör lässt sich die Anforderung an die Dynamikkompression und die notwendige Störgeräuschunterdrückung aufstellen.
- *Ausgleichen unperfekter Technik:* Da sich aus prinzipiellen physikalischen Gesetzmäßigkeiten oder aufgrund von Unzulänglichkeiten der verfügbaren Bauelemente das „ideale" Hörgerät nicht realisieren lässt, erscheinen Techniken wie die Rückkopplungsunterdrückung oder die Selektion geeigneter Störgeräuschunterdrückungsalgorithmen notwendig, die jeweils „perfekt" nur in einer bestimmten Hörsituation funktionieren.
- *Steigern des Hörkomforts:* Unter der Annahme, dass die o. g. Punkte mehr oder weniger perfekt gelöst sind, bleiben noch Ansprüche an den Hörkomfort bestehen, die prinzipiell auch Normalhörende hätten, z. B. eine optimale, automatische Programmwahl (ein „Ohr" für Musik, ein anderes für Alltagsgeräusche) oder die Erhöhung der Richtwirkung, um bspw. bestimmte Schallquellen besser aufnehmen zu können.

Bei konventionellen, digitalen Hörgeräten wurde die „klassische" lineare Verstärkung in jüngerer Zeit durch verbesserte *Rückkopplungsunterdrückung* auch bei einer offenen Hörgeräteversorgung ermöglicht und der Übertragungsbereich zu hohen Frequenzen deutlich in Richtung „HiFi-Hörgerät" erweitert. Zusätzlich wird – leider in geringer erfolgreichem Maße – angestrebt, die überschwellige, nichtlineare Verzerrungswirkung des Hörschadens einerseits durch Dynamikkompression/AGC zu kompensieren; diese zielt auf die Verminderung des *Recruitment-Phänomens* ab, das mit einem verminderten nutzbaren Pegelbereich verbunden ist. Andererseits wird in modernen Hörgeräten eine mehr oder weniger effiziente Störschallunterdrückung realisiert, um die gesteigerte Anfälligkeit Schwerhöriger gegenüber interferierenden Schallanteilen („Cocktail-Party-Effekt") zu kompensieren. Eine weitere Reduktion

# 3 Aktuelle und zukünftige Entwicklungen der Hörgerätetechnik

des Störschalls wird durch Multi-Mikrofontechniken z. T. mit adaptiven Richtungsfiltern sowie Windgeräusch-Schutzfiltern und Algorithmen zur groben Klassifikation des aktuellen Eingangssignals erreicht, mit deren Hilfe die Parameter der Vorverarbeitungsalgorithmen möglichst passend zur aktuellen akustischen Situation eingestellt werden.

Trotz dieser technologisch z. T. an vorderster Front stehenden Arbeiten (z. B. Erreichung hoher Rechenkapazität der implementierten Algorithmen durch spezielles Hardwaredesign mit minimalem Stromverbrauch und geringer Versorgungsspannung von 1,2 V) können derzeitige Hörgeräte bestimmte Hörschädigungen nur lindern. Eine befriedigende Hör- und Kommunikationsleistung der Betroffenen vor allem in akustisch „schwierigen" Situationen (z. B. lebhaftes Gespräch in einer halligen Umgebung mit mehreren Sprechern) können sie nicht ermöglichen. Eine Verbesserung der Situation kann nur durch deutliche Entwicklungsfortschritte der „Hörgerätesystemtechnik" erfolgen, d. h. der Beschäftigung mit der technischen Realisierung von Hörgeräten als Gesamtsystem. Dies umfasst neben der eigentlichen Hörgeräte-Hardware und -Software auch die Interaktion mit dem Patienten, den Anpassungsvorgang, die Patientenbetreuung und letztendlich die gesamte Versorgung und Rehabilitation mit Hörgeräten. Einen Überblick über die Herausforderungen und bisher ungelösten Probleme der Hörgerätesystemtechnik zeigt Tab. 3.1.

Aus der Zusammenstellung dieser verschiedenen Problembereiche wird die Vielfalt und Komplexität der in Hörgeräten zu berücksichtigenden Faktoren und ihrer Umsetzung in Hörgeräteverarbeitungstechniken deutlich. Die Forschungs- und Entwicklungsarbeiten in Richtung auf Verbesserung von Hörgeräten konzentrieren sich daher auf die folgenden Felder, die in den nachfolgenden Unterkapiteln näher erläutert werden:

**HiFi-Hörgerät.** Eine optimale Klangqualität setzt eine breitbandige Wiedergabe des verarbeiteten akustischen Signals mit möglichst geringen linearen und nichtlinearen Verzerrungen voraus. Bei konventionellen Hörgeräten wird dies einerseits aufgrund höherer Abtastfrequenzen und verbesserter Ansteuerung des Hörgerätehörers erreicht. Andererseits werden zunehmend bessere Hörer eingesetzt, die bei einer Platzierung dicht vorm Trommelfell entsprechend hohe Frequenzen und hohe Pegel verzerrungsfrei übertragen können. Als Alternative kommen in besonderen Fällen Knochenleitungshörer (BAHA, s. Kap. 2.2.4) oder (teil-)implantierbare Hörgeräte infrage, die eine direkte Schallübertragung in das Innenohr unter Umgehung der Impedanzwandlung im Mittelohr ermöglichen (s. u.).

**Implantierbare Hörgeräte.** Eine von der Signalverarbeitung in Hörgeräten weitgehend unabhängige Entwicklung betrifft die Möglichkeit der teilweisen oder vollständigen Implantation von Hörgeräten in den menschlichen Körper (s. Kap. 2.2.4). Implantierbare Hörgeräte besitzen den potenziellen Vorteil einer direkten mechanischen Stimulation des Mittel- bzw. Innenohrs mit Knochenschallwandlern bzw. Vibratoren. Sie können ihre Leistung relativ effizient an die Mittelohrknochen oder die Flüssigkeit im Innenohr übertragen und erreichen daher eine *hohe Effizienz*, einen glatten Frequenzgang und eine *hohe Verzerrungsarmut*, was von den Patienten positiv beurteilt wird. Demgegenüber steht die Notwendigkeit eines operativen Eingriffs ggf. mit erneuter Implantation/Operation, sobald eine verbesserte Signalverarbeitungshardware und -software verfügbar ist. Zudem besteht teilweise die Notwendigkeit zur Durchtrennung der Gehörknöchelchenkette, um Rückkopplungen zu vermeiden. Die Signalverarbeitung und Anpassung der implantierbaren Hörgeräte verläuft ähnlich wie bei konventionellen Hörgeräten, sodass sich der Unterschied zu konventionellen Hörgeräten primär auf die HNO-ärztliche, operative Versorgung bezieht.

**Rückkopplungsunterdrückung.** Um einerseits einen möglichst hohen Ausgangsschalldruck des Hörgeräts zu erreichen und andererseits bei vorgegebener Verstärkung des Hörgeräts eine offene Versorgung (d. h. ohne Verschluss des äußeren Gehörgangs) zu ermöglichen, sind effiziente Rückkopplungs-/Unterdrückungsalgorithmen zunehmend in modernen Hörgeräten vorhanden. Das Ziel ist hier, eine hohe Verstärkung möglichst frei von Artefakten zu erhalten, die den Hörgerätenutzer stören. Dies bedeutet kurze Reaktionszeiten auf Änderungen in der Übertragungscharakteristik, geringe wahrnehmbare Klangverfälschungen bei einem möglichst überschaubaren algorithmischen Aufwand.

Tab. 3.1 Prinzipien und angestrebte Funktionen von Hörgeräten.

| Ursache der Hörstörung | funktionelle Einschränkung | Gegenmaßnahme im Hörgerät | technisches Problem | (angestrebte) Hörgerätefunktion |
|---|---|---|---|---|
| Schallleitungsschwerhörigkeit | Abschwächungskomponente des Hörverlusts | frequenzabhängige Verstärkung | limitierter Frequenzgang | HiFi-Hörgerät: verbesserte Hörer, platziert im Gehörgang, ggf. Knochenleitungshörer oder implantiertes System |
| | | | Verzerrung bei hohen Pegeln | |
| Kochlea: defekte innere Haarzellen | | | Rückkopplung bei hohen Verstärkungen | Rückkopplungsunterdrückung |
| Kochlea: defekte äußere Haarzellen | verringerter Dynamikbereich/Recruitment/„Verzerrungskomponente" des Hörverlusts | Dynamikkompression | Frequenzabhängigkeit des Dynamikbereichs | Multiband-Dynamikkompression/AGC |
| | | | Signalabhängigkeit der Lautstärkenwahrnehmung | modellgetriebene Dynamikkompression |
| Hirnstamm, zentrales auditorisches System | gestörte binaurale Interaktion, Störschall- und Nachhallbefreiung | Verstärkung binauraler Unterschiede | Erfassung binauraler Unterschiede benötigt binauralen Link | (drahtlose) Kommunikation zwischen Hörgeräten |
| | | Abschwächung von Störschall/Verstärkung von Nutzschall | Erkennen/Schätzen von Störsignal und Nutzsignal aus der am Hörgerät anliegenden Mischung | Ausnutzen binauraler Merkmale zur Störschallreduktion |
| | | | | Richtmikrofone und Mikrofon-Arrays (schaltbar oder adaptiv) |
| zentrales auditorisches System | gestörte Diskriminationsleistung und Objekttrennung („erhöhtes internes Rauschen") | | | Ausnutzen monauraler Merkmale zur Störschallreduktion |
| | | Adaptation der Hörgerätefunktion an die akustische Situation | Störschallunterdrückungswirkung stark abhängig von akustischer Situation | Situationserkennung zur Steuerung der Störschallunterdrückung |
| | gestörte Adaptation an akustische Umgebung | | Klangqualität des Hörgeräts stark abhängig von akustischer Situation | Hörgeräteparametereinstellung durch Situationsanalyse |
| | | Überbrückung der gestörten akustischen Übertragung | drahtlose Verbindung zwischen Schallquelle und Hörer | Frequenzmodulations-Übertragungssysteme, Body Area Network, Kommunikationslink |

**Recruitment Kompensation.** Für jedes Eingangssignal soll für den individuellen Schwerhörenden bei jeder Frequenz und zu jedem Zeitpunkt ein optimaler Verstärkungswert des Hörgeräts erreicht werden. Neben empirischen, pragmatischen Ansätzen zur automatischen Verstärkungsregelung (z. B. Dual-gain-AGC) werden lautheitsbasierte und andere modellbasierte Ansätze verfolgt. Alternativ wird mit „HiFi für Hörgeschädigte" auch die optimale Kompensation des Hörverlusts beschrieben, sodass nach einer „optimalen" Kompensation für den individuellen Schwerhörenden ein „HiFi"-Erlebnis mit maximaler Wahrnehmungsqualität steht, die von Normalhörenden bei Weitem nicht als HiFi-Qualität empfunden wird.

**Störschallunterdrückung.** Der Begriff Störschallunterdrückung bezeichnet die möglichst effiziente Unterdrückung „unerwünschter" Signalkomponenten im vom Hörgerät aufgenommenen Eingangssignal, um die „gewünschte" Signalquelle (zumeist Sprache) möglichst unverzerrt und mit möglichst hoher Verständlichkeit empfangen zu können. Diesen Anspruch haben zwar auch Normalhörende in akustisch „schwierigen" Situationen, sodass die Erwartungen an ein Hörgerät hier nicht unrealistisch hoch ausfallen sollten. Dennoch sollte ein Hörgerät dem individuellen Schwerhörenden insbesondere bei solchen akustischen Situationen einen signifikanten Gewinn bringen, bei denen Normalhörende die gewünschte Sprache noch verstehen können, Schwerhörende aber ohne Hörgerät bereits erhebliche Verständlichkeitsprobleme haben. Die verschiedenen auf diesem Gebiet derzeit entwickelten Algorithmen unterscheiden sich in der grundlegenden Annahme über die Art des Störschalls und die Art des Nutzschalls, sodass eine *„intelligente" Aktivierung und Deaktivierung* der entsprechenden Algorithmen je nach tatsächlich vorliegender Störschall-Nutzschall-Situation erforderlich wird.

**Akustische Situationserkennung.** Die o. g. optimale Auswahl eines passenden Störschallunterdrückungsalgorithmus ist nur ein Beispiel des generellen Ansatzes von aktuellen und zukünftigen Hörgeräten, sich auf die jeweilige akustische Situation möglichst gut einzustellen. Der Erkennungsanteil dieser Algorithmen führt eine möglichst genaue Situationsklassifikation anhand der empfangenden akustischen Merkmale durch. Im Steuerungsanteil wird dagegen die Hörgerätefunktion durch das Wissen über die jeweils vorliegende akustische Situation verändert. So wird bspw. ein Hörgerät für das Hören von Musik eine andere Signalverarbeitungsstrategie wählen (z. B. Deaktivierung von Störschallunterdrückungsalgorithmen) als für das Hören von Sprache im Störschall (zu dem auch Musik zählen kann).

**Kommunikationslink.** Ein wichtiges Ziel der Hörrehabilitation ist die Verbesserung des Signal-Rausch-Verhältnisses für zu verstehende Sprache, ebenso wie Ansätze zur Vermeidung von Sprachverständlichkeitsverschlechterung durch Nachhall, z. B. in großen Räumen mit deutlichem Abstand zwischen Sprecher und Hörer. Beide Probleme könnten prinzipiell durch eine Erniedrigung der Distanz Sprecher – Empfänger erreicht werden, dies wird jedoch auf praktische Limitationen stoßen. Daher ist eine drahtlose Verbindung (z. B. mittels der in Schwerhörendenschulen oder anderen Orten eingesetzten Frequenzmodulations-Übertragungssysteme, s. Kap. 4.4.4 u. 2.2.5) das Mittel der Wahl. Eine konsequente Erweiterung dieses Konzepts sieht für zukünftige Hörgerätesystemlösungen eine stärkere Vernetzung mit anderen Audiokommunikationsdiensten vor, z. B. Kopplung mit Telekommunikation oder Mensch-Maschine-Kommunikation (bspw. Ansteuerung eines Autos oder anderer Maschinen und Computer mit einem sprachlichen Verbindungsinterface, Unterstützung der Mensch-Mensch-Kommunikation über Einrichtungen der Telekommunikation). Derartige Lösungen legen die Entwicklung eines *Body Area Networks* nahe, d. h. die drahtlose, digitale Übertragung von Signalen für Geräte am oder auf dem menschlichen Körper, deren Kommunikation untereinander z. B. den Informations- und Kommunikationsbedarf des individuellen Patienten deutlich unterstützen hilft.

**Multimodale Anpasssysteme.** In dem Maße, in dem die Signalverarbeitungsalgorithmen in modernen digitalen Hörgeräten stärker ausgereift sind und die Unterschiede zwischen den verschiedenen Herstellern sich weniger in der Verarbeitungsweise der jeweiligen Hörgeräte bemerkbar machen, steht der Anpassungsprozess des Hörgeräts an den individuellen Patienten zunehmend im Blickpunkt der Entwicklung von Hörgerätesystemtechnik. Ein Ziel der Entwicklung moderner Anpasssysteme ist dabei, unterschiedliche akustische Situationen und Herausforderungen an das (angepasste) Hörgerät möglichst *realistisch* während des Anpassungsprozesses beim Hörgeräteakustiker simulieren zu können. Daher werden zunehmend personalisierte Audiopräsentationsformen (z. B. Surround-Sound-Systeme) – möglicherweise gepaart mit entsprechend realistischen Videodarbietungen – eingesetzt werden. Eine zweite wichtige Komponente ist die *Umsetzung von Nut-*

zerkommentaren bei diesen Hörsituationen in passende Einstellungsänderungen des Hörgeräts, sodass man von einer „künstlichen Intelligenz" der Konfigurationsänderung der überaus zahlreichen Hörgeräteeinstellparameter als Reaktion auf eine bestimmte Patientenäußerung sprechen kann. Die approximative Lösung dieses „Konfigurierungsproblems der Hörgeräteparameter" zählt zu den bestgehüteten Betriebsgeheimnissen der verschiedenen Hörgerätehersteller.

An den genannten Beispielen wird bereits die Komplexität der Aufgabe und der möglichen Lösungsstrategien deutlich, sodass hier nur allgemeine Entwicklungsgrundsätze der in den einzelnen Bereichen aktuell entwickelten Konzepte und Algorithmen dargestellt werden können. Für eine jeweils aktualisiertere Darstellung des Standes der Hörgerätetechnikentwicklung sei der Leser auf einschlägige Tagungsberichte verwiesen (z. B. Jahrestagungen der Deutschen Gesellschaft für Audiologie oder der Deutschen Gesellschaft für Akustik, Hörgeräte-Entwickler-Forum in Oldenburg, International Hearing Aid Conference in Kalifornien).

## Zusammenfassung

Die Ziele der Hörgerätetechnik (u.a. Ausgleichen des Hörschadens, Steigern des Hörkomforts) können trotz deutlicher Fortschritte der Hörgeräte-Systemtechnik derzeit nur sehr eingeschränkt verwirklicht werden. Herausforderungen sind u.a. die Steigerung der Kommunikationsfähigkeit der Betroffenen in akustisch „schwierigen" Umgebungen, die Vermittlung eines „HiFi"-Klang-Erlebnisses, die Rückkopplungsunterdrückung, die Bereitstellung optimierter Lösungen für implantierbare Hörsysteme oder die individuelle Hörsystem-Anpassung mit multimodalen Anpass-Prozeduren.

## 3.2 Recruitment-Kompensation

Das primäre Ziel eines Hörgeräts ist die „optimale" Verstärkung des Eingangssignals für den individuellen Patienten in der individuellen akustischen Situation. Mit zunehmendem Anspruch an die Kompensationsleistung des Hörgeräts muss dafür ein zunehmender *Signalverarbeitungsaufwand* betrieben werden.

Der einfachste Ansatz ist eine feste, ggf. frequenzabhängige (d. h. mit einer festen Filterfunktion versehene) lineare Verstärkung des Eingangssignals. Dieser Ansatz ist bei einer reinen Schallleitungsschwerhörigkeit und der „Abschwächungskomponente" des Schallempfindungshörverlusts zwar angemessen und wurde in früheren Hörgerätegenerationen auch standardmäßig eingesetzt. Es lässt sich hiermit jedoch nicht das in Kap. 1.6 beschriebene Recruitment-Phänomen bei Innenohrschwerhörigkeit beheben, d.h. der verringerte Dynamikbereich bei Innenohrschwerhörigen (Abb. 3.1). Zu dessen Ausgleich ist zwingend eine Dynamikkompression bzw. AGC (d. h. langsamere Form der Dynamikkompression) notwendig. Sie verstärkt bei niedrigen Eingangspegeln stärker als bei hohen Eingangspegeln und ermöglicht so eine (grobe) Anpassung des reduzierten Dynamikbereichs des Ausgangssignals eines Hörgeräts an den vom Schwerhörenden verarbeiteten Dynamikbereich.

### 3.2.1 Multiband-Dynamikkompression

Eine breitbandige, für alle Audiofrequenzen gleichermaßen wirksame Dynamikkompression war in früheren Hörgeräten üblich („Einkanal-AGC"). Sie ist jedoch nur eine grobe Lösung zur Kompensation des Recruitment-Phänomens, weil die individuelle Einschränkung des Dynamikbereichs meist stark frequenzabhängig ist. Beispielsweise ist im Fall der in Abb. 3.1 schematisch dargestellten, relativ häufigen Hochton-Innenohrschwerhörigkeit eine stärkere Einschränkung des Dynamikbereichs bei höheren Frequenzen festzustellen. Daher ist eine in mehreren Frequenzbändern unterschiedlich stark wirkende Dynamikkompression notwendig (Multiband-Dynamikkompres-

# 3 Aktuelle und zukünftige Entwicklungen der Hörgerätetechnik

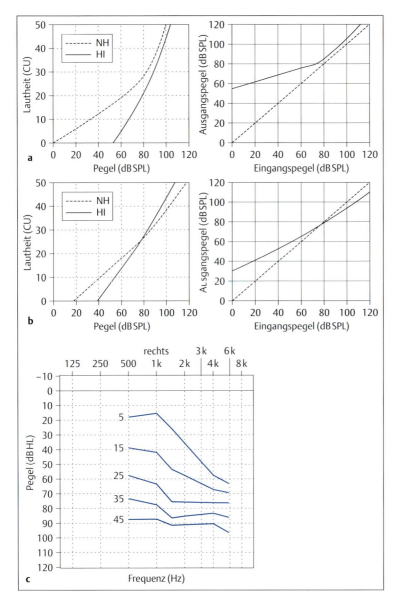

Abb. 3.1 **Erfassung der individuellen Dynamik mittels kategorialer Lautheitsskalierung.** Skalierung für ein Schmalbandrauschen bei 4 kHz (**a**) und für ein breitbandiges Sprachsignal (**b**) für eine mittlere normalhörende Versuchsperson (NH, gestrichelte Linie) und einen individuellen Patienten mit Hochtonschwerhörigkeit (HI, durchgezogene Linie). In den rechten Teilbildern sind die daraus abgeleiteten Verstärkungskennlinien eingezeichnet, die zu denselben empfundenen Kategoriallautheiten bei dem Schwerhörigen für verschiedene Eingangspegel führen. **c** Ergebnis der kategorialen Lautheitsskalierung bei einem Patienten mit Hochton-Innenohrschwerhörigkeit, dargestellt als Isophone (Kurven gleicher Kategoriallautheit) im Audiogrammformular. Deutlich ist der reduzierte Dynamikbereich (Abstand zwischen höchster und niedrigster Lautheitskategier) des schwerhörigen Patienten bei hohen Frequenzen zu erkennen.

sion). Das Schema für eine Multiband-Dynamikkompression, die in verschiedenen Frequenzbändern unabhängig wirkt und den derzeitigen Stand der Technik in digitalen Mehrkanalhörgeräten darstellt, ist in Abb. 3.**2** dargestellt. Um einen angenehmen, etwaige Resonanzen und Frequenzeinbrüche ausgleichenden Frequenzgang der Hörgeräteverstärkung zu erhalten, muss teilweise mit einer relativ hohen Frequenzauflösung (linear) gefiltert und verstärkt werden. Mehrere dieser schmalbandigen Audiofrequenzbänder können zu breitbandigeren *Kompressionskanälen* zusammengefasst werden, weil die Bandbreite für jeden einzelnen dieser Kompressionskanäle je nach Anforderung unterschiedlich breit sein kann und dabei durchaus größere Werte als die Standard-Frequenzauflösung des Hörgeräts annehmen kann.

Eine in den verschiedenen Frequenzbändern unabhängig voneinander durchgeführte Dynamikkompression ist auch nur eine approximative

# Recruitment-Kompensation

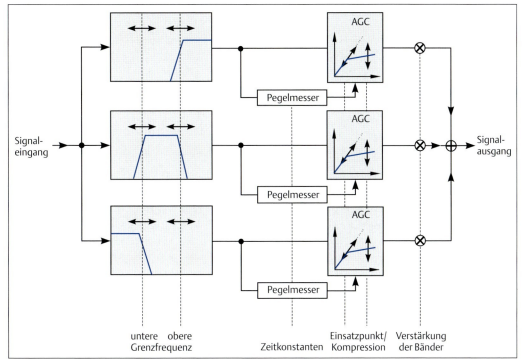

**Abb. 3.2 Funktionsschema einer Multiband-Dynamikkompression.**
Das Eingangssignal wird in verschiedene Teilbänder aufgespalten, innerhalb derer der jeweilige Pegel mit verschiedenen Zeitkonstanten ermittelt wird. Daraus wird die Verstärkung in jedem Band abgeleitet, deren Kennlinie sich mit verschiedenen Parametern einstellen lässt. Schließlich werden die mit diesen Verstärkungsfaktoren versehenen Bänder aufaddiert und in ein akustisches Signal gewandelt.

Kompensation des Recruitment-Phänomens, weil der Verstärkungsbedarf bei Innenohrschwerhörigkeit stark von den Eigenschaften des Eingangssignals, insbesondere von der Bandbreite des Eingangssignals, abhängt. In Abb. 3.1 wird dies am Unterschied einer kategorialen Lautheitsskalierung für ein schmalbandiges und ein breitbandiges Signal deutlich (d. h. für ein breitbandiges Signal braucht man bei gleichem Eingangspegel eine geringere Verstärkung als für ein schmalbandiges Signal mit dem gleichen Eingangspegel, um jeweils den gleichen Lautheitseindruck wie bei Normalhörenden zu erzielen). Bei einer unabhängigen Kompression in Frequenzbändern ist nicht festzustellen, ob das Eingangssignal schmalbandig oder breitbandig ist. Daher erscheint es sinnvoll, die Verstärkung in jedem Band aufgrund eines *bänderübergreifenden Lautheitsmodells* oder eines weiter elaborierten Modells zu errechnen, das Effekte wie die zeitliche Verarbeitung oder das binaurale (zweiohrige) Hören mit einbezieht (s. u.).

## 3.2.2 Kompressionskennlinie

Das generelle Ziel der Dynamikkompression (stärkere Verstärkung bei kleineren Pegeln und geringere Verstärkung bei hohen Pegeln) steht zwar fest, der genaue Verlauf der Verstärkung bzw. des Ausgangspegels als Funktion des Eingangspegels in jedem Frequenzband ist dagegen nicht eindeutig festgelegt. Daher wurden sehr unterschiedliche Realisierungen für diese Kompressionskennlinien vorgeschlagen und mit Erfolg in Hörsystemen eingesetzt (Abb. 3.3 u. Kap. 2.2.2).

Alle Kompressionskennlinien zeichnen sich durch eine sehr niedrige Verstärkung bei kleinen Eingangspegeln aus („Noise Squelch", d. h. Unterdrückung des Mikrofonrauschens bzw. sehr niedriger, i. d. R. nicht bedeutungstragender Eingangssignale), eine hohe Verstärkung bei niedrigen Eingangspegeln und eine zunehmend kleinere Verstärkung (Kompression) bei höheren Eingangspegeln. Bei sehr hohen Eingangspegeln wird teil-

# 3 Aktuelle und zukünftige Entwicklungen der Hörgerätetechnik

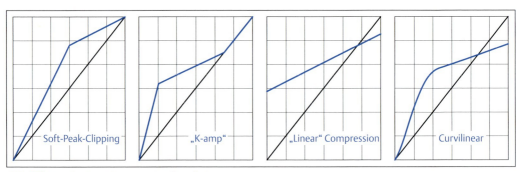

Abb. 3.3 **Verschiedene Kompressionskennlinien**
zur Festlegung des Ausgangspegels in einem vorgegebenen Frequenzband in Abhängigkeit vom Eingangspegel. Dargestellt ist der Ausgangspegel (in dB HL) über dem Eingangspegel (x-Achse). Die Verstärkung bei einem bestimmten Eingangspegel ergibt sich als Abstand der Kompressionskennlinie von der Diagonale. Dargestellt sind exemplarisch vier mögliche Charakteristika, die entsprechend ihrer Bezeichnung im angloamerikanischen Schrifttum aufgeführt sind.

weise eine Abschwächung des Eingangssignals oder der Übergang zu einer linearen Verstärkung (transparentes Gerät) realisiert. Die Verstärkungs- und resultierenden Klangunterschiede für die verschiedenen Kompressionskennlinien unterscheiden sich relativ wenig, sodass die Patienten keine sichere Präferenz für die eine oder andere Kennlinie aufweisen. Daher kann auch nicht entschieden werden, welches die „beste" Kennlinie ist. Stattdessen kommt es mehr darauf an, inwiefern die jeweilige Kennlinie in das Gesamtkonzept der Anpassung des jeweiligen Hörsystems an den individuellen Patienten passt.

## 3.2.3 Zeitkonstanten

Die Zeitkonstante bei einer Dynamikkompression beschreibt die Geschwindigkeit, mit der die jeweilige Verstärkung sich einer Änderung im Eingangspegel anpasst. Genau wie bei den Kompressionskennlinien ist eine „optimale", allen Bedürfnissen und Verarbeitungsprinzipien digitaler Hörgeräte sowie allen möglichen akustischen Szenarien Rechnung tragende Zeitkonstante nicht angebbar, zumal folgende Anforderungen im Widerspruch zueinander stehen:

- Für eine *lange Zeitkonstante* (normalerweise aufgeteilt in eine kurze „Attack-Time", d. h. Ansprechzeit auf Pegelerhöhungen, und eine längere „Decay-Time", d. h. Zeitkonstante auf Pegelerniedrigungen im Eingangssignal) spricht die Anforderung, eine möglichst feste, zeitlich wenig schwankende Verstärkung einzuregeln, die den Patienten nicht durch hörbares „Atmen"

oder Nachregeln der Kompressionsschaltung stört. Bei subjektiven Klangvergleichen werden lange Zeitkonstanten daher meist bevorzugt. Allerdings kann damit schlecht auf schnelle Änderungen im Eingangssignal reagiert werden (z. B. Geschirrklappern oder Türenschlagen), sodass teilweise zu hohe Verstärkungsspitzen resultieren. Außerdem kann die Verstärkung nicht etwaigen Fluktuationen im Störschall folgen. Dies erschwert es den Patienten, in „Lücken" des Störsignals hineinzuhören, um dort möglicherweise noch vorhandenen Nutzschall auch in ausreichender Verstärkung präsentiert zu bekommen.

- Für *kurze Zeitkonstanten* (wenige Millisekunden) spricht dagegen das physiologische Argument, dass die Dynamikkompression den Ausfall der sehr schnellen „effektiven" Kompression der Basilarmembran durch die gesunden äußeren Haarzellen ausgleichen soll. Dementsprechend kann bei kurzen Zeitkonstanten auch in zeitliche „Lücken" gehört werden und ein Schutz vor schnellen, hohen Schallpegelspitzen wird ebenfalls ermöglicht. Dieser Verständlichkeitsvorteil kurzer Kompressionszeitkonstanten konnte jedoch erst in jüngerer Zeit demonstriert werden und auch die Klangqualität wird bei den neueren Kompressionsverfahren mit kurzen Zeitkonstanten kaum noch schlechter eingeschätzt als bei langen Zeitkonstanten.

Einen Kompromiss zwischen beiden Forderungen bieten „Dual-Time-Constant-AGC"-Verfahren (Moore u. Glasberg 1988), bei denen eine *große Zeitkonstante mit einer relativ hohen Kompression*

Recruitment-Kompensation

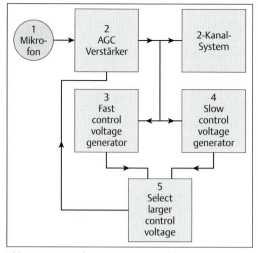

**Abb. 3.4 Prinzipskizze eines Dynamikkompressionsverfahrens mit 2 Zeitkonstanten.**
Es ermöglicht einerseits eine langsame Adaptation auf den Langzeitmittelpegel und fängt andererseits mit einer kurzen Zeitkonstante die Wirkung kurzer Dynamikspitzen ab (nach Moore u. Glasberg).

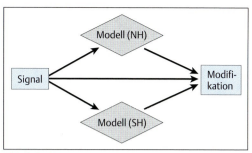

**Abb. 3.5 Schema des modellbasierten Kompressionsansatzes.**
Das Eingangssignal wird von einem Signalverarbeitungsmodell für den individuellen Schwerhörenden (unterer Pfad) in seine „interne Repräsentation" verwandelt, die mit derjenigen für den mittleren Normalhörenden (oberer Verarbeitungspfad) verglichen wird. Um die beiden „internen Repräsentationen" möglichst gut aneinander anzugleichen, werden Modifikationen des Eingangssignals errechnet, die zeit-, frequenz- und eingangssignalabhängig sein können. Ziel ist es, beide Modellausgänge möglichst einander anzunähern, weil im Idealfall bei gleichem Ausgang der Schwerhörige dieselbe Schallwahrnehmung erreicht wie der Normalhörige.

den „Arbeitspunkt" der Verstärkung einstellt und sich damit auf den Langzeitpegel einstellt. Eine zusätzliche Kompressionsschaltung mit einer kurzen Zeitkonstante ist so eingestellt, dass kurzzeitige Pegelspitzen dennoch hinreichend komprimiert werden (Abb. 3.4).

## 3.2.4 Modellbasierter Ansatz

Im Gegensatz zu den o. g. empirischen Ansätzen zur Dynamikkompression versucht der modellbasierte Ansatz mithilfe eines mehr oder weniger elaborierten Gehörmodells für Normalhörende und den individuellen Schwerhörenden eine „optimale" akustische Signalpräsentation für den individuellen Schwerhörenden zu erlangen. Die zeit-, frequenz- und eingangssignalabhängige Verstärkung werden durch Modellparameter gesteuert, die den individuellen Hörverlust des Schwerhörenden möglichst genau beschreiben.

Die grundlegende, in Abb. 3.5 skizzierte Annahme geht davon aus, dass ein Verarbeitungsmodell für den individuellen Schwerhörenden (mit seinen individuellen Schwerhörigkeitsparametern) angepasst wird, das die „interne Repräsentation" des jeweiligen Eingangssignals für den Patienten berechnen kann. Ziel einer Modifikation des Eingangssignals ist es daher, diese „interne Repräsentation" möglichst derjenigen eines *mittleren Normalhörenden* anzunähern, die durch ein Verarbeitungsmodell für Normalhörende errechnet wird. Der entscheidende Punkt ist dabei, dass der Vergleich zwischen Normal- und Schwerhörigkeit nicht auf der physikalischen Ebene des akustischen Signals, sondern auf der Modellebene der „internen Repräsentation" stattfindet, die im Idealfall möglichst gut das individuell empfundene Klangbild nachbildet. Die verschiedenen modellgetriebenen Ansätze unterscheiden sich in der Art der Modellierung wie folgt:

**Lautheitsbasierter Ansatz.** Als Modellgröße dient hier die empfundene Gesamtlautheit, die bspw. mit einem Lautheitsmodell gemäß Kap. 1.4.1 für beliebige Eingangssignale berechnet wird und für vorgegebene schmalbandige und breitbandige Signale z. B. mit der kategorialen Lautheitsskalierung individuell erfasst werden kann. Vorteil dieses Verfahrens sind die relativ *gut ausgearbeiteten Lautheitsmodelle* für Normal- und Schwerhörende (Hohmann 1993, Appell 2002, Moore u. Glasberg 2004). Nachteilig wirkt sich jedoch aus, dass nur die Gesamtlautheit angepasst wird und Klangqua-

## 3 Aktuelle und zukünftige Entwicklungen der Hörgerätetechnik

lität oder Sprachverständlichkeit nicht gleichzeitig ein Optimierungskriterium darstellen. Außerdem wird ein vollständiger Lautheitsausgleich von den Patienten oft als zu extrem empfunden, sodass sich dieser u. a. von Hohmann (Dissertation) vorgeschlagene Ansatz nicht durchsetzen konnte.

**Maskierungsmodellbasierter Ansatz.** Als Modellvorstellung dient hier ein spektro-temporales Maskierungsmodell (Abb. 3.**6**), bei dem die Hörbarkeit (und damit die Wichtigkeit für die Hörverstärkung beim individuellen Schwerhörenden) einer spektralen Komponente anhand von Maskierungsschwellen der jeweils anderen spektralen Komponenten berechnet wird. Auf diese Weise werden spektrale Komponenten, die für den Normalhörenden nicht hörbar sind, weil sie durch benachbarte Frequenzbänder maskiert werden, gar nicht erst für den Schwerhörenden in den hörbaren Bereich hinein verstärkt. Daher sollen nur die *perzeptiv relevanten spektralen Komponenten* adäquat verstärkt werden. Dieses Verfahren kann damit den Nachteil von schmalbandigen Multiband-Dynamikkompressionsverfahren vermeiden, dass spektrale Kontraste durch die Kompressionen ausgeglichen werden und dadurch bspw. die Hörbarkeit von Formanten verschlechtert wird. Außerdem stellt dieses Verfahren eine gewisse Analogie zu Audiocodierungsverfahren mit einem Maskierungsmodell dar (z. B. dem MP3-Audiocodierungsstandard). Die bisherigen Ergebnisse mit auf diesen Prinzipien beruhenden Verfahren konnten jedoch noch keinen Vorteil gegenüber den o. a. empirischen Kompressionsverfahren zeigen, insbesondere weil hörbare Verarbeitungsartefakte die subjektive Klangqualität (zumindest bei Normalhörenden) beeinträchtigen.

**Suppressionsmodellbasiertes Verfahren.** Eine Weiterentwicklung des Maskierungsmodells, die auch die physiologisch und psychoakustisch messbaren Effekte der Suppression beinhaltet (d. h. Unterdrückung der Hörbarkeit bzw. physiologischen Nachweisbarkeit einer spektralen Komponente in ihrem „Nachbarkanal"), verspricht eine verbesserte Beibehaltung der spektralen Kontraste trotz Kompression bei gleichzeitiger Vermeidung von Verarbeitungsartefakten (Hohmann u. Kollmeier 2007): Die grundlegende Modellidee ist für jede Frequenzgruppe eine Erkennungsstufe, ob die vor-

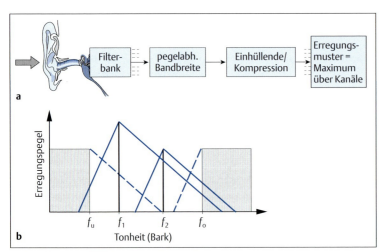

**Abb. 3.6 Schema für ein spektrales Maskierungsmodell,**
das sich für den Einsatz in modellbasierter Dynamikkompression eignet. **a** In den verschiedenen gehörgerechten Bandpasskanälen (Frequenzgruppen), deren Bandbreite mit zunehmendem Pegel zunimmt, werden die zeitlichen Erregungspegelverläufe als Einhüllende gemessen und mit spektralen Flanken versehen, die die Aufwärts- und Abwärtsmaskierung beschreiben. Nach nichtlinearer Kompression in jedem Bandpass werden die Erregungspegelmuster durch Maximumbildung über alle Kanäle ermittelt, die ein Maß für die Maskierungsschwelle darstellen. Eine spektrale Komponente ist nur dann für den Normalhörenden hörbar (und muss auch nur dann der Dynamikkompression unterzogen werden), wenn diese Komponente oberhalb der Maskierungsschwelle liegt. **b** Als Beispiel ist das Erregungsmuster für einen Schall, bestehend aus einem Bandlückenrauschen und 2 Sinustönen, dargestellt. Der zweite Sinuston bei der Frequenz $f_2$ liegt knapp oberhalb der Maskierungsschwelle und würde bei leichter Pegelabsenkung nicht mehr wahrnehmbar sein.

liegende spektrale Erregungsintensität eine „Kernerregung" darstellt (d. h. die Frequenz der akustischen Teilkomponente stimmt mit der Mittenfrequenz des betrachteten Audiofrequenzbandes überein) oder ob es sich um eine „Flankenbanderregung" handelt (d. h. die primäre akustische Komponente liegt bei einer anderen Frequenz, das betrachtete Frequenzbandfilter wird jedoch aufgrund der flachen auditorischen Filterform vom Nachbarband mit erregt). Eine Unterscheidung zwischen den beiden Fällen liefert die *Analyse der Instantan-Frequenz* in jeder Frequenzgruppe. Stimmt sie mit der Mittenfrequenz des Filters überein, handelt es sich um eine Kernerregungskomponente, die entsprechend der Verstärkungs- und Kompressionskennlinie in dem jeweiligen Band verarbeitet werden muss. Handelt es sich dagegen nur um eine Seitenerregung, ist nur eine passive Verarbeitung mit einer geringen, linearen Verstärkung notwendig (Abb. 3.**7**). Die ersten Ergebnisse mit dieser neuen Art modellbasierter Kompression sind ermutigend, allerdings sind weitere Untersuchungen abzuwarten.

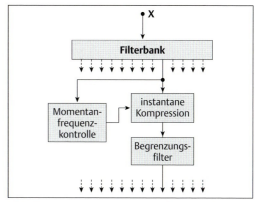

Abb. 3.7 **Schema der Instantan-frequenzgesteuerten Dynamikkompression für eine Frequenzgruppe.** Das Signal wird mit einem relativ breiten, linearen Filter F mit einer Filterbank herausgefiltert und auf seine Instantan-Frequenz geprüft. Je nach dem Grad der Übereinstimmung mit der Bestfrequenz des Filters wird die instantane Kompression gesteuert. Anschließend wird mit einem zweiten Filter SF das Ausgangssignal auf den Sprektralbereich begrenzt, der bei der Bestfrequenz des Kanals liegt (nach Hohmann u. Kollmeier).

## Zusammenfassung

Eine Mehrkanal-Dynamikkompression bietet eine praktisch nutzbare Kompensation des Recruitment-Phänomens, die mit empirisch bestimmten Kompressionskennlinien und einer „Dual-Time-Constant-AGC"-Verarbeitung als Kompromiss zwischen kurzen und langen Kompressionszeitkonstanten gute praktische Ergebnisse liefert. Eine Verbesserung ist theoretisch mit modellbasierten Ansätzen möglich. Sie können bspw. ein Lautheitsmodell, ein spektrales Maskierungsmodell oder ein Suppressionsmodell beinhalten, um den spektralen Kontrast bei der Kompression zu erhalten oder eine gehörangepasste Zeit- und Frequenzauflösung der Kompression zu liefern. Diese Ansätze befinden sich noch im Entwicklungsstadium.

## 3.3 Rückkopplungsunterdrückung

Rückkopplungen treten bei Hörgeräten immer dann auf, wenn eine geschlossene Schleife zwischen Hörgerätemikrofon, -verstärker, -hörer und zurück zum Hörgerätemikrofon entsteht, die eine Schleifenverstärkung mit der Phase Null und einem Betrag $\geq 1$ ermöglicht. Das vom Mikrofon aufgenommene Teilsignal des Hörers wird dann phasenrichtig und vom Betrag her so weit verstärkt, dass sich eine stabile Schwingung (Pfeifen bei einer oder mehreren Frequenzen) aufbaut. Durch Einführung der Digitaltechnik können wirkungsvolle Maßnahmen zur Erhöhung der Stabilität im Hörgerät vorgesehen werden. Sie haben den nutzbaren Verstärkungsbereich von Hörgeräten in den letzten Jahren deutlich erweitert und bieten auch erweiterte Möglichkeiten der „offenen Anpassung" (d. h. ohne Verschluss des Gehörgangs durch eine Otoplastik). Dazu können folgende Verfahren eingesetzt werden:

**Adaptives Rückkopplungskompensationsfilter.** Wenn der Übertragungsweg vom Hörgerätehörer zum Hörgerätemikrofon mit *H(f)* bezeichnet wird (Abb. 3.**8**), besteht die prinzipielle Idee darin, innerhalb des Hörgeräts diese Übertragungsfunktion adaptiv so nachzubilden, dass sich am Eingang der internen Hörgeräteverarbeitung das äußere Rückkopplungssignal und das innere, mit dem Filter $\hat{H}(f)$ gefilterte Ausgangssignal gerade subtraktiv weghebt. Der adaptive Filteralgorithmus regelt dabei die Parameter des Filters $\hat{H}(f)$ gerade so ein, dass das Fehlersignal $E(f)$ nach dieser Subtraktion gerade minimal wird. Falls der Rückkopplungspfad $H(f)$ sich zeitlich nicht ändert und zudem durch ein einfaches Filter beschrieben werden kann, können mit diesem Verfahren sehr hohe Gewinne an maximaler Verstärkung erreicht werden. In der Praxis ist der Gewinn jedoch begrenzt, weil $H(f)$ sich zeitlich ändert (z. B. wenn ein Objekt in Ohrnähe seine Position ändert oder wenn der Gehörgang beim Kauen deformiert wird). Die Adaptation an eine neue Übertragungsfunktion sollte daher möglichst schnell und ohne Hörbeeinträchtigungen erfolgen. Außerdem können Klangverfälschungen bei hohen Verstärkungswerten auftreten, bei denen zwar noch keine Rückkopplung eintritt, aber einzelne Frequenzkomponenten schon wieder sehr stark hervortreten und sich daher stören.

**Frequenzverschiebung.** Ein auf der Idee von M. R. Schroeder basierendes Verfahren sieht dagegen eine leichte Frequenzverschiebung zwischen Eingangs- und Ausgangssignal des Hörgeräts vor (zumindest bei hohen Frequenzen, bei denen vorwiegend Rückkopplungen auftreten). Eine einsetzende Rückkopplungsschwingung wird dadurch auf eine leicht erhöhte Frequenz beim nächsten Durchlauf durch das Hörgerät abgebildet, bei der nächsten Durchlaufrunde erneut usw. Die Rückkopplungsleistung konzentriert sich so nicht auf jeweils eine Frequenz, sondern wird in die hohen Frequenzbereiche „abgesaugt".

**Binaurale Kohärenzfilterung.** Falls eine hinreichend schnelle Verbindung zwischen den Hörgeräten an beiden Ohren existiert, kann durch binaurale Signalverarbeitung (Bestimmung der interauralen Kohärenz als Maß für die notwendige Verstärkung eines Signalanteils) neben der Störschallunterdrückung ebenfalls eine Rückkopplungsunterdrückung erreicht werden; ein einsetzendes Rückkopplungspfeifen auf einem Ohr wird als zwischen beiden Hörgeräten unkohärent erkannt. Der Algorithmus interpretiert unkohärente Signalanteile jedoch als einen binaural unkorrelierten Nachhallvorgang und schwächt sie daher ab.

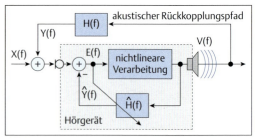

Abb. 3.8 **Rückkopplungsunterdrückung:** Das vom Hörgeräte-Lautsprecher („Hörer") abgestrahlte Schallsignal $V(f)$ gelangt über den Rückkopplungspfad mit der akustischen Übertragungsfunktion $H(f)$ auf den Mikrofon-Eingang, wo es sich additiv mit dem eigentlichen akustischen Eingangssignal $X(f)$ überlagert. Im Hörgerät wird mittels eines digitalen adaptiven Filters $\hat{H}(f)$ der akustische Pfad möglichst genau nachgebildet, sodass das gefilterte Ausgangssignal $\hat{Y}(f)$ möglichst genau dem Rückkopplungssignal $Y(f)$ gleicht. Nach Subtraktion vom Ausgangssignal des Hörgeräte-Mikrofons bleibt daher nur das Restsignal $E(f)$ übrig, das der weiteren, u. U. nichtlinearen Verarbeitung im Hörgerät unterzogen wird.

Durch Kombination dieser und weiterer Techniken lässt sich eine sehr hohe Rückkopplungsfestigkeit in modernen Hörgeräten erzielen. Um den relativen Gewinn jedes einzelnen Algorithmus oder ihrer Kombination zu vergleichen, werden unterschiedliche Bewertungsmaßstäbe herangezogen:

- *Added-stable-Gain:* Die maximale Verstärkung an der Rückkopplungsschwelle (kurz vor Einsetzen des Rückkopplungssignals) kann für den Fall mit und ohne Algorithmus verglichen werden. Dabei ergeben sich z. T. sehr hohe Unterschiede, die praktisch jedoch nicht ausgenutzt werden können, weil schon vor Einsetzen der Rückkopplung Klangverfälschungen auftreten.
- *Added-tolerable-Gain:* Subjektives Verfahren, bei dem der Proband die Verstärkung so lange erhöht, wie das Testsprachsignal noch akzeptabel geringe Klangverfälschungen aufweist. Der Versuchsperson wird das Signal immer bei dem gleichen Pegel präsentiert, sodass nur die Klangveränderungen, nicht jedoch die Verstärkungsänderung zur Beurteilung herangezogen werden. Der Vergleich dieser ermittelten Akzeptanzschwelle mit und ohne Rückkopplungsunterdrückung ist ein Maß für den praktisch nutzbaren Gewinn an Verstärkungsreserve. Eine Möglichkeit zur Objektivierung dieser subjektiven Schwelle bietet das Ausmessen verein-

zelter Spitzen („Peaks") in der Übertragungsfunktion vor Einsetzen der Rückkopplung.
- *Adaptationszeit:* Kurz vor Einsetzen der Rückkopplung werden typischerweise rückkopplungsähnliche Artefakte hörbar, die in der Nähe von Frequenzkomponenten eines fluktuierenden Eingangssignals liegen. Beim Ausschalten dieses Eingangssignals klingen diese Artefakte (und damit der gemessene Pegelverlauf am Ausgang) langsamer ab, je dichter man am Einsatzpunkt der Rückkopplung liegt. Da i. d. R. eine Abklingzeit > 10 ms als störend empfunden wird, kann durch Vorgabe einer maximalen Abfallszeit mit oder ohne Unterdrückungsalgorithmus ebenfalls ein Maß für den Gewinn an Rückkopplungsfestigkeit erreicht werden.

Typischerweise liegt der Added-stable-Gain deutlich über dem auf der Basis der Adaptationszeit berechneten Verstärkungszuwachs, der wiederum etwas über den durch subjektive Messungen (max. tolerable Verstärkung) gewonnenen Wert liegt. Da das Gebiet der Rückkopplungsunterdrückung in Hörgeräten und ihre angemessene Bewertung ein aktueller Forschungsgegenstand ist, ist hier mit deutlichen Fortschritten in nächster Zeit und ggf. auch mit einer (Vor-)Standardisierung der notwendigen Messverfahren zu rechnen.

### Zusammenfassung

Durch digitale, adaptive Signalverarbeitungstechniken ist eine Unterdrückung des akustischen Rückkopplungspfeifens möglich, indem die akustische Übertragung des Hörgeräteausgangssignals auf das Hörgerätemikrofon im Hörgerätealgorithmus nachgebildet und kompensiert wird. Durch Kombination unterschiedlicher Ansätze der Rückkopplungsunterdrückung ist eine Anhebung der akustisch wirksamen Verstärkung auch für die „offene" Versorgung bei weitgehender Vermeidung störender Klangartefakte möglich.

## 3.4 Störschallunterdrückung

Die in aktuellen und zukünftigen Hörgeräten eingesetzten Störschallunterdrückungsverfahren basieren auf bestimmten Annahmen über die vorliegende Störschall-Nutzschall-Situation, aus denen Prinzipien zur Signalverarbeitung in dieser Situation resultieren. In der Realität sind die Annahmen jedoch höchstens näherungsweise erfüllt, sodass zumindest ein *„intelligentes" Umschalten* zwischen verschiedenen Strategien erfolgen sollte, um die jeweils beste Strategie auch anzuwenden. Dabei lassen sich akustisch „einfache" Situationen (mit stationärem Störgeräusch, einer spektralen Differenz zwischen Nutz- und Störsignal und einem stabilen räumlichen Unterschied) bereits durch heutige Technologien in kommerziell verfügbaren Hörgeräten weitgehend beherrschen. Für akustisch „schwierige" Situationen (mit instationärem Störgeräusch, Nachhall oder Störung von Sprache durch Sprache) ist eine Lösung ansatzweise auf Laborsystemen verfügbar, sodass trotz vielversprechender Ansätze noch einiges an Forschungs- und Entwicklungsarbeiten zu leisten sein wird.

**Annahme: Störung hat anderes Spektrum als Sprache.** So ist z. B. bei Straßenlärm oder anderen Umweltgeräuschen das Spektrum bei tiefen Frequenzen deutlich energiereicher als das Sprachspektrum. Daher kann ein einfaches, zuschaltbares *Hochpassfilter* diese Störgeräusche absenken. Diese Strategie wurde schon relativ früh in Hörgeräten verwendet und ist einfach zu realisieren. Sie ist jedoch in der Praxis nicht sehr erfolgreich, da die Störung oft Frequenzanteile aufweist, die auch im Sprachspektrum enthalten sind.

**Annahme: Störung ist anders moduliert.** Aufgrund der Beobachtung, dass die Einhüllendenschwankung (Modulation) von Sprache ein Maximum bei 4 Hz und Störgeräusche Maxima bei anderen Frequenzen im Modulationsspektrum (d. h. Einhüllendenspektrum des breitbandigen Signals) aufweisen (Abb. 3.14), ist eine Unterscheidung zwischen *sprachbehafteten* und *störgeräuschbehafteten Frequenzanteilen* im Signal möglich. Dieses Verfahren wird in kommerziellen Hörgeräten bereits seit einigen Jahren eingesetzt und bewirkt eine deutliche Verbesserung der subjektiv empfundenen Sprachqualität, sofern die Voraussetzungen erfüllt sind. Nachteilig ist jedoch der relativ hohe Zeitaufwand für die Analyse des Eingangssignals (hohe Mittelungszeit zur Ermittlung des Modulationsspektrums), sodass hier nur eine langsame Regelung der frequenzspezifischen Verstärkung möglich ist. Damit eignet sich dieses Verfahren nur für relativ langsam im Pegel bzw. im Spektrum schwankende Störgeräusche, während es bei Störung von Sprache durch andere Sprache keinen nennenswerten Vorteil erbringt.

**Annahme: Störung kommt aus einer anderen Richtung als Sprache.** Diese Annahme lässt sich durch den Einsatz von Richtmikrofonen bearbeiten. Bei festen Richtmikrofonen resultiert eine räumliche Richtwirkung, die von den äußeren Dimensionen abhängt, sodass bei Hörgeräten aufgrund der begrenzten mechanischen Abmessungen nur eine (speziell bei tiefen Frequenzen) begrenzte Richtcharakteristik realisiert werden kann. Bei einer schaltbaren Richtcharakteristik mit Mikrofon-Arrays (s. Kap. 1.2.5) wird der Ausgang eines oder mehrerer zusätzlicher omnidirektionaler Mikrofone mit einer gewissen festen Zeitverzögerung und Verstärkung bzw. Abschwächung zu dem ersten Mikrofonsignal aufaddiert, sodass die maximale Unterdrückungswirkung in jeweils verschiedene Raumwinkel fallen kann. Typischerweise können bei einem N-Mikrofon-Array N-1 räumliche Richtungen maximal unterdrückt werden, d. h. bei 2 Mikrofonen 1 Raumrichtung, bei 3 Mikrofonen 2 Richtungen usw. Abb. 3.9 zeigt die Realisierung eines Mikrofon-Arrays, das im

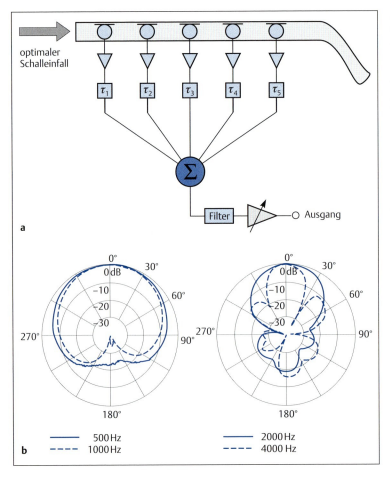

Abb. 3.9 **Richtmikrofonanordnung durch Zusammenschalten mehrerer Mikrofone** bspw. im Brillenbügel („Endfire-Array"). **a** Schematischer Aufbau. Die einzelnen Mikrofonsignale werden verstärkt, gegeneinander zeitverzögert und aufaddiert. **b** Räumliche Richtcharakteristik für die Frequenzen 500 und 1000 Hz (links) bzw. 2000 und 4000 Hz (rechts). Aufgetragen ist jeweils die Abschwächung (in dB) für unterschiedliche Einfallsrichtungen. Eine Richtwirkung mit Hervorhebung der 0°-Richtung ist besonders für hohe Frequenzen deutlich (nach Soede et al.).

vorliegenden Beispiel als „Endfire-Array" im Brillenbügel oder alternativ als „Broadside-Array" im Mittelteil des Brillengestells (vor der Stirn) untergebracht werden kann. Bei adaptiver Variation der Mischungs- und Zeitverzögerungsparameter resultiert ein *adaptives Richtmikrofon,* das ebenfalls in kommerziellen Hörgeräten (mit wenigen Mikrofonen) bereits verfügbar ist. Die Vorteile der Richtmikrofone sind geringe Verarbeitungsartefakte bei einer passablen Verbesserung des Signal-Rauschabstands, wenn die Annahmen erfüllt sind, und eine gute Realisierbarkeit. Ein Nachteil ist der limitierte Nutzen bei niedrigen Frequenzen, bei denen die räumlichen Unterschiede zwischen den Mikrofonsignalen zu klein im Vergleich zum jeweiligen Mikrofonrauschen werden. Um eine hinreichende Richtwirkung auch noch bei Frequenzen < 500 Hz zu erreichen, muss die Gesamtlänge des Mikrofon-Arrays daher mehrere Zentimeter betragen. Weitere Nachteile sind der limitierte Gewinn der Richtmikrofone bei vielen Störquellen und bei Nachhall sowie die „Bevormundung" des Patienten, wenn Schall nur aus einer bestimmten Einfallsrichtung empfangen bzw. verstärkt wird, ohne dass der Patient die Richtung vorgeben kann.

Eine höhere Richtwirkung speziell bei den hauptsächlich zur Sprachenergie beitragenden tiefen Frequenzen bringt ein binaurales Richtungsfilter (z. B. Wittkop et al. 1997, 2003; Abb. 3.10), bei dem die Signale an beiden Ohren empfangen und in einer zentralen Einheit miteinander verrechnet werden. Dadurch ist die „effektive" Entfernung zwischen beiden Mikrofonen größer und es wird der Kopfabschattungseffekt zwischen beiden Ohren ausgenutzt. Nachteilig sind bei diesem Ansatz die Notwendigkeit, beide Ohrsignale zusammenzuführen (drahtgebunden oder drahtlos), und störende Verarbeitungsartefakte, wenn die akustische Umgebung hallt.

**Annahme: Störung ist stationär.** Unter dieser Annahme wird mithilfe des spektralen Subtraktionsansatzes bzw. des nach Norbert Wiener (1894–1964) benannten Optimal-Filters versucht, spektrale Anteile mit hohem Signal-Rausch-Verhältnis unverändert zu lassen, während Anteile mit niedrigem Signal-Rausch-Verhältnis abgeschwächt werden. Da das Signal-Rausch-Verhältnis nicht von vornherein bekannt ist, muss jeweils eine Schätzung z. B. des Störspektrums in den Sprachpausen erfolgen. Dementsprechend unter-

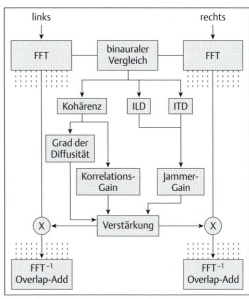

**Abb. 3.10 Binauraler strategieselektiver Störschallunterdrückungsalgorithmus.**
Das Eingangssignal wird auf beiden Seiten in den Frequenzbereich transformiert (FFT) und die Bänder werden nach auditorischen Frequenzgruppen zusammengefasst. In diesen Frequenzgruppen werden aus dem Kurzzeitspektrum und dem Kurzzeit-Kreuzspektrum jeweils verschiedene Parameter als Funktion der Zeit und Frequenz berechnet (Grad der interauralen [d. h. zwischen beiden Ohren auftretenden] Kohärenz als Maß für die Diffusität, interaurale Pegel-Differenz [ILD] und Zeitdifferenz [ITD]). Daraus werden in einer nächsten Stufe die Verstärkungsfaktoren für das Frequenzband berechnet, die einerseits auf dem Prinzip der Unterdrückung seitlicher Störschallquellen beruhen, andererseits auf den Prinzipien der Unterdrückung einer festen seitlichen Störschallquelle und aufgrund der Unterdrückung von unkorrelierten Signalanteilen (Nachhall-Vorgängen). Diese einzelnen Verstärkungsfaktoren werden je nach erkanntem Grad der Diffusität aktiviert oder deaktiviert, sodass zum Schluss ein gesamter Gewichtungsfaktor für den linken und rechten Kanal zur Verfügung steht, mit dem das Eingangssignal jeweils gewichtet wird (nach Wittkop).

scheiden sich die gängigen Unterdrückungsverfahren nach der Schätzmethode für das Signal-Rausch-Verhältnis (bzw. für die Pausendetektion) und nach dem Verfahren, wie daraus ein möglichst artefaktfreies Nutzsignal rekonstruiert wird.

Bei der Minimumsstatistik nach Martin (1994) werden die Signaleinhüllenden verfolgt und in jedem Frequenzband wird das Minimum der Ein-

## 3 Aktuelle und zukünftige Entwicklungen der Hörgerätetechnik

hüllenden als jeweiliger Schätzwert für das Störschallspektrum angenommen, weil ein konstanter Einhüllendenwert für das als stationär angesehene Störgeräusch vorausgesetzt wird. Ein ähnliches Prinzip zur Verfolgung von Minima und Maxima der Eingangssignaleinhüllenden wurde von Marzinzik und Kollmeier (2002) eingesetzt, insbesondere um „Sprachpausen" zu finden, in denen das Störschallspektrum geschätzt werden kann.

Anhand des damit möglich gewordenen Schätzergebnisses des Störgeräuschspektrums in den Sprachpausen wird ein Algorithmus von Ephraim und Malah (1984) verwendet, der im Vergleich zu verschiedenen anderen Verfahren die höchste Verarbeitungsqualität bzw. niedrigste Artefaktbehaftetheit erbrachte. Wenn das vorhandene Störsignal ziemlich genau den Annahmen eines stationären Hintergrundsignals entspricht, ist eine sehr gute Störschallunterdrückung möglich. Allerdings versagt dieser Algorithmus, sobald Fluktuationen im Hintergrundgeräusch auftreten (z. B. bei Sprachgewirr im Hintergrund). Wird dann nur der „durchschnittliche Teil" des Störschallspektrums abgezogen, werden die Abweichungen vom mittleren Hintergrundspektrum besonders stark wahrnehmbar. Aus diesem Grund ist der Ephraim-Malah-Algorithmus in kompletten Hörsystemen nur in Kombinationen mit anderen Verfahren enthalten (z. B. zur Klassifikation der akustischen Situation, um festzulegen, dass der jeweilige Algorithmus nur bei passender Signal-Störschall-Situation aktiviert wird).

**Annahme: Störung ist sprachunähnlich.** Bei diesem Ansatz wird eine Mustererkennung des geeignet transformierten Eingangssignals durchgeführt, um anhand der *Klassifikation des Eingangssignals* das zugrunde liegende Signal-Rausch-Verhältnis zu schätzen und damit ein Wiener-Filter- bzw. spektrales Subtraktionsverfahren zu steuern. Der Vorteil ist, dass nicht explizit Sprachpausen benötigt werden und dass auch bei fluktuierendem Hintergrundgeräusch eine Unterdrückung möglich ist. Eine mögliche Realisierung eines derartigen Verfahrens wurde von Tchorz und Kollmeier (2001) vorgeschlagen (Abb. 3.**11**): Ein gleitender Ausschnitt des Sprachsignals wird in ein sog. Amplituden-Modulations-Spektrogramm (AMS) transformiert, d. h. der zweidimensionalen Darstellung von Mitten- und Modulationsfrequenz, da in jedem Frequenzband das Einhüllendenspektrum gebildet wird. Auf diesem AMS setzt ein neuronales Netz zur Mustererkennung auf, dessen Ausgang zu jedem Zeitpunkt für jeden

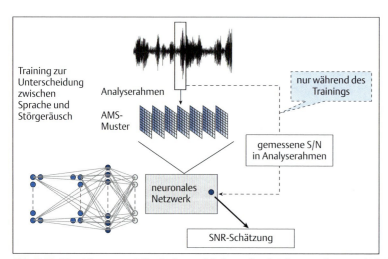

**Abb. 3.11 Algorithmus zur Störschallunterdrückung durch Erkennen der Sprachähnlichkeit.**
Aus dem Sprachsignal werden aufeinander folgende Analyserahmen jeweils in ein Amplituden-Modulations-Spektrogramm (AMS) umgewandelt (Abb. 1.**30**), auf dessen Basis ein neuronales Netz den Sprach-Rausch-Abstand in jedem Frequenzband schätzt. Zum Training des neuronalen Netzes wird am Ausgang der „wahre" Signal-Rauschabstand vorgegeben und die Gewichte des neuronalen Netzes werden so trainiert, dass es möglichst gut diesen Signal-Rauschabstand als Funktion von Zeit und Frequenz vorhersagt. Mit diesen Schätzwerten wird ein Wiener-Filter zur Störschallsuppression gesteuert (nach Tchorz u. Kollmeier).

Kanal den geschätzten Signal-Rauschabstand ausgibt. Dieser Wert wird während der Trainingsphase vorgegeben. Tchorz und Kollmeier (2001) konnten zeigen, dass aufgrund der Darstellung als AMS eine derartige Schätzung des Signal-Rauschabstands mit nur geringem Fehler möglich ist. Die Verarbeitungsergebnisse mit laufender Sprache und instationärem Störgeräusch sind subjektiv von hoher Qualität, sie konnten allerdings noch nicht durch Versuche mit Normal- oder Schwerhörenden quantitativ evaluiert werden. Stattdessen wurde eine Anwendung dieses Verfahrens bei der robusten künstlichen Spracherkennung eingesetzt, bei dem es deutliche Vorteile gegenüber konventionellen Störgeräuschunterdrückungsverfahren lieferte (Tchorz 2000). Nachteile dieses Verfahrens sind der hohe Rechenzeitaufwand und die hohe Latenzzeit (Verzögerung zwischen Eingangs- und bearbeitetem Ausgangssignal), die eine Implementierung dieses Verfahrens in kommerzielle Hörgeräte in naher Zukunft erschweren, obwohl es sich hier um ein vielversprechendes Verfahren handelt.

**Annahme: Feste Zahl von unabhängigen akustischen Quellen im Raum.** Die Methode der „blinden Quellentrennung" versucht aus $N$ Mikrofonsignalen (z. B. $N = 2$ bei binauralen Hörgeräten) den relativen Beitrag von $N$ gleichzeitig aktiven Schallquellen in einem Raum zu schätzen und durch entsprechende Filterung voneinander zu trennen. Zur Trennung der Quellen haben sich *statistische Ansätze* als sehr erfolgreich erwiesen (z. B. statistische Unabhängigkeit beider Signalquellen, Annahme einer bestimmten Amplitudenverteilung der jeweiligen Quellen). Außerdem können Eigenschaften von Sprache für die Quellentrennung eingesetzt werden, z. B. die über verschiedene Frequenzen hinweg beobachtete Korrelation von Einhüllendenschwankungen (s. Kap. 1.5.2, Abb. 1.31). Mit diesen Algorithmen ist es daher möglich, auch in stark nachhallbehafteten Situationen den ursprünglichen, „gewünschten" Sprecher von einer Störschallquelle zu trennen und für den Schwerhörenden besser verständlich zu machen. Allerdings benötigen die derzeitigen Algorithmen noch sehr viel Rechenzeit und arbeiten nicht online, sodass bis zum Einsatz in Hörgeräten noch einiges an Entwicklungsarbeit und die Steigerung der Leistungsfähigkeit von Signalprozessoren für Hörgeräte notwendig sein wird.

**Annahme: Akustische Situation ändert sich nur langsam.** Die bisher behandelten Verfahren betrachten nur kurze Zeitausschnitte, um Nutzsignale vom Störschall zu trennen. In akustisch „schwierigen" Situationen reichen die akustischen Kurzzeitmerkmale jedoch oft nicht aus, um bspw. die Einfallsrichtung einer Nutz- und verschiedener Störschallquellen eindeutig festlegen zu können, weil die interauralen Intensitäts- und Phasenunterschiede nicht eindeutig auf eine bestimmte Einfallsrichtung codieren und weil Rauschen diese Beziehung zudem verschmiert. Das menschliche auditorische System hat die Fähigkeit, durch *entsprechendes Vorwissen* über die akustische Situation und durch *Hypothesen* über das erwartete akustische Signal diese Mehrdeutigkeiten und akustische „Verschmierung" auszugleichen. Selbst bei Vorliegen nur unvollständiger und ungenauer akustischer Information (z. B. bei Nachhall und Störschall) kann unser Gehirn eine hinreichend genaue Schätzung von Zahl und Art der vorhandenen akustischen Quellen und eine perzeptive Trennung dieser Quellen durchführen. Ein Ansatz zur Übertragung dieser Prinzipien auf eine akustische Quellenlokalisierung und -trennung wurde von Nix und Hohmann (2007) vorgestellt (Abb. 3.12).

Der „Trick" des Verfahrens besteht in der parallelen Betrachtung und Verfolgung mehrerer Hypothesen über Ort und Art der akustischen Quellen, im Folgenden als „Systemzustand" bezeichnet. Dieser Zustand kann aus der Vergangenheit geschätzt werden, indem für jede Zustandshypothese („Partikel") mittels einer gelernten „*Systemdynamik*" die wahrscheinlichste Weiterentwicklung des Systems im nächsten Zeitschritt berechnet wird. Diese Systemdynamik berechnet sich bei Sprachsignalen bspw. aus einer prediktiven Analyse (Linear predictive Coding) des Sprachsignals aus seiner Vergangenheit, die in ähnlicher Form in jedem Mobilfunkgerät verwendet wird. In jedem Zeitschritt werden die Hypothesen mit der Beobachtung (den empfangenen akustischen Signalen) verglichen, sodass unwahrscheinliche Hypothesen entfallen und die wahrscheinlichen Hypothesen in weitere Unterhypothesen aufgespalten und gemäß Abb. 3.12 laufend weiterentwickelt werden. Der Vorteil dieses Verfahrens ist seine Robustheit, d. h. die lautenden Beobachtungen werden nicht exakt, sondern nur im statistischen Sinne für die Schätzung der Quellen verwendet, sodass störendes Rauschen nur einen begrenzten Effekt hat. Außerdem wird die Vorgeschichte

# 3 Aktuelle und zukünftige Entwicklungen der Hörgerätetechnik

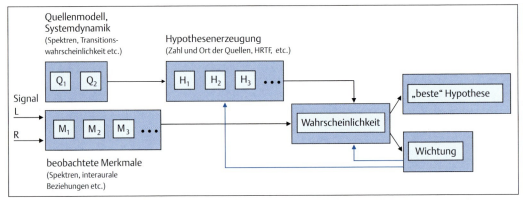

**Abb. 3.12 Störschallunterdrückung mittels Partikelfilter.** Der Zustand des Systems (Aktivität von einer oder mehreren akustischen Quellen an bestimmten Orten des Raumes) wird laufend sukzessiv geschätzt, indem mehrere Zustandshypothesen („Partikel") gleichzeitig betrachtet und anhand ihrer wahrscheinlichsten Weiterentwicklung aktualisiert werden. Die Eingangssignale links (L) und rechts (R) werden bezüglich bestimmter Merkmale (M) analysiert und die Wahrscheinlichkeit berechnet, dass sie mit einer Anzahl verschiedener Hypothesen übereinstimmen. Die wahrscheinlichsten Hypothesen werden beibehalten und ggf. in Unterhypothesen aufgespalten, die schlechtesten Hypothesen werden verworfen. Im nächsten Zeitschritt werden diese Hypothesen weiterentwickelt (H, „Hypothesenerzeugung"), wobei einerseits ein Modell über die möglichen Schallquellen im Raum und ihre zeitliche Entwicklung verwendet wird (Q, „Quellenmodell") und andererseits der Ort dieser Quelle mittels HRTF (head related transfer function) als akustische Hypothese erzeugt wird.
Durch iterative Anwendung dieses Prozesses kann aus unvollständigen bzw. verrauschten akustischen Daten über einen bestimmten Zeitraum hinweg die Anwesenheit verschiedener Quellen im Raum und ihr jeweiliges Spektrum so genau verfolgt werden, dass sie voneinander akustisch getrennt werden können (nach Nix u. Hohmann).

der akustischen Situation mithilfe eines dynamischen Modells der zeitlichen Entwicklung der einzelnen Quellen integriert, woraus eine gewisse Stabilität der Quellenschätzung resultiert. Dieses Modell erlaubt es im Prinzip auch, eine Reihe von verschiedenen akustischen Merkmalen in die Analyse einzubeziehen (z. B. räumliche Merkmale durch interaurale Zeit- und Intensitätsunterschiede, Grundfrequenzmerkmale der einzelnen Quellen, zeitgleiche Quelleneinsätze und -ende von Quellenaktivitäten).

Ein Nachteil dieses Verfahrens ist der noch recht hohe Rechenaufwand, der einen Einsatz für kommerzielle Hörgeräte erst in weiterer Zukunft realistisch erscheinen lässt. Außerdem wurde für dieses Verfahren zwar die prinzipielle Einsetzbarkeit für Quellenunterdrückung in akustisch „schwierigen" Situationen demonstriert, der spezifische Gewinn an Sprachverständlichkeit in definierten akustischen Situationen konnte jedoch noch nicht mit normal- und schwerhörenden Probanden demonstriert werden.

## Zusammenfassung

Verfahren zur Störschallunterdrückung funktionieren derzeit in akustisch „einfachen" Situationen mit nur einer Nutzschallquelle, einer Störschallquelle, die räumlich vom Nutzschall stark getrennt ist, und geringem Nachhall. Für realistische Situationen (mehrere Störschallquellen, die sich im Raum bewegen, Nachhall) können nur Möglichkeiten zur näherungsweisen Störschallunterdrückung angeboten werden, die auf festen, in der Realität i. d. R. nicht vollständig erfüllbaren Annahmen beruhen. In derzeitigen Hörgeräten sind Verfahren zur Unterdrückung stationärer Störschallquellen, zur Richtungsfilterung und zur modulationssensitiven Störschallunterdrückung realisiert. In zukünftigen Hörgeräten werden Verfahren zur Trennung von Sprache und sprachunähnlichen Signalen, auf binauralen Merkmalen beruhende Filterverfahren und Verfahren zur blinden Quellentrennung oder zur hypothesengesteuerten Quellentrennung in Räumen eingesetzt werden. Viele dieser Verfahren setzen allerdings eine Verbindung zwischen Mikrofonen an beiden Ohren und eine entsprechend schnelle, leistungsfähige digitale Signalverarbeitung voraus.

## 3.5 Situationserkennung

Moderne Hörsysteme sollen sich an die jeweilige akustische Situation so anpassen, dass sie dem Nutzer unaufdringlich und dennoch hilfreich jeweils die Einstellung und Unterstützung in der jeweiligen Hörsituation liefern, die er benötigt. Neben den o. a. Signalverarbeitungsverfahren, die das Mikrofoneingangssignal für den individuellen Nutzer mit unterschiedlichen Prinzipien aufbereiten können, ist daher eine möglichst sichere Klassifikation der jeweiligen akustischen Situation erforderlich. Der generelle Ansatz für ein akustisches Klassifikationssystem zur Erfüllung dieser Aufgabe ist in Abb. 3.13 dargestellt.

Der entscheidende Schritt bei der akustischen Situationsklassifikation stellt die Auswahl passender akustischer Merkmale dar, weil die nachfolgende Mustererkennungsstufe nur so genau und sicher zwischen unterschiedlichen Situationen klassifizieren kann, wie das Muster von Merkmalen es auch hergibt. Die Klassifikationssicherheit kann durch eine *Nachverarbeitungsstufe* noch erhöht werden, bei der bspw. die zeitliche Reihenfolge von Klassifikationsergebnissen bewertet und möglicherweise korrigiert werden kann. So ist es z. B. möglich, „Ausreißer" in der Klassifikation zu umgehen. Als Mustererkenner können einfache statistische Klassifikatoren (Bayes'scher Klassifikator, Gaussian Mixture Model), künstliche neuronale Netze oder das Hidden-Markov-Modell eingesetzt werden, die teilweise bereits in kommerziellen Hörgeräten verwendet werden oder sich in Laborstudien bereits bewährt haben. Als Klassifikationsmerkmale wurden bisher die folgenden Verfahren betrachtet:

**Breitbandige Amplitudenmodulationsspektren.** Die Einhüllendenvariation von Sprachsignalen bei breitbandiger Analyse führt zu einem charakteristischen Modulationsspektrum mit einem Maximum bei ungefähr 4 Hz (Silbenfrequenz, Abb. 3.14). Bei nichtsprachlichen Signalen kommen in der Regel dagegen höhere Modulationsfrequenzen ins Spiel, sodass an dem Verhältnis der Modulationsfrequenzanteile zwischen 3 und 5 Hz und höheren Modulationsfrequenzen die Wahrscheinlichkeit bzw. der Signal-Rauschabstand für das Vorliegen von Sprache im Störschall abgeschätzt werden kann. Mit diesem Merkmal kann Sprache in Ruhe von Sprache im Störschall oder Musik relativ sicher abgegrenzt werden, obwohl eine häufige Verwechslung zwischen Sprache und modulierten Störschallanteilen auftreten kann (insbesondere, wenn der Störschall ebenfalls Sprache ist).

**Modulationsspektrogramm.** Bei der schmalbandigen Modulationsfrequenzanalyse kann aus der Verteilung von Modulationsfrequenzen über Audiomittenfrequenzen ebenfalls auf die Sprachähnlichkeit des Signals geschlossen werden (s. Kap. 3.4) und sogar das Signal-Rausch-Verhältnis abgeschätzt werden (Tschorz u. Kollmeier 2003). Diese Darstellung liefert auch eine mögliche Basis zur Klassifikation von Musik aufgrund periodischer, harmonischer Komponenten. Außerdem kann für eine bekannte Eingangssignalklasse (z. B. Sprache in Ruhe) der Nachhallgrad grob abgeschätzt werden, da Nachhall sich als Modulationstiefpassfilter auf die Form des Modulationsspektrums bemerk-

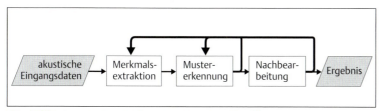

**Abb. 3.13 Schematischer Aufbau eines Situationsklassifikators,**
der die akustischen Eingangsdaten zunächst einer Merkmalsextraktion unterzieht. Basierend auf den Merkmalen werden Muster erkannt, die in einem Nachbearbeitungsschritt hinsichtlich ihrer Plausibilität und Aussagefähigkeit weiter optimiert werden, um anschließend das Klassifikationsergebnis zu liefern. Ausgehend von Zwischenergebnissen können die ersten Verarbeitungsstufen auch adaptiert werden, um bspw. weitere Merkmale zur Unterscheidung von Unterklassen zu extrahieren (nach Büchler).

## 3 Aktuelle und zukünftige Entwicklungen der Hörgerätetechnik

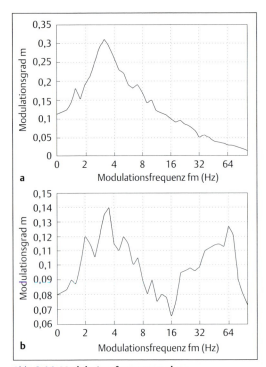

Abb. 3.14 **Modulationsfrequenzanalyse.**
Breitbandiges Modulationsspektrum für Sprache in Ruhe (**a**) und Sprache im Störschall (**b**) bei einem Signal-Rauschabstand von 0 dB (nach Ostendorf et al.).

den. Damit ist zwar ein großer Dimensionsraum von möglichen akustischen Merkmalen erreichbar, diese Merkmale sind jedoch in der Regel nicht spezifisch für eine bestimmte akustische Situation und Art von Signalquelle. Daher führt diese Information in der Regel nur in Kombination mit anderen Klassifikationsmerkmalen zu sicheren Klassifikationsergebnissen.

**Grad der Diffusität.** Für den Fall einer binauralen Hörgeräteanordnung (d. h. Mikrofoneingänge von beiden Seiten) wurde von Wittkop (2001) ein Maß der räumlichen Diffusität eines Schallfelds entwickelt („Degree of Diffusiveness"), das im Wesentlichen die Kohärenz zwischen den an beiden Ohren anliegenden akustischen Signalen in schmalen Bändern analysiert und mittelt. Eine kleine Anzahl von Schallquellen und ein geringer Nachhall bewirken eine geringe Diffusität, während die Diffusität generell mit zunehmender Zahl von Schallquellen und zunehmendem Nachhall ansteigt. Eine Abschätzung des Diffusitätsgrads liefert damit ein Maß für die Komplexität der Aufgabe, die ein Hörgerätealgorithmus in einer vorgegebenen akustischen Situation zu erfüllen hat.

**Zeitliche Einhüllendenmerkmale (Onsets, Rhythmus).** Diese aus der automatischen akustischen Szenenanalyse entnommenen akustischen Merkmale sind charakteristisch zur Identifizierung von akustischen Objekten. Sie zeichnen sich in der Regel durch einen gemeinsamen Einschwingvorgang (Onset) über alle vorkommenden Frequenzen hinweg aus. Auch der dominierende Rhythmus (d. h. über alle Audiofrequenzen hinweg konsistente Amplitudenmodulationen mit niedrigen Modulationsfrequenzen, die auf ein zeitlich strukturiertes akustisches Objekt hinweisen) kann einen wichtigen Beitrag zur Klassifikation, insbesondere von Musik, gegen andere Signalarten liefen.

Mit Kombination der genannten Merkmale ist in modernen Hörgeräten eine *sichere Klassifikation* der akustischen Eingangssignale (Sprache in Ruhe, Sprache im Störschall, Geräusche, Musik) möglich, wobei die Genauigkeit in der Gegend von 80–90 % liegt. Eine weitergehende Klassifikation der akustischen Situation beinhaltet die Schätzung des Nachhalls sowie die Anzahl und den Ort der vorhandenen Quellen im Raum (akustische Szenenanalyse). Obwohl das menschliche auditorische

bar macht. Allerdings ist die Berechnung des Modulationsspektrogramms recht aufwendig und die Darstellung enthält sehr viel Information, sodass die Verwendung des Modulationsspektrogramms für die akustische Klassifikation bisher noch nicht für Hörgeräte eingesetzt wurde (s. Kap. 1.5.2).

**Harmonizität.** Zur sicheren Klassifikation von Musiksignalen ist die Auswertung von harmonischen Strukturen im akustischen Signal (z. B. gleiche Periodizität und Co-Modulationen in verschiedenen Frequenzbändern über eine längere Zeit) ein wichtiges akustisches Merkmal, das mit vertretbarem Aufwand extrahiert werden kann (Büchler 2002).

**Spektrale und spektro-temporale Parameter.** Die meisten „klassischen" Ansätze zur akustischen Signalklassifikation verwenden das Kurzzeitspektrum des eingehenden akustischen Signals oder davon abgeleitete Maße. Ebenfalls können charakteristische Abfolgen von Spektren eingesetzt wer-

System diese Aufgabe sehr gut und effizient erledigt, sind automatische Algorithmen zur akustischen Szenenanalyse noch nicht sehr weit fortentwickelt, sodass in näherer Zukunft einiges an neuen Entwicklungen zu erwarten ist. Einen ersten Ansatz dazu liefert der in Kap. 3.4. vorgestellte Störgeräuschunterdrückungsalgorithmus auf der Basis der räumlichen Situation, der aber vor einem Echtzeiteinsatz in digitalen Hörgeräten noch deutlicher Weiterentwicklung bedarf.

## Zusammenfassung

Um den für die jeweilige akustische Situation „passenden" Algorithmus auszuwählen, liefert die automatische akustische Situationserkennung in derzeitigen Hörsystemen bereits eine verlässliche, aber grobe Klassifikation zwischen Eingangssignaltypen (z. B. Sprache, Sprache im Störschall, Störgeräusche, Musik). Allerdings wird erst in zukünftigen Entwicklungen eine verlässliche Klassifikation der Raumakustik (z. B. Nachhall, Anzahl der Störschallquellen, Einfallsrichtung verschiedener akustischer Quellen) erreicht werden können. Dazu scheint u. a. eine Nachbildung des menschlichen Hörsystems und eine auf binauralen (zweiohrigen) Merkmalen beruhende akustische Szenenanalyse notwendig.

## 3.6 Literatur

Appell JE. Loudness models for rehabilitative Audiology [Dissertation]. BIS, Universität Oldenburg; 2002. http://docserver.bis.uni-oldenburg.de/publikationen/dissertation/2002/applou02/applou02.html.

Büchler M. Algorithms for sound classification in Hearing Aids [Dissertation]. ETH Zürich; 2002.

Ephraim Y, Malah D. Speech Enhancement using a Minimum Mean-Square Error Short-Time Spectral Amplitude Estimator. IEEE Transactions on Acoustic, Speech, and Signal Processing ASSP. 1984;32(6): 1109-1121.

Hohmann V. Dynamikkompression für Hörgeräte – Psychoakustische Grundlagen und Algorithmen [Dissertation]. Universität Göttingen; 1993.

Hohmann V, Kollmeier B. A nonlinear auditory filterbank controlled by sub-band instantaneous frequency estimates. In: Kollmeier B, Klump G, Hohmann V, et al., eds. Hearing: from sensory processing to perception – 14th International Symposium on Hearing. Berlin: Springer; 2007:11-18.

Kollmeier B, Peissig J, Hohmann V. Binaural Noise-Reduction Hearing Aid Scheme with Real-Time Processing in the Frequency domain. Scand. Audiol. 1993;(Suppl)38:28-38.

Martin R. Spectral Subtraction based on Minimum Statistics. Proc. EUSIPCO. 1994;1182-1185.

Marzinzik M. Noise Reduction Schemes for Digital Hearing Aids and their Use for the Hearing Impaired. Aachen: Shaker; 2001. [Zugl. Dissertation]. Universität Oldenburg. http://docserver.bis.uni-oldenburg.de/publikationen/dissertation/2001/marnoi00/marnoi00.html.

Marzinzik M, Kollmeier B. Speech pause detection for noise spectrum estimation by tracking power envelope dynamics. IEEE Transactions on Speech and Audio Processing. 2002;10(2):109-118.

Moore BCJ, Glasberg BR. A comparison of four methods of implementing automatic gain control. B. J. Audiol. 1988;22:93-104.

Moore BCJ, Glasberg BR. A revised model of loudness perception applied to cochlear hearing loss. Hearing Research. 2003;188(1):70-88.

Nix J, Hohmann V. Combined estimation of spectral envelopes and sound source direction of concurrent voices by multidimensional statistical filtering. IEEE Trans. Audio Speech and Lang. Proc. 2007;15(3): 995-1008.

Ostendorf M, Hohmann V, Kollmeier B. Klassifikation von akustischen Signalen basierend auf der Analyse von Modulationsspektren zur Anwendung in digitalen Hörgeräten. In: Fortschritte der Akustik. DAGA. 1998;402-403.

Soede W, Bilsen FA, Berkhout AJ. Assessment of a directional microphone array for hearing unpaired listeners. J. Acoust. Soc. Am. 1993;94(2):799-808.

Tchorz J. Auditory-based Signal Processing for Noise Suppression and Robust Speech Recognition. Oldenburg: BIS; 2000. [Zugl. Dissertation]. Universität Oldenburg. http://docserver.bis.uni-oldenburg.de/publikationen/bisverlag/2001/tchaud00/tchaud00.html.

Tchorz J, Kollmeier B. SNR Estimation Based on Amplitude Modulation Analysis With Applications to Noise

Suppression. IEEE Trans. Speech & Audio Processing. 2003;11(3):184-192.

Wittkop T, Albani S, Hohmann V, Peissig J, Woods WS, Kollmeier B. Speech processing for hearing aids: Noise reduction motivated by models of binaural interaction. Acustica united with acta acustica. 1997;83(4):684-699.

Wittkop T. Two-channel noise reduction algorithms motivated by models of binaural interaction [Dissertation]. Universität Oldenburg; 2001. http://docserver.bis.uni-oldenburg.de/publikationen/dissertation/2001/wittwo01/wittwo01.html.

Wittkop T, Hohmann V. Strategy-selective noise reduction for binaural digital hearing aids. Speech Communication. 2003;39:111-138.

# Rehabilitation mit Hörgeräten

*G. Diller*

4.1 Hörschädigung – Hörgeschädigte ... 154
4.2 Lernen: Hören und Lautsprache ... 162
4.3 Hörenlernen postlingual Hörgeschädigter ... 169
4.4 Hörenlernen prälingual Hörgeschädigter ... 187
4.5 Organisationsformen der Förderung ... 208
4.6 Literatur ... 213

Für Paracelsus waren große Ohren Zeichen für gutes Hören, gutes Gedächtnis und scharfen Verstand. Im Altertum war man sich der Bedeutung des Ohres als Vermittler des Geistigen durchaus bewusst. Historisch belegt wissen wir, dass Lesen auch etwas mit Hören zu tun hat. Im 6. Buch der Confessiones schreibt der Hl. Augustinus über den Bischof Ambrosius: „Wenn er aber las, so glitten die Augen über die Blätter, Stimme und Zunge aber ruhten." Es war damals offenbar höchst ungewöhnlich, dass jemand leise lesen konnte. Leseanfänger lesen zunächst laut, sie geben die visualisierte Sprache an das Ohr bzw. in den Sprech-Hör-Kreislauf; nur so meinte man überhaupt lesen lernen zu können (Merkert 1994).

Ab dem 16. Jahrhundert – nach der Erfindung des Buchdrucks – verlor das Ohr seine vorrangige Bedeutung als Vermittler des Geistigen, da man nunmehr Wissen auch durch Lesen erwerben konnte. Im Gegensatz zur Antike gilt heute das Auge im Allgemeinen als „edelster Sinn" (Hellbrück 1993). Es verwundert nicht, wenn bei einer Umfrage des Emnid-Instituts in Bielefeld auf die Frage, welcher Sinn für sie der wichtigste sei, 87 % aller Befragten den Sehsinn nennen.

Wie amerikanische Informationswissenschaftler vermuten, nimmt der Mensch 70–80 % seiner Informationen durch Sehen auf und 20–30 % durch die anderen Sinne. Joachim-Ernst Berendt (1993) stellt dazu fest, das Gleichgewicht unserer Weltwahrnehmung sei aus den Fugen geraten, es werde zerstört durch die Herrscherrolle unseres Sehsinns. Von Jacob Grimm stammt die Äußerung: „Das Auge ist der Herr, das Ohr der Knecht. Das Auge befiehlt, das Ohr gehorcht."

Die Geisteswissenschaften betonen, dass Hören zu den grundlegenden Wahrnehmungsmöglichkeiten des Menschen gehört. Damit steht Hören in Verbindung mit allen anderen Sinneswahrnehmungen für eine allgemeine positive Entwicklung.

Die Wissenschaften, die sich in den letzten 3 Jahrhunderten bemühten, jedes erdenkliche Problem zu untersuchen, vernachlässigten dabei den Aspekt des Hörens. Noch heute gibt es mehr Forschungen zum Sehen als zum Hören. Mit den Augen, so stellt Simmel (1968) fest, können Menschen kommunizieren, mit den Ohren nicht. „Sieh mir in die Augen", eine Aufforderung, die Beziehungen stiftet. Das Auge selbst kann etwas geben, das Ohr nicht. Es ist darauf angewiesen, dass ihm etwas gesagt wird. Mehr als das Auge ist das Ohr vom Angebot der Umwelt abhängig.

In der psychologischen Fachliteratur finden sich ausführliche Darstellungen zum Sehen, aber kaum etwas über das Hören des Menschen. Das Tast-Bewegungssystem und der Gesichtssinn stehen immer wieder im Mittelpunkt. Die hervorzuhebende Bedeutung des Hörens für die Bewegungsentwicklung wird nur unzureichend berücksichtigt (Tomatis 1990). Humboldt und Kant identifizieren selbstverständlich die menschliche Sinnenhaftigkeit mit dem Gesichtssinn und nicht mit dem Hören. Auch die Sprachwissenschaft als

# 4 Rehabilitation mit Hörgeräten

eine wichtige Bezugswissenschaft der Hörrehabilitation hatte den Gesichtssinn in den Vordergrund gerückt. Leo Weisgerber (1962), der mit seinen Werken zu Beginn der sechziger Jahre nicht nur die Hörgeschädigtenpädagogik prägte, hat in seinem Werk „Die sprachliche Gestaltung der Welt" 3 Sinnesbereiche in einer Tabelle systematisiert: den Sehsinn, den Geruchssinn und den Geschmackssinn. Vom Hören ist keine Rede. Die anthropologische Dimension des Hörens wurde bisher nur unzureichend berücksichtigt.

Es soll hier nicht um einen Streit zwischen den Sinnen gehen. „Wir benötigen alle Sinne, d. h. niemand kämpft gegen das Sehen. Aber wir kämpfen gegen seine Hypertrophie und Defizienz in der modernen Welt. Sie mindern die Wahrnehmungskraft unserer anderen Sinne. Sie lassen uns weniger intensiv leben, nur noch funktionieren. Wir wollen nicht weniger, sondern mehr und intensiver erfahren und erleben und lieben" (Berendt 1993). Das heißt, wir sollen nicht weniger sehen, sondern wir müssen mehr hören. Das Phänomen Hören ist nicht nur für die Sprachwahrnehmung bedeutsam (obwohl dieser Aspekt in unseren Betrachtungen immer wieder im Mittelpunkt stehen wird), sondern darüber hinaus für die gesamte individuelle Entwicklung. Der Stellenwert des Hörens sowohl für den Einzelnen als auch für die kulturelle Entwicklung von Gesellschaften ist von zentraler Bedeutung. Hören auch Hörgeschädigten zugänglich zu machen, muss zum zentralen Anliegen auditiver Rehabilitation werden. Dies fällt aktuell umso leichter, je mehr medizinisch-technische, therapeutische und hörpädagogische Innovationen die Hörfähigkeit Hörgeschädigter positiv beeinflussen können.

## 4.1 Hörschädigung – Hörgeschädigte

Im Unterschied zu Normalhörenden werden schwerhörige und gehörlose bzw. taube Menschen verallgemeinernd als Hörgeschädigte bezeichnet (Plath 1995). Die Diskussion über die Begrifflichkeit ist jedoch nicht abgeschlossen (Teuber 1995) und unterliegt einem ständigen historischen Wandel.

Sowohl umgangssprachlich als auch in der Fachsprache wird derzeit der Begriff „Hörgeschädigte" als Oberbegriff gegenüber dem Begriff „Hörbehinderte" vorgezogen. Menschen, die in der Lage sind, die Lautsprache vorwiegend durch Hören – auch mit apparativen Hörhilfen – zu lernen und wahrzunehmen, werden als *schwerhörig* oder *schwerhörend* bezeichnet. Personen, deren Hörvermögen so gering ist, dass sie auch mit Hörhilfen die Lautsprache nicht mehr verstehend wahrnehmen, sind *gehörlos*. In den Anhaltspunkten für die ärztliche Gutachtertätigkeit im sozialen Entschädigungsrecht und nach dem Entschädigungsrecht (Bundesministerium für Arbeit und Sozialordnung 1983) wird von „Taubheit" bzw. „an Taubheit grenzender Schwerhörigkeit" gesprochen. Die Kennzeichnung dieser Gruppe als „taub" ist wieder im Gespräch (Teuber 1995). Bis zur endgültigen Klärung werden hier beide Begriffe synonym verwendet.

### 4.1.1 Hörend-gehörlos

Ein weiterer Diskussionspunkt kann entstehen, wenn die Hörschädigung in Abhängigkeit zum Erfolg einer apparativen Versorgung mit Hörhilfen klassifiziert wird. In diesem Zusammenhang tauchen die Begriffe „hörend-gehörlos" bzw. „gehörlos-hörend" auf.

Dies bedeutet für den Pädagogen bzw. Therapeuten, es geht im Falle einer Gehörlosigkeit oder hochgradigen Schwerhörigkeit nicht mehr um eine Unfähigkeit zum Hören, sondern um die Fähigkeit zum Hören. Hören meint in diesem Zusammenhang im bestmöglichen Fall die Fähigkeit, gesprochene Sprache als eines der komplexen auditiven Merkmale wahrnehmen, erkennen, differenzieren, verstehen und benutzen zu können. Das Kind hat damit die Chance, zu einem hörend-gehörlosen Kind (Walin 1995) zu werden. Es bleibt im medizinischen Sinne ohne technische Hörhilfe ein gehörloses Kind. Im lebenspraktischen und pädagogischen Kontext kann sich ein medizinisch gehörloses Kind durchaus wie ein hörend-gehörloses Kind habilitieren, da es all seine Fähigkeiten unter effektiver Miteinbeziehung des Hörens entwickeln kann. Kognitive und alle anderen geistigen Operationen basieren dann auch auf Hören. Hörend-gehörlose

Kinder mit CI (Cochlea Implantat) oder exzellenten Hörgeräten stellen damit eine Gruppe in der Hörrehabilitation und -habilitation dar. Vor diesem Hintergrund muss die bisherige Definition, Gehörlosigkeit sei eine Unfähigkeit, hören zu können und Lautsprache durch Hören zu erwerben, neu inhaltlich besetzt werden. Insofern kann wie bei Schwerhörigkeit auch bei Gehörlosigkeit in Abhängigkeit von der hörtechnischen Versorgung von einer sprachrelevanten Hörfähigkeit ausgegangen werden.

## 4.1.2 Art und Ursachen von Hörschädigungen

Hörschädigungen lassen sich auf hereditäre oder erworbene Ursachen zurückführen.

Hereditär können Hörschäden autosomal-dominant (etwa 20 % der Fälle), autosomal-rezessiv (etwa 75 % der Fälle) und X-chromosomal (etwa 1–2 % der Fälle, nur Jungen sind betroffen) vererbt werden (Neumann 1996).

Erworbene Hörschädigungen lassen sich bei Kleinkindern auf prä-, peri- und postnatale Komplikationen zurückführen. Oftmals ist jedoch bei kleinen Kindern die Ursache nicht sicher zu ermitteln. Bei Kindern, Jugendlichen und Erwachsenen können durch Allgemeinerkrankungen wie Meningitis, Mittelohrentzündungen, Hörsturz und traumatische Ereignisse Hörschäden verursacht werden. In der heutigen Zeit spielt die Lärmschwerhörigkeit, verursacht durch Lärm am Arbeitsplatz, aber auch gerade bei Jugendlichen durch zu laute Discomusik eine beachtliche Rolle. Mit gestiegener Lebenserwartung nimmt die Zahl der durch *altersbedingte degenerative Prozesse* verursachten Schwerhörigkeiten zu. Man kann davon ausgehen, dass ca. 25 % aller Menschen genetisch bedingt im Alter eine Schwerhörigkeit erleiden. Die Schwerhörigkeit im Alter kann auch als Zivilisationskrankheit angesehen werden. So können in Naturvölkern Menschen mit 70 Jahren noch genauso gut hören wie 30-jährige Städter. Der Alterungsprozess des Gehörs kann das Ergebnis von Geräuschbelastungen, Erkrankungen und Medikamenten während des ganzen Lebens sein. Unter zusätzlicher Berücksichtigung der erworbenen Schwerhörigkeiten kann nahezu jeder zweite bis dritte Mensch im Alter davon betroffen sein.

Für viele schwerhörige und gehörlose bzw. taube Menschen lässt sich eine Schädigungsursache nicht nachweisen. Hörschädigungen können die Folge von organisch-physiologisch bedingten Funktionsstörungen in jedem Bereich des Hörorgans, der Hörbahn und der Hörzentren sein. Dabei unterscheidet man zwischen Schallleitungs- und Schallempfindungsstörungen sowie deren Mischformen.

*Schallleitungsstörungen* (konduktive Hörstörung) basieren auf Funktionsstörungen des Gehörgangs, des Trommelfells oder des Mittelohrs. Sie können in der Regel durch konservative Behandlung, z. B. bei Mittelohrentzündungen, operative Maßnahmen oder entsprechende Hörgeräteanpassungen derart beeinflusst werden, dass die Hörfähigkeit nahezu völlig wiederhergestellt wird.

*Schallempfindungsschwerhörigkeiten* (sensorineurale Hörstörungen) sind kochleär bzw. retrokochleär bedingt. *Kochleäre Störungen* sind oft mit dem Ausfall oder mit Funktionsstörungen der Sinneszellen (Haarzellen) in der Kochlea (Hörschnecke) verbunden. Untersuchungen zeigen, dass es sich in 98 % der Fälle bei sensorineuralen Hörschäden um kochleäre Hörschäden handelt. Je größer das Ausmaß dieser Form von Schwerhörigkeit ist, umso schwieriger wird es, mithilfe von Hörgeräten das Hörverstehen entscheidend zu verbessern. Hörgeräte sind nur dann eine Hilfe, wenn funktionsfähige Haarzellen in der Kochlea aktiviert werden können. Sie können die Funktion der zerstörten Haarzellen nicht ersetzen. In solchen Fällen werden seit 1980 die Möglichkeiten, die das CI bietet, intensiv mit großem Erfolg genutzt. Mithilfe eines CI, das in weiten Teilen die Funktion der Kochlea ersetzen kann, wird der Hörnerv direkt aktiviert.

Bei *retrokochleären Störungen* sind die Hörnervenfasern des N. acusticus geschädigt. Die Möglichkeiten, die Funktion des N. acusticus zu ersetzen und so auch retrokochleäre Hörschäden medizinisch-technisch zu kompensieren, haben sich in den letzten Jahren weiterentwickelt. Die Möglichkeiten, damit ein zufrieden stellendes Hören zu erreichen, sind allerdings weiterhin sehr begrenzt.

Unabhängig von der Art und dem Grad der Hörschädigung werden diejenigen, die mit Hörgeräten noch die Lautsprache verstehen, als schwerhörend oder schwerhörig bezeichnet. Von Gehörlosigkeit spricht man hingegen dann, wenn auch mit Hörgeräten oder CI weder Geräusche noch Lautsprache erkannt werden.

Grundsätzlich können Hörschädigungen einseitig oder beidseitig auftreten. Ebenso sind auch unterschiedliche Ausprägungen in Bezug auf den

Grad des Hörverlustes möglich. Neben der audiologischen Versorgung kann dies Auswirkungen auf die Habilitation bzw. Förderung bei Kindern und die Rehabilitation von Erwachsenen haben.

## 4.1.3 Auditorische Verarbeitungs- und Wahrnehmungsstörungen (AVWS)

Handelt es sich um Störungen der Informationsverarbeitung im Bereich der Hörbahn und des primären auditorischen Wahrnehmungszentrums des ZNS, so spricht man von *AVWS*. Störungen der auditorischen Informationsverarbeitung sind von organisch bedingten physiologischen Hörstörungen deutlich zu unterscheiden. 2–3 % aller Kinder können betroffen sein, Jungen doppelt so häufig wie Mädchen.

AVWS „[…] beruhen auf einer Dysfunktion der Afferenzen und Efferenzen der zur Hörbahn gehörenden Anteile des zentralen Nervensystems. Es ist bisher nicht bekannt, ob diese Störung isoliert nur die Hörbahn betrifft oder ob vielmehr ein generelles Defizit, z. B. in der schnellen neuralen Kodierung vorliegt" (DGPP 2007, S. 9).

In der Regel lässt sich eine normale Hörschwelle nachweisen. Kinder mit AVWS werden oft erst durch eine gestörte Sprachentwicklung auffällig. Sie können eine Reihe additiver Leistungen nicht erfüllen. Dazu können zählen: die Analyse, Differenzierung und Identifikation von Zeit-, Frequenz- und Intensitätsveränderungen, die Geräuschlokalisation, Lateralisation, das Hören im Störgeräusch oder auch die gleichzeitige Verarbeitung von 2 unterschiedlichen Hörsignalen. Eine AVWS ist von der ADHS, einer allgemeinen Sprachverständnisstörung und kognitiven Störungen zu unterscheiden.

## 4.1.4 Einseitige Hörschäden

Bohnert (2006) differenziert bei den einseitigen Hörschäden zwischen Typ I, II, IIa, III und IV.

Bei *Typ I* handelt es sich um eine einseitige Schallempfindungsschwerhörigkeit zwischen 30 und 60 dB. Diese sollte mit einem HdO-Gerät versorgt werden. Für das Kind ist dabei u. a. von folgenden Vorteilen auszugehen:

- Ansprechen auch von der schlecht hörenden Seite möglich
- begrenzte Verbesserung des Signal-Rauschabstands
- Verbesserung des Richtungsgehörs
- mehr Sicherheit in Alltagssituationen (Straßenverkehr etc.)

Der *Typ II* mit einseitiger Schallempfindungsschwerhörigkeit > 60 dB sollte nicht mit Hörgeräten, sondern mit einer Frequenzmodulations- bzw. Soundfield-Anlage, einem Edu-Link-System oder einem CROS-Gerät ausgestattet werden. Durch eine Frequenzmodulations-Anlage wird direkte Sprachübertragung ans Ohr des Kindes und eine Verbesserung des Signal-Rauschabstands möglich. Richtungshören und Gruppengespräche bleiben eingeschränkt. Eine Edu-Link-Versorgung erleichtert eine Gruppendiskussion. Ein tragbares Schallfeld wird nicht am Körper getragen und verursacht nur eine begrenzte Verbesserung des Signal-Rauschabstands. Mit einer CROS-Versorgung und einem transkraniellen CROS-System können die Betroffenen auch von der schlecht hörenden Seite angesprochen werden, die Klassenkameraden wären hörbar und sie ist in jeder Situation verfügbar. Natürlich ist kein Richtungshören möglich und das Hören in diffusen Störschallsituationen wird schwieriger.

*Typ IIa* mit einseitiger Schallempfindungsschwerhörigkeit > 90 dB könnte bei erfolgloser Therapie mit Hörhilfen für Typ II oder mit einem CI versorgt werden.

*Typ III*, eine einseitige Schallleitungsschwerhörigkeit (z. B. Atresie), wäre evtl. mit einem Knochenleitungshörer zu versorgen (Bohnert 2007). Dies würde ein Hören auch von der schlecht hörenden Seite und das Hören von Umgebungssignalen ermöglichen.

## 4.1.5 Grad der Hörschädigung

Hörfähigkeiten lassen sich in Abhängigkeit von Intensität und Frequenz in 6 Hauptgruppen einteilen, wobei es geringfügige Unterschiede zwischen der medizinischen und pädaudiologischen Beurteilung gibt (Löwe 1974, Lehnhardt 1996). Da es sich bei der Rehabilitation um ein pädagogisch-psychologisches Interventionsfeld handelt, sollen der weiteren Diskussion die pädaudiologischen Kriterien zugrunde liegen:

- Von einer *Normalhörigkeit* spricht man, wenn der mittlere Hörverlust auf dem besseren Ohr nicht mehr als 20 dB beträgt. Dabei werden die Angaben für die Frequenzen 500, 1000 und 2000 Hz zugrunde gelegt und durch 3 dividiert (zur Berechnung des mittleren Hörverlusts: Löwe 1974a).
- Eine *leicht- bzw. geringgradige* Schwerhörigkeit liegt bei einem Hörverlust von 30 dB vor.
- Bei einem mittleren Hörverlust von mehr als 30 dB und weniger als 60 dB besteht eine *mittelgradige* Schwerhörigkeit.
- Um eine *hochgradige* Schwerhörigkeit handelt es sich bei einem mittleren Hörverlust zwischen 60 und 90 dB.
- Liegt der mittlere Hörverlust zwischen 75 dB (Löwe 1974) [80 dB] und 90 dB [95 dB], spricht man von einer *an Taubheit grenzenden* Schwerhörigkeit oder *Hörrestigkeit* (Zahlen in eckiger Klammer gemäß Angaben des Bundesministeriums für Arbeit und Sozialordnung 1983).
- „Beträgt der Hörverlust eines Kindes im Frequenzbereich von 125–500 Hz mehr als 60 dB und ist der mittlere Hörverlust innerhalb des Frequenzbereichs von 500–2000 Hz im besseren Ohr größer als 90 dB, spricht man von *Gehörlosigkeit* oder *Taubheit*" (Löwe 1974).

Besonders in den letzten Jahren haben sich die Entwicklungsperspektiven von als gehörlos diagnostizierten Kindern mit einem mittleren Hörverlust von 90 dB und mehr dahingehend verändert, dass viele von ihnen mithilfe von Hörgeräten die Lautsprache durch Hören erwerben können. Daher hat Breiner (1982) eine weitere *audiometrisch differenzierte Klassifizierung* von Gehörlosigkeit vorgelegt. Bei einem mittleren Hörverlust von > 90 dB wird demnach, abhängig von der Frequenz, nochmals zwischen 4 Typen unterschieden (Tab. 4.1).

Ling (1976) und Ding (1995) haben gezeigt, dass es für die Wahrnehmung spezifischer Qualitäten des Sprachschalls neben der Intensität kritische Frequenzgrenzen gibt, die bei 1000, 2000, 3000 und 4000 Hz liegen. Innerhalb dieser Frequenzen bestehen nach Ding (1995) typische Hörmöglichkeiten. Er schlägt ein Modell vor, das die Frequenzen und Intensitäten auf der Basis von sog. *Aufblähkurven* (Freifeld-Tonaudiogramm mit Hörgeräten) beschreibt. Sein Modell umfasst 5 typisierte Aufblähkurven (Abb. 4.1). Für das Hörverstehen ist die Hörfähigkeit entscheidend,

Tab. 4.1 Klassifizierung von Gehörlosigkeit nach Breiner.

| Typ | frequenzabhängige Hörreaktionen (in Hz) |
|---|---|
| S | über 3000 |
| F3 | bis 3000 |
| F1 | bis 1000 |
| G/F0 | unter 500 |

die mit Hörgeräten erreicht wird. Die tonaudiometrische Hörfähigkeit mit Hörgeräten wird in der Aufblähkurve abgebildet.

Waren in der Vergangenheit nahezu alle Hörgeschädigten mit Hörgeräten versorgt, so wird seit einigen Jahren vermehrt eine Hörversorgung mit einem oder in zunehmendem Maße mit 2 CI durchgeführt. Die Indikation für ein CI ist ab einem mittleren Hörverlust von bis zu 90 dB heute Standard. Der Einsatz von sog. „High-Power"-Hörgeräten für Kinder tritt immer mehr in den Hintergrund. Auch im Vergleich zu den Kindern mit Hörgeräten, die einen mHV zwischen 70 und 90 dB haben und somit durchaus über eine erweiterte frequenzspezifische Hörfähigkeit verfügen, sind Kinder mit CI in der Hörfähigkeit und der damit verbundenen Lautsprachwahrnehmung und -produktion deutlich überlegen.

Vor diesem Hintergrund wird sich die Hörgeräteversorgung mehr auf die mittelgradigen bis

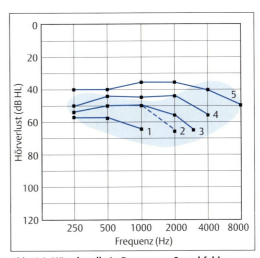

Abb. 4.1 **Hörschwelle in Bezug zum Sprachfeld** (typische Aufblähkurve, nach Ding).

nahezu hochgradigen Hörschädigungen konzentrieren. Ein Hörverlust ab 70 dB, der mit einem CI therapiert wird, versetzt den Betroffenen in die Lage, Lautsprache durch Hören wahrzunehmen. Damit wird sich die pädagogische Klassifikation von „gehörlos" verändern: Eine weitere Gruppe hörgeschädigter Menschen, denen bisher mit Hörgeräten kein Hören möglich war, wird nun in die Lage versetzt, unter bestimmten Bedingungen Hören lernen zu können.

Eine differenzierte pädaudiologische Klassifikation, wie sie bei Hörgeräten vorliegt, steht noch am Anfang.

## 4.1.6 Zusätzliche Erschwernisse

Eine Vielzahl von Faktoren kann die Rehabilitation eines Hörgeschädigten beeinflussen. In der Literatur finden sich Stichwörter wie zusätzliche Beeinträchtigungen, zusätzliche Behinderungen, Mehrfachbehinderungen. Ein allgemeiner Konsens über die Begriffe liegt nicht vor (Heese u. Solarová 1991). „Eine mehrfache Behinderung liegt dann vor, wenn zwei oder mehr als zwei Behinderungen oder Zustände des Von-Behinderung-Bedrohtseins, die je für sich Behinderungscharakter haben oder in ihrer Kombination Behinderungscharakter annehmen, bei einem Individuum zusammenkommen" (Heese u. Solarová 1991). Man kann dann von *Mehrfachbehinderung* oder *zusätzlichen Behinderungen* sprechen, wenn neben der Hörschädigung geistige Behinderungen, andere Sinnesschäden, Körperbehinderungen, insbesondere zerebrale Lähmungen und Bewegungsstörungen, zerebrale Sprachstörungen, neurogene Lernstörungen, Wahrnehmungsstörungen, dyspraktische Störungen und Verhaltensstörungen bzw. Erziehungsschwierigkeiten vorliegen. In den Schulen für Gehörlose und Schwerhörige liegt der durchschnittliche Anteil von Schülern mit zusätzlichen Behinderungen zwischen 25 und 40%. Dieser relativ hohe Prozentsatz erklärt sich daraus, dass viele Hörgeschädigte ohne zusätzliche Erschwernisse oder Behinderungen in Regelschulen beschult werden. Es liegen keine Untersuchungen vor, die zeigen, dass der Anteil von zusätzlichen Behinderungen unter Hörgeschädigten, verglichen mit Normalhörenden, höher ist. Es ist davon auszugehen, dass Lern- und Entwicklungsprobleme bei hörgeschädigten Kindern deutlich gegenüber hörenden Kindern erhöht sind (Hintermair 2004).

### Kinder aus Migrantenfamilien

Für den Rehabilitationsprozess von hörgeschädigten Kindern spielen nicht nur zusätzliche Behinderungen eine Rolle. Ebenso bedeutend für die *Gesamtentwicklung* hörgeschädigter Kinder ist das sprachliche Umfeld; zusätzliches Erschwernis ist z. B. wenn die Eltern der hörgeschädigten Kinder nicht Deutsch als Muttersprache sprechen. In Deutschland können wir von einem durchschnittlichen Anteil von 15–20% Migranten ausgehen. In deutschen Förderschulen sind 15,3% aller Kinder aus Migrantenfamilien. Diese Zahlen sind regional bedingt sehr unterschiedlich und schwanken zwischen 10 und 80%.

In kaum einem anderen Industrieland haben Schüler mit ausländischen Eltern in der Pisa-Studie so katastrophal abgeschnitten wie in Deutschland. Rund die Hälfte der 15-Jährigen aus Migrantenfamilien schaffte es gerade noch, simpelste Texte zu verstehen – einigen gelang nicht einmal dies (Spiewak 2004). Hörgeschädigte Kinder aus Migrantenfamilien besuchen so gut wie keine Regelschule. Sie gehen zu 98% in die Schule für Hörgeschädigte.

Grundsätzlich ist davon auszugehen, dass eine Hörgeräteversorgung und die damit verbesserte Hörfähigkeit die Gesamtentwicklung und so auch die Hör- und Sprachentwicklung erleichtert. Bei vorliegenden zusätzlichen Behinderungen und im Falle von Migrationsfamilien besonders aus dem osteuropäischen Raum ist mit zusätzlichen Erschwernissen zu rechnen. Nimmt man beide Gruppen zusammen, so sind in der Gesamtpopulation hörgeschädigter Kinder 30–50% betroffen.

## 4.1.7 Statistische Angaben zur Hörschädigung

Rund 15 Millionen Menschen weisen eine deutliche Hörminderung auf (Tab. 4.2). In der Altergruppe 45 plus leiden etwa 6 Millionen unter einer starken Hörminderung und 19% der Bundesbürger ab 14 Jahren (ohne Altersbegrenzung nach oben) haben eine Hörminderung (Fördergemeinschaft Gutes Hören 2007).

16,4 Millionen Menschen in Deutschland über 45 Jahren hören nicht (mehr) optimal. 2005 gaben 46% der befragten Altergruppe ab 45 Jahre an, sie hätten in Alltagssituationen Schwierigkeiten, ein-

Tab. 4.2 Altersverteilung Hörgeschädigter nach Jahren/Stand 2000 (Fördergemeinschaft Gutes Hören 2007).

| Alter (in Jahren) | Hörgeminderte (in %) |
|---|---|
| 14–19 | 1 |
| 20–29 | 2 |
| 30–39 | 5 |
| 40–49 | 6 |
| 50–59 | 25 |
| 60–69 | 37 |
| 70 und älter | 54 |

Tab. 4.3 Angaben zur Anzahl Hörgeschädigter in Deutschland (Statistik der Schwerbehinderten 2005, Statistisches Bundesamt Wiesbaden 2007).

| Art der Hörschädigung | Anzahl der Fälle | |
|---|---|---|
| | 1993 | 2005 |
| Taubheit (Gehörlosigkeit) | 48 528 | 28 029 |
| angeborene Taubheit (Gehörlosigkeit) | 20 374 | 19 168 |
| Schwerhörigkeit | 185 219 | 206 014 |
| angeborene Schwerhörigkeit | 7 148 | 7 284 |
| insgesamt | 261 269 | 260 495 |

Tab. 4.4 Altersverteilung aller Hörgeschädigten (Statistik der Schwerbehinderten 2005, Statistisches Bundesamt Wiesbaden 2007).

| Alter (in Jahren) | Hörgeschädigte (in %) | |
|---|---|---|
| | 1993 | 2005 |
| 0–14 | 3,06 | 2,47 |
| 15–24 | 2,32 | 3,11 |
| 25–34 | 4,29 | 3,88 |
| 35–44 | 5,82 | 6,75 |
| 45–54 | 9,79 | 9,56 |
| 55–64 | 15,35 | 21,15 |
| 65–74 | 24,10 | 24,21 |
| 75 und älter | 38,55 | 28,88 |
| insgesamt | 100 | 100 |

wandfrei zu hören und zu verstehen (Forum Besser Hören in Zusammenarbeit mit dem Forschungsinstitut TNS-Emnid 2007).

Demgegenüber macht das Statistische Bundesamt Wiesbaden zur Statistik der Schwerbehinderten 2005, veröffentlicht 2007, folgende Angaben (Tab. 4.3 u. Tab. 4.4).

Die Demografie und Epidemiologie der Hörgeschädigten ist völlig unzureichend, es lassen sich nur Näherungswerte beschreiben. Mit Sicherheit geben die Zahlen des Statistischen Bundesamtes nicht an, wie viele Hörgeschädigte es tatsächlich in Deutschland gibt. Die von Harmsen angegebene Zahl beruht auf einer Erhebung des Deutschen Grünen Kreuzes (1986), wonach 15–25 % der Bevölkerung Hörprobleme haben. Jeder fünfte Schwerhörige trägt Hörgeräte, das sind insgesamt etwa 3 Millionen Hörgeräteträger.

„Von allen nennenswert Hörbeeinträchtigten steht die Hälfte im Erwerbsalter (20–60 Jahre), fast ebenso viele im Rentenalter (über 60 Jahre) und nur ein sehr geringer Teil, nämlich 1/25 oder 4 %, im Kindes- und Jugendalter [...] mindestens 2/3 aller Hörgeschädigten sind über 50 Jahre alt" (Davis 1983, Ries 1985, Schein 1987, Deutsches Grünes Kreuz 1986; zitiert nach Krüger 1991).

## 4.1.8 Lebensalter und Höralter

Da zwischenmenschliche Beziehung von Kommunikation abhängt, beeinflussen Art und Qualität der Kommunikation die psychosoziale Situation des Einzelnen. Die Auswirkungen von Hörschädigungen lassen sich nur schwer als ein einheitliches psychosoziales Erscheinungsbild definieren. Die Leistungsfähigkeit menschlicher Sinnessysteme ist nicht von Anfang an in vollem Umfang vorhanden, sondern unterliegt einem Entwicklungsprozess, der sowohl durch innerpsychische als auch durch von der Außenwelt gesteuerte Anregungen beeinflusst wird. Je nach Ausmaß, Zeitpunkt des Eintritts und der Dauer einer Hörschädigung kann die geistige, psychosoziale und emotionale Entwicklung eines hörgeschädigten Menschen unterschiedlich verlaufen. Bei der Beurteilung einer Hörschädigung in Verbindung mit Hörgeräten und deren Auswirkungen auf die Hör- und Sprachentwicklung ist deshalb das Verhältnis zwischen dem Lebensalter und dem Höralter zu berücksichtigen. Mit *Höralter* wird die Zeitspanne bezeichnet, in der ein Hörenlernen aufgrund normaler Hörfähigkeit oder mit apparativen Hilfen erfolgte. Dabei kann zwischen den folgenden 4 Gruppen unterschieden werden:

**Postlingual Hörgeschädigte, die plötzlich oder progredient einen Hörschaden erlitten und anschließend mit Hörhilfen versorgt wurden.** Als postlingual hörgeschädigt sind all jene zu bezeichnen, die *nach Abschluss des primären Lautspracherwerbs* eine Hörschädigung erleiden. Darunter fallen Altersschwerhörige genauso wie junge Erwachsene, die durch Krankheit oder andere traumatische Ereignisse ihre Hörfähigkeit verloren haben.

Personen mit Hörhilfen, die die Lautsprache – wenn auch in eingeschränktem Maße – vornehmlich durch Hören wahrnehmen können, sind postlingual *schwerhörig*. Bei denjenigen, die auch mit Hörhilfen nicht mehr hören können, spricht man von postlingual *ertaubten* Gehörlosen. Allen ist gemeinsam, dass sie über eine voll differenzierte Lautsprache verfügen, d.h. in ihrem aktiven Sprachgebrauch fällt zunächst ihre auditive Kommunikationsstörung nicht auf. Um aber ihren Kommunikationspartner verstehen zu können, sind ertaubte Personen bisher auf das Ablesen vom Mund angewiesen. Auffällig ist, dass sich die prosodischen Merkmale ihrer Sprechsprache (Sprechmelodie, Dauer, Betonung, Rhythmus) im Laufe der Zeit verändern und die Stimme monoton werden kann. Auf die kognitiv-geistige Entwicklung wird eine Spätertaubung weniger Auswirkungen haben, dafür aber mehr im psychosozialen und emotionalen Bereich. Hör- und Lebensalter sind bis zum Zeitpunkt der Ertaubung identisch. Postlingual Ertaubte haben geprägte Hörvorstellungen. Sie verfügen in ihrem ZNS über ein voll ausgebildetes Hör- und Lautsprachsystem.

**Perilingual Hörgeschädigte, die im Alter von 2–14 Jahren einen Hörschaden erlitten und unmittelbar danach oder erst nach Jahren Hörhilfen bekamen.** Heranwachsende, bei denen sich *während der Spracherwerbsphase* die Hörfähigkeit verschlechtert, bezeichnet man als perilingual hörgeschädigt. Kinder, die im Vorschulalter z.B. durch eine progrediente Hörschädigung weniger hören, befinden sich am Anfang ihres Spracherwerbsprozesses. Der bereits begonnene auditive Spracherwerb wird unterbrochen. Er muss aber unter erschwerten Bedingungen fortgesetzt werden. Vorhandene neuronale Hörstrukturen lassen sich zwar nutzen, es ist aber zu berücksichtigen, dass diese Strukturen einer großen *Plastizität* unterliegen. Es kann noch zu einem Verlust dieser Hörstrukturen kommen. Um dies zu unterbinden, ist eine frühe Versorgung mit Hörhilfen erforderlich. Sind diese Kinder bereits in einem Kindergarten für Hörende oder in der Regelschule, sollten sie zunächst dort verbleiben. Zusätzlich muss eine ganzheitliche hörpädagogische Rehabilitation eingeleitet werden. In Abhängigkeit von der Hörbehinderung und davon, wie bewusst die betroffenen Kinder und Jugendlichen ihre veränderte Situation wahrnehmen, werden sich Zukunftsperspektiven ergeben.

Perilingual Hörgeschädigte liegen zwischen den deutlich zu definierenden Gruppen der prä- und postlingual Hörgeschädigten. Sowohl ihre psychosoziale, emotionale als auch ihre kognitiv-kommunikative Entwicklung ist deshalb anfänglich äußerst schwer zu bewerten.

**Prälingual Hörgeschädigte, die erst als Jugendliche oder Erwachsene Hörhilfen erhielten.** Prälingual hörgeschädigte Menschen haben von Geburt an oder noch *vor Beginn des Spracherwerbs* eine Hörschädigung erlitten. Bei diesem Personenkreis haben sich in der Regel aufgrund der vor Jahren nur bedingt möglichen auditiven Stimulation die Hörzentren nur begrenzt entwickelt. Die *Lautsprachkompetenz* ist reduziert. Die Kommunikation erfolgt oftmals durch Gebärden. Sowohl die visuelle Orientierung in der Erziehung und Förderung als auch die visuell orientierte Kommunikationskompetenz haben die Funktionsstrukturen des ZNS so geprägt, dass eine auditive Stimulation oder gar die Entwicklung einer auditiven Kommunikationskompetenz aus physiologisch-funktionellen Gründen kaum möglich ist.

Hinsichtlich der *emotional-sozialen Entwicklung* bei Gehörlosen finden sich nicht selten Hinweise auf Auffälligkeiten und Störungen wie stärkere psychophysische Labilität und Erregbarkeit, Egozentrismus, soziale Unreife und eingeschränkte Belastbarkeit, die jedoch mit Vorsicht betrachtet werden müssen (Richtberg 1980, Fengler 1990). Denn es kann sich bei den erwähnten Zuschreibungen lediglich um Verhaltensweisen als Ergebnisse einer kommunikativ bedingten Fehlentwicklung und -erziehung handeln.

Oft können prälingual Ertaubte mit Lautsprache ihre psychischen Empfindungen, Wünsche, Bedürfnisse nicht angemessen ausdrücken. Missverständnisse und Fehldeutungen sind die Folge. Das Problem der beeinträchtigten Kommunikation betrifft nicht nur den Hörgeschädigten, sondern auch die hörenden Gesprächspartner. Die Folge kann erschwerte Kontaktaufnahme, zunehmende Verunsicherung und wachsende Bereitschaft zur Distanzierung sein. Als Konsequenz fordern prälinguale, erwachsene Gehörlose die gesellschaftliche Anerkennung der Gebärde als ihre Sprache.

**Prälingual hörgeschädigte Kleinkinder, die in den ersten Lebensmonaten bzw. in den ersten Lebensjahren Hörgeräte erhielten.** Es gibt immer mehr gehörlose Kinder, die mit der Unterstützung der Frühförderung und neuen technischen Hörhilfen am akustischen Leben teilnehmen können. Sie erlernen die Lautsprache sehr gut und besuchen zum Teil die Regelschule. Damit haben prälingual gehörlose Kinder heute ungleich bessere Chancen, eine Hör- und Lautsprachfähigkeit zu entwickeln, als dies noch vor Jahren der Fall war. Durch eine Reihe von medizinisch-technischen Entwicklungen, diagnostischen Möglichkeiten und pädagogisch-psychologischen Innovationsprozessen haben sich die Entwicklungsbedingungen für gehörlose Kleinkinder in jüngster Vergangenheit grundlegend verbessert. Ausgehend von den individuellen Bedingungen des Kindes, aber auch in Abhängigkeit von den Entscheidungen und dem Verhalten der Eltern sowie der Einflussnahme der Medizin und Pädagogik stehen somit auch prälingual gehörlosen Kindern die unterschiedlichsten Hör-, Sprach- und damit Lebensperspektiven offen.

Für prälingual hörgeschädigte Kinder ist es notwendig, dass eine Hörgeräteversorgung so früh wie möglich erfolgt. Immer wieder wird auf die *Bedeutung der Früherfassung* hörgeschädigter Kinder hingewiesen (Löwe 1991). Mit Hörgeräten können vorhandene Hörfähigkeiten ausgenutzt werden. Es kommt zur auditiven Stimulation der Hörbahnen. Die als prälingual gehörlos diagnostizierten Kleinkinder können mit den elektroakustischen Hörhilfen auditive Fähigkeiten entwickeln und damit wesentlich umfangreicher und leichter die Lautsprache erlernen. Damit darf bei prälingual gehörlosen Kleinkindern heute von grundlegend anderen Entwicklungsmöglichkeiten ausgegangen werden, als dies vor Jahren für gehörlose Kinder der Fall war.

---

## *Zusammenfassung*

In der Vergangenheit beschäftigten sich weit mehr Rehabilitationskonzepte für Hörgeschädigte mit kompensatorischen Maßnahmen des Sehens und Fühlens als mit Konzepten, die das Hören fördern können. Die Bedeutung des Hörens für die menschliche Entwicklung wird bisher nur unzureichend berücksichtigt. Umso wichtiger ist es, hörgeschädigten Menschen alle Möglichkeiten zu eröffnen, trotz der Hörschädigung bestmöglich Hören zu lernen.

Schwerhörige, gehörlose bzw. taube Menschen werden verallgemeinernd als Hörgeschädigte bezeichnet. Hörschädigungen lassen sich auf hereditäre und erworbene Ursachen zurückführen. Sie können die Folge von organisch-physiologisch bedingten Funktionsstörungen in jedem Bereich des Hörorgans, der Hörbahnen und der Hörzentren sein.

Unabhängig von der Art der Hörschädigung werden diejenigen als schwerhörig bezeichnet, die mit Hörhilfen noch die Lautsprache verstehen. Werden auch mit hörtechnischen Hilfen weder Geräusche noch Lautsprache erkannt, spricht man von Gehörlosigkeit. Hörfähigkeiten lassen sich in Abhängigkeit von Intensität und Frequenz in 5 Hauptgruppen einteilen – in Normalhörigkeit, leicht- bzw. geringgradige, mittelgradige und hochgradige Schwerhörigkeit sowie Gehörlosigkeit oder Taubheit, die einseitig oder beidseitig auftreten können. Bei Störungen der auditiven Informationsverarbeitung trotz intakten peripheren Hörvermögens kann eine AVWS die Ursache sein.

Eine Vielzahl von Faktoren beeinflusst die Rehabilitation. Neben der Hörschädigung können Mehrfachbehinderungen oder zusätzliche Behinderungen wie geistige Behinderungen, andere Sinnesschäden, Körperbehinderungen, insbesondere zerebrale Lähmungen und Bewegungsstörungen, zerebrale Sprachstörungen, neurogene Lernstörungen, Wahrnehmungsstörungen, dyspraktische Störungen und Verhaltensstörungen bzw. Erziehungsschwierigkeiten vorliegen. Kinder aus Migrantenfamilien können erhebliche Schwierigkeiten beim Erwerb der deutschen Lautsprache haben.

# 4 Rehabilitation mit Hörgeräten

> Nach vorsichtigen Schätzungen haben 15 Millionen Menschen in Deutschland eine Hörbehinderung. Das Statistische Bundesamt ermittelte 2005 260 490 Hörgeschädigte.
> In Abhängigkeit von Ausmaß, Zeitpunkt des Eintritts und Dauer einer Hörschädigung kann die sprachliche, geistige, psychosoziale und emotionale Entwicklung eines hörgeschädigten Menschen beeinflusst sein. Dabei ist zwischen folgenden Gruppen zu unterscheiden: Postlingual Hörgeschädigte, die plötzlich oder progredient einen Hörschaden erlitten und anschließend mit Hörhilfen versorgt wurden, perilingual Hörgeschädigte, die im Alter von 2–14 Jahren einen Hörschaden erlitten und unmittelbar danach oder erst nach Jahren apparativ versorgt wurden, prälingual Hörgeschädigte, die nicht mit Hörhilfen versorgt wurden und erst als Jugendliche oder Erwachsene Hörhilfen erhielten sowie prälingual hörgeschädigte Kleinkinder, die in den ersten Lebensmonaten bzw. in den ersten Lebensjahren Hörhilfen erhielten.

## 4.2 Lernen: Hören und Lautsprache

Kommunikation ist die Grundlage allen Lernens. Ein Lernen ohne Kommunikation ist nicht möglich. Der Mensch nimmt die unterschiedlichsten Reize akustischer, visueller, taktiler und gustatorischer Art wahr, d. h. er kommuniziert auf unterschiedlichen Wegen mit seiner Umwelt.

In Verbindung mit Hören und Sehen ist für die zwischenmenschliche Interaktion die Lautsprache das wichtigste Kommunikationsmittel. Hör- und Lautsprachfähigkeit gehören somit zu den wesentlichen Fähigkeiten menschlichen Daseins. Rehabilitative Maßnahmen mit Hörgeräten und anderen elektroakustischen Hörhilfen implizieren eine Lautsprachförderung. Lernen, Denken und Kommunizieren vollziehen sich auf der materiellen Grundlage des ZNS. Ein Handeln gegen die Gesetzmäßigkeiten und Prinzipien höherer Nerventätigkeit wird die Lern- und Kommunikationsentwicklung stets erschweren oder gar verhindern und im Extremfall Lern- und Kommunikationsbehinderungen hervorrufen. Es ist daher die Aufgabe einer Hörrehabilitation, sich an den Kenntnissen der allgemeinen Hör- und Sprachentwicklung zu orientieren und diese zur Grundlage ihrer Förderkonzepte zu machen.

### 4.2.1 Entwicklung des Hörens

Die Hörverarbeitung unterliegt einem physiologischen und funktionellen Reifungsprozess, in dessen Verlauf sich das zentrale Hörsystem ausweitet und entfaltet (Bauer 1988, Klinke 1990). Um die Genese des Hörens zu verstehen, muss zwischen *physiologischen* und *funktionellen* Reifungs- und Entwicklungsprozessen unterschieden werden. Matschke (1993) untersuchte die physiologische Reifung der menschlichen Hörbahn. Die optimale Leistungsfähigkeit der Hörbahn ist bei Normalhörenden schon am Ende des 2. Lebensjahres erreicht. Darüber hinaus wurden keine wesentlichen Latenz- oder Leitzeitverkürzungen als Folge von Markscheidenbildung registriert (Matschke 1993). Vor der Geburt und insbesondere im 1. Lebensjahr bzw. nur wenig darüber hinaus finden wichtige Prozesse in der physiologischen Reifung der Hörbahn statt, die die Voraussetzung einer normalen auditiven Wahrnehmung sind.

Das menschliche Gehirn beginnt mit der 7. Schwangerschaftswoche zu arbeiten. Das Mittel- und Innenohr ist mit der 12. Schwangerschaftswoche ausgebildet. Ab der 20. Schwangerschaftswoche erfolgt die Ausbildung des Temporallappens, der höchstrangigen Hörregion des Menschen. Der Hörnerv und der Nucleus cochlearis (Schneckenkern) sind 6 Wochen nach der Geburt entwickelt. Die Olivia superior (Olivenkern) und der Nucleus lemnisci lateralis (Schleifenkern) sind nach 24 Lebensmonaten voll ausgebildet. Der Bereich der 4 Hügel ist erst nach 28 Lebensmonaten voll entwickelt. Die Reifung der Hörrinde ist vermutlich auch im 5. Lebensjahr noch nicht abgeschlossen.

Durch die Verarbeitung akustischer Signale im Innenohr gelangen entsprechende Reize über die vorgebildete Nervenbahn bis zum Hörzentrum. Dort kommt es zu Verknüpfungen zwischen den einzelnen Kernen der Umschaltstellen und den benachbarten Bahnen, die u. a. von den neurotrophen Wachstumshormonen kontrolliert werden.

Die Entwicklung des Hörens ist abhängig von 3 Bereichen:
- Funktionsweise des Innenohrs
- Hörbahn ab dem Nucleus cochlearis
- Funktion der Hörrinde auf den höheren Ebenen

Die Funktion des Innenohrs wird durch die Umsetzung von Frequenz, Intensität und Dauer der Reize in entsprechende Wahrnehmungsgrößen charakterisiert. Erst auf der Ebene der Hörrinde wird der Schallreiz bewusst. Es gibt Zelltypen, die nur auf bestimmte Merkmale von Schallreizen reagieren, z. B. bestimmte analoge Schwingungsmuster, Schallreizintervalle, Schwingungsfolgen, die Reizdauer, den Beginn oder das Abbrechen eines Schallreizes. Welche Funktionen sich im Einzelnen hinter diesen Zellen verbergen, ist noch nicht geklärt. Fest steht aber, dass es Zellen gibt, die so spezialisiert sind, dass sie nur bestimmte Merkmale detektieren. Aus funktioneller Sicht gibt es Zellen, die in Abhängigkeit von bestimmten Schallangeboten reagieren, z. B. bei bestimmten Frequenzen, Lautstärkepegeln und Frequenzmodulationen. Das Zusammenwirken dieser Faktoren führt zum funktionellen Hören.

„Die Prägung der Funktionsstrukturen auf ihre ökologische Funktion erfolgt häufig zu einer Zeit, zu der eine Expressivität der Funktion noch nicht gefordert ist" (Sinz 1983). Die Zusammensetzung der Nervenfortsätze, die Nervenverbindungen sind zunächst nicht fest, sondern sehr variabel und dynamisch. Erst mit zunehmendem Alter werden diese Verbindungen weniger variabel.

Bisher ist es nicht möglich, den Zeitpunkt des Wechsels von der dynamischen zur festen Verbindung exakt zu bestimmen. Die Hörzentren reagieren selbst bei einem 6-Jährigen noch nicht in ausgereifter Weise. Obwohl der periphere Hörnerv sehr früh ausgereift ist, erreicht die zentrale Hörverarbeitung erst um das 10. Lebensjahr die Funktionsfähigkeit eines erwachsenen Gehirns.

„Der Einfluß einer frühzeitigen Stimulierung auf die Synaptogenese und funktionelle Leistungsfähigkeit des akustitorischen Systems im Sinne einer höheren integrierten Leistung wird dagegen durch Volumenzunahme der Kerngebiete und sonderpädagogische Erfahrungen belegt" (Matschke 1993). Das Gewicht des ZNS verdoppelt sich in den ersten Lebensjahren. Die auditorischen Hirnanteile stellen etwa 10 % der gesamten Hirnmasse.

Der Mensch ist zwar mit einem genetisch bestimmten Hirnpotenzial geboren, der Erwerb der Funktionsfähigkeit dieses Potenzials ist jedoch umweltabhängig. Ohne das *Zusammenwirken von Organismus und Umwelt* vermögen sich unsere Sinne nicht zu entwickeln (Radigk 1990). Singer (1985) hat dies für den Sehsinn nachgewiesen. Das ZNS ist im Verlauf der sensitiven Phasen in der Lage, selbst mit (im Vergleich zu Normalhörenden) rudimentären Höreindrücken für die Sprache verwertbare Codiersysteme zu entwickeln und zu nutzen.

Die Fähigkeit, Sprache zu hören und zu diskriminieren, setzt die Entwicklung zahlreicher adäquater *Stimulusmerkmale* voraus. Erst durch die Analyse, Synthese und Codierung auditorischer Detektions- und Diskriminationssysteme wie Frequenz, Intensität, Dauer, Melodie, Rhythmus, Geräusche, Klänge, Formantübergänge und anderer suprasegmentaler Strukturen ist ein verstehendes Hören möglich.

„Bleibt die adäquate, d. h. modalitäts- bzw. qualitätskonforme Stimulation aus, reift eine undifferenzierte, wenig leistungsfähige Detektions-, Diskriminations-, Identifikations-, Gedächtnis- und neuromotorische Programmstruktur heran. Die Exposition inadäquater Stimuli kann zu einer Fehlprägung bzw. neurotischen Störung führen" (Sinz 1983).

Es ist nicht nur wichtig, zum richtigen Zeitpunkt Reizmöglichkeiten zu schaffen. Vielmehr ist auch die Art der Reizmuster von Bedeutung. „Fehlen diese Reizparameter, können vorprogrammierte neuronale Strukturen ihre Funktionsspezifität irreversibel verlieren bzw. nicht ausreichend manifestieren. Spätere Stimulation trifft dann auf degenerierte, ineffiziente Neuronensysteme des Hör-Sprach-Systems, das nur noch mit hohem Rehabilitationsaufwand zu eingeschränkter Funktionstüchtigkeit gebracht werden kann" (Sinz 1983).

Wie das Gehirn die *Analyse von Sprache* vornimmt, ist noch ungeklärt. Das Kind lernt nicht nur Hören oder seine Muttersprache, sondern auch die neuronalen Prozesse zu deren Verarbeitung. Die neuronalen Verarbeitungsprozesse sind nicht genetisch bestimmt. Auf dem Gebiet der visuellen Wahrnehmung liegen gesicherte Erkenntnisse für die Sehbahn und Sehrindenbezirke an Tieren vor. Weitgehende neurophysiologische Parallelen mit dem auditorischen System sind anzunehmen. Danach dürften genetische Faktoren allein nicht mehr für die Entwicklung der genannten Teilleistungen des Gehörs ausreichen. Vielmehr müssen zusätzliche akustische Informationen, vor allem spezifische Reize in Form sprachlicher Anregungen gewonnen werden, welche die funktionelle Hörentwicklung zur vollen Funktionstüchtigkeit bringen.

Hörenlernen und Lautsprachverstehen lassen sich nicht auf beliebige Zeitpunkte verschieben. Die Entwicklung dieser Fähigkeiten ist davon abhängig, dass sie in ihrer jeweils *optimalen Phase* stimuliert werden. In keiner anderen Phase sind die Plastizität, die Sensitivität und das Wachstum des ZNS so groß und beeinflussbar wie in den ersten Lebensjahren eines Menschen (Sinz 1983, Plath 1989, Schlote 1990).

Das Baby wird zunächst als Weltbürger geboren. Das heißt, in den ersten Lebensmonaten ist es neurophysiologisch in der Lage, ohne Weiteres jede Sprache zu diskriminieren und damit zu lernen. Diese Fähigkeit in ihrer Vielfältigkeit verliert sich in einigen Teilen. So hören viele erwachsene Chinesen nicht ohne Weiteres den Unterschied zwischen den Phonemen „l" und „r".

Funktionelle auditive Leistungen lassen sich bereits 48 Stunden nach der Geburt nachweisen, z. B. eine Bevorzugung der mütterlichen Stimme im Gegensatz zu anderen weiblichen und männlichen Stimmen. Klänge und Melodien, die in Utero gehört wurden, werden schneller erkannt, z. B. Lallketten, Melodien wie „Peter und der Wolf" und spezifische Geräusche.

Hinweise auf *intrauterines Hörenlernen* werden durch Untersuchungsergebnisse belegt: Kinder mit französisch sprechenden Müttern reagierten bereits im Alter von 2 Tagen auf Französisch und nicht auf Russisch, Kinder mit englisch sprechenden Müttern reagierten im Alter von 2 Monaten auf Englisch und nicht auf Italienisch (Juscyzk et al. 1988, Mehler et al. 1988).

Die Fähigkeit, Phoneme zu diskriminieren, wird ebenfalls sehr früh gelernt. Ein Beispiel dafür ist eine Untersuchung von Werker (1991), die zeigte, dass amerikanische Neugeborene japanische Phoneme zwar kurz nach der Geburt, jedoch nicht mehr im Alter von 12 Monaten unterscheiden konnten. Im Alter von 6-8 Monaten konnten amerikanische Kinder noch zwischen englischen und Hindi-Phonemen differenzieren, nicht mehr jedoch nach dem 10.–12. Monat. Weiterhin zeigen Vergleiche von prosodischen Merkmalen zwischen sehr unterschiedlichen Sprachkulturen (z. B. Englisch und Chinesisch), dass die prosodische Kennzeichnung bspw. von Angst, Beruhigen, Belohnen und Warnen einander sehr ähnlich. In der Wahrnehmung der prosodischen Elemente der mütterlichen Stimme könnte ein Schlüssel zur auditiven Phonemdiskrimination liegen.

All diese Beispiele weisen darauf hin, dass die Grundlagen der Muttersprachphonologie am Ende des 1. Lebensjahres gelegt sind.

Angesichts der enormen Plastizität des frühkindlichen Gehirns ist anzunehmen, dass durch eine *Hörgeräteversorgung* auch bei eingeschränkter Schallaufnahme eine große Menge sprachlicher Informationsanteile in das ZNS übertragen werden kann, die für eine natürliche Hör- und Lautsprachentwicklung genutzt werden können.

Bei prä- und perilingual Hörgeschädigten wird es in erster Linie darum gehen, mit Hörgeräten und einem entsprechenden hörorientierten Rehabilitationsprogramm die verbliebenen Hörreste so zu aktivieren, dass sie in ihrer Gesamtheit eine auditive Lautsprachperzeption ermöglichen. Postlingual Hörgeschädigte verfügen über Lautsprache. Die Aufgabe der Hörgeräteversorgung besteht hier vornehmlich darin, so gut wie möglich gewohnte akustische Klangqualitäten wieder herzustellen. Die Entwicklung der Sprachkompetenz ist in diesen Fällen nicht erforderlich, aber die Förderung der kommunikativen Kompetenz.

Für das Hören können wir feststellen, dass Hörgeräte ein Hören mit den Strukturen der Hörbahn des menschlichen Gehirns ermöglichen, wenn auch in veränderter Form. Durch rehabilitative Förderprozesse wird das ZNS in die Lage versetzt, aus diesen Höreindrücken ein komplettes Hörbild zu erzeugen.

## 4.2.2 Entwicklung der Lautsprache

Die Stufen der Sprachentwicklung sind in Tab. 4.**5** dargestellt.

Für den primären Sprachlernprozess spielt die erste Bezugsperson eine entscheidende Rolle. Ein Kind reagiert viel früher auf die vertraute mütterliche Stimme als auf andere akustische Signale, die mit gleicher Intensität angeboten werden. Der erste Gebrauch von Sprache, die erste Kommunikation, findet gewöhnlich zwischen Mutter und Kind statt und Sprache wird in der Beziehung zwischen diesen beiden erworben (Sacks 1990).

Tab. 4.5 Stufen der Sprachentwicklung (Luchsinger 1970, Weibert 1981, Wirth 1983, Grohnfeldt 1985, zusammengefasst in Matheis 1990).

| Zeitraum | Entwicklungsstufe | Beschreibung |
| --- | --- | --- |
| 1. Monat | Phase des Reflexschreies | |
| 2. Monat | erste Lallperiode | Sie tritt auch bei Taubheit auf. Es werden Laute produziert, die Vokalen und Konsonanten ähneln. |
| 5.–7. Monat | Periode der Sprachnachahmung | Gehörtes und Gesprochenes wird nachgeahmt. Silbenduplikationen treten auf. |
| 8.–9. Monat | beginnendes Sprachverstehen | Allmählich treten Assoziationen zwischen Dingen aus der Umgebung und den zugehörigen Sprachelementen auf. |
| 10.–12. Monat | Phase der physiologischen Echolalie | Das Kind fühlt sich veranlasst, vorgesprochene Laute zu wiederholen. |
| 13.–18. Monat | Phase der Einwortsätze | Mit den ersten intentional gebrauchten Wörtern beginnt die eigentliche Sprachentwicklung. In dieser Zeit erwacht das Symbolbewusstsein des Kindes. |
| 19.–24. Monat | Bildung von Zweiwortsätzen | Am Ende des 2. Lebensjahres verfügt das Kind über ca. 300–900 Wörter. Die Kommunikation orientiert sich am konkret Wahrnehmbaren. |
| 3. Jahr | Bildung von Drei- und Mehrwortsätzen | Es kommen noch häufig Dysgrammatismen vor. |
| 4. Jahr | Die Sprache ist in ihren Grundzügen entwickelt. | Sätze können in zahlreichen syntaktischen Strukturen gebildet werden. Sprache wird zum gedanklichen Strukturierungsmittel. |

Das hörgeschädigte Kind benötigt einen Dialogpartner, der dem Kind die Welt verstehbar macht, partnerschaftlich auf das Kind eingeht, Lernerfahrung durch sprachliche Anregung ermöglicht, als Partner eine sprachliche Vorbild-, Dialog- und Korrekturfunktion erfüllt und dem Kind über die Aktivierung aller Wahrnehmungsbereiche die Erfahrungswelt erschließt (Rodenwaldt 1989).

Snow (1972) und Zollinger (1987) arbeiteten 3 Sprachfunktionen heraus:
- Bezeichnend für die *aufmerksamkeitszentrierende und affektive* Funktion ist, dass
  - die prosodischen Funktionen übertrieben gebraucht werden,
  - die Intonation farbig ist,
  - die Mutter mit höherer Frequenz spricht, manchmal sogar flüstert, um die Sprache für das Kind interessant zu machen und von jener der Erwachsenen abzuheben.
- Charakteristisch für die *verständniserweiternde und kommunikative* Funktion ist, dass die Gespräche
  - situationsabhängig sind,
  - sich auf das unmittelbare Umfeld des Kindes beschränken,
  - eine syntaktische und semantische Einfachheit und eine langsamere, deutlichere und wiederholende Sprechweise aufweisen.
- Kennzeichnend für die *kommunikativ-interaktive* Funktion ist, dass
  - die Sprache des Kindes durch die Mutter ständig erweitert wird,
  - die Mutter ihre Sprache oft wiederholt und häufig Fragen stellt.

Untersuchungen von Füssenich (1986) und Motsch (1983) zeigen, dass Kinder imitieren, wenn sie vor linguistischen Schwierigkeiten stehen. Durch Imitation eignet sich das Kind aktiv und selektiv die Strukturen an, die es gerade im Begriff ist zu lernen. Das sprachliche Modellverhalten erleichtert es dem Kind, Wörter, Satzstrukturen und situationsadäquate Ausdrücke zu erwerben (Motsch 1983).

Ziel der Sprachförderung ist, „[...] dass die alltäglichen Begebenheiten zu natürlichen Sprechhandlungssituationen mit Sprachlehr- und Sprachlernfunktionen werden" (Motsch 1986). Eine Hör-Sprach-Rehabilitation sollte es dem hörgeschädigten Kind ermöglichen, die Lautsprache in einem ähnlichen Prozess wie beim hörenden Kind zu erwerben.

## Hörenlernen: Hörtraining – Hörerziehung

Die in der Medizin üblichen Begriffe wie Therapie, Hörtherapie, Hörrehabilitation sind pädagogisch wenig gebräuchlich. In der Hörgeschädigtenpädagogik sind unterschiedliche Maßnahmen zur Förderung der Hörfähigkeit bekannt.

Von *Hörtraining* spricht man bei Maßnahmen zur Entwicklung der Hörfähigkeit von postlingual ertaubten bzw. schwerhörigen Menschen und – je nach Alter – bei perilingual hörgeschädigten Kindern. Hörtraining baut bei ihnen auf vorhandenem Sprachbesitz und akustischen Erinnerungen auf. „Durch die Veränderungen, die die akustischen Signale und Zeichen im technischen Hilfsmittel und im Hörorgan erfahren, kommen Klangeindruck und Klangerinnerung nicht mehr zur Deckung, und die neuen durch die Hörhilfen vermittelten Eindrücke sind nicht in der Lage, den Fundus an Klangerinnerungen zu aktivieren. Die Aufgabe der pädagogischen Arbeit ist es in diesem Fall, den Hörgeschädigten zu befähigen, die neugewonnenen, aber veränderten Klangeindrücke als Zugang für den Schatz an akustischen Erfahrungen zu verwenden, den er im Verlauf seines bisherigen Lebens erworben hat. Das ist für den Erwachsenen ein echter Lernvorgang" (Lindner 1992).

Bei prälingual hörgeschädigten Kindern müssen sich im Gegensatz zu Erwachsenen auditive Fähigkeiten und die damit verbundene Lautsprache erst entwickeln. Für die entsprechenden Förderkonzepte wurde der Begriff der Hörerziehung geprägt.

Unter *Hörerziehung* versteht man Maßnahmen und Verhaltensweisen, die bei prälingual hörgeschädigten Kindern durch optimale Ausnützung der vorhandenen physiologischen Hörfähigkeit eine Lautsprachentwicklung ermöglichen sollen. Man unterscheidet synthetische und analytische Vorgehensweisen. Bei synthetischen Verfahren werden, vom Einzellaut ausgehend, Phoneme, Silben, Wörter und Sätze voneinander auditiv unterschieden. Bei analytischen Modellen werden auf der Grundlage komplexer auditiver Strukturen folgende Ziele verfolgt:
- Wecken der auditiven Aufmerksamkeit
- Entwicklung von groben Unterscheidungen
- Entwicklung von einfachen Unterscheidungen der Sprache
- Entwicklung von schwierigen Unterscheidungen der Sprache
- kritische Beurteilung der eigenen Sprechleistungen und Korrektur des Sprechens

Hörerziehung schließt alters- und entwicklungsangemessene Hörübungen nicht aus. Denn es kann immer wieder der Fall eintreten, dass trotz gut entwickelter Hör- und Sprachkompetenz ein Training bestimmter Hörfertigkeiten erforderlich ist. Diese Übungen können sowohl spielerisch im Kontext als auch isoliert „am Hörproblem" erfolgen.

Der *Hörlernprozess* selbst wird durch unterschiedliche Zugehensweisen stimuliert. Sie können in gezielte isolierte Übungen und in ganzheitliche Hörsprachlernprozesse aufgeteilt werden, die die aktuelle Lebens- und Erfahrungswelt des Hörgeschädigten mit einbeziehen. Beide Elemente, synthetische wie analytische, sind sowohl in der Hörerziehung als auch im Hörtraining enthalten. Sie erfahren aufgrund der verschiedenen Zielgruppen und ihrer Vorerfahrungen eine unterschiedliche Gewichtung.

Entscheidend für die bisherigen Konzepte der Hörerziehung war, dass – auch wenn die konkrete Lebenssituation mit einbezogen wurde – die Aufgabe von Pädagogen und Eltern mehr in der Lenkung der Entwicklung und damit auch der Steuerung der Hörentwicklung gesehen wurde.

## Hörenlernen: Hörgerichtetheit

Das heutige Wissen um die Entwicklung des Säuglings zeigt, dass dieser selbst über enorme Kompetenzen verfügt. Es geht heute weniger um die Lenkung als um Prozesse des gemeinsamen Aushandelns, um das zur Verfügung stellen von Möglichkeiten. Diese kontinuierliche Wechselwirkung zwischen dem Säugling und seiner personalen Umwelt wird als *dialogischer Prozess* verstanden. Im Zusammenwirken der externen Angebote durch die Mutter und der internen (biologischen/genetischen) Voraussetzungen werden Lernprozesse in allen Entwicklungsbereichen möglich (Horsch 1997, 2001; Horsch, Bischoff, Fautz 2002).

Für Horsch sind Hörenlernen und Spracherwerb Lernschritte, „[...] die das Kind nur im Dialog mit seinen Eltern zu vollziehen in der Lage ist. Basis für diese Fähigkeit zum Dialog ist die anthropologisch begründete Beziehungsfähigkeit des Menschen (Buber 1994), wodurch bereits das Neugeborene auf Beziehungsnahme ausgerichtet ist, die ihm von seinen Eltern vom ersten Lebenstag an angeboten wird, und die es dadurch selbst für sich entwickeln kann. [...] Im Dialog, der sich zwischen Eltern und Säugling kontinuierlich entwickelt, erfährt das Kind die Grundqualitäten der Beziehung wie Liebe, Vertrauen, Akzeptanz und Bestätigung. Zumindest können wir in einer harmonischen Eltern-Kind-Beziehung davon ausgehen.

Dialogik bedeutet folglich mehr als miteinander zu sprechen. Sich dialogisch einem Menschen zuzuwenden heißt, ihn als Partner zu sehen. Dies gilt unabhängig vom Alter. Auf den Säugling bezogen äußert sich eine dialogische Haltung in nachfolgend genannten Elementen und Verhaltensweisen:
- Interesse für ihn zu haben,
- ihn ernst zu nehmen,
- seine Angebote wahrzunehmen,
- seine Angebote in den Dialog aufzunehmen und ihm zu antworten,
- ihm im Wechselspiel von „jetzt bin ich dran – jetzt bist du dran" den Turn anzubieten und
- geduldig den Platz dafür freizuhalten, also abzuwarten, dass er den Turn übernimmt und antwortet,
- den Dialog mit allen Sinnen mit ihm zu führen,
- ihn auf der Gefühlsebene anzusprechen und
- den Emotionen einen Raum und auch einen Namen zu geben.

Vereinfacht gesagt: Es meint die Fähigkeit,
- sich aufeinander einzulassen,
- miteinander zu verhandeln,
- den Raum zu schaffen, und die Zeit zu geben, um sich dialogisch verhalten zu können,
- sich als Partner zu sehen und zu verstehen und entsprechend miteinander umzugehen" (Horsch 2004).

In diesem Zusammenhang wird die zentrale Bedeutung des elterlichen Sprachverhaltens hervorgehoben. Als ideale Form eines Hörlernangebots wird dabei die an das Kind gerichtete Sprache durch die Mutter, die sog. „motherese", verstanden, die natürlich auch bis zu einem gewissen Grad von allen anderen Bezugspersonen angewandt wird. Es ist „[...] das Anheben der Tonhöhe, eine verstärkte Intonation, die Melodik und Rhythmisierung, eine steigende oder fallende Kontur, das Setzen von Akzenten durch Betonen einzelner Wörter, das Herstellen von Pausen im Redefluss und das Sichtbarmachen von Emotionen in der Sprache, wodurch die Faszination für das Hören geweckt und aufrechterhalten wird (Horsch 2001). Mit diesen basalen dialogischen Angeboten stellt die Mutter einen idealen äußeren Rahmen für das Kind her, der auf eine beim Kind vorhandene genetische/biologische Prädisposition für den Spracherwerb und das Hörenlernen trifft" (Horsch 2004).

Dieser gewünschte und erhoffte, an den kindlichen Kompetenzen orientierte, mehr oder weniger natürliche Verlauf kindlicher Entwicklung kann im Falle eines hörgeschädigten Kindes durch eine Reihe von Faktoren negativ beeinflusst werden. Hierzu zählen u. a.:
- Lebensalter und Höralter differieren erheblich.
- Die hörtechnische Versorgung ist nicht ausreichend, um Lautsprache zu hören.
- Das elterliche Verhalten ist verändert durch die Tatsache, ein hörgeschädigtes Kind zu haben.
- Das elterliche Verhalten ist verändert durch die Tatsache, ein hörgeschädigtes Kind mit zusätzlichen Behinderungen oder Erschwernissen zu haben u. a. m.

Die Beratung berücksichtigt unter anderem allgemeine dialogische Prozesse und die Miteinbeziehung der Bedeutung des Hörens. Dieses Bewusstsein versteht die Hörgeschädigtenpädagogik unter Hörgerichtetheit. Im Idealfall sind Eltern in ihrem Verhalten *hörgerichtet dialogisch*, ohne es zu wissen. Im Fall eines hörgeschädigten Kindes als Dialogpartner der hörenden Eltern kann es dazu kommen, dass dieses hörgerichtet dialogische Verhalten eingeschränkt wird. In der Regel kann damit verbunden sein, dass zu wenige Möglichkeiten des Hörenlernens zur Verfügung gestellt bzw. angeboten werden. Zu wissen, was zu einem dialogischen Verhalten gehört, bei gleichzeitiger Beachtung der erforderlichen Elemente des Hörenlernens, gehört zur fachdidaktischen Kompetenz der Hörgeschädigtenpädagogik. Die fachtheoretische Reflexion zum Hören in didaktisches Verhalten zu überführen und im Falle der frühkindlichen Entwicklung in ein dialogisches Verhalten zu integrieren, wird in seiner konzeptionellen Umschreibung als *spezifisch hörgerichtetes Verhalten* verstanden. Damit kann die Förderung einer Hörgerichtetheit nicht als isoliertes Phänomen betrachtet werden, sondern sie steht im Zusammenhang mit der Absicht, auch hochgradig hörgeschädigten Kindern ein Lernen mit allen Sinnen zu ermöglichen. Dass dabei die menschliche Wahrnehmung eine individuelle ist und sich das Hören für hochgradig hörgeschädigte Kinder mit Bezug auf die unterschiedlichsten Faktoren entwickeln, beeinflussen und fördern lässt, soll in diesem Beitrag aufgezeigt werden. Hörgerichtetheit ist folglich keine Methode, sondern kennzeichnet eine Grundhaltung, die sich in vielfältiger Weise auf pädagogisch-methodische Prinzipien auswirken kann.

Voraussetzung für bewusst hörgerichtetes Handeln ist, dass Hörgerichtetheit für uns Teil einer quasi philosophischen, anthropologischen und damit auch zu einer erziehungswissenschaftlichen (pädagogischen) Grundhaltung wird. Hören muss somit aus dem Status des äußerlich passiven zu einem aktiven Bewusstseinsprozess geführt werden.

## *Zusammenfassung*

Rehabilitative Maßnahmen mit individuellen elektroakustischen Hörhilfen implizieren eine Hör- und Lautsprachförderung. Die Hörverarbeitung unterliegt einem physiologischen und funktionellen Reifungsprozess. Die auditorischen Hirnanteile betreffen 10 % des gesamten ZNS. Der Mensch ist zwar mit einem genetisch bestimmten neuronalen Potenzial geboren, der Erwerb der Funktionsfähigkeit dieses Potenzials ist jedoch umweltabhängig. Die Fähigkeit, Sprache zu hören und zu diskriminieren, setzt die Erkennung zahlreicher adäquater Stimulusmerkmale voraus. Hörenlernen und Lautsprachverstehen lassen sich nicht auf beliebige Zeitpunkte verschieben. Die Entwicklung dieser Fähigkeiten ist davon abhängig, dass sie in ihrer jeweils optimalen Phase stimuliert werden.

Bei prä- und perilingual Hörgeschädigten wird es in erster Linie darum gehen, mit Hörgeräten und einem entsprechenden hörorientierten Rehabilitationsprogramm die verbliebenen Hörfähigkeiten zu aktivieren. Dabei benötigt das hörgeschädigte Kind Dialogpartner, die dem Kind die Welt verstehbar machen, partnerschaftlich auf das Kind eingehen und Lernerfahrungen durch sprachliche Anregung ermöglichen. Darüber hinaus müssen sie als Partner eine sprachliche Vorbild-, Dialog- und Korrekturfunktion erfüllen und dem Kind über die Aktivierung aller Wahrnehmungsbereiche die Erfahrungswelt erschließen. Eine Hör-Sprach-Rehabilitation sollte dem hörgeschädigten Kind ermöglichen, die Lautsprache in einem ähnlichen Prozess wie beim hörenden Kind zu erwerben. Postlingual Hörgeschädigte verfügen über Lautsprache. Die Aufgabe der Hörgeräteversorgung besteht hier vornehmlich darin, gewohnte akustische Klangqualitäten so gut wie möglich wieder herzustellen.

Zur Hörrehabilitation gehören Hörtraining und Hörerziehung, die die Hörtherapie mit einschließen. Von Hörtraining spricht man bei Maßnahmen zur Entwicklung der Hörfähigkeit von postlingual ertaubten bzw. schwerhörigen Menschen und in Abhängigkeit zum Alter bei perilingual hörgeschädigten Kindern. Als Hörerziehung werden alle Maßnahmen bezeichnet, die bei prälingual hörgeschädigten Kindern durch optimale Ausnützung aller noch verbliebenen Hörreste eine umfassende Lautsprachentwicklung ermöglichen. Dabei unterscheidet man zwischen synthetischen und analytischen Vorgehensweisen. Aufgrund der bisherigen Erfahrungen zum Hörtraining und zur Hörerziehung sind ganzheitliche hörgerichtete, lautsprachliche Förderkonzepte zu bevorzugen.

Das heutige Wissen um die Entwicklung des Säuglings zeigt, das dieser selbst über enorme Kompetenzen verfügt. Zu wissen, was zu einem dialogischen Verhalten gehört bei gleichzeitiger Beachtung der Elemente des Hörenlernens, gehört zur fachdidaktischen Kompetenz der Hörgeschädigtenpädagogik. Die fachtheoretische Reflexion zum Hören in didaktisches Verhalten zu überführen und im Falle der frühkindlichen Entwicklung in ein dialogisches Verhalten zu integrieren, wird in seiner konzeptionellen Umschreibung als hörgerichtetes Verhalten als Teil eines Gesamtverhaltens verstanden. Damit wird die Förderung einer Hörgerichtetheit nicht als isoliertes Phänomen betrachtet werden können, sondern sie steht im Zusammenhang mit der Absicht, auch hochgradig hörgeschädigten Kindern ein Lernen mit allen Sinnen zu ermöglichen.

## 4.3 Hörenlernen postlingual Hörgeschädigter

Personen, die erst nach dem Spracherwerb – meist im Erwachsenenalter – eine Hörschädigung erleiden, haben u. U. jahrzehntelang ohne Hörprobleme gelebt. Die Gruppe postlingual ertaubter Menschen ist sehr heterogen und lässt sich wie folgt zusammenfassen:
- Hörgeschädigte, die bereits *prä- oder perilingual schwerhörig* waren und bei denen mit zunehmendem Alter das Ausmaß der Schwerhörigkeit konstant bleibt oder zunimmt.
- Hörgeschädigte mit normaler Hörfähigkeit, die *im Berufsalter schwerhörig* werden. In der Altersgruppe der über 45-Jährigen leiden etwa 6 Millionen Menschen an einer starken Hörminderung (Fördergemeinschaft Gutes Hören).
- Hörgeschädigte, die eine typische, meist *progredient verlaufende Altersschwerhörigkeit* erlitten. Die Prävalenzen für mindestens einen leichtgradigen Hörverlust liegt bei über 60-Jährigen bei wenigstens 30 % und bei über 70-Jährigen bei mindestens 70 % (Tesch-Römer 2001).

Für alle 3 Gruppen trifft zu, dass der Grad der Schwerhörigkeit sich in gravierender Weise auf einzelne Lebensphasen auswirken kann. Eine schleichende oder plötzlich eintretende Hörschädigung erfordert einschneidende Neuorientierungen und Umstellungen in allen Lebensbereichen (Fengler 1990). Die Störung der biologischen Funktion des Hörens erlebt der postlingual Ertaubte als erhebliche Lebenserschwernis. „Es lässt sich nicht mehr so einfach, so unbefangen, so natürlich und selbstverständlich leben wie zuvor" (Richtberg 1986). Eine postlinguale Hörschädigung hat weit reichende Auswirkungen:

**Hören, Lautsprache, Kommunikation und Verständigung.**
- Gesprächspartner werden häufiger zum Wiederholen des Gesagten aufgefordert.
- Bei einer Unterhaltung wird es wichtig, den Mund des Gesprächspartners zu sehen.
- Bei öffentlichen Veranstaltungen, z. B. im Theater oder Kino, wird nicht mehr alles verstanden.
- Fernseher und Radio werden lauter gestellt.
- Die eigene Stimme wird lauter.
- Das Verstehen beim Telefonieren wird schwerer.
- Gehörte Wörter werden falsch verstanden, z. B. Minimalpaare wie „Gabel" anstatt „Kabel", „Wand" anstatt „Sand" etc.
- Prosodische und parasprachliche Merkmale wie Stimmqualität, Sprechtempo, Rhythmus, Akzent und Intonation der Sprache, die Informationen über Gefühle geben, werden schlechter oder nicht mehr gehört.
- Bei hochgradiger Schwerhörigkeit kann die eigene Stimme im Hinblick auf die prosodischen Merkmale nur schlecht kontrolliert werden.
- In Gruppengesprächen kann der Gesprächspartner nicht mehr verstanden werden. Dieser sog. Partyeffekt tritt bei einseitiger und beidseitiger Hörschädigung auf.

**Psychosoziale und emotionale Bereiche.**
- Es können vermehrt Missverständnisse auftreten. „Missverständnisse erhöhen nicht nur die Gefahr, sich aufgrund fehlerhafter Informationsaufnahme falsch zu verhalten, sondern tragen auch zur Entfremdung zwischen dem Hörgeschädigten und seiner Mitwelt bei. [...] Zudem wird das Selbstwertgefühl beeinträchtigt" (Bundesministerium für Arbeit und Sozialordnung 1989).
- Wenn es nicht mehr gelingt, durch Kommunikation mitmenschliche Nähe zu erzeugen, geht das Zusammengehörigkeitsgefühl verloren. „Ein Sprachgebrauch, der auf dem Austausch sachlicher Informationen eintrocknet, kann zum zwischenmenschlichen Zusammenhalt nicht mehr befriedigend beitragen. Er führt zu wachsender emotionaler Distanz" (Association „Les Fauvettes" 1984).
- Oft lässt sich eine erhöhte Schreckhaftigkeit beobachten, weil die auditive Umweltkontrolle eingeschränkt ist. Damit verbundene Ereignisse treten unerwartet auf, weil sie nicht rechtzeitig auditiv wahrgenommen werden können.
- Eine verstärkte Konzentration auf die visuelle Wahrnehmung ist zu beobachten.
- In sozialen Beziehungen (Familie, Freunde und Bekannte) treten Veränderungen auf.
- Im Berufsleben verändern sich die beruflichen Ziele und Möglichkeiten, der Umgang mit Kollegen usw.
- Bisherige Lebensplanungen werden ggf. infrage gestellt.

## 4 Rehabilitation mit Hörgeräten

- Auswirkungen auf die gesundheitliche Verfassung. Richtberg (1986) fand, „[...] dass jeder zweite erwachsene Schwerhörige oder Ertaubte unter häufigen psychovegetativen Störungen zu leiden hat" [und dass] „[...] sich mehr als 60 % der Untersuchten in ständiger ärztlicher Behandlung befanden."
- Die Tendenz zum Auftreten von Depressionen steigt („Ich werde alt und schwerhörig ...").
- Aggressionen gegenüber Gesprächspartnern treten auf („Die spricht immer so leise und undeutlich; viel zu schnell ...").
- Vereinsamung (bewusste oder unbewusste Scheu, öffentliche Veranstaltungen zu besuchen) und Angst in den unterschiedlichsten Situationen können weitere Folgen sein.

Die Hörschädigung stellt somit nicht nur eine individuelle Behinderung des Betroffenen dar, auch seine unmittelbare Umwelt ist davon betroffen. Eine Rehabilitation des Hörgeschädigten muss deshalb immer seine Umwelt mit einbeziehen. Das Streben nach sozialer Wiedereingliederung kann nicht nur Aufgabe des Hörgeschädigten sein, auch der Guthörende muss seinen Beitrag dazu leisten. Es ist oft notwendig, das Verhalten der hörgeschädigten Person und u. U. das seiner Umwelt zu verändern (Bundesministerium für Arbeit und Soziales 1989).

Die Komplexität einer Hörschädigung und die besonderen Auswirkungen einer postlingualen Hörverschlechterung fordern ein sehr differenziertes Rehabilitationskonzept, das sich nicht allein am audiometrisch feststellbaren Hörverlust orientieren kann. Die Rehabilitation postlingual Hörgeschädigter umfasst psychosoziale inter- und intraindividuelle Aspekte (Bundesministerium für Arbeit und Sozialordnung 1989); diese 2 Schwerpunkte werden in Form von Beratung und Information angesprochen. Zu den Beratungs- und Informationsthemen zählen u. a.:

**Allgemeines.**
- berufliche Rehabilitation bzw. Umschulung und Fortbildung
- allgemeine Lebensfragen
- Möglichkeiten zur Bewältigung besonders belastend erlebter Situationen in Familie, Partnerbeziehung, Beruf und Freizeit
- Interventionen bei krisenhaft verlaufenden Entwicklungen

- Anregungen zur individuellen Gestaltung von Lernprozessen
- zukünftige Aktivitäten im Bereich der Vereins- und Öffentlichkeitsarbeit, der Selbsthilfegruppen
- Neugestaltung schon vorhandener Aktivitäten
- seelsorgerische Fragen

**Sozialrecht.**
- Schwerbehindertenausweis
- Zuständigkeiten
- Feststellungsverfahren
- Feststellung des Grades der Behinderung
- Rechtsmittel
- Schwerbehindertengesetz, Kündigungsschutz, behindertengerechter Arbeitsplatz (nachgehende/begleitende Hilfe), Zusatzurlaub, Nachteilsausgleiche aus dem Schwerbehindertenausweis (Sondergruppen/Merkzeichen), z. B. Rundfunk- und Fernsehgebührenbefreiung, Telefonvergünstigungen
- Freifahrtregelungen
- sonstige Nachteilsausgleiche/Ermäßigungen, RVO
- Bundessozialhilfegesetz
- Eingliederungshilfeverordnung
- EStG, Nachteilsausgleiche für Behinderte bei der Einkommens- bzw. Lohnsteuer

**Technische Hilfen.**
- alles über Hörhilfen (Funktion, Anpassung, Kontrolle, Wartung, Pflege)
- zusätzliche Hörhilfen, wie z. B. Frequenzmodulations-Hörsysteme
- optische Hilfen (Lichtwecker, Lichtklingel etc.)
- Kommunikationshilfen (Fax, Schreibtelefon, Bildschirmtext, Videotext etc.)

In vielen Fällen ist es von Vorteil, den jeweiligen Partner bzw. die Partnerin in die Gespräche und Informationen mit einzubeziehen.

Der Förderung der Hör- und Sprach- bzw. Kommunikationskompetenz kommt eine große Bedeutung zu. Sprachliche Äußerungen sind in einen Kommunikationsakt eingebettet, an dem mindestens ein Sprecher und ein Hörer beteiligt sind. Kommunikation findet zwischen hörenden Kommunikationspartnern über ein Thema statt. Dabei bedienen sie sich lautsprachlicher Äußerungen, parasprachlicher Äußerungen, Mimik und Gestik. Im Falle einer postlingualen Hörschädigung müssen zur Wiederherstellung dieser Fähigkeiten folgende Themen behandelt werden:

- Hörtaktik – Verständigung – Kommunikation
- Absehen
- Körpersprache
- Hörtraining
- Stimm- und Sprechpflege

All diese Aspekte dienen dazu, die gesamte Kommunikationsfähigkeit des Hörgeschädigten zu verbessern. Da es hier um die Rehabilitation mit Hörgeräten geht, werden die Merkmale der auditiven Kommunikationsförderung besonders hervorgehoben.

## 4.3.1 Hörtaktik – Verständigung – Kommunikation

Für Menschen, die ihr Gehör verloren haben, sowie bei partiellem Hörverlust ist es äußerst wichtig, in möglichst kurzer Zeit Kommunikationstechniken zu erlernen, die sie wieder in die Lage versetzen, am gesellschaftlichen Informationsaustausch teilnehmen zu können (Abb. 4.2).

Hörtaktik soll den Hörgeschädigten befähigen, Kommunikationssituationen möglichst günstig zu gestalten und alle in der Interaktionssituation gegebenen Informationen nutzen zu können. *Hörtaktik* wird definiert als „Oberbegriff für Strategien von Hörbehinderten, mit denen sich auch schwierige kommunikative Situationen in akustisch ungünstigen Verhältnissen besser meistern lassen" (Plath 1995). Hase (1989), der lange Jahre Kurse in Hörtaktik gegeben hat, betont, Hörtaktik könne sich nicht nur darauf beschränken, Hörgeschädigten Taktiken im Umgang mit Hörenden zu vermitteln, wie z. B.:

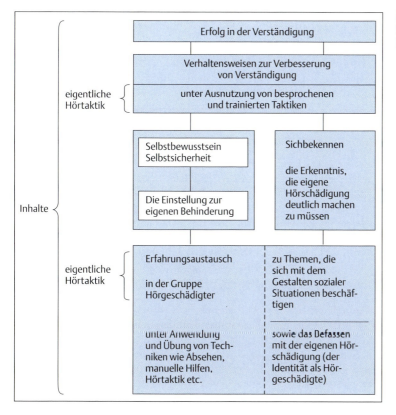

Abb. 4.2 **Inhalte und Verlauf im Bereich Verständigung/Hörtaktik** (nach Hase).

# 4 Rehabilitation mit Hörgeräten

- den günstigsten Platz für die beste Verständigung zu finden,
- auf die Lichtquellen zu achten, sodass kein Schatten auf den Mund des Sprechers fällt bzw. der Hörgeschädigte nicht vom Licht geblendet wird,
- den Gesprächspartner über Verhaltensweisen zu informieren, die zur besseren Verständigung führen (z. B. etwas langsamere, gegliederte Sprechweise, Wiederholungen durch den Hörgeschädigten),
- auf die eigene Hörschädigung hinzuweisen.

Erst wenn der Hörgeschädigte sich mit seiner Hörbehinderung auseinander gesetzt hat, seine eigenen Bedürfnisse, Wünsche und Grenzen erkennen kann, wird er in der Lage sein, Kommunikationsmöglichkeiten richtig einzuschätzen, Misserfolge in den richtigen Sinnzusammenhang zu bringen und sie nicht als persönliches Versagen zu interpretieren.

Claußen (1981) schlägt deshalb vor, Kurse für Hörtaktik in Form gruppentherapeutischer Aussprachen anzubieten. Hörtaktik darf auch nicht mit Hörtraining verwechselt werden. Um diesen Missverständnissen vorzubeugen, fügt Hase (1989) dem Begriff Hörtaktik das Wort *Verständigung* hinzu: „Hieraus wird deutlich, dass in Verständigung (Hörtaktik) versucht wird, die eher verstandesmäßige Auseinandersetzung mit theoretischen Lehrinhalten, das Einüben von neuen Verhaltensweisen und die tiefergehende emotionale Selbsterfahrung miteinander zu verbinden."

Erst wenn Art, Umfang und Auswirkung einer Hörschädigung für den Einzelnen bewusst und in Beziehung zu den persönlichen, sozialen oder auch beruflichen Bedürfnissen gesetzt werden, ergeben sich positive Voraussetzungen für eine gelungene Verständigung zwischen ihm und seinen Gesprächspartnern. Jeder Mensch verfolgt im Kontakt mit seiner Umwelt bestimmte Strategien. Das Bewusstmachen dieser Strategien im Sinne einer Hörtaktik verbessert die Verständigungs- und damit die gesamte Kommunikationsfähigkeit. Elemente, die der Hörtaktik zuzuordnen sind, werden neben einer besonderen Erörterung günstigerweise in das gesamte Rehabilitationsangebot für postlingual Hörgeschädigte aufgenommen. Damit können die Übungselemente eines isolierten Abseh-, Hör- und Sprechtrainings in einen ganzheitlichen Zusammenhang zu dem betreffenden Hörgeschädigten eingeordnet werden (Abb. 4.**2**).

## 4.3.2 Hörrehabilitation für Erwachsene

Ziel der Rehabilitation ist es, nicht nur vorübergehende, schädigungsbedingte Fähigkeitsstörungen oder drohende bzw. bereits manifeste Beeinträchtigungen in der Teilhabe am beruflichen und gesellschaftlichen Leben durch frühzeitige Einleitung der gebotenen Rehabilitationsmaßnahmen zu vermeiden, zu beseitigen, zu bessern oder eine Verschlimmerung zu verhüten. Der Rehabilitand soll wieder befähigt werden, eine Erwerbstätigkeit oder bestimmte Aktivitäten des täglichen Lebens möglichst in der Art und in dem Ausmaß auszuüben, die für diesen Menschen als normal und für seinen persönlichen Lebenskontext als typisch erachtet werden.

*Ziele* der Rehabilitation bei Hörschädigungen:
- Verminderung der Schädigungen
- Verminderung des Schweregrads der Fähigkeitsstörungen oder Wiederherstellung gestörter Fähigkeiten
- Kompensation (Ersatzstrategien), Adaptation/Krankheitsverarbeitung
- Förderung des Hörens in verschiedenen Lebenssituationen
- Stärkung der Belastbarkeit

Aus den Erfahrungen der spezifischen Rehabilitationskonzepte in der stationären Rehabilitation ist bekannt, dass die alleinige Konzentration auf krankheits- und organbezogene Defizite dieses Ziel in der Regel nicht erreicht. Vielmehr müssen die ungünstigen Auswirkungen risikoreicher Lebensführung, fehlender Krankheitsbewältigung und psychosozialer Belastungen sowie die besonderen Probleme im Zusammenwirken mehrerer Erkrankungen unter Einbeziehung des persönlichen Umfelds aktiv bearbeitet werden. Dabei ist die Verbesserung bzw. Minderung von Funktionsstörungen und Fähigkeitsstörungen das Ziel. Dadurch kann es den Betroffenen besser gelingen, wieder nachhaltig am Leben in der Gesellschaft zu partizipieren.

**Funktionsstörungen.** Funktionsstörungen betreffen folgende Bereiche:
- *Funktionen des Hörens (Hörsinn)*
  Sinnesfunktionen bezüglich der Wahrnehmung von Tönen oder Geräuschen und der Unterscheidung von deren Herkunftsort, Tonhöhe, Laut-

stärke und Qualität (Deutsches Institut für Medizinische Dokumentation und Information, DIMDI, WHO-Kooperationszentrum für das System Internationaler Klassifikationen 2006)
- *Schallwahrnehmung*
  Sinnesfunktionen in Bezug auf die Wahrnehmung von Tönen oder Geräuschen
- *auditive Differenzierung*
  Sinnesfunktionen hinsichtlich der Wahrnehmung von Tönen oder Geräuschen, deren Abgrenzung von Hintergrundgeräuschen, die Zusammenführung auf beide Ohren getrennt einwirkenden Schalls zu einem Ganzen (binaurale Synthese) sowie die Trennung und Mischung von Tönen und Geräuschen (b2301)
- *Ortung der Schallquelle*
  Sinnesfunktionen bezüglich der Feststellung der örtlichen Herkunft eines Tones oder Geräuschs
- *Richtungshören*
  Sinnesfunktionen im Hinblick auf die Unterscheidung, ob ein Ton oder Geräusch von rechts oder von links kommt
- *Sprachdifferenzierung*
  Sinnesfunktionen in Bezug auf das Erkennen gesprochener Sprache und die Unterscheidung dieser von anderen Tönen oder Geräuschen
- *Perzeption prosodischen Elemente der gesprochenen Sprache*

Die Beseitigung, Besserung oder Verhütung einer Verschlimmerung von Hörschädigungen und die Vermeidung oder Verminderung sekundärer Schäden durch die erheblich eingeschränkte Hörfähigkeit erfolgt bei Hörgeschädigten durch:
- Verbesserung des Hörens durch die Anpassung individueller technischer Hörhilfen
- differenzierte Förderung der Hörfähigkeit
- Versorgung mit weiteren technischen Hilfsmitteln und Gebrauchsschulung
- zusätzliche Hörgeräteversorgung auf dem nicht versorgten Ohr
- Verbesserung des Hörens und der Hörtaktik
- Verbesserung der Belastbarkeit
- Verbesserung der Kommunikationskompetenz
- Verbesserung der Muskel- und Gelenkfunktionen (Muskellockerung, Koordination)
- Therapie bei Tinnitus

**Fähigkeitsstörungen.** Fähigkeitsstörungen treten bei Hörschädigungen in der Regel multipel auf, wobei sich die Auswirkungen häufig potenzieren. Zu berücksichtigen sind aber die Möglichkeiten der individuellen Adaptation und Kompensation. Im Wesentlichen können sich erhebliche Einschränkungen und Behinderungen in der Aktivität und Partizipation entwickeln, dazu zählen folgende Bereiche:
- *Zuhören*
  absichtsvolles Benutzen des Hörsinns, um akustische Reize wahrzunehmen (Radio, Musik, einen Vortrag hören) (vgl. a. a. O.)
- *Nachmachen, Nachahmen*
  Imitieren oder Nachahmen (eine Geste, einen Laut oder einen Buchstaben des Alphabets) als elementare Bestandteile des Lernens
- *Höraufmerksamkeit fokussieren*
  bewusste Konzentration auf einen bestimmten Hörreiz sowie Filtern ablenkender Geräusche
- *Entwicklung kommunikativer Kompetenzen in Ruhe und mit Störlärm*
  z. B. Wahrnehmen, Erkennen, Unterscheiden und Verstehen von Gehörtem (Geräusche und Sprache)
  – in der Einzelkommunikation mit bekannten und unbekannten Personen,
  – im Gruppengespräch mit bekannten und unbekannten Personen,
  – beim Gebrauch von audiovisuellen Medien,
  – beim Telefonieren.
- *Beginn einer Unterhaltung*
  Eröffnen eines Dialogs oder Gedankenaustauschs, sich selbst vorstellen, die üblichen Grußformeln ausdrücken und in ein Thema einführen oder eine Frage stellen (vgl. a. a. O.)
- *Aufrechterhalten einer Unterhaltung*
  Fortsetzung und Gestaltung eines Dialogs oder Gedankenaustauschs durch zusätzliche Gedanken, Einführung eines neuen Themas oder Wiederaufnahme eines vorangegangenen Themas sowie durch abwechselndes Sprechen oder Geben von Zeichen
- *Beenden einer Unterhaltung*
  Beenden eines Dialogs oder Gedankenaustauschs mit den üblichen Äußerungen oder Bemerkungen und durch Abschluss des gegenwärtigen Themas
- *Unterhaltung mit einer Person*
  Initiieren, Aufrechterhalten, Gestalten und Beenden eines Dialogs oder Gedankenaustauschs mit einer Person (z. B. mit einem Freund über das Wetter sprechen)
- *Unterhaltung mit mehreren Personen*
  Initiieren, Aufrechterhalten, Gestalten und Beenden eines Dialogs oder Gedankenaustauschs

mit mehr als einer Person (z. B. eine Gruppenunterhaltung beginnen und sich daran beteiligen)
- *Konversation allgemein*
- *Diskussionen*
  Erörterung eines Sachverhalts mit Pro- und Kontra-Argumenten, Initiieren, Aufrechterhalten, Gestalten und Beenden einer Auseinandersetzung oder einer Debatte in mündlicher oder schriftlicher Form, optional in Gebärdensprache oder auf andere sprachliche Weise, mit einer oder mehreren Personen, mit Bekannten oder Fremden, in formeller oder informeller Form

Weitere hörbedingte Fähigkeitsstörungen sind:
- *Sprechen im Falle von hörbedingten Artikulationsstörungen*
  Wörter, Wendungen oder längere Passagen in mündlichen Mitteilungen mit wörtlicher und übertragener Bedeutung äußern (z. B. in gesprochener Sprache eine Tatsache ausdrücken oder eine Geschichte erzählen) (vgl. a. a. O.)
- *Einsatz von Körpersprache*
  Eine Bedeutung mit Körperbewegungen vermitteln, wie mit Gesichtsausdruck (z. B. lächeln, Stirn runzeln, zusammenzucken), Bewegungen und Haltungen von Armen und Händen (z. B. wie beim Umarmen, um Zuneigung zu zeigen) (vgl. a. a. O.)
- *Mitteilung per Gebärdensprache (optional)*
  Mitteilungen mit wörtlicher und übertragener Bedeutung in Gebärdensprache vermitteln
- *Telefonkommunikation*

**Situationsbedingte Fähigkeitsstörungen.** Situationsbedingte Fähigkeitsstörungen können z. B. im Straßenverkehr, beim Einkauf, bei der Arzt- und Behördenkommunikation sowie der Kommunikation am Arbeitsplatz auftreten. Hierzu gehören:
- *Umgang mit Hörstress und anderen psychischen Anforderungen*
  Durchführen einfacher oder komplexer, koordinierter Handlungen, um die psychischen Anforderungen bei Aufgaben, die besondere Verantwortung beinhalten sowie mit Stress, Störungen und Krisensituationen verbunden sind, zu handhaben und zu kontrollieren (z. B. ein Fahrzeug bei dichtem Verkehr fahren oder viele Kinder betreuen)
- *Verminderung von Ängstlichkeit und Depressivität*

- *Umgang mit Verantwortung*
  Durchführen einfacher oder komplexer, koordinierter Handlungen, um die Pflichten der Aufgabenerfüllung zu handhaben und die Anforderungen dieser Pflichten zu beurteilen
- *Umgang mit Stress*
  Durchführen einfacher oder komplexer, koordinierter Handlungen, um mit Druck, Notfallsituationen oder Stress im Zusammenhang mit der Aufgabenerfüllung umzugehen
- *Umgang mit Krisensituationen*
  Durchführen einfacher oder komplexer, koordinierter Handlungen, um entscheidende Wendepunkte in einer bestimmten Situation oder in Zeiten akuter Gefahr oder Schwierigkeiten zu bewältigen
- *Förderung der Compliance*

**Beeinträchtigungen, Einschränkung der Teilhabe (Partizipation).** Beeinträchtigung meint die sich aus Schädigungen im Bereich des Hörorgans und/oder Fähigkeitsstörungen ergebende Benachteiligung des betroffenen Menschen, die die Teilhabe an den als normal angesehenen Lebensbereichen bzw. die Erfüllung der als normal angesehenen Rollen einschränkt oder behindert. Hierzu zählen insbesondere Beeinträchtigungen
- der körperlichen Unabhängigkeit, d. h. der Umstand, dass eine normale Existenz nur durch Hilfsmittel, Vorrichtungen, Anpassung der Umgebung und die Hilfe anderer unter Einschränkung der eigenen Selbstständigkeit aufrechterhalten werden kann (abhängig von Fremdhilfe, persönlicher Assistenz, z. B. Dolmetscherdienste),
- der Möglichkeiten, sein persönliches Umfeld zu erschließen und am gesellschaftlichen Leben teilzunehmen, d. h. Einschränkungen in der Bewegung in der Nachbarschaft, der Gemeinde und im Fernbereich,
- der Beschäftigung, d. h. der Fähigkeit, seine Zeit in der für sein Geschlecht, Alter und Neigungen kulturüblichen Weise zu verbringen, z. B. Beeinträchtigungen im beruflichen Bereich im Hinblick auf Arbeitsaufgaben, Arbeitsorganisation, Qualifikation (Aus-, Fort- und Weiterbildung),
- in der Freizeit,
- der sozialen Integration, z. B. soziale Beziehungen aufzunehmen und aufrechtzuerhalten,
- der beruflichen Integration,
- der wirtschaftlichen Eigenständigkeit,

- des Orientierungsvermögens durch sekundäre Schädigungen der Sinnesorgane, d. h. der Fähigkeit, sich in seinem Umfeld zurechtzufinden.

Eine Vielzahl der Fähigkeitsstörungen wirkt sich als Einschränkung auf die Teilhabe aus, z. B.:
- im privaten Bereich
  - Eheleben mit einem hörenden Partner
  - Familienfeiern
  - Einkaufen
  - Besuch einer Gaststätte (Störlärm)
  - Besuch eines Konzerts bzw. einer Theateraufführung
  - Arztbesuch (Diagnose- bzw. Therapiebesprechung)
  - Radio hören, uneingeschränkt Fernsehen
  - Telefonieren
- im Berufsleben
  - Kommunikation mit Mitarbeitern
  - Telefonieren
  - Kundenkontakt
  - bei Fortbildungen (vgl. a. a. O.)

## 4.3.3 Absehen

Aufgrund der eingeschränkten Hörfähigkeit haben visuelle Wahrnehmungsmöglichkeiten für den Hörgeschädigten eine besondere Bedeutung. Für von Geburt an gehörlose bzw. hochgradig hörgeschädigte Menschen nimmt das Absehen nahezu einen natürlichen Platz in der Entwicklung ihrer Kommunikationsfähigkeiten ein. Für Hörende ist zwischenmenschliche Kommunikation vom Hören und Verstehen der Lautsprache abhängig. Viele wissen zwar von der Möglichkeit, dass gesprochene Sprache auch von den Lippen abgelesen werden kann, aber nur wenigen ist bewusst, mit wie vielen Schwierigkeiten und Problemen dies verbunden ist.

Für Hörgeschädigte, die durch Hören die gesprochene Sprache nicht mehr wahrnehmen können, wird das Verstehen von Lautsprache durch das Absehen zu einem wesentlichen Bestandteil ihrer Kommunikation. „Werden die unvollständigen auditiven Eindrücke ergänzt durch visuelle Wahrnehmungen – durch Absehen der Sprache beim Sprecher –, so lässt sich ein wesentlich besseres Sprachverstehen erzielen" (Treue 1991).

Lautsprache verfügt über akustische, optische und kinästhetische Merkmale. Für das Sprechen und das Verstehen von Gesprochenem müssen *Regelkreise* aufgebaut werden:
- Der *primäre oder kinästhetische* (Sprechbewegungs-) Kontrollkreis benutzt die gespeicherten Bewegungsmuster als Sollwerte.
- Der *sekundäre oder auditive* Kontrollkreis nutzt die gespeicherten Lautklangbilder als Sollwerte.
- Der *tertiäre visuell-kinästhetische* Regelkreis wird ergänzend zum auditiven Regelkreis aufgebaut.

Das Sprechen des Hörenden wird primär durch motorisch-kinästhetisch-auditive Regelkreise gesteuert. Der visuelle Kontrollkreis spielt beim Hörenden für das Sprechen und Verstehen eine untergeordnete Rolle. Beim postlingual Hörgeschädigten sind die ersten beiden Regelkreise gut ausgebildet. Dies ist auch der Grund dafür, weshalb zunächst die Sprechfähigkeit nicht betroffen ist. Wenn jedoch auch mit Hörgeräten die verbliebene Hörfähigkeit nicht mehr ausreicht, um Lautsprache auditiv verstehen zu können, muss über die ersten beiden Regelkreise hinaus ein visuelles Feedback aufgebaut werden. Das Sprachverstehen auf der Grundlage des visuellen Regelkreises ist problematisch, da für das Absehen lediglich 11–12 informationsunterscheidende Merkmale oder Kineme zur Verfügung stehen (Tab. 4.6). *Kineme* sind optische Merkmale an der Absehgestalt, die als Stellvertreter der *Phoneme* oder den Phonemen entsprechenden Lalemempfindungen fungieren können und so Träger sprachlicher Elemente geworden sind (Alich 1960).

Die deutsche Lautsprache verfügt über 40 Phoneme und die Schriftsprache, als dauerhaftes Zeichensystem, über 29 Grapheme. Suprasegmentale und prosodische Merkmale der Sprache sind durch Absehen kaum wahrzunehmen (Lindner 1965). Folgende Faktoren erschweren das Absehen (Alich 1977, Breiner 1990, Eisenwort et al. 1992, Lindner 1992):
- vermindertes Sehvermögen
- optisch ungünstige Raumbedingungen
- ein zu kleines Mundbild
- zu schnelles Sprechen
- Wegdrehen des Kopfes
- Tragen eines Bartes
- Sprechen im Dialekt
- ungünstige Raumbeleuchtung
- zu große Entfernung zum Gesprächspartner
- zu komplizierte Sätze
- schwaches visuelles Gedächtnis

Tab. 4.6 Kineme und ihre zugeordneten Phoneme (nach Alich).

| Typ | Kinem | zugeordnete Phoneme |
|---|---|---|
| konsonantisch | bilabial (B) | p – b – m |
| | labiodental (F) | f – v |
| | dental (D) | s – z – t – d – n |
| | lingual-koronal (L) | t – d – n – l – r |
| | lingual-dorsal (C) | j – ç |
| | guttural (G) | x – k – g – h – n |
| | gerundet dental (S) | ʃ |
| vokalisch | weit palatal (A) | a – aː – ɛ – ɛː – eːae |
| | eng palatal (I) | ɛ – ɛːe – i – iː – ð |
| | weit velar (O) | oe – oː – ø – e |
| | eng velar (U) | u – uː – y – yː |

Weiterhin beeinflussen Konzentrationsfähigkeit, Beobachtungsgabe, allgemeines Gedächtnis, Sprachkompetenz und Kombinationsvermögen die Absehfähigkeit. Dagegen wirken sich folgende Faktoren positiv auf die Absehfähigkeit aus:
- angemessene Sitzordnung bzw. Kommunikationsposition
- ausreichende Lichtverhältnisse
- Empathie (Entspannung, Akzeptanz, Gleichberechtigung, Offenheit, Vertrauen)
- Ausgeglichenheit
- Eindeutigkeit der Situation

Durch den Absehunterricht sollen die Kursteilnehmer in die Lage versetzt werden
- ihre eigenen Kommunikationsmöglichkeiten zu nutzen und zu erweitern,
- aktiv an Kommunikationssituationen teilzunehmen,
- sich selbstbewusst in sozialen Situationen verhalten zu können,
- etwaig entstandene soziale Isolierung zu verringern bzw. sich wieder in die Gesellschaft zu integrieren (Petersen 1989).

Für den eigentlichen *Absehunterricht* stehen unterschiedliche Konzepte zur Verfügung: Die *formalen Absehmethoden* gehen vom Einzellaut bzw. der Silbe aus, die so lange geübt werden, bis sie aufgrund der Lippenbewegungen abgelesen werden können. Erst dann werden Wörter und Sätze verwandt, die aber in keinem inhaltlichen Zusammenhang zueinander stehen. Die *inhaltsbezogenen Methoden* gehen stets von einem Sinnzusammenhang aus. Dem Prinzip „vom Leichten zum Schweren" folgend, werden zunächst bekannte Sätze und Texte angeboten, bis unbekannte folgen. Im deutschsprachigen Raum werden in den Absehkursen meist beide Methoden kombiniert.

Das von Eisenwort et al. 1992 vorgelegte Buch „Ablesetraining" inklusive der dazugehörigen Arbeitsblätter spricht Jugendliche ab 14 Jahren und Erwachsene an, die während oder nach der Sprachentwicklung eine hochgradige Schwerhörigkeit oder Ertaubung erlitten haben, d. h. Menschen, die bis zum Zeitpunkt ihrer Ertaubung durch Hören Sprache verstanden haben und über keine besonderen Abseherfahrungen verfügen (Tab. 4.7).

Das sog. *LINS-Programm* (lingual simulator) arbeitet nicht mit festen Bildern von einzelnen Kinemen, sondern mit Trickfilmbildern, die zweidimensional die Lippenbewegungen eines Sprechers simulieren. Damit besteht auch die Möglichkeit, Koartikulationseffekte deutlich zu machen. Das Programm hat einen eigenen Sprachkatalog, den

Tab. 4.7 Ablesetrainingsprogramm nach Eisenwort et al. als Verbindung zwischen formaler und inhaltlicher Methode.

| Methode | Übung | Beschreibung |
|---|---|---|
| Einzeltraining | 1–3 | Störfaktoren, die das Ablesen negativ beeinflussen; Strategien, die das Ablesen erleichtern; Vorstellen des Ableseprogramms |
| | 4 | Erarbeitung der rhythmischen Struktur von Sprache |
| | 5–11 | Erarbeiten der Vokale a/e/i/o/u/, der Diphtonge au/ei/y/; Einsetzen der verschiedenen Vokale |
| | 12–18 | Erarbeiten der Konsonanten m/b/p/f/v/l/n/d/t/s/sch/r/k/g/x/; Einsetzen der verschiedenen Konsonanten |
| | 19–22 | Wortanalyse, Flexibilitätstraining, Satzanalyse; Ablesen: Was hat sich verändert? |
| Gruppentraining | 23–25 | Kontaktaufnahmen, Strategien zur Erleichterung des Ablesens; Vorstellen der individuellen Mundbilder |
| | 26–27 | Wortverständnis |
| | 28–30 | Mimik und Gestik als Unterstützung sprachlicher Äußerungen |
| | 31–33 | Satz- und Textverständnis |
| | 34–36 | Rollenspiel: Bahnschalter, Reiseinformationen, Einladung zum Kaffee |
| | 37 | Ablesen: Was hat sich verändert? |

man nutzen kann, aber es können auch eigene Wörter und Texte (bestehend aus bis zu 38 Zeichen) eingegeben werden. Für formale Trainingseinheiten bietet sich dieses System als geduldiger Übungspartner an.

In den letzten Jahren wurden Absehkurse auch durch Videoaufzeichnungen unterstützt, die einer vertiefenden Erarbeitung und Reflexion dienen sollten. Aber offensichtlich sind dem Einsatz dieser Technik ebenfalls Grenzen gesetzt. Petersen (1989) führt dazu aus: „Die Arbeit mit den Video-Programmen war unbefriedigend, da

1. die Schwierigkeit der einzelnen Trainingsprogramme nicht variiert werden konnte und der Lernsituation der einzelnen Gruppe nicht angepaßt werden konnte. Dies führte nicht selten zu besonderen Verspannungen und frustrierenden Versagenserlebnissen;
2. die Video-Trainingsprogramme die Flexibilität der Teilnehmer/innen im Absehen von verschiedenen Mundbildern nicht in dem erhofften Maße förderte;
3. der besondere ‚Laborcharakter' der Absehübungen anhand von Videoprogrammen einen Transfer des Gelernten auf Realsituationen erschwerte und
4. die Qualität der Videobänder zunehmend schlechter wurde" (Petersen, 1989, S. 47).

Die Ergebnisse des Forschungsprojekts „Pädagogische Hilfen für Schwerhörige und ertaubte Erwachsene" (Petersen 1989) zeigen: Nachdem im Sinne einer Metakommunikation eine Reflexion über die Bildung von Phonemen bzw. Kinemen erfolgte, indem die Hörgeschädigten aufgefordert wurden, Formen, Stellungen und Bewegungen der Lippen, der Zähne, der Zunge, der Wangen und des Kiefers für die jeweiligen Laute zu beschreiben, fiel es den Teilnehmern leichter, von den Lippen abzulesen.

„Absehen" ist Teil eines umfassenden zwischenmenschlichen Kommunikationsprozesses. Allein formale Übungseinheiten sowie technische Instrumentarien reichen nicht aus, um alle für das Absehen erforderlichen Aspekte zu fördern. Vielmehr kommt es darauf an, Absehen in seiner Komplexität zu erfassen und eine differenzierte, umfassende Absehstrategie entwickeln zu können.

Dazu müssen in der Absehtherapie mehr *situative Bezüge* hergestellt werden. Das Ablesen von verschiedenen Mundbildern ist in realen Situationen (z. B. im Rollenspiel) zu üben. Durch Erfahrungsaustausch und Reflexion über Absehprobleme sind aktuelle Bezüge zur Lebens- und Erfahrungswelt der Betroffenen herzustellen. Alltags- und themenbezogene Dialoge können als Grundlage für eine Absehtherapie gewählt werden, die dann durch Interviews, Diskussionen und Gespräche zu erweitern sind.

## 4.3.4 Körpersprache und manuelle Zeichensysteme

Ist die Hörschädigung derart gravierend, dass selbst die leistungsstärksten Hörgeräte kein Sprachhören ermöglichen können und bspw. eine Cochlear-Implantation nicht möglich ist oder abgelehnt wird, bleibt die lautsprachlich-auditive Kommunikation nachhaltig gestört. Die Betroffenen sind dann in der Kommunikation neben dem Absehen auf die Ausnützung der Körpersprache und den Einsatz besonderer manueller Zeichensysteme angewiesen.

Zu den manuellen Zeichensystemen zählen das Fingeralphabet (graphembestimmtes Manualsystem, GMS), das phonembestimmte Manualstystem (PMS), das Mund-Hand-System und die Gebärden (s. Kap. 4.4.2). Die Praxis zeigt, dass diese Systeme bei postlingual Hörgeschädigten zwar teilweise angeboten, aber nur sehr eingeschränkt tatsächlich genutzt werden. Meist handelt es sich dabei um natürliche lautbegleitende Gebärden (LBG), die die Körper- und Lautsprache unterstützen (Bundesministerium für Arbeit und Sozialordnung, Forschungsbericht 1989).

Hörende bauen ihre Kommunikation primär auf der Lautsprache als alleiniges Verständigungsmittel auf, der Körpersprache wird dabei wenig bewusste Beachtung geschenkt. Die Signale der Körpersprache zu erkennen, zu deuten oder gar selbst anzuwenden, fällt Erwachsenen schwer. Zur Körpersprache zählen Bewegungen des Gesichts *(Mimik)*, der Arme und der Hände *(Gestik)* mit differenzierenden Verständigungsmöglichkeiten sowie die gesamte Körperhaltung *(Kinetik)*.

Ziel ist es, Hörgeschädigte in die Lage zu versetzen, die meist unbewusst eingesetzten Mittel der Körpersprache nun aktiv und willentlich in die Kommunikation mit einzubeziehen. Sei es, dass dadurch mehr Informationen vom Gesprächspartner zu empfangen sind oder dass durch die eigene Körpersprache mehr Informationen gegeben werden können.

Der Mensch verfügt von Geburt an über Körpersprache, diese muss nur in wenigen Anteilen erworben werden. Es gilt, sie wieder bewusst zu machen, um sie nutzen zu können. Die Körpersprache kann als *zuverlässige Informationsquelle* angesehen werden, um eigene Beweggründe von Verhalten wie auch die anderer Personen erkennen und verstehen zu lernen. Durch eine bewusste Auswertung der körpersprachlichen Signale kann der Aussagegehalt der Lautsprache erweitert und ergänzt werden. Es wird deutlich, was man sagen will bzw. was der andere mitteilen möchte.

In den letzten Jahren konnten durch das CI besonders bei postlingual ertaubten Erwachsenen wesentliche Erfolge erzielt werden. Viele der Betroffenen wären ohne ein CI (d. h. nur mithilfe von Hörgeräten) nicht in der Lage, die Lautsprache allein auditiv zu verstehen. Zukünftig wird die hörpädagogische Rehabilitation immer stärker davon ausgehen können, dass eine Hör- und damit eine auditive Lautsprachrehabilitation selbst bei völlig tauben Menschen möglich sein wird.

## 4.3.5 Hörtraining

Beim Hörtraining soll der Hörgeräteträger lernen, den durch die Hörgeräte vermittelten neuen Höreindruck wahrzunehmen, ihn mit vorhandenen Hörmustern zu vergleichen und neu zu speichern. Schlechtes Hören macht Kommunikation zur Qual. „Denn über das Ohr – mehr noch als über das Auge – erfährt der Mensch seine Mitmenschen" (Fördergemeinschaft Gutes Hören 1995). Auch wenn es die unterschiedlichsten Hörgeräte gibt, die es vielen ermöglichen können, wieder auditiv am gesellschaftlichen Leben teilzunehmen – es ist nach wie vor für viele ein langer Prozess, bis sie sich ihre Hörschädigung eingestehen. Selbst wenn der Hörverlust diagnostiziert ist, erfolgt oft eine *abweisende Reaktion* der Betroffenen. Dies äußert sich z. B. darin, dass sie die Tatsache der Hörschädigung ignorieren und/oder bagatellisieren.

„Viele Erwachsene widersetzen sich dem Tragen von Hörgeräten, weil sie sich genieren oder fürchten, mit einem Hörgerät für dumm, begriffsstutzig oder gebrechlich gehalten zu werden" (Fengler 1990). Vielmals werden Hörgeräte erst dann akzeptiert, wenn die Nachteile ohne Hörgeräte größer sind als die vermeintlichen Belastungen mit Hörgeräten. Besonders in den Fällen, bei denen sich das Hörvermögen kontinuierlich verschlechtert, wird dies von den Betroffenen relativ spät bewusst wahrgenommen. Im Laufe der Zeit entwickeln sie *Kompensationsmechanismen,* um die Wahrnehmungs- und Kommunikationsprobleme zu überspielen. Es kommt zu einer mehr oder weniger bewussten Veränderung der Lebens- und Kommunikationsgewohnheiten. Bis zu einer längst erforderlichen Hörgeräteversorgung können somit Jahre vergehen.

Um die Auswirkungen einer Hörschädigung zu mildern, reichen Diagnose und Anpassung von Hörgeräten nicht aus. Wichtig ist es, die Hörgeräte als Hilfe zu akzeptieren. Dies wird der Hörgeschädigte dann schneller tun, wenn er nicht nur durch Beratung die Vorteile der Hörgeräte genannt bekommt, sondern selbst die Erfahrung machen kann, welche Möglichkeiten ihm durch Hörgeräte wieder eröffnet werden. Voraussetzung ist dabei neben einer adäquaten Hörgeräteauswahl und -anpassung ein intensives Hörtraining, das ihn in die Lage versetzt, die Möglichkeiten der neuen Hörhilfen auszunutzen.

Die Hörrehabilitation hat somit im Vergleich zum Absehtraining neben den individuellen Faktoren auch die technische Dimension der Hörgeräte zu berücksichtigen. Die Möglichkeiten und Erfolge eines Hörtrainings sind neben den psychosozialen Faktoren der Betroffenen von den Hörfähigkeiten abhängig, die sich mithilfe der Hörgeräte entwickeln können. Grundlagen für die Akzeptanz und ein erfolgreiches Hörtraining sind somit:
- eine frühestmögliche Hörgeräteversorgung
- im Hinblick auf die Leistungsfähigkeit eine bestmögliche Auswahl und Anpassung der Geräte
- einfache Bedienbarkeit, Pflege- und Kontrollmöglichkeiten
- ein kosmetisch angemessenes Outfit

Dazu zählen u. a. Fortschritte, z. B. durch automatischen Regelungskomfort, digitale Programmierung, Fernsteuerungen, IO-Geräte, alternative Farbwahlmöglichkeiten und weitere Miniaturisierung. Die Hörgeräteanpassung erfolgt durch den Hörgeräteakustiker, dem dafür eine Reihe von Testverfahren zur Verfügung steht. Darüber hinaus ist aber von entscheidender Bedeutung, wie sich die Hörgeräte im Alltag in realen Hörsituationen bewähren. Die Förderung und Beurteilung der *realen Hörfähigkeit* gehört zu den wichtigen Aufgaben des Hörtrainings. Der Hörgeschädigte selbst ist oftmals überfordert, wenn er allein durch Eigenversuche über die richtige Einstellung der Hörgeräte entscheiden soll. Erst durch eine interdisziplinäre Zusammenarbeit zwischen Medizin, Technik und Hörrehabilitation gelingt es gemeinsam mit dem Hörgeschädigten, die Hörgeräte so auszuwählen und einzustellen, dass ein bestmöglicher Hörkomfort erreicht wird.

Hören bedeutet, dass wir nicht nur auditive Informationen aufnehmen, die von Nutzen sind *(Nutzschall),* wie z. B. die gesprochene Sprache, charakteristische Umweltgeräusche (Klingel, Sirene, Musik, Gesang), sondern auch Geräusche „überhören", die bei der Absicht, etwas verstehen zu wollen, stören – den sog. *Störschall.* Das Hörsystem des Normalhörenden ist bis zu einer gewissen Grenze durchaus in der Lage, den Störschall zugunsten der Wahrnehmung des Nutzschalls zu unterdrücken. Wie bereits an anderer Stelle ausgeführt, fällt dies hörgeschädigten Menschen wesentlich schwerer.

Hörgeräte verstärken nicht nur den Nutzschall, sondern eben auch für den Hörgeschädigten in unangenehmer Weise den Störschall. Dabei gilt: Je weiter das Nutzsignal entfernt ist (z. B. wenn der Sprecher mehrere Meter vom Hörgeschädigten entfernt ist), umso mehr werden Störgeräusche die ankommenden Sprachsignale verdecken.

Aus rehabilitativer Sicht ist exemplarisch eine Reihe von *Hörsituationen* zu nennen, die in Abhängigkeit von den individuellen Bedürfnissen des Hörgeschädigten unterschiedlich gewichtet werden:
- im Gespräch mit einer Person
- im Gespräch mit mehreren Personen
- beim Telefonieren
- in ruhiger Umgebung
- beim Fernsehen, Radio bzw. Musik hören
- im Theater, Konzert etc.
- in geräuschvoller Umgebung in geschlossenen Räumen
- im Büro
- in halligen Räumen, z. B. in einer Kirche
- beim Autofahren
- in offener, geräuschvoller Umgebung, z. B. im Straßenverkehr
- bei Signalgeräuschen, Klingel, Tierlauten u. ä.

## 4 Rehabilitation mit Hörgeräten

Die Technik stellt eine Reihe von zusätzlichen Hör- und Signalsystemen zur Verfügung, die den Hörkomfort für den Hörgeräteträger besonders in den o. g. Situationen zusätzlich verbessern können. Voraussetzung dafür ist, dass die Hörgeräte induktives Hören ermöglichen können und/oder über einen Audioeingang verfügen. *Induktionsschleifen* sind oft in großen Veranstaltungsräumen ausgelegt (Kirchen, Konzerthallen), aber auch privat werden sie benutzt, z.B. beim Fernsehen, Radio hören. Sie bewirken eine Reduzierung des Störschalls und überbrücken den Abstand zwischen dem akustischen Signal und dem Hörer. Akustische Signale werden damit besser aufgenommen und verstanden. Zwischenzeitlich wird die Induktionsspule immer mehr durch den Audioeingang abgelöst. An den *Audioeingang* können direkt andere elektroakustische Geräte über ein Kabel angeschlossen werden. Durch diesen Direktanschluss treten weniger elektromagnetische oder akustische Störungen auf. Die Hörqualität bleibt gegenüber dem normalen Hören mit Hörgeräten konstanter. Elektroakustische Geräte, die mit Audioeingang zusätzlich an die Hörgeräte angeschlossen werden können, sind:

- *Handmikrofon:* Die Sprechqualität des Gesprächspartners wird unter Reduzierung von Störgeräuschen übertragen.
- *Konferenzmikrofon mit Richtwirkung:* Es ermöglicht die Teilnahme an Gesprächen mit Partnern, die sich in größerem Abstand zum Hörgeschädigten aufhalten.
- *Frequenzmodulations-Anlage,* bestehend aus Sende- und Empfangsgerät: Bei Referaten, Schulungen und Vorträgen hat der Sprecher die Möglichkeit, direkt in ein Mikrofon zu sprechen, das er an seiner Kleidung trägt. Der Hörgeschädigte hört die Signale so, als ob sie in seiner unmittelbaren Nähe entstehen würden, Störgeräusche werden weitgehend unterdrückt. Das Hörverstehen wird dadurch besonders in der Gruppensituation oder bei Gelegenheiten mit Störlärm erheblich verbessert.
- *Zweites Hörgerätemikrofon,* z.B. bei einseitiger Taubheit: Die Schalleindrücke werden dadurch auf das besser hörende Ohr umgeleitet (CROS-, BICROS-Versorgung).
- *Zusätzliche Hör- bzw. Induktionsspule:* Sie ermöglicht ein besseres Hören bei einer nicht leistungsfähigen Ringleitung.
- *Radio, Fernseher und andere Tonträger*

Zum Telefonieren verfügen die Hörgeräte meist über eine zusätzliche technische Möglichkeit, die durch die „T-Stellung" aktiviert wird, wobei die neue Telefontechnik dies nicht in jedem Fall erfordert. Die Telekom kann jeden Standardhörer mit einem speziellen Hörer für Hörgeräteträger versehen. Telefonverstärker stehen ebenfalls zur Verfügung.

Wie Tab. 4.8 zeigt, kann bereits ab einem mittleren Hörverlust von 35 dB das regelmäßige Tragen von Hörgeräten erforderlich sein. Die Annahme, ein Verzicht auf Hörgeräte würde die Hörfähigkeit länger erhalten, ist ein Irrtum. Im Gegenteil, eine frühe Versorgung führt zu einem besseren Sprachverstehen. Sie ist für den Betroffenen weniger anstrengend und trägt zur höheren Akzeptanz der Geräte bei, da in dieser Phase mit Hörgeräten ein nahezu normales Hören wieder hergestellt werden kann.

Bereits Bezold (1896) hat darauf hingewiesen, dass die objektiv messbare Wahrnehmungsfähigkeit des Gehörs für Töne nicht beeinflussbar ist, im Gegensatz zu der Wahrnehmungsmöglichkeit für Sprache. „So kann die auditive Aufmerksamkeit, das Verstehen gesprochener Sprache und das Schließen auf Geräuschquellen bei Schwerhörigen durch Übung erheblich verbessert werden. Ein solches Hörtraining schließt ein Üben der Kombinationsfähigkeit ein, das den logischen, sozialen, situativen Zusammenhang, in dem ein Höreindruck auftritt, bei der Deutung zu berücksichtigen lehrt. Neben der Schwere und der Qualität einer Hörschädigung legt der Erfolg des Hörenlernens fest, welchen Nutzen der Betroffene aus dem verbliebenen Hörvermögen und dem Einsatz technischer Hilfen zu ziehen vermag" (Bundesministerium für Arbeit und Sozialordnung, Forschungsbericht 1989).

Hörtraining lässt sich ähnlich wie das Absehtraining in *formale* (analytische) und *inhaltliche* (ganzheitliche) Methoden gliedern. Erber (1982) spricht in diesem Zusammenhang von speziellen Hörübungen, die man den analytischen Methoden zuordnen kann, der natürlichen Konversationsmethode, zu der die ganzheitlichen Verfahren zählen, und der gemäßigten strukturierten Methode, die vielfach in den zur Zeit veröffentlichten Hörtrainingskonzepten beschrieben werden. Zu den Aufgaben eines qualifizierten Hörtrainings zählen folgende Bereiche:

Tab. 4.8 Hörverlust – Auswirkungen – Maßnahmen (Fördergemeinschaft Gutes Hören, April 1995).

| Hörverlust (in dB) | Hörminderung | Auswirkungen | Maßnahmen |
|---|---|---|---|
| ≤ 15 | keine | keine | regelmäßiger Hörtest zur Kontrolle |
| 15–35 | geringgradig | möglicherweise Probleme in schwierigen Hörsituationen (Gruppen, Geräusche oder Partyeffekt) | regelmäßiger Hörtest zur Kontrolle; möglicherweise Hörtraining |
| 35–65 | mittel | regelmäßige Hörprobleme, Gespräche müssen laut geführt werden, Worte werden falsch verstanden, visuelle Hilfen werden notwendig, Probleme in Gruppengesprächen | Hörgeräte notwendig |
| 65–95 | stark | versteht keine Sprache, Sprache verschlechtert sich, visuelle Hilfen sind sehr notwendig, herabgesetzte Schmerzempfindlichkeit des Ohres | Hörgeräte notwendig, Hörtraining, Stimm- und Sprechtherapie, im Einzelfall kommt evtl. ein CI infrage |
| ≥ 95 | fast vollständiger Hörverlust | evtl. Hören von lauten Geräuschen, eher Wahrnehmung von Vibrationen, Sehen als wichtigster Kommunikationskanal, Sprache kann sich verschlechtern | Hörgeräte bzw. CI, da mit Hörgeräten nur noch allgemeine Geräuschempfindung möglich wird |

**Förderung der Wahrnehmung.** Kann etwas mit Hörgeräten gehört werden? Werden sowohl nichtsprachliche Hörereignisse (z. B. Geräusche, Musik) als auch sprachliche Signale wahrgenommen? In einem ersten Schritt geht es darum zu unterscheiden, ob es sich bei dem Gehörten um sprachliche oder nichtsprachliche Signale handelt. Unter Umständen können die gewonnenen Ergebnisse dazu führen, dass bisherige Hörgeräteeinstellungen verändert werden müssen, um im Sinne der Hörfähigkeit eine auditive Aufmerksamkeit zu ermöglichen. Typische Fragen im Rahmen einer Verbesserung der Unterscheidungsfähigkeit sind:
- Können unterschiedliche Hörreize voneinander unterschieden werden?
- Ist es möglich, aufgrund prosodischer Merkmale wie zeitlicher Länge, Rhythmus, Melodie und Betonung sowie der Silbenanzahl, Gehörtes voneinander zu unterscheiden?
- Werden unterschiedliche, ähnlich klingende Laute differenziert?

Der Aufbau der Übungen kann so erfolgen, dass sich die angebotene Sprache zunächst in allen 3 Bereichen (zeitliche Dauer, Betonung und Rhythmus) unterscheidet. Mit zunehmender Hörfähigkeit wird die Anzahl der suprasegmentalen Unterscheidungskriterien reduziert. Die gleiche Verfahrensweise ist mit Phonemen, Wörtern und Sätzen möglich.

**Identifizieren und Erkennen.** Übungen, um Gehörtes identifizieren zu können, betreffen
- die Stimmhöhe,
- Vokale oder Doppelvokale (Diphtonge),
- Konsonanten oder Konsonantenhäufungen,
- Phoneme in Silben oder Wörtern,
- einzelne Silben in Wörtern,
- ein oder mehrere Wörter in Sätzen,
- Satzteile in Sätzen,
- Sätze in einem Text,
- Geschichten, Lieder, Gedichte (Löwe 1991).

Bei der Identifizierung ist zu unterscheiden, ob aus einem zuvor *nicht bekannten, willkürlichen Angebot* (Open Set) oder aus einer *vorgegebenen Auswahl* (Closed Set) Phoneme, Vokale, Konsonanten, Wörter, Sätze und Texte erkannt werden.

**Verstehen von Gehörtem.** Hörübungen zum Verstehen werden in der Regel mit verdecktem Mundbild durchgeführt. Das Gehörte soll dann nicht

nachgesprochen werden. Vielmehr ist auf die Fragen richtig zu antworten bzw. entsprechende Handlungen sind auszuführen. Übungen dazu können sein:
- Dem Hörgeschädigten werden Bilder (eine Bildgeschichte) vorgelegt. Die Aufgabe besteht darin, die dargestellte Situation zu erkennen, die ihm sprachlich geschildert wird.
- Der Hörgeschädigte bekommt unterschiedliche sprachliche Aufgaben:
  – Nennen Sie das Gegenteil von langsam (hoch, dick, …).
  – Nennen Sie den Oberbegriff von Tisch (Omnibus, Bohrer, …).
  – Entscheiden Sie, ob der Satz richtig ist (z. B.: Das Flugzeug geht auf der Landebahn.).

Ziel des Hörtrainings ist es, ein offenes Sprachverstehen zu erreichen. In der dialogischen Situation werden über Hören und Absehen Hörsprachverständnisübungen zunächst mit bekannten (vorgegebenen) Phonemen, Wörtern, Sätzen, Texten sowie themengebundene Gespräche durchgeführt. Gelingt dies, wird primär durch Hören kommuniziert. Auf ein deutliches Mundbild (Absehbild) wird dann weniger geachtet. Alternativ können sich mehrere Personen an der Therapie beteiligen, z. B. auch Familienangehörige.

Hörgeräteträger, die in diesen vorstrukturierten Situationen wenige Probleme haben, werden immer mehr zu einem offenen Sprachverstehen kommen können, sodass die gleichen Übungen nun mit unbekannten Sprachmaterialien durchführbar sind. Bei allen Therapieschritten ist darauf zu achten, dass möglichst schnell nur durch Hören Verstehen gelernt wird. Ein zu langes Beharren auf dem Absehen verhindert die notwendige Konzentration auf das Hören. Es kommt dann nur sehr zögerlich zur Codierungsoptimierung in den nachgeschalteten Stationen der Hörbahn. Erfolgreiches Hörtraining wird bei postlingual Hörgeschädigten nicht auf *unisensorische Übungen* verzichten können. Selbstverständlich muss dabei sichergestellt sein, dass es zu keinen Frustrationserlebnissen kommt. Entscheidend ist, dass der Wille zum Hörenlernen gefördert wird.

Dass es sich bei dem Hörtraining für Erwachsene um einen noch weiter zu entwickelnden Bereich handelt, zeigt auch die relativ geringe Anzahl vorliegender Beschreibungen und Methoden. Untersuchungen zur Effizienz fehlen völlig.

## *Telefonieren*

Eine besondere Form des Hörtrainings und der damit verbundenen Kommunikationsförderung für Erwachsene ist das Telefonieren. In unserer Gesellschaft gehört das Telefon zum Standardkommunikationsmittel, auf das niemand verzichten will. Die Wiederherstellung der Fähigkeit zum Telefonieren ist somit eines der wichtigen Ziele der Hörrehabilitation. Zunächst muss es darum gehen, die unterschiedlichen Telefonsignale wieder zu erkennen, Telefontaktiken zu entwickeln, um z. B. im Notfall Hilfe rufen zu können, und mit bekannten Personen bestimmte Codes zu vereinbaren, um Nachrichten austauschen zu können. Erstrebenswert ist es, Gesprochenes am Telefon wieder zu verstehen. Dies setzt ein rein auditives Hör- und Kommunikationstraining voraus. Dazu müssen mit bekannten/unbekannten Gesprächspartnern und bekannten/unbekannten Texten Telefondialoge geübt werden.

Technisch stehen zum Telefonieren verschiedene Möglichkeiten zur Verfügung (Löwe 1991):
- ohne Hörgeräte nur über den Telefonhörer
- mit Hörgeräten in Stellung „M" über den Telefonhörer
- mit Hörgeräten in Stellung „T" über den Telefonhörer
- ohne Hörgeräte mit einem sehr laut verstärkenden Telefonhörer
- mit Hörgeräten in Stellung „M" über einen sehr laut verstärkenden Telefonhörer
- mit Hörgeräten in Stellung „T" über einen sehr laut verstärkenden Telefonhörer
- mit Hörgeräten in Stellung „M" über einen Zusatzlautsprecher des Telefons

Jeder Hörgeschädigte sollte die für ihn günstigste Möglichkeit herausfinden. Für das Telefonieren können Wiederholungen, Beschreibungen und Buchstabieren ein Hörverstehen unterstützen. Gezieltes Nachfragen ist die Aufgabe des Hörgeschädigten:
- Von welcher Zahl sprechen Sie? (Sprechen Sie bitte jede Ziffer einzeln.)
- Um was dreht es sich? (Worüber sprechen Sie?)
- Alternative zur Verdeutlichung (Soll ich heute oder morgen kommen?)
- Aufforderung zum deutlicheren Sprechen (Ich kann Sie nicht verstehen, bitte sprechen Sie langsam, deutlich …)

Der hörende Gesprächspartner sollte Strukturierungshilfen geben:
- Rückmeldung, ob alles verstanden wurde oder Erläuterungen erforderlich sind (Ja, das ist richtig. Wiederholen Sie noch mal.)
- Anbieten von Orientierungshilfen (Ich wechsle jetzt das Thema. Ich spreche über ...)
- Informieren über die Gesprächsstrategie (Ich fange noch mal an. Ich buchstabiere ...)

Unabhängig von dieser telefonischen Dialogsituation kann das Abhören von Tonbandaufnahmen eine zusätzliche Hilfe für das auditive Verstehen bieten. In der Therapie können auch automatische Telefonansagen abgehört werden, die das Hörverstehen weiter schulen (Löwe 1991).

## *Hörlernprogramme*

Zum Hörtrainingsangebot für postlingual hörgeschädigte Erwachsene gehören individuell auf der Basis von Computerprogrammen erarbeitete Hör- und Sprachübungsprogramme. Mit solchen Systemen können, ähnlich wie bei den Absehübungen, ebenfalls autodidaktisch Hörübungen durchgeführt werden. Gegenüber herkömmlichen Methoden der Hörerziehung hat die Verwendung des Computers den Vorteil, einen geduldigen Partner bei der Erlernung der hörsprachlichen Kommunikation zu haben. Die Übungen können beliebig oft und erforderlichenfalls mit zusätzlich visueller Unterstützung abgerufen werden. Exemplarisch werden einige der Übungen vorgestellt:

**Hörlabor 1.1.** Dieses Programm
- dient zur Verbesserung der akustischen Wahrnehmungsfähigkeiten,
- ist geeignet für Erwachsene und Schulkinder mit Lesekenntnissen,
- ermöglicht ein an den individuellen Hörfähigkeiten des Benutzers orientiertes Aufbautraining,
- der Schwierigkeitsgrad der Übungen reicht von der Erkennung des Einsatzzeitpunkts von Tönen und Geräuschen bis zur Erfassung des Inhalts von kurzen Texten,
- verfügt über 2500 Wörter und 55 Geräusche in hoher Tonqualität,
- die Darbietungsdauer kann variiert werden,
- mittels Zufallsgenerator kann der Lernstand mittels Multiple-Choice-Verfahren getestet werden.

**Hörtraining 2.** Dieses CD-Hörübungsprogramm wurde an der Medizinischen Hochschule in Hannover (2002) unter der Leitung von Th. Lenarz und A. Ilg entwickelt. Es enthält Hörangebote und Übungen zu folgenden Bereichen:
- Übung 1: Wortfelder zu Kontexten wie deutsche Städte
- Übung 2: Wörter ohne Kontext zur Konsonantenüberprüfung in unterschiedlichen Schwierigkeitsgraden
- Übung 3: kurze Texte in unterschiedlichen Geschwindigkeiten
- Übung 4: Dialoge
- Übung 5: Umschreibungen
- Übung 6: Geschichten

In einem beiliegenden Textteil kann man den Hörtext und die Aufgaben, wie auch die Lösungen finden. Für erwachsene postlingual ertaubte Menschen ist dieses Programm sehr geeignet. Es bietet für den Therapeuten zahlreiche Anregungen, auf ähnlicher Basis Therapien zu entwickeln.

**AudioLog (Version 3).** Das Programm umfasst Übungen auf Geräusch-, Laut-, Silben- und Wortebene zur Förderung der nachfolgenden Teilleistungen der zentralen Hörverarbeitung:
- Detektion
- Identifikation
- Selektion
- Merkfähigkeit
- dichotisches Gehör
- Trennung von Nutz- und Störschall
- Verarbeitung akustischer Sequenzen
- phonematische Diskrimination
- Silben- bzw. Wortanalyse und -synthese

Innerhalb diesen Gruppen werden die einzelnen Teilfunktionen der zentralen auditiven Wahrnehmung konsequent gefördert. Das Programm
- ermöglicht es, aus dem vorhandenen Bild- und Tonmaterial eigene Übungssequenzen zusammenzustellen und zu speichern,
- bietet in jeder Übung die Möglichkeit für zusätzliche Sprachübungen und Kommunikation,
- ist flexibel, denn der Schwierigkeitsgrad der Übungen lässt sich differenziert an die Fähigkeiten der Patienten anpassen,
- enthält Übungen für die Förderung des dichotischen Gehörs,
- bietet Signal-Rausch-Übungen mit beliebigem Stimulus und Störgeräusch an,

- hält die Leistungen der Patienten in einem Protokoll fest.

**Besser hören mit CI (M. Herzogenrath, U. Rost, A. Strauß-Schier).** Dieses sehr differenzierte und praxisorientierte Programm mit Testprotokollen kann nur mit Therapeuten oder erfahrenen anderen Personen durchgeführt werden. Es verfügt über einen guten strukturellen Aufbau und eignet sich besonders für Erwachsene, die nicht sehr „computererfahren" sind.

**Hearing by doing (Siemens 2007).** Dieses neue computergestützte, menügeführte Hörlernprogramm erklärt zunächst, wie die Einstellungen am Computer vorzunehmen sind, wie die Hörgeräte zu nutzen sind und wie die Lautsprecher auch für das Richtungshören und die Systemlautstärke eingestellt werden müssen. Es können unterschiedliche Lautstärken und Klangbilder für das Training gewählt werden. Weiterhin besteht die Möglichkeit, sich einen Film in einzelnen Sequenzen zum Thema Hören, Hörverlust und Hörsysteme anzusehen. Darin werden folgende Themen angesprochen:
- Hörverlust kann jeden treffen
- Hören und Hörverlust
- Konsequenzen eines Hörverlusts
- Hörsysteme können helfen
- Tipps zur schnellen Gewöhnung

Das Hörtraining selbst besteht aus einem 20-Tage-Programm mit jeweils unterschiedlichen Übungstypen, z. B:
- bewusstes Hören
- Alltagsgeräusche erkennen
- grundlegende Hörfähigkeiten
- Worterkennung
- kognitive Fähigkeiten
- selektives Hören
- Sprache im Störlärm
- Hausaufgaben
- hörtaktische Tipps

Für die jeweiligen Übungstypen werden nochmals bis zu 10 verschiedene Übungen mit unterschiedlichen Schwierigkeitsgraden zur Verfügung gestellt. Während sich die bisherigen Hörlernprogramme auf Basis der 4 klassischen Stufen des Hörenlernens (nach Erber) sehr ähnelten, enthält dieses Programm interessante Ergänzungen, wie z. B. das bewusste Üben des auditiven Gedächtnisses, des selektiven Hörens und Hörens im Störlärm. Ein Programm mit vielen Möglichkeiten, aber auch hohen Ansprüchen, wenn Hörgeschädigte ohne therapeutische Unterstützung damit arbeiten wollen.

Nicht alle erwachsenen Hörgeräteträger erreichen das gleiche Niveau im Hörverstehen. Manchen ist es lediglich möglich, Töne und Geräusche der Umwelt wahrzunehmen. Anderen gelingt es, aus einem bekannten Text (Closed Set) Wörter und Sätze zu verstehen. Das bestmögliche Hörverstehen ist dann erreicht, wenn die Betroffenen wieder telefonieren und offene Sprache verstehen können. Ebenso unterschiedlich wie die erreichbaren Hörstufen kann der zeitlich erforderliche Rehabilitationsaufwand sein.

Eine Gefahr der vorgestellten Übungsprogramme liegt sicherlich in ihrem vornehmlich autodidaktischen Anspruch. Bestenfalls sollen nahe Angehörige noch eine Therapeutenrolle übernehmen. Postlingual Hörgeschädigte sollten nach einer Hörgeräteversorgung aber nicht sich selbst überlassen bleiben, lediglich ausgestattet mit einem Hörtrainingskonzept, das wie ein Rezept anmutet. Hörtraining betrifft die gesamte Lebenssituation des Hörgeschädigten, es setzt äußerst anspruchsvolle, komplexe Leistungen voraus. Dazu benötigen Hörgeräteträger Hilfe in Form fachlicher Anleitung und Begleitung durch erfahrene Hörerzieher (s. Kap. 4.3.7).

## 4.3.6 Stimme und Sprechen

Bisher wurden Maßnahmen zur Verbesserung der Hör-Sprach-Fähigkeit ausschließlich unter den Aspekten einer postlingualen Hörschädigung diskutiert. Dies geschah vor dem Hintergrund, dass in aller Regel prälingual hörgeschädigte Erwachsene nur bedingt an Hör- und Absehschulungen beteiligt sind. Anders ist dies mit dem Stimm- und Sprechtraining. Oftmals haben besonders prälingual Hörgeschädigte aus beruflichen Gründen ein Interesse an der Verbesserung ihrer lautsprachlichen Fähigkeiten. Für sie orientiert sich ein Hör- und Absehtraining primär an dem Wunsch, ihre sprachlichen Fähigkeiten einschließlich der Sprechtechnik zu verbessern. Postlingual Hörgeschädigte verfügen über diese Fähigkeiten, insbesondere die Sprache, und wollen ihre Sprechtechnik nicht verlieren. Für prälingual hörgeschädigte Erwachsene ist somit Stimm- und Sprechtraining auch Sprachtraining, das sich an hörgeschädigtenspezifischen Konzepten orientiert (s. Kap. 4.4.2).

Hörschädigungen wirken sich auf die Sprechweise aus. Dabei kann es zu folgenden Auffälligkeiten kommen:
- Veränderung der Tonhöhe
- Lautstärkeschwankungen
- falsche Betonungen
- arhythmisches Sprechen
- monotones Sprechen
- meist velare Artikulation
- gepresste Stimme

Es ist sinnvoll, Stimm- und Sprechtherapie nicht nur isoliert zu betreiben, sondern sie in das Hör- und Absehtraining einzubinden. So können die Betroffenen hören und erfahren, ob sie zu laut, sehr hoch, gepresst, kehlig, hart, nuschelnd, hauchig oder zu leise sprechen. Sie können sich durch Absehen bewusst werden, ob sie den Mund zu weit aufmachen, verspannt oder unbeweglich sind. Hören und Absehen unter therapeutischer Begleitung verbessert gleichzeitig die Sprechfähigkeit. Übungsmaterial, das vornehmlich in der Sprachheilpädagogik Verwendung findet, kann unterstützend hinzugezogen werden.

### 4.3.7 Audiopädagogik – Audiotherapeut

In den letzten Jahren wurden im deutschsprachigen Raum die Begriffe Audiopädagogik und Audiotherapeut in der Hörrehabilitation eingeführt. Sie werden in unterschiedlichen Ausbildungsgängen und Berufsfeldern genutzt. Allen gemeinsam ist die Förderung des hörgeschädigten Kindes und des Erwachsenen sowie die besondere Nutzung des Hörens und der Lautsprache.

So gibt es in der Schweiz das Studium in Heilpädagogischer Früherziehung (Schwerpunkt Audiopädagogik). Es befähigt in Verbindung mit einem staatlich anerkannten heilpädagogischen Diplom oder mit einem Lizentiat gemäß § 8 Abs. 2 Ziffer 2 zur Erziehung und Förderung hörgeschädigter Kinder bis zum vollendeten 7. Lebensjahr, zur Begleitung und Beratung der Erziehungsverantwortlichen hörgeschädigter Kinder bis zum vollendeten 7. Lebensjahr und zur Begleitung und Beratung von Fachleuten.

Im Reglement über die Ausbildung und über die Weiterbildung in Heilpädagogischer Früherziehung heißt es hierzu: „[...] Audiopädagogik ist der spezifizierte Teil der allgemeinen Pädagogik, der sich mit der menschlichen Hörentwicklung beschäftigt. Sie umfasst die Praxis und Theorie der besonderen Bedingungen des auditiven und audioverbalen Lernens sowie die soziale Eingliederung von Kindern, Jugendlichen und Erwachsenen, die in ihrer Hörfunktion beeinträchtigt sind. Die Audiopädagogik interpretiert eine vorhandene Hörschädigung als eine individuelle Lernausgangsbedingung, auf die in der Praxis durch präventionsorientierte Förder- und Bildungsmaßnahmen reagiert werden muss. Hauptaufgabe der Audiopädagogik ist die Sicherstellung individueller Rahmenbedingungen für einen optimalen Hörlernprozess als Basis für einen Spracherwerbs- und Sprechlernprozess. [...] Grundsätzliches Ziel der Audiopädagogik ist die Maximierung der Hörkompetenz als Voraussetzung für eine weitestgehend entwicklungsoffene audioverbale Persönlichkeitsentwicklung im sozialen Umfeld [...]" (Hochschule für Heilpädagogik 2001).

In Deutschland wurde 2006 im Rahmen des Bachelor-Kombinationsstudiengangs „Rehabilitationswissenschaften mit Lehramtsoption" die Fachrichtung Gebärdensprachpädagogik, zusammen mit Audiopädagogik, etabliert.

Der Deutsche Schwerhörigenbund entwickelte Weiterbildungsangebote zum Audiotherapeuten. Dabei handelt es sich um Module, die im Rahmen von Wochenendveranstaltungen vermittelt werden:
- Grundlagen (Behinderungsbegriff, Auswirkungen einer Hörschädigung, Kommunikation hörgeschädigter Menschen)
- Institutionen und Rehabilitationswesen
- historische Aspekte der Bildung, Erziehung und Rehabilitation hörgeschädigter Menschen
- Sprache und Kommunikation (linguistische Grundlagen, Sprach- und Hörentwicklung)
- soziologische Aspekte
- Rehabilitation erwachsener hörgeschädigter Menschen (Methoden der Erwachsenenbildung, Arbeit mit schwerhörigen und ertaubten Erwachsenen und altersschwerhörigen Menschen)
- Hörerziehung und Hörtraining (Absehen, Hörtaktik, Kommunikationstaktik, Sprach- und Sprechpflege)

- nonverbale Kommunikation (Körpersprache, manuelle Kommunikation, Gebärdensprache)
- Psychologie, Psychotherapie, Psychiatrie (Psychodiagnostik, Counselling, Psychosomatik, Kommunikationspsychologie, klientenzentrierte Gesprächsführung)
- HNO-Medizin (Aufbau und Funktion des Ohres, zentrale Hörverarbeitung, Erkrankungen des Hörorgans mit Therapiemöglichkeiten, implantierbare Hörsysteme, Begutachtung)
- AVWS
- Audiometrie, Audiologie (Testverfahren, Auswertung von Audiogrammen, Technik und Anpassung von Hörgeräten)
- Sozialrecht

Die Ausbildung der Audiotherapeuten berücksichtigt Fachwissen aus den Bereichen HNO-Heilkunde, Audiologie, Psychologie, Pädagogik, Sozialrecht, Sprachheilkunde und angewandten Methoden der Kommunikation, immer mit dem Schwerpunkt Hörschädigung. Zielgruppe sind dabei in erster Linie die Erwachsenen. Zurzeit wird der Audiopädagoge mehr für die Rehabilitation von Kindern und Jugendlichen und der Audiotherapeut für die Rehabilitation von Erwachsenen ausgebildet. Künftig wird noch ein Klärungsprozess im Hinblick auf das Ausbildungsprofil und die Einsatzmöglichkeiten stattfinden müssen.

## Zusammenfassung

Die Rehabilitation postlingual Hörgeschädigter umfasst psychosoziale inter- und intraindividuelle Aspekte, die in Form von Beratung und Information angesprochen werden, und die Förderung der Hör- und Sprach- bzw. Kommunikationskompetenz.

Hörtaktik soll den Hörgeschädigten befähigen, Kommunikationssituationen möglichst günstig zu gestalten und alle in der Interaktionssituation gegebenen Informationen nutzen zu können.

Ziel der Rehabilitation ist es, nicht nur vorübergehende, schädigungsbedingte Fähigkeitsstörungen oder drohende bzw. bereits manifeste Beeinträchtigungen in der Teilhabe am beruflichen und gesellschaftlichen Leben durch frühzeitige Einleitung der gebotenen Rehabilitationsmaßnahmen zu vermeiden, zu beseitigen, zu bessern oder eine Verschlimmerung zu verhüten. Der Rehabilitand soll wieder befähigt werden, eine Erwerbstätigkeit oder bestimmte Aktivitäten des täglichen Lebens möglichst in der Art und dem Ausmaß auszuüben, die für diesen Menschen als normal und für seinen persönlichen Lebenskontext als typisch erachtet werden.

Für den Absehunterricht stehen formale und inhaltsbezogene Methoden zur Verfügung. Die formalen Methoden gehen vom Einzellaut bzw. von der Silbe aus, die inhaltsbezogenen stets von einem Sinnzusammenhang. Neben dem Absehen können das Ausnützen der Körpersprache und der Einsatz besonderer manueller Zeichensysteme erforderlich sein. Zu den Aufgaben eines Hörtrainings zählen die Förderung der Wahrnehmung, das Identifizieren und Erkennen sowie das Verstehen von Gehörtem.

Das bestmögliche Hörverstehen ist dann erreicht, wenn die Betroffenen wieder telefonieren und offene Sprache verstehen können. Zum Hörtrainingsangebot für postlingual hörgeschädigte Erwachsene gehören auch individuell auf der Basis von Computerprogrammen erarbeitete Hör- und Sprachübungsprogramme.

Hörschädigungen wirken sich auch auf die Sprechweise aus. Es ist sinnvoll, Stimm- und Sprechtherapie nicht isoliert zu betreiben, sondern sie in das Hör- und Absehtraining einzubinden. Ebenso unterschiedlich wie das erreichbare Hörverstehen kann der zeitlich erforderliche Rehabilitationsaufwand sein.

In den letzten Jahren wurden im deutschsprachigen Raum die Begriffe Audiopädagogik und Audiotherapeut in der Hörrehabilitation eingeführt. Sie werden in unterschiedlichen Ausbildungsgängen und Berufsfeldern genutzt. Allen gemeinsam ist die Förderung des hörgeschädigten Kindes und des Erwachsenen sowie die besondere Nutzung des Hörens und der Lautsprache.

Audiotherapie ergänzt und verzahnt die Versorgung hörgeschädigter Menschen durch HNO-Ärzte, Hörgeräteakustiker, Bildungs- und Rehabilitationsträger, Beratungsstellen, Integrationsämter und andere. Zurzeit wird der Audiopädagoge mehr für die Rehabilitation von Kindern und Jugendlichen und der Audiotherapeut für die Rehabilitation von Erwachsen ausgebildet.

## 4.4 Hörenlernen prälingual Hörgeschädigter

Eine frühe hörtechnische Versorgung und Hör-Sprach-Förderung sind die Voraussetzungen, um die Entwicklungsbedingungen eines prälingual hörgeschädigten Kindes positiv zu beeinflussen. Untersuchungen zeigen: Je früher hörgeschädigte Kinder mit Hörhilfen versorgt werden, desto leichter können sie die Lautsprache erwerben (Yoshinaga-Itano 1998). Kinder, die vor ihrem 6. Lebensmonat mit Hörgeräten versorgt wurden, entwickelten die beste Hörfähigkeit. Auffallend schlechter wurde die Verständlichkeit bei Kindern, die erst im 2. Lebensjahr Hörgeräte erhielten.

### 4.4.1 Universelles Neugeborenen-Hörscreening

In ein universelles Neugeborenen-Hörscreening sollten alle Neugeborenen einbezogen werden. Die Deutsche Gesellschaft der Pädaudiologen und Phoniater nimmt dazu in ihrem Konsensuspapier (2001) wie folgt Stellung:
  Folgende Qualitätskriterien sind einzuhalten:
1. Erfassung so vieler Geburten einer Einrichtung/Region wie möglich, mindestens aber von 95 %
2. maximal 4 % Testauffällige im Primär-Screening (das 1 oder 2 Untersuchungen beinhaltet) für Normalpopulationen
3. Erfassung von mindestens 95 % der Testauffälligen in einem Follow-up
4. klare Organisation des Follow-up, Nennung qualifizierter regionaler Ansprechpartner
5. pädaudiologische Diagnostik innerhalb von 3 Monaten
6. weitere qualitätssichernde Maßnahmen (zentrale Erfassung und Auswertung qualitätsrelevanter Daten, hocheffektives Tracking, Anleitung und Supervision des screenenden Personals)

Das Follow-up sollte nach folgendem Stufenplan organisiert sein:
1. Kurzfristiger Termin (maximal 14 Tage nach Anmeldung) im Rahmen einer „Screening-Sprechstunde": Kurzanamnese, HNO-Spiegeluntersuchung, OAE/DPOAE, ggf. Screening-BERA, Tympanogramm
2. „Voll-Diagnostik" innerhalb der ersten 3 Lebensmonate mit: Anamnese einschl. Familienanamnese, HNO-Spiegeluntersuchung einschl. Ohrmikroskopie, Tympanogramm mit Sondenton 627 oder 1000 Hz, TEOAE, DPOAE, Click-BERA. Wünschenswert: frequenzspezifische BERA in mind. 2 Frequenzbereichen (Hochton- und Tieftonbereich), Beobachtungsaudiometrie zur Plausibilitätskontrolle
3. Diagnosegespräch mit den Eltern einschl. Beratung über weitere diagnostische und therapeutische Maßnahmen, Einleitung und engmaschige Überwachung einer Hörgeräteanpassung, Einleitung von Hör-Sprach-Frühfördermaßnahmen, Veranlassung weiterer diagnostischer Maßnahmen zur Klärung der Ätiologie, zusätzlicher Behinderungen, Genetik, multidisziplinärer Teamansatz mit Hörfrühförderung, Hörgeräteakustiker, ggf. Neuropädiater, Psychologen (Elternbegleitung) (DGPP 2001, 2007)

Folgender Zeitrahmen ist einzuhalten:
- Hörscreening bei Geburt
- Diagnose bis zum 3. Lebensmonat
- Hörgeräteversorgung bis zum 6. Lebensmonat
- Beginn der Hör-Sprach-Frühförderung/Therapie bis zum 6. Lebensmonat

Ein Vergleich der Zahlen aus einer bundesweiten und einer hessischen Erhebung macht deutlich, dass in den letzten Jahren in einigen Bundesländern das universelle Neugeborenen-Hörscreening erfolgreich etabliert wurde (Tab. 4.**9**).

Tab. 4.9 Durchschnittliches Diagnosealter hörgeschädigter Kinder 1999 und 2006.

|  | 1999 (n: 71) hochgradige Schwerhörigkeiten | 2006 (n: 177) leichte bis hochgradige Schwerhörigkeiten |
|---|---|---|
| durchschnittliches Diagnosealter (in Monaten) | 6,6 | 3,0 |
| durchschnittlicher Beginn der Frühförderung (Alter in Monaten) | 9,5 | 6,1 |

## 4.4.2 Förderkonzepte

In der Hörgeschädigtenpädagogik werden unterschiedliche Förderkonzepte diskutiert. Gemeinsam ist allen, dass sie eine Hör- und Lautsprachförderung befürworten. In Umfang, Gewichtung, Intensität der Hör- und Lautsprachförderung, der Bedeutung von technischen Hörhilfen sowie in der Bewertung der zu erreichenden Ziele unterscheiden sie sich jedoch. Ähnliches lässt sich auch für den Gebrauch der Gebärden feststellen. Grundsätzlich stehen heute für fast alle prälingual Hörgeschädigten elektroakustische Hilfsmittel zur Verfügung, um die Lautsprache auch durch Hören zu erwerben. Dass die pädagogischen Fördermaßnahmen von den individuellen Faktoren des Kindes und den Bedingungen abhängen, die in seinem sozialen Umfeld vorhanden sind, ist selbstverständlich.

Im Folgenden sollen die zurzeit diskutierten und praktizierten methodisch-didaktischen Konzeptionen der gebärdensprachlichen und der aural-hörgerichteten Förderung prälingual Hörgeschädigter unter den Aspekten der Ausnutzung von Hörfähigkeiten und der damit verbundenen Förderung der Lautsprache zur Diskussion gestellt werden.

### Visuelle und gebärdensprachliche Konzepte

Man unterscheidet zwischen visuellen gebärdensprachlichen und visuellen nicht gebärdensprachlichen Zeichensystemen.

#### Visuelle nicht gebärdensprachliche Zeichensysteme

Dies sind Handzeichen, die als Sprechgliederungshilfe, zur Verbesserung der Artikulation, als Unterstützung für das Absehen der Lautsprache oder als lautsprachliche Kommunikationshilfe dienen. Sie haben oftmals die gleichen motorischen Grundkomponenten wie Gebärden und sind visuell zu perzipieren, es handelt sich aber nicht um gebärdensprachliche Zeichen.

*PMS* (nach Schulte 1974) und *GMS* (nach Jussen u. Krüger 1975) sind an der Lautsprache orientierte Zeichensysteme ohne gebärdensprachlichen Charakter, da sie in ihrer Inhaltsbestimmung lautsprachlichen bzw. schriftsprachlichen Kriterien unterliegen.

Für jedes gesprochene Phonem stellt das PMS Handzeichen zur Verfügung (Abb. 4.3). Die Hand- und Fingerstellung einschließlich des Ortes, an dem man die Hand hält, und die Bewegung, die mit der Hand ausgeführt wird, geben Informationen darüber, wie die einzelnen Laute ausgesprochen werden. Sie charakterisieren den Laut z. B. als stimmhaft, stimmlos, nasal, oral, plosiv, frikativ, kurz bzw. lang gesprochen. Für jedes gesprochene Phonem gibt es ein Handzeichen.

Das GMS ist ein mit der Hand ausgeführtes Fingeralphabet. Für jeden geschriebenen Buchstaben steht ein Handzeichen (Abb. 4.4). Es wird „gefingert", wie geschrieben wird. Während beim PMS das Phonem /ch/ mit einer Handbewegung gezeigt wird, müssen beim GMS 2 Zeichen, nämlich /c/h/, benutzt werden.

Eine spezielle Form der lautsprachunterstützenden Zeichensysteme ist die sprechgebundene Gestik und Mimik (*GEMIK*), die bisher nur in einer Schule in Deutschland praktiziert wird (Breiner 1985). Über besonders betonte und hervorgehobene Gestik und Mimik soll die lautsprachliche Kommunikation verbessert werden.

#### Gebärdensprachliche Zeichensysteme

Visuelle Zeichen, die eigenen Sprachcharakter haben und sich nicht von der Lautsprache ableiten lassen, gehören zur Gebärdensprache. Hierbei handelt es sich um Zeichen mit eigenständigem, von der Lautsprache losgelöstem Mitteilungscharakter. Gebärden sind *bewusst vorgenommene*

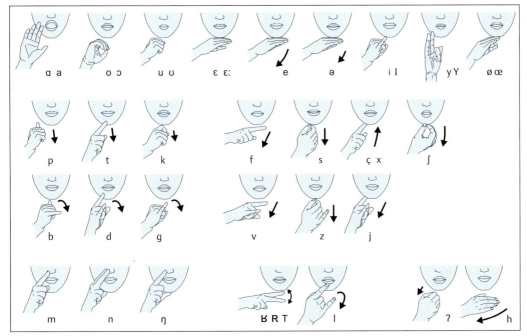

Abb. 4.3 **Auswahl von Phonemzeichen aus dem PMS** (nach Schulte 1974).

*Bewegungen* des Körpers, ganz besonders der Arme und Hände. Dazu gehören auch Gestik, Mimik und Mundbewegungen (Prillwitz 1985). Über diese sehr allgemeine Definition hinaus ist eine Reihe von Merkmalen zu nennen, die Gebärden beinhalten und charakterisieren.

In der Kommunikation mit Gehörlosen werden Gebärden in unterschiedlicher Weise eingesetzt, z. B. als lautsprachunterstützende gebärdliche Verfahren gemeinsam mit der Lautsprache. Dazu zählen *LBG (lautsprachbegleitende Gebärden)*, *LUG* (lautsprachunterstützende Gebärden) und *LPG* (lautsprachparallelisierende Gebärden) sowie als autonomes, von der Lautsprache unabhängiges Zeichensystem die Deutsche Gebärdensprache (DGS). Verfahren, in denen LBG, LUG oder LPG zusätzlich zur Lautsprache benutzt werden, stellen eine Zwischenform zwischen rein lautsprachlicher und ausschließlich gebärdensprachlicher Kommunikation dar.

Die Bezeichnungen LUG und LBG werden oft synonym verwandt. Die Gebärden werden sporadisch zur Unterstützung der gesprochenen Lautsprache gleichzeitig mitbenutzt, z. B. um besondere Informationen hervorzuheben, schwer Verständliches zu verdeutlichen oder bei Ablese- und Hörproblemen den Vermittlungsprozess zu erleichtern.

LPG haben die gleichen Funktionen. Es werden jedoch gleichzeitig für jedes lautsprachliche Wort einschließlich seiner grammatikalischen Kennzeichnungen Gebärden parallel mitbenutzt. Dieses Verfahren ist sehr aufwendig und lässt sich im deutschsprachigen Raum in der pädagogischen Praxis kaum finden.

„Die Gebärden der Deutschen Gebärdensprache, insbesondere die Handzeichen, sind willkürliche Zeichen. Sie unterscheiden sich in ihrer Form deutlich von dem, was sie bezeichnen. Auch wenn sie manchmal eine gewisse Ähnlichkeit mit dem aufweisen, was sie bezeichnen, so sind sie doch keine bloße Nachahmung der konkreten Wirklichkeit. [...] Die einzelnen Gebärdenzeichen werden regelhaft zu Gebärdensätzen verknüpft. Dabei wird mit unterschiedlichen Mitteln markiert, wer Träger einer Handlung ist (Subjekt), was das Ziel einer Handlung ist (Objekt), mit welchen Gebärdenzeichen die Handlung selbst ausgedrückt wird (Verb/Prädikat)" (Prillwitz 1985b).

In all diesen Fällen ist das Einzelgebärdenzeichen auf der Wortebene als Lexem gleich. Gebärden werden durch Handform (Abb. 4.5), Handstellung (Abb. 4.6), Ausführungsstelle (Abb. 4.7) und Bewegung (Abb. 4.8) gekennzeichnet. Die sprachlichen Unterscheidungen ergeben sich erst im

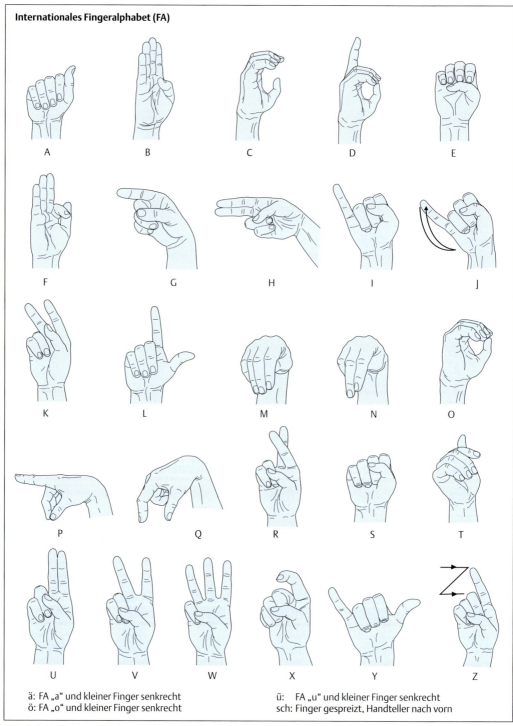

Abb. 4.4 **Das GMS** (nach Starcke u. Maisch 1977).

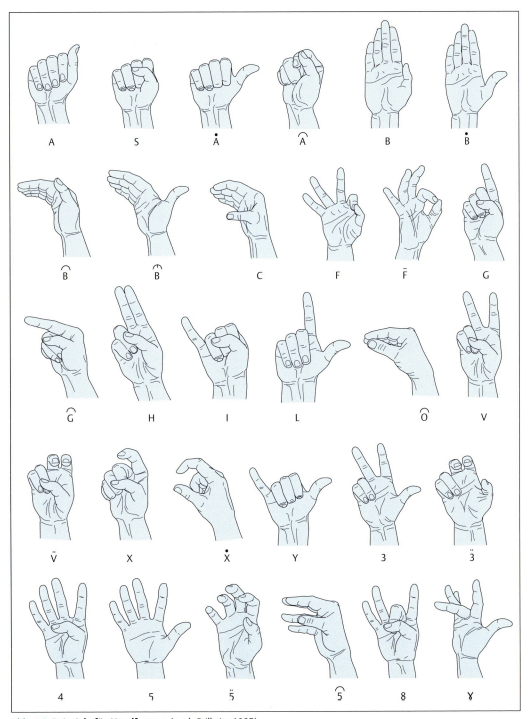

Abb. 4.5 **Beispiele für Handformen** (nach Prillwitz 1985).

## 4 Rehabilitation mit Hörgeräten

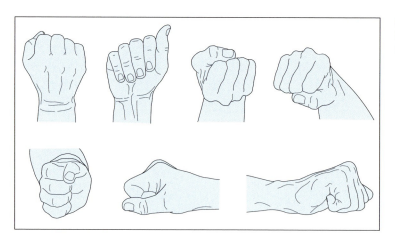

Abb. 4.6 **Beispiele für Handstellungen** (nach Prillwitz 1985).

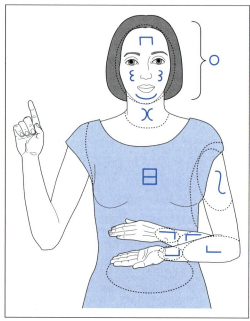

Abb. 4.7 **Beispiele für Ausführungsstellen** (nach Prillwitz 1985).

syntaktisch-semantischen und grammatikalischen Bereich.

### Total Communication

Ziel von Total Communication ist es, die Förderung der Lautsprache durch Hinzuziehen aller Kommunikationsmöglichkeiten zu erleichtern. Dieser Philosophie liegt die Überlegung zugrunde, alles in die Kommunikation von Gehörlosen einzubeziehen, was zur verbesserten Informationsübermittlung dient, z. B.:
- Gebärden
- Daktylzeichen (Fingeralphabet)
- Mundabsehen
- Hören
- Sprechen
- Lesen
- Schreiben (van Uden 1987)

Total Communication wurde in amerikanischen Gehörlosenschulen praktiziert. Der lautsprachliche Erfolg der Schüler hat sich im Vergleich zu den rein lautsprachlich ausgerichteten Schulen nicht verbessert, er wurde schlechter (Geers et al. 1984, Löwe 1995).

Osberger u. Robbins (1994) verglichen primär lautsprachlich geförderte Kinder mit in Total-Communication-Programmen geförderten Kindern. Ihre Untersuchung ergab, dass Erstere eine signifikant bessere Sprachintelligenz hatten als diejenigen aus den Total-Communication-Programmen. Für die Entwicklung der Hör- und Sprachfähigkeit ist das pädagogische Programm offensichtlich von entscheidender Bedeutung.

### Bilingualismus

Von gebärdensprachlichen Methoden kann dann gesprochen werden, wenn Gebärden in der Erziehung hörgeschädigter Kinder als *primäres* Sprachzeichensystem benutzt werden, so wie es das Konzept des Bilingualismus vorsieht. Dieser Ansatz betont die Bedeutung der Gebärdensprache für die Identitätsfindung Gehörloser. Gehörlose „[...]" bilden eine selbständige Sprach- und Lebensgemein-

Hörenlernen prälingual Hörgeschädigter

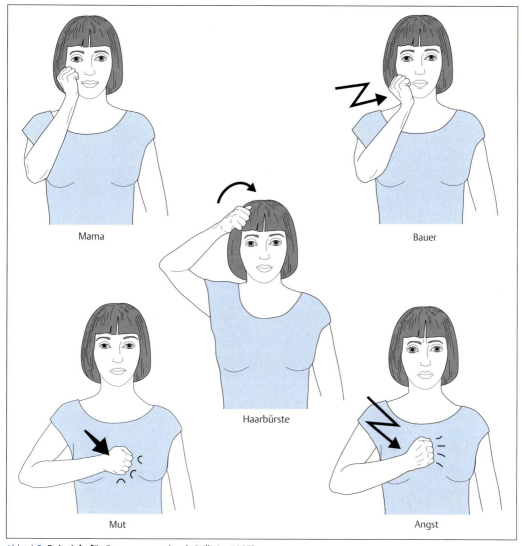

Abb. 4.8 **Beispiele für Bewegungen** (nach Prillwitz 1985).

schaft mit eigenen Werten, einer positiven Identität und einer lebendigen Kultur" (Hamburger Arbeitsgruppe 1992).

Gehörlose sollen in der Frühförderung *als Erstsprache* die Gebärdensprache und nicht die Lautsprache erwerben. Die Vertreter eines zweisprachigen Konzepts bezweifeln, dass sich die Hörfähigkeit eines als gehörlos diagnostizierten Kindes durch moderne Hörgeräte oder andere elektroakustische Hilfsmittel (z. B. ein CI) so weit fördern lässt, dass es damit die Lautsprache als primäre Muttersprache erlernen kann. Sie sind der Auffassung, dass selbst bei vorhandenen Hörresten die Betroffenen über Gebärden als Erstsprache verfügen sollten (Hamburger Arbeitsgruppe 1992).

Die Hamburger Arbeitsgruppe formuliert mit dem Konzept zur Zweisprachigkeit Gehörloser folgende Ziele. Gehörlose sollen

- die Gebärdensprache als vollwertige Sprache für eine spontane, entspannte Kommunikation und effektive Lern- und Sozialisationsprozesse erwerben,

- die Lautsprache in geschriebener und möglichst auch in gesprochener Form für eine erfolgreiche Integration in die hörende Gesellschaft erwerben (Johnson 1990).

Im Hinblick auf die Lautsprache werden wesentliche Abstriche gemacht. „Auf jeden Fall muss gesichert sein, dass jeder/m Gehörlosen ein Grundbestand gesprochener Äußerungen zur Verfügung steht. Die wichtigsten Sprechhandlungen, die wir in der alltäglichen Verständigung beim Einkaufen, auf Reisen, am Arbeitsplatz u. a. benötigen, sollten auch Gehörlose beherrschen, denen das Sprechen ansonsten große Schwierigkeiten bereitet" (Johnson 1990). Auch die Ausführungen zum Entwurf eines praktischen Leitfadens für das 1. Schuljahr lassen keinen Zweifel daran, dass die Lautsprache einen sekundären Stellenwert einnimmt. In allen Fächern bis auf das Fach Deutsche Lautsprache hat die DGS führenden Charakter.

Die Berichte aus den Ländern mit einer zweisprachigen Erziehung in Gebärden- und Lautsprache zeigen, dass sich die Lautsprachkompetenz der Gehörlosen nicht verbessert hat. Im Gegenteil – die Erwartung, dass sich durch die Hinzunahme der Gebärde die Lautsprachkompetenz verbessert, bestätigt sich nicht (Schulte 1986).

Die Ergebnisse eines 7-jährigen bilingualen Schulversuchs fassen Günther et al. wie folgt zusammen:

„In den sieben Jahren des bilingualen Schulversuches wurde ein weitgehend normales Unterrichtsangebot in allen schulischen Lern- und Leistungsbereichen realisiert. Dem entspricht auf der Seite der gehörlosen SchülerInnen ein grundlegender Bildungserwerb und eine altersgemäße Kommunikationsentwicklung. In Abhängigkeit von den individuellen Lernvoraussetzungen differenzieren sich drei Niveaugruppen heraus, wobei in den sprachlichen Bereichen – ausgenommen der Lautsprachpragmatik – die leistungsstärkste Niveaugruppe einen Anteil von vierzig bis fünfzig unter den SchülerInnen ausmacht. Für die Schriftsprache ergaben die Vergleichsuntersuchungen zum Lesen und Schreiben mit aural oder oral geförderten gehörlosen und schwerhörigen SchülerInnen: Die bilingual Gehörlosen besitzen – entsprechend ihren individuellen Leistungsvoraussetzungen – gegenüber aural erzogenen schwerhörigen SchülerInnen insgesamt gesehen ein vergleichbares schriftsprachliches Niveau. Die dem Hamburger Modell zugrundeliegenden konzeptionellen Vorstellungen implizieren eine Einbeziehung der auditiv-sprachlichen Förderung entsprechend den heutigen medizinisch-technischen und pädagogisch-therapeutischen Möglichkeiten. Die SchülerInnen der bilingualen Klassen verfügen über eine angemessene systemische Beherrschung der Lautsprache. Bezüglich pragmatischer Aspekte sind die Ergebnisse – auch unter Berücksichtigung der schwierigen Ausgangssituation – objektiv unbefriedigend, und es ist selbstkritisch einzuräumen, dass diesbezüglich heute mehr möglich erscheint als im laufenden Schulversuch erreicht wurde" (Günther et al. 2001).

### Gebärdensprache und Lautsprache

Eine weitere wichtige Hypothese, die dem Bilingualismuskonzept zugrunde liegt, ist die Annahme, auf der Basis der Gebärdensprache könne sich die Lautsprache besser entwickeln.

Für das Erlernen von Sprache ist es notwendig, über die erforderlichen Wahrnehmungs-, Produktions- und Verarbeitungsmöglichkeiten zu verfügen bzw. diese Fähigkeiten zu erlernen. Die Wahrnehmungsbedingungen sind für alle Lautsprachen gleich. Der Mensch lernt mithilfe des ZNS, Gehörtes zu verarbeiten und als Lautsprache zu gebrauchen. Diese Fähigkeit ist generalisierbar für alle Lautsprachen, sodass sich eine Hörentwicklung durch eine Lautsprache und die damit verbundenen Codierungsfähigkeiten auf weitere Lautsprachen anwenden oder übertragen lässt. Die auditiven Wahrnehmungsstrategien des ZNS, die z. B. für Französisch erworben werden, lassen sich z. B. für die in Englisch notwendigen Strategien nutzen.

Aufnahme und Wiedergabe von visuellen Gebärdenzeichen erfordern andere Perzeptions- und Reproduktionsprozesse, die nicht mit denen der Lautsprache zu vergleichen sind. *Kommunikation* ist modalitätsabhängig. Kommunikationsformen mit unterschiedlichen Modalitäten erfordern unterschiedliche Wahrnehmungs- und Lernprozesse.

Physiologische und neurophysiologische Forschungen zeigen, dass eine notwendige zentralnervöse Hördifferenzierung und die mit Sprachinhalten verbundene extensive motorisch-kinästhetische Innervierung der am lautsprachlichen Sprechen beteiligten Organe nur in den ersten Lebensjahren möglich sind. Danach ist eine differenzierte Hör- und Lautsprachentwicklung erheblich erschwert. Dieser Prozess ist irreversibel. Die Dramatik dieser Feststellung wird dadurch erhöht, dass das Erlernen auditiver Wahrnehmungsleistungen und der damit verbundenen lautsprachlichen Produktionsfähigkeiten, die eine zentrale Codierung des Gesamtkomplexes Sprache ermöglichen, nicht einer zeitlichen Beliebigkeit unterliegt, sondern auf *kritische, sensitive Perioden* beschränkt ist (Klinke 1990, Schlote 1990).

Während der Lautspracherwerb offensichtlich an bestimmte zeitliche Grenzen gebunden ist, zeigen uns viele erwachsene Gehörlose, dass ein späterer Erwerb der Gebärdensprache im vollen Umfang durchaus möglich ist. Die Feststellung, dass sich auf der Basis der Gebärdensprache als Erstsprache eine umfassende Lautsprachkompetenz entwickeln könne, ist – bezogen auf die Möglichkeiten der auditiven Sprachwahrnehmung und der aktiven Sprachproduktion – nicht dokumentiert.

Die Beschreibung der praktischen Durchführung des bilingualen Konzepts zeigt, wie dominierend der Einsatz der Gebärde in der Kommunikation mit Gehörlosen sein soll. Der größte Teil des schulischen Unterrichtsgesprächs verläuft in Gebärdensprache. Der ausschließliche Einsatz der Lautsprache, der man theoretisch den Zweitsprachcharakter zubilligt, reduziert sich auf bestimmte Unterrichtsstunden (Lautsprachunterricht). In allen anderen Fällen wird die Gebärde in die Kommunikation mit einbezogen. Allein unter quantitativem Aspekt sind die Lautspracherwerbsmöglichkeiten zeitlich so reduziert, dass selbst Hörende mit diesen Vorgaben wohl kaum die Lautsprache erwerben könnten.

Das Konzept versetzt Gehörlose nicht in die Lage, sich durch Lautsprache mit Hörenden zu verständigen. Symptomatisch ist, dass den apparativen Hilfen für die Betroffenen kaum Beachtung geschenkt wird. Für prälingual Hörgeschädigte bietet das bilinguale Konzept nur bedingte Hilfen zur Förderung der Hör- und Lautsprachfähigkeit an. Alle wesentlichen kommunikativen Situationen bieten durch den Gebrauch der DGS keine Hörmöglichkeiten. Damit wird in diesem Konzept gehörlosen Kindern nur sehr eingeschränkt Hören und Lautsprachhören ermöglicht.

Löwe (1991) wertete unter verschiedenen Aspekten unterschiedliche Untersuchungen zum Verhältnis von Gebärden und Hörerziehung aus. Zusammenfassend kommt er zu dem Schluss: „So stimmt es nicht, dass gehörlose Kinder gehörloser Eltern angeblich deshalb sprachlich und schulisch besser vorankommen als gehörlose Kinder hörender Eltern, weil ihnen von frühestem Kindesalter an ein gebärdensprachliches Zeichensystem vermittelt worden ist. Es ist auch nicht zutreffend, dass lautsprachbegleitende Gebärden zu einer umfassenderen Sprachbeherrschung führen. Vor allem aber werden die Wahrnehmungsbedingungen für Sprache durch lautsprachbegleitendes Gebärden nicht verbessert; im Gegenteil, mehrere Untersuchungen haben nachgewiesen, dass die auch hochgradig hörgeschädigten Kinder noch mögliche Lautwahrnehmung (Hören) völlig verloren geht, wenn die Lautsprache von Gebärden begleitet wird, da dann das Sprechen seinen Rhythmus und sein Tempo verliert. Lautsprachbegleitendes Gebärden unterstützt nicht die Ausnützung der Hörreste und hat negative Auswirkungen auf das Sprechen. Das liegt vor allem daran, dass die Gebärdenmotorik andere Ablaufzeiten als die Sprechmotorik hat. Nicht wenige hochgradig hörgeschädigte Kinder lehnen darum verständlicherweise das Tragen von Hörgeräten ab, weil es ihnen unter den ihnen zuteil werdenden Unterrichtsbedingungen kaum Nutzen bringen kann" (Löwe 1991).

### 4.4.3 Orale Konzepte – ein historischer Rückblick

Die lautsprachliche Erziehung hat in Deutschland eine lange Tradition und geht bis in die Anfänge der schulischen Bildung gehörloser Kinder zurück. „Sie hat die besondere Aufgabe, Sprache als entscheidendes Fundament der Bildung in Laut- und Schriftform so weit wie möglich verfügbar zu machen" (Sekretariat der ständigen Konferenz der Kultusminister der Länder in der Bundesrepublik Deutschland, 1983, S. 5).

Lautsprachliche Verfahren wurden meist als orale Methoden beschrieben. Ziel der oralen Methoden ist es, die Lautsprache zu vermitteln. Ein wesentliches Charakteristikum ist dabei ein *antlitzgerichtetes Kommunikationsverhalten.* Orale Methoden gingen und gehen noch davon aus, dass hochgradig hörgeschädigte und gehörlose Kinder nicht in der Lage sind oder sein können, wesentliche Informationen zum Lautsprachverstehen mithilfe von elektroakustischen Hörhilfen auch auditiv wahrnehmen zu können. Die Lautsprache bzw. die Sprechfähigkeit wurde deshalb im Artikulationsunterricht primär mit visuellen,

## 4 Rehabilitation mit Hörgeräten

kinästhetischen und taktilen Hilfen angebildet. Die wichtigsten Beispiele oraler Verfahren sind der ganzheitliche Sprachunterricht von Kern (1958), das aufbauende Verfahren von Schuy (1957), die strukturalistische Sprachdidaktik von Kreye (1972), der interaktional-kommunikative Ansatz von Jussen (1977) und die muttersprachlich-reflektierte Methode von van Uden (1976). Ihre Einschätzung ist nur dann möglich, wenn zwischen den hauptsächlichen kommunikativen Verhaltensweisen und der Methodik der Lautsprachaneignung unterschieden wird.

Die klassischen Vertreter der oralen Erziehung mussten für gehörlose Schüler Sprachaneignungskonzepte entwickeln. Diese Schüler konnten bis vor wenigen Jahren noch nicht über hochleistungsfähige technische Hörhilfen verfügen. Die schulisch-sprachliche Förderung begann zudem erst zu einem Zeitpunkt, zu dem bei Hörenden der Spracherwerb bereits ein hohes Niveau erreicht hatte. Gehörlose verfügten darum bei Schuleintritt kaum über aktive und passive Lautsprachkompetenz.

Die Lautsprache musste systematisch gelernt werden. Zentrales Anliegen dieses Sprachaufbaus war es, die Struktur der Sprache so aufzubereiten, dass ihre Gesetzmäßigkeiten erfasst werden konnten. Der Unterricht folgte mehr linguistischen Kategorien und die Sprachaneignung wurde als *systematischer Spracherwerb* bezeichnet. Kern (1958) ging von einer ganzheitlichen Erfassung aller Bezugssysteme aus, die für die Bildung von Sprache wichtig sind. Sein Ausgangspunkt war die Schrift. Über das Ablesen und die Tastfühlstruktur kam das Sprechen hinzu. Die Artikulation, der Erwerb der Sprechfähigkeit für jedes Phonem, war die Grundlage im Anfangsunterricht der 1. Klasse. Für Schuy (1957), Kreye (1972) und Klingl-Mooser (o. J.) ging es in späteren Jahren um die Erarbeitung von Wort- und Sprachforminhalten, die sie durch unterschiedliche Bildsituationen, Frage-Antwort-Spiele, Zuordnungs- und Klassifikationsübungen, Lückentexte, sprachlich darzustellende Handlungsabläufe, Transponierungsübungen aus syntaktischer Reduktion, Analogiebildungen, Lese- und Bildergeschichten inhaltlich sichern wollen.

Im strukturbezogenen Ansatz (Kreye 1972) liegt die Betonung auf dem regelgerechten Sprachgebrauch und der Bevorzugung der Schrift. Der inhaltsbezogene Ansatz konzentriert sich auf die Sprachmittel und deren Geltungsbereiche (Formen und Inhalte). Unberücksichtigt bleibt die kommunikative Situation.

Sprache ist vor allem ein Verständigungsmittel. Das interaktionale und das muttersprachlich-reflektierte Verfahren betonen im Gegensatz zu obigen Ansätzen vor allem den *interaktiv-kommunikativen Aspekt* von Sprache. Bezugnehmend auf den natürlichen Spracherwerb eines Menschen stellt van Uden (1976) den Dialog, das Gespräch zwischen Mutter und Kind, in den Mittelpunkt seines Konzepts. Es ist der Versuch, die natürliche Kommunikationssituation zur Grundlage des Spracherwerbs gehörloser Kinder zu machen. Gerade Kinder, die aufgrund einer verbesserten Frühförderung sehr früh gefördert werden konnten, waren hierdurch zu einem sehr umfassenden Erwerb der Lautsprache in der Lage. Aber auch dieses Konzept war noch dadurch geprägt, dass das Absehen im Vordergrund stand, weil entsprechende apparative Hörmöglichkeiten noch nicht vorhanden waren (Jann 1994). Heute spielen orale Konzepte eine unbedeutende Rolle.

### *Hör-Sprach-Erziehung: multisensorisch – unisensorisch*

Die einzelnen Verfahren unterscheiden sich in ihren Sprachaneignungskonzeptionen (Jann 1994). Im Gehörlosenunterricht geschah die Informationsübermittlung durch Absehen und Sprechen, wobei teilweise zusätzliche Informationssysteme, wie z. B. Tastfühlgestalten oder PMS nach Schulte (1974, Abb. 4.**3**) mitverwendet wurden. Das Hören spielte eher eine sekundäre Rolle. Hören wurde lediglich im Sinne einer *multisensorischen Wahrnehmung* berücksichtigt, ohne hervorzuheben, dass das Hörenlernen als eigene Fähigkeit unter Verzicht auf vibrotaktile oder optische Unterstützung ein Förderziel sein muss (Bildungsplan für Gehörlose in Baden-Württemberg 1985).

Die Begründung für ein multisensorisches Vorgehen ist: Beim Sprechen sieht man einander an, man hört nicht nur, sondern sieht zugleich Mimik und Gestik, die das Sprechen begleiten. In der Hörgeschädigtenpädagogik gibt es 2 Gruppen, die multisensorisch vorgehen. Die einen lassen alle Sinneswahrnehmungen gleichzeitig zu, verzichten aber auf den Gebrauch von Gebärden. Die anderen lassen alle Wahrnehmungen zu und gebrauchen gleichzeitig Handzeichensysteme (PMS, GMS).

Auf die Frage, was *unisensorisch* bedeutet, erhält man oft die Antwort: Man spricht mit dem Kind, ohne dass es dabei absehen kann. Das Sprechen mit vorgehaltener Hand gilt als Indiz für

Unisensorik. Löwe kennzeichnet unisensorische Hörerziehung viel umfassender: Er fasst Früherfassung, Früherkennung, Frühversorgung mit Hörgeräten, eine Frühstimulation der noch vorhandenen Hörfähigkeit primär durch Hören, die Prinzipien der muttersprachlich orientierten, reflektierten Methode nach van Uden und eine Erziehung in einer sprechenden Umgebung unter dem Begriff einer *unisensorischen Hörerziehung* zusammen (Löwe 1991).

Das ZNS nimmt beim Sprechen eines Wortes den Hör- und Sehimpuls nicht gleichzeitig wahr. Gleichzeitig angebotene optische und akustische Signale werden aufgrund des unterschiedlichen Zeitverhaltens unserer Sinnesorgane subjektiv leicht gegeneinander verschoben. Wenn es also aufgrund einer Hörschädigung zu einer Einschränkung der hörverarbeitenden Funktionen kommt, führt dies zu einer Verlängerung der Reaktionszeit auf akustische Signale, während die Reaktionszeiten für die anderen Sinnesbereiche normal bleiben. Die für den Normalhörenden so selbstverständliche Verbindung zwischen dem Gesehenen und dem Gehörten kommt nicht mehr ohne Weiteres zustande.

Die von Pöppel (1985) beschriebenen Untersuchungen machen deutlich, dass der Gleichklang der Weltwahrnehmung, so wie er bei Hörenden beobachtet wird, durch die Hörschädigung zentralnervös gefährdet ist. Erst durch eine intensive neuronale Ausbildung der Hörfähigkeiten kann dieser Gleichklang hergestellt werden. Eine unisensorische Hörerziehung hat zum Ziel, sich stark auf das Hörorgan zu konzentrieren, um die diffuse Eingangserregung gezielt nur für die auditorischen Areale des Kortex zu erhöhen. Umgekehrt ließen sich diese Areale durch Senken der diffusen Eingangserregung auch nahezu „abschalten" (Palm 1980). Nimmt man an, dass der Hörvorgang ein vom gesamten Nervensystem gesteuertes Abtasten des Hörorgans ist, mit der Absicht, wichtige Dinge aus der Umwelt wahrzunehmen, dann folgt daraus, dass es die erste Aufgabe der Hörerziehung sein muss.

Ein vornehmlich multisensorisches Vorgehen beim Sprechen birgt aufgrund der akustischen Wahrnehmungseinschränkung die Gefahr in sich, dass es zu einer *Dominanz des Sehens* kommt und damit die Diskrepanz zwischen Hören und Sehen noch größer wird, anstatt diese Differenz zu verkleinern. Multisensorisches Vorgehen im Falle einer Hörschädigung wird somit zu einem mehr unisensorisch visuellen Verarbeitungsprozess führen. Es wird das Gegenteil von dem erreicht, was eine hörgerichtete Förderung will. Unisensorisch hörgerichtetes Verhalten bedeutet hingegen nicht, dass alle anderen Sinne unberücksichtigt bleiben.

Besonders, wenn immer wieder die ganzheitliche Förderung gefordert wird, muss Hören bewusster vollzogen werden, denn das Hören wird im Falle einer Hörschädigung immer das schwächste Glied der Kette sein. Ein unreflektiertes multisensorisches Angebot führt eben nicht, wie oft zitiert, zu einer ganzheitlichen Wahrnehmung, sondern zu einer unisensorischen vorrangig visuellen Wahrnehmung. Es muss darum gehen, auf die Handlungen des Kindes sprachlich so zu reagieren, dass in erster Linie ein Hören möglich ist. Dies bedeutet, dass das Kind in die Lage versetzt wird, Hören als Teil des menschlichen ganzheitlichen Lernprozesses intensiv zu erfahren. Es bedeutet dagegen nicht, Hören im Allgemeinen oder das Hören insbesondere der Lautsprache durch Wahrnehmungsalternativen zu ersetzen. Unisensorische Erfahrung als eine Intensivierung der Hörlernmöglichkeiten kennzeichnet ein Übungsprinzip.

Zwischenmenschliche Kommunikation in ihrer situativen Anwendung ist selbstverständlich auf Signale wie Mimik und Gestik angewiesen. Bei hörgeschädigten Kindern lässt sich immer wieder ein Kommunikationsverhalten beobachten, das durch ein Maximum an Visualisierung und ein Minimum an auditiv sinnvollem Angebot gekennzeichnet ist. Hörgeschädigte Kinder bekommen mitunter weniger zu hören als ihre hörenden Freunde. Das Gegenteil sollte der Fall sein. An dieser Stelle muss in Therapie und Unterricht ein Paradigmenwechsel erfolgen. Im Gegensatz zu einem bisher vorwiegend visuell orientierten Verhaltenskodex muss ein betont auditiv orientierter erworben werden.

### 4.4.4 Auditive (hörgerichtete) Konzepte

Tab. 4.10 soll die wesentlichen Kriterien des oralen und des auditiv auralen Modells aufzeigen.

Die oralen und auditiv-verbalen Konzepte sehen sich beide der Lautsprachentwicklung verpflichtet, sie unterscheiden sich aber in vielen wesentlichen Punkten deutlich voneinander.

## 4 Rehabilitation mit Hörgeräten

Tab. 4.10 Oral und auditiv – Konzepte im Vergleich.

| Bereich | oral | auditiv aural |
|---|---|---|
| Ziel | Lautsprache, um damit im Alltag kommunizieren zu können | Sprachentwicklung, die der Hörender nahe kommt |
| Lautsprache | systematischer Sprachaufbau; deutlicher Unterschied zwischen Alltags- und Unterrichtssprache | muttersprachlich – natürlicher Spracherwerb; geringer Unterschied zwischen Alltags- und Unterrichtssprache |
| Erwerbsprozess | linguistischen Strukturen folgend: sprachanalytisch (Pragmatik, Syntax, Semantik) | Aktivierung der Universalgrammatik: situativ, erlebnisbezogen, handlungsorientiert, reflektiert |
| Gebärde | keine bzw. LBG oder LUG | keine |
| Sprechweise | antlitzgerichtet, dem Absehbild folgend: artikuliert | Hörgerichtetheit, dem Hörbild folgend: akzentuiert |
| Sprechwahrnehmung | Primat des Sehens; Absehen, Antlitzgerichtetheit; Fühlen, Absehen | Primat des Hörens; Blickkontakt |
| weitere Systeme | PMS, GMS | keine |
| Sprechen lernen | durch Artikulation | durch Hören |
| pädagogische Audiologie | anerkannt; nicht immer in der Schule | zwingend unterrichtsimmanent; immer in der Schule |
| Klassenhöranlage | sporadisch | ständig |

Aurale Konzepte stützen sich auf neurophysiologische Erkenntnisse zur Hör- und Lautsprachentwicklung und das damit verbundene Wissen, dass sich die funktionelle Hörfähigkeit bis in die Grundschulzeit hinein beeinflussen lässt. Theoretisch und praktisch haben sich unterschiedliche aurale Fördermodelle entwickelt:

- *Auditory-oral* bedeutet, dass neben dem Hören die Visualisierung immer noch Bedeutung hat. Lippenlesen, Artikulationsübungen und Schriftbild sind Schwerpunkte des Unterrichts und der Therapien.
- *Auditory-verbal-Therapy* verzichtet auf eine primäre Visualisierung. Ziel ist es, hörgeschädigten Kindern die Sprache und das Sprechen durch Hören zu vermitteln. Dies soll möglichst in natürlichen Situationen geschehen. Das Modell ist aber sehr therapeutisch ausgelegt (Estabrooks 1998).
- *Auditory-verbal-Education* trägt der Tatsache Rechnung, dass hörgeschädigte Kinder bereits im Säuglingsalter zur Förderung gelangen und damit Eltern mehr als bisher zu unterstützen sind.
- *Natural aural Approach* betont die Entwicklung des Hörens.
- *Natural auditory oral Approach* (Clark 2004, 2006) entspricht dem im Deutschen formulierten natürlich hörgerichtet lautsprachlichen Ansatz und zielt auf den natürlichen, aural orientierten Spracherwerb eines hörgeschädigten Kindes. Eine optimale Versorgung mit technischen Hörhilfen und die besondere Fokussierung der Eltern stehen dabei im Mittelpunkt. Wichtig sind dafür die Stärkung der elterlichen Erziehungskompetenz durch Elternbegleitung und -beratung. Naoa geht davon aus, dass nicht mehr allein die Sprache als System im didaktischen Mittelpunkt steht, sondern der gesamte Prozess des Spracherwerbs. Damit steht die sozio-emotionale und kognitive Kommunikations- und Lebenssituation des Kindes im Mittelpunkt. Therapie und Erziehung müssen sich daran orientieren. Jedes hörgeschädigte Kind hat, wenn es mit Hörgeräten oder CI versorgt ist, die Möglichkeit, hören zu lernen.

## *Hörenlernen*

Immer wieder wird betont, dass beim Sprechen und Kommunizieren das Hören und das Sehen eine Rolle spielen. Beim Sprechen sieht man einander an, man hört nicht nur, sondern sieht zugleich Mimik und Gestik, die das Sprechen begleiten. Auf dem Zusammengehen beider Sinneskreise beruht nicht zuletzt die sinnlich-geistige Leistungsfähigkeit des Menschen. Diese grundsätzlich richtige Aussage hat aber in der Hörgeschädigtenpädagogik eine eigene Dynamik erhalten. Viele Hörgeschädigtenpädagogen zeigen ein Kommunikationsverhalten, bei dem die Sprechbewegungen (Artikulation) erheblich verlangsamt und überdeutlich sind, um dem Hörgeschädigten die Möglichkeit des Absehens zu geben. Zwar wird dabei laut mitgesprochen, das Führungsmittel zur Verständigung ist dabei aber die *Absehgestalt des visuellen Mundbildes.*

Im Sinne einer Auditory-verbal-Education können in kommunikativen Situationen durchaus „Normalbedingungen" hergestellt werden, indem das Hören und das Sehen gleichzeitig erfolgen – vorausgesetzt, die Sprechweise orientiert sich an der für den Hörenden üblichen Form unter besonderer Betonung des rhythmischen und melodiösen Sprechens. Erst wenn das Mundbild in Übereinstimmung mit dem zu hörenden Wort steht, so wie es normalerweise gesprochen und gehört wird, ist ein hörgerichtetes Verhalten gegeben.

Zum Hören- und Sprechenlernen benötigt das hörgeschädigte Kind gut angepasste Hörhilfen und sehr viele sprachliche Anregungen. Das Kind muss seine Hörhilfen *den ganzen Tag* tragen. Eine Beschränkung auf wenige Stunden verhindert eine optimale Entwicklung. Hörenlernen muss zu jeder Gelegenheit möglich sein. Das Kind soll nicht zum Hören trainiert werden. Hören soll vielmehr zur Selbstverständlichkeit werden. Hörerziehung steht aber in der Gefahr, zu schnell im Sinne einer Hörübung durchgeführt zu werden. Kinder werden trainiert, auf Geräusche zu achten. Diese Drillsituationen führen aber nicht zu dem gewünschten Erfolg, da ihr Sinn für die Kinder nicht einsehbar ist und die Übungen zusammenhanglos durchgeführt werden.

Das beste Hörerziehungsinstrument ist die menschliche Stimme. Dazu ist es notwendig, dass Eltern, Pädagogen und Therapeuten lernen, auf ihre eigene Stimme zu achten, z. B. hinsichtlich der Frage

- ob sie zu laut oder zu leise ist,
- ob die Aussprache deutlich ist,
- ob Sprechgestik und Mimik vorhanden sind,
- ob das Sprechen rhythmisch und melodisch ist.

Das Interesse am Hören muss geweckt werden. Hören muss einen Sinn für das Kind bekommen. Ein erster wichtiger Schritt ist gemacht, wenn das Kind eine *Hörgerichtetheit* entwickelt hat und für viele akustische Signale sensibilisiert ist, indem es auf die Geräusche, Stimmen etc. achtet, ihnen nachgeht, auf sie reagiert oder sich wohl fühlt, wenn es bestimmte akustische Signale wahrnimmt. Am Anfang ist es häufig so, dass Kinder mit Hörgeräten zwar hören, aber noch nicht eindeutig erkennen, was sie hören und woher es kommt. Erst in der Verbindung mit der Handlung, den Objekten und Subjekten wird die Bedeutung des Gehörten deutlich. Dabei ist es sehr wichtig, jegliche Hörreaktion des Kindes positiv zu verstärken, wenn es lauscht, auf Geräuschquellen reagiert, sich umdreht, nachahmt.

Für den Bereich der Sprache ist es das Ziel, hörgeschädigten Kindern entsprechend ihrem Alter und ihrem Sprachentwicklungsstand eine möglichst altersgemäße Entwicklung der Lautsprache zu ermöglichen. Didaktisch-methodisch lassen sich die Schritte zum Hörenlernen und Spracherwerb gliedern, wobei die folgende Auflistung nicht ein zwingendes Nacheinander darstellen soll. Es geht darum, die genannten Schritte in der kindlichen Entwicklung zu berücksichtigen (Schmid-Giovannini 1996);

- Bemerken eines Lautes oder Geräuschs und das Fehlen eines solchen
- Reagieren auf akustische Signale
- Beachtung akustischer Signale, besonders der Sprache, über eine längere Zeitspanne
- Beachten und Reagieren auf Sprache oder Geräusche, die nicht unmittelbar aus der Nähe, sondern aus einer größeren Distanz kommen
- Suchen einer Geräuschquelle
- Erkennen der Geräuschequelle (Aha – da spricht jemand – Mama ruft – das Telefon klingelt ...)
- Erkennen und Zuordnen verschiedene Laute (Hier geht es besonders um Sprechlaute. Geräusche werden schneller erkannt.)
- Feinere Unterscheidungen von Lauten und deren Häufigkeit (Vokale, M, S, pa – bababba – laut/leise – lang/kurz). Spiele mit Fahrzeugen, Tieren und viel „kitschigem" Spielzeug

- Unterscheiden zwischen Wörtern und Geräuschen, welche ähnlich tönen
- Verstehen kurzer Aufforderungen über das Ohr
- Ausführen, was über das Ohr verstanden wurde, und selbst benennen, wie die Dinge heißen oder was gerade geschieht
- Wiedergeben von Gehörtem in der gleichen Reihenfolge (Artikulation ist dabei nicht wichtig, nur Sprachmelodie und Rhythmus.)
- Ergänzen: Teile eines Wortes oder Satzes werden dem Kind vorgesprochen (nur über das Ohr) und es muss diese richtig ergänzen.
- Erkennen von lauten oder kleinsten bedeutungstragenden Gestalteinheiten, die in Wörtern eingebettet sind
- Verwandeln einzelner vorgesprochener Laute in Wörter
- Erkennen eines Sprechers bei Hintergrundgeräuschen
- Verfolgen eines Textes (von einer Person aus einem Buch vorgelesen oder gesprochen) (Hier ist natürlich von längeren Sätzen die Rede und nicht von einzelnen Wörtern.)
- Erweiterung von auditiven Informationen
- Bedeutung der gehörten gesprochenen Sprache verstehen und mit bereits bekannten Informationen in Verbindung bringen

## *Spracherwerb*

Der erste Gebrauch von Sprache – die erste Kommunikation – findet gewöhnlich zwischen Mutter und Kind statt und Sprache wird in der Beziehung zwischen diesen beiden erworben (Sacks 1990, Horsch 1997). Die allgemeinen Gesetzmäßigkeiten sprachlichen Verhaltens Erwachsener gegenüber ihren Kindern sollten in den Mittelpunkt gerückt werden.

### Negative Elemente

Wir müssen uns von Verhaltensweisen trennen, die lange in der Hörgeschädigtenpädagogik gültig waren, von denen wir aber heute wissen, dass sie den Spracherwerb nur bedingt unterstützen. Dazu gehört sicherlich eine zu vereinfachte und zu stark strukturierte Sprache, so wie wir sie unter dem Stichwort *systematischer Sprachaufbau* in der Vergangenheit kennen gelernt haben. Durch diese „Übungssprache" wird das sprachliche Angebot für das Kind erheblich reduziert. Wenn der sprachliche Umgang mit dem Kind überwiegend durch eine solche Übungssprache bestimmt wird, ist der Umfang der sprachlichen Äußerungen stark vermindert und die sprachlichen Aktivitäten der Kinder sind stark eingeschränkt. Der kreative Umgang mit Sprache wird unterdrückt. In diesem Zusammenhang ist noch auf einige wenige Besonderheiten einzugehen:

**Fehlendes imitatives Verhalten.** Hörende Kinder imitieren vollständig oder modifizieren ganze Äußerungseinheiten und nutzen diese Sprachmuster dann aktiv und konstruktiv für den eigenen sprachlichen Ausdruck (Grimm 1995). Kinder mit sehr hohem Hörverlust zeigen kaum von sich aus die Bereitschaft, Gehörtes zu imitieren. Oftmals wurden hörgeschädigte Kleinkinder dann zur Wiederholung des Gehörten gedrängt. Die Aufforderung an das Kind, nachzusprechen oder zu wiederholen, wird als unnatürlich empfunden. Beobachtet man aber eine Mutter mit ihrem gut hörenden Kind, finden sich die gleichen Verhaltensweisen, ohne dass man sie als unnatürlich empfindet. Bei genauerem Hinsehen fällt auf, dass in solchen Kommunikationssituationen Mutter und Kind viel entspannter miteinander umgehen, da die Mutter weiß, das Kind wird reagieren. Es handelt sich um *authentische Situationen,* in denen Sprache zum Anlass gehört und nicht gesprochen wird, weil Sprechen erzwungen wird. Sprache dient dann der Bedürfnisbefriedigung und ist nicht Selbstzweck. Im Kontakt mit einem hörgeschädigte Kind müssen wir u. U. in Abhängigkeit zum Hörverlust länger auf die Reaktionen des Kindes warten, wir müssen ihm mehr Raum und Zeit geben (Platzhalter schaffen), vielleicht sind wir gehalten, die Situation eindeutiger zu gestalten. Dem hörgeschädigten Kind fällt es anfangs deutlich schwerer, seine Hörfähigkeiten zu entwickeln. Vergessen wir aber nicht: Hören weckt das Interesse an Sprache. Erst Hören führt zum natürlichen imitativen Verhalten.

**Häufige Verwendung von Fragen.** Als nächste kritische sprachliche Verhaltensweise ist das in der Hörgeschädigtenpädagogik typische häufige Stellen von Fragen zu nennen, mit dem die Erwachsenen das Kind zu einer Äußerung provozieren wollen. Es zeigte sich, dass hierdurch oft gerade das Gegenteil erreicht wird: Das Kind äußert sich kaum, sei es, weil es die genaue Antwort nicht weiß, sei es, weil es gerade gedanklich an einem anderen Punkt ist oder weil die Frage völlig überflüssig ist. Die Form der gezielten Frage lässt zudem oft nur geringen Raum zur Antwort.

Unsere Beobachtungen zeigten neben der *demotivierenden Wirkung,* dass sich ständige Fragestellerei negativ auf den aktiven Sprachgebrauch des Kindes auswirkt. Die Antworten bleiben dann oft sehr kurz und einsilbig. Oft reagieren Kinder lediglich, indem sie auf einen Gegenstand oder ein Bild zeigen oder die Handlung andeuten. Das Kind erkennt primär keinen verbalen Anreiz.

Hinzu kommt, dass Kinder immer echte und unechte Fragen erkennen, d. h. Fragen, die nicht der Fortführung eines Dialogs dienen, sondern den Zweck haben, sprachliche Äußerungen des Kindes hervorzurufen oder zu provozieren. Wir konnten in unserer Untersuchung Folgendes beobachten: Sehr häufig wurde z. B. eine Bilderbuchbetrachtung so durchgeführt, dass die einzelnen Abbildungen vom Kind erfragt wurden. Das sprachliche Angebot durch die Frühförderung war reduziert. Anstelle einer Erzählung der Handlung wurden vorwiegend einfache Fragesätze benutzt (meist „Wo ist ...?", oder „Was ist ...?"). Konnte das Kind nicht antworten, so antwortete die Frühförderung an seiner Stelle, wobei die Antwort sehr häufig nur in einer Benennung („Da ist der Apfel.") oder in kurzen Sätzen bestand, die oft dieselbe Struktur aufwiesen („Der Junge sitzt auf dem Baum.").

Die sprachlichen Äußerungen der Kinder waren reduziert. Die Kinder konnten die gestellten Fragen entweder nicht beantworten und sagten je nach Sprachentwicklungsstand: „Weiß nicht.", oder auch gar nichts. Wenn sie antworteten, so taten sie das meist in einem Wort: Sie benannten die Abbildungen oder zeigten darauf und sagten: „Da." Freie Äußerungen zu den Bildern im Buch konnten wir in solchen Situationen selbst bei Kindern, die bereits über eine umfangreichere Sprache verfügten, nicht beobachten. Die Kinder blieben vollkommen im vorgegebenen Schema.

Die Kinder reagierten in einer solchen Situation oft verunsichert. Sie schienen sich durch dieses Verhalten unter Druck gesetzt zu fühlen. Oft führten wiederholte Fragen zu einem unruhigen Verhalten der Kinder, Unaufmerksamkeit und Unkonzentriertheit, manchmal zum totalen Desinteresse an der Situation.

Bei gut Hörenden kann man beobachten, dass sie auf ein solches Verhalten häufig ablehnend reagieren, hörgeschädigte Kinder tun nichts anderes. Also wundern wir uns nicht, wenn es mit den ewigen W-Fragen nicht klappt, sondern stellen echte Fragen, anstatt das Kind abzufragen. Damit kommen wir mit dem Kind in ein echtes Gespräch.

**Substantivisch geprägtes Sprachangebot.** Wir beobachteten auch den häufigen Gebrauch von Substantiven – besonders bei Kindern, die in ihrer Sprachentwicklung noch wenig fortgeschritten waren. Den Kindern wurden Gegenstände oder Bilder präsentiert und diese wurden benannt. Teilweise ließen die Pädagogen die Bezeichnungen dann auch noch einmal von den Kindern nachsprechen oder fragten sie ab. Durch diese Vorgehensweise war das sprachliche Angebot ebenfalls stark reduziert und beschränkte sich weitgehend auf die Verwendung von Substantiven (mal mit und mal ohne Artikel). Die Situation war *nicht natürlich,* sondern stark verschult und eintönig. Für freie Äußerungen der Kinder ist dann kein Raum vorhanden. Entsprechend schnell ermüdeten die Kinder und verloren das Interesse. Die Sprache vieler Kinder war sehr stark substantivisch geprägt, andere sprachliche Satzbestandteile (Verben, Adjektive) waren dagegen oft nur rudimentär vorhanden. Durch viele Spielmaterialien (Puzzle, Memory, Bildwörterbücher etc.) wird dieses Verhalten unterstützt. Andererseits steht genügend Spielzeug zur Verfügung, mit dem ein phantasievolles Rollenspiel möglich ist.

## Positive Elemente

Als günstig für die sprachlichen Fortschritte des Kindes zeigt sich die modifizierte Verwendung der Doppelrolle, der Auffangmethode im Sinne von Platzhalter schaffen, Turn taking und motherese (Schmidt-Giovannini 1996, Diller u. Horsch 1997, Grimm 2000). Es bestätigt sich auch für hörgeschädigte Kinder, dass es sinnvoll ist

- den Blickkontakt für die Kommunikation zu nutzen,
- in der Regel syntaktisch vollständige Sätze zu benutzen, die dem Sprachstand des Kindes etwas voraus sind,
- regelmäßig Erweiterungen von Äußerungen des Kindes vorzunehmen,
- keine stark betonte Gestik und Mimik, sondern nur natürliche Gesten zu verwenden,
- Nichtverstandenes durch konkrete Anschauung verständlich, dann durch Abbildungen und Bilderbücher, bei fortgeschrittener Sprachentwicklung zunehmend durch sprachliche Umschreibungen oder Erklärungen zu erläutern,

- wenn das sprachliche Angebot nicht für eine Imitation genutzt wird, teilweise noch einmal zu wiederholen manchmal auch zur Imitation aufzufordern („Sag' doch mal!").

In den Situationen, in denen eine mehr erzählende Sprache verwendet wird, wirkt diese als Impuls: Das Kind wird zum Gespräch motiviert und erzählt seinerseits mehr im Zusammenhang.

„Im Idealfall tauschen in einem Gespräch zwei gleichberechtigte Partner ihre Gedanken aus. Für den Gesprächsfluss ist es unerlässlich, dem anderen zuzuhören, zu versuchen, seine Äußerungen zu verstehen, wenn nötig, nachzufragen und sich in den eigenen Antworten darauf zu beziehen. Diese Merkmale eines Dialogs/Gespräches sollte man sich beim Umgang mit Kindern immer wieder ins Gedächtnis rufen. Wesentlich für ein Gespräch mit dem Kind ist es vor allem, den Dialog so zu führen, dass man selber einen sinnvollen Beitrag zum kindlichen Gesprächsthema leistet und es damit anregt, von sich aus noch mehr dazu zu erzählen.

In einem Gespräch ist es daher der Kommunikation hinderlich, wenn man die kindlichen Äußerungen zwar verstanden hat, dennoch alles noch einmal in grammatikalisch korrekter Form vorspricht und das Kind zur Wiederholung auffordert. Korrekturen der kindlichen Sprache können implizit stattfinden, indem der Erwachsene am gemeinsamen Thema der Konversation mit seinen eigenen, korrekten Äußerungen teilnimmt. Auf diese Weise erhält das Kind ein implizites sprachliches Vorbild.

Es ist wichtig, dass dem Kind ein korrekter Satz als sprachliches Material angeboten wird, und es einen Impuls erhält, seine Gedanken weiter auszuführen. Es ist nicht grundsätzlich abzulehnen, Kinder auch einmal aufzufordern, ganze Sätze nachzusprechen. Man sollte sich nur darüber im klaren sein, dass das eine Übungssituation darstellt und kein Gedankenaustausch zweier gleichberechtigter, kommunizierender Partner ist" (Schmalbrock 2000).

## *Rhythmisch-musikalische Förderung*

Rhythmisch-musikalisches Erleben hat für das hörgeschädigte Kind einen besonderen Stellenwert. Hier kann es gelingen, in sehr natürlicher Weise dem Hören eine besondere Aufmerksamkeit zukommen zu lassen. Die rhythmisch-musikalische Therapie stellt somit eine gute Ergänzung in der Förderung des Hörens und Spracherwerbs dar.

Grundlage ist der Rhythmus, der in Musik und Sprache zu hören ist, in der Bewegung erfahrbar, beim Einsatz von Körperinstrumenten sichtbar und hörbar wird. Für die Arbeit im rhythmisch-musikalischen Unterricht gilt, dass der Pädagoge sich bewusst auf das Hören einlässt und so jede Handlung darauf einstellt. Ziele des rhythmisch-musikalischen Unterrichts unter besonderer Berücksichtigung des Hörens sind:
- Sinnesschulung
- Bewegungsschulung mit vorrangig akustischen Bewegungsimpulsen
- Atem-, Stimm- und Sprechschulung
- Bildung der Persönlichkeit
- Entwicklung sozialer Kompetenz

Rhythmisch-musikalischer Unterricht kann u. a. dazu beitragen
- Atmung und Stimme zu schulen,
- der Sprache Ausdruck zu verleihen, der dem Kind und anderen hörbar wird,
- zu erfahren, dass Sprachausdruck und der Höreindruck Freude machen können,
- zu Hörendes, vom Geräusch bis zur Musik, selbst zu erzeugen,
- Lebensfreude zu gewinnen,
- zu Hörendes in Bewegung umsetzen und aktivieren zu können.

Schwerpunkte in der Rhythmik sind:
- sich durch lautsprachliche Kommunikation auf andere einstellen, aufeinander hören zu können,
- so zu sprechen, dass der andere hören und verstehen kann,
- gemeinsam zu musizieren,
- durch gemeinsames Instrumentalspiel und gemeinsames Singen das soziale Verhalten zu schulen, z. B. indem man lernt, aufeinander zu hören und sich anzupassen.

Die gemeinsame Bewegung, die Freude an der Bewegung zu zweit oder in der Gruppe, eröffnet die Möglichkeit zu einer positiven Lebensgestaltung (Pentecker-Wolfheimer 2000).

Im rhythmisch-musikalischen Unterricht kann jede Musikquelle Einsatz finden:
- Körperinstrumente
- Musikinstrumente
- Musik vom Tonträger

Die im rhythmisch-musikalischen Unterricht verwendete Bewegung bezieht sich auf die Entwicklung der motorischen Grundfähigkeiten und Grundfertigkeiten. Als Bewegungsanreiz dienen die Phantasie und verschiedenste Materialien, z. B. Gymnastikgeräte, speziell für die Rhythmik entwickelte Säckchen, Stäbe, Bänder, Tücher etc. Bewegung im rhythmisch-musikalischen Unterricht erscheint als
- freie Bewegung im Spiel und zur Musik,
- gebundene Bewegung in Bewegungsfolgen im Singspiel und im Tanz, Rollenspiel bis hin zum Theaterspiel.

Die Spiele im rhythmisch-musikalischen Unterricht sind fast immer Bewegungsspiele. Fingerspiel, Handklappspiel, auch Kaspertheater, Fingerpuppen oder Stabpuppen- und Tischpuppenspiel gehören dazu. Verschiedenste Spielformen kommen dabei in Betracht (z. B. Begrüßungsspiele, Kennenlernspiele, Situationsspiele, Phantasiespiele, Spiellieder und Rollenspiel).

„Ein Element des Rhythmus ist der *Raum,* in welchem sich der Rhythmus ausdehnen kann. In der Sprache und in der Musik ist es die Melodie, in der Bewegung die körperliche Beugung und Streckung und die Fortbewegung im Raum. Die Merkmale des Raumes sind hoch und tief, höher bzw. tiefer werdend, links und rechts. Ein weiteres Element des Rhythmus ist die *Zeit,* die sein Tempo bestimmt. Ihre Merkmale sind schnell und langsam, schneller bzw. langsamer werdend, kurz und lang. Das Element *Kraft* ist für die Dynamik zuständig. Zu ihr gehören die Merkmale Anfang und Ende, laut und leise, lauter bzw. leiser werdend, Ruhe und Pause. In dem Element *Form* bildet sich die Gesamtgestalt des rhythmischen Prozesses. Hierher gehören die Merkmale Gesamtlänge, Aufbau, Struktur, Modulation und Charakter. Die Merkmale der Rhythmus-Elemente ‚Raum, Zeit, Kraft und Form' zeigen deutlich, wie tief der Rhythmus mit Hör- und Spracherleben verwoben ist. Durch ihn können vielfältige Höreindrücke jederzeit bewusst gemacht und geübt werden.

Der Rhythmus als verbindendes Glied zwischen Musik, Bewegung und Sprache ermöglicht es auch, Lernprozesse aus einem Bereich für den anderen zu nutzen und so zum immer differenzierteren Hören zu gelangen [...] Der Rhythmus ist uns außerdem eine unverzichtbare Hilfestellung für das Gedächtnis. Einfache rhythmische Folgen, Lieder, Reime und Tänze sind viel leichter zu behalten als unregelmäßig aufeinander folgende Sätze. Auch unser Körper nimmt den Rhythmus in sich auf und unterstützt die Speicherung der Sprache im Gedächtnis. So können Sprachstrukturen angelegt werden, die als Grundlage immer zur Verfügung stehen" (Penteker-Wolfheimer 2000).

### 4.4.5 Pädagogische Audiologie

„Die pädagogische Audiologie ist unerlässlich zur fördergeleiteten Verlaufs- und Kontrolldiagnostik als Grundlage einer qualitativ anspruchsvollen, den heutigen Chancen hörgeschädigter Kinder gerecht werdenden Hörgeschädigtenpädagogik. Dazu gehören alle subjektiven Hörprüfverfahren, Gehörgangsinspektion, Tympanometrie, In-situ-Messungen (nur mit speziellem Ohrpassstück), Kupplermessungen. Übereinstimmend wurde festgestellt, daß die Kooperation zwischen den Fachärzten und den Pädagogen ganz besonders in diesem Bereich zur Gewährleistung der Qualitätssicherung unabdingbar ist" (Berufsverband Phoniatrie und Pädaudiologie [DGPP] und BDH 1999, S. 1).

Eine der wichtigsten Säulen in der Rehabilitation stellt die Sicherstellung der apparativen Versorgung dar. Alle Fördermaßnahmen basieren auf gut angepassten Hörgeräten oder CI. Hörverbessernde Maßnahmen sind das Ergebnis interdisziplinärer Zusammenarbeit zwischen der Phoniatrie und Pädiatrie, HNO-Medizin, der Audiologie, der Akustik und der Hörpädagogik. Aus dieser *Kooperation* hat sich die pädagogische Audiologie entwickelt. Auf der Grundlage audiologischen Wissens setzt sie theoretische Kenntnisse der Hörgeschädigtenpädagogik und praktische Erfahrungen in der Förderung hörgeschädigter Kinder voraus.

Wesentlich dabei ist, dass die von der pädagogischen Audiologie durchgeführte Hör- und Sprachdiagnostik in einem kontinuierlichen Bezug zur Förderpraxis steht. Das bedeutet, die erforderlichen Untersuchungen erfolgen unter Einbeziehung der Pädagogen, die mit dem Kind vertraut sind. Diagnostik versteht sich dann als *prozessorientierte Förderdiagnostik.*

Aufgaben der pädagogischen Audiologie sind u. a. die Datenermittlung im Hinblick auf den peripheren Hörstatus sowie die Überprüfung der Einstellung technischer Hörhilfen und der Funktionstüchtigkeit der hörtechnischen Versorgung.

Die Interpretation des Hörverhaltens des Kindes berücksichtigt

## 4 Rehabilitation mit Hörgeräten

- seinen allgemeinen Entwicklungsstand,
- seine Reaktionsmöglichkeiten,
- seine intellektuellen Verarbeitungsmöglichkeiten,
- eventuelle Verhaltensauffälligkeiten und Mehrfachbehinderungen,
- seine Hör-, Sprech- und Sprachkompetenz (BDH 2000).

Die einzelnen Untersuchungen werden von einem spezialisierten Team in Abhängigkeit vom Alter und Entwicklungsstand des Kindes in jährlichem, halbjährlichem, monatlichem und täglichem Abstand durchgeführt.

Es gibt aber auch Aufgaben der pädagogischen Audiologie, die jeder Therapeut/Pädagoge übernehmen muss.

### Überprüfung der individuellen Hörhilfen

Die Sicherstellung des Hörvermögens setzt auch voraus, dass täglich Hörgeräte, CI und die Klassen- bzw. individuelle Hörsprechanlage überprüft werden. Dieses Quick-Check-Programm ist vom Pädagogen/Therapeuten des Kindes durchzuführen.

*Hörgeräte* sollen in Bezug auf folgende Aspekte kontrolliert werden:
- Gehäusedefekt
- abgebrochene Schalter
- fehlende Trimmerabdeckung
- oxidierte und verbogene Batteriekontakte
- ausgebrochene Batterielade
- durch Schmutz verschlossene Mikroöffnung
- Batterieleistung (mittels Batterieprüfgerät)
- korrekter Sitz des Ohrpassstücks (bei Pfeifen des Hörgeräts bei Kopf- oder Ohrbewegungen Kontrolle durch den Akustiker erforderlich)
- Beschaffenheit des Hörschlauchs
  - Schallschlauchbeweglichkeit
  - Länge des Schallschlauchs
  - Schallschlauchstärke
  - Verunreinigung durch Nässe oder Schmutz
  - Druckstellen durch Verhärtung (nach spätestens 8 Wochen zur Vermeidung Schallschlauch erneuern)
- Übertragungsqualität des Hörgeräts (durch Abhören des Hörgeräts mittels Stethoclips)
  - Ausschluss von Wackelkontakten
  - kein Kratzen, Krachen und Aussetzen des Lautstärkestellers bzw. Schalters
  - Beurteilung des Eigenrauschpegels in Ruhe
  - Prüfen auf Qualität der Übertragung von Sprache, bez. auf Frequenzgang (d. h. Tonhöhe und Verzerrung)
  - Feststellen von evtl. zeitweilig vorhandenen Aussetzern (durch Ausüben von leichtem Druck auf das Gehäuse)
- Potentiometerarretierung (Überprüfen der Feststellung des Lautstärkestellers)

Hörgeräte sollten zusätzlich in der vom Kind getragenen Verstärkung abgehört werden, ggf. sollte das Stethoclip bei zu hoher Lautstärke des Hörgeräts mit Watte gedämpft werden. Bei schlechter Übertragung oder Verzerrungen ist das Hörgerät durch den Akustiker zu prüfen.

Beim *CI* sind folgende Teile zu überprüfen:
- Sprachprozessor
- Mikrofon
- Sendespule
- Implantat
- Kabel und Kabelverbindungen
- Batteriefach

Für jeden CI-Typ stellt der jeweilige Hersteller eine Checkliste und das dazugehörige Test-Equipment zur Verfügung.

### Der 5-Sound-Ling-Test

Ein weiterer wichtiger Teil der pädagogischen Audiologie, den der Pädagoge im Umgang bzw. in der Förderung mit dem Kind durchführt, ist die tägliche Hörüberprüfung des Hörvermögens mit technischen Hörhilfen per 5-Sound-Ling-Test. Dieser einfach durchzuführende Test liefert sehr verlässliche Aussagen. Die Sprachlaute a/, i/, u/, sch/ und /s/ repräsentieren den gesamten Frequenzbereich, den man hören muss, will man die Lautsprache verstehen. Das Kind sollte in der Lage sein, diese 5 Laute akustisch voneinander zu unterscheiden.

Dem Kind wird jeweils mit normaler Sprechlautstärke ein Laut vorgesprochen. Der Abstand vom Kind kann dabei individuell festgelegt werden. Je nach Alter und Sprachkompetenz zeigt das Kind an, ob es den Laut gehört hat oder es spricht den Laut einfach nach. Kann das Kind alle Laute gut diskriminieren, können wir davon ausgehen, dass es aus audiologischer Sicht in der Lage ist, die wichtigsten auditiven Elemente der Lautsprache zu hören.

Bei der Überprüfung der Hörgeräte mit einem Stethoclip, des Mikrofons des CI und der Höranlagen durch einen Einsteckhörer sollte auf Folgendes geachtet werden:
- Alle 5 Sprachlaute sollten ohne störende Verzerrung gehört werden.
- Die 3 Vokale sollten gleich laut gehört werden.
- Die Konsonanten müssen deutlich erkennbar sein.
- Ist ein unnatürlich hohes oder tiefes /sch/ zu hören, können unerwünschte Resonanzen vorliegen, die behoben werden sollten.
- Jeden Laut, den wir nicht hören, hört das Kind natürlich auch nicht!

## Prüfen von Klassen- oder individuellen Hörsprechanlagen

Trotz guter individueller Versorgung mit Hörgeräten oder CI bleibt die Hörsituation in Klassenräumen oder Gruppensituation für das hörgeschädigte Kind schwierig. Leider verstärken die technischen Hörhilfen nicht nur den Nutzschall, sondern auch den Störschall. Lärm oder Nebengeräusche sind immer vorhanden. Um diesen Nachteil auszugleichen, sollten Klassen- oder individuelle Hörsprechanlagen (Frequenzmodulations-Anlagen) getragen werden.

Klassen- oder individuelle Hörsprechanlagen sind heute mehrheitlich akku- oder batteriebetriebene drahtlose Übertragungsanlagen, die mittels Eurostecker am Hörgerät bzw. CI angeschlossen werden oder bereits in den jeweiligen individuellen Hörsystemen integriert sind. Mittels Frequenzmodulation wird das Sprachsignal vom Mikrofon des Sprechers direkt zum Empfänger am Hörgerät übertragen. Diese Anlagen bieten den Vorteil, dass das Kind die Person, die das Mikrofon trägt, auch bei größerem Abstand noch gut verstehen kann. Das Mikrofon des Sprechers sollte ca. 20 cm vom Mund entfernt getragen werden. Natürlich ist darauf zu achten, dass neben dem Mikrofon keine Reibegeräusche (z. B. durch Halstücher oder -ketten) entstehen können. Zu überprüfen ist weiterhin, dass
- die Sendefrequenzeinstellung zwischen Sender und Empfänger übereinstimmt,
- der Übertragungsweg nicht durch Störeinflusse behindert wird,
- der Batterie- und Akkuladezustand ausreicht,
- Kontaktverbindungen ordnungsgemäß hergestellt sind.

Die Erkenntnisse und Ergebnisse aus der Arbeit der pädagogischen Audiologie können u. a. die Grundlage für folgende Aktivitäten sein:
- Initiierung und Koordination weiterer interdisziplinärer Maßnahmen zur Förderung des Kindes
- Beratung und Begleitung der Eltern in Bezug auf pädagogisch-audiologische Fragen und Probleme mit dem Ziel einer optimalen hörtechnischen Versorgung bei der individuellen Förderung des Kindes
- Beratung und Begleitung von Eltern, weiteren pädagogischen Fachkräften und Institutionen im Hinblick auf die Schullaufbahn und evtl. die Berufswahl des Schülers

## Raumakustik

Neben der Sprechweise und Sprechqualität spielt für die Wahrnehmung von Geräuschen und Sprache die oft vernachlässigte Raumakustik eine wichtige Rolle. Jeder Raum hat in den unterschiedlichsten Situationen seine charakteristischen akustischen Bedingungen. Der Normalhörende kann mit diesen immer wieder neuen Hörsituationen recht gut umgehen. Der Hörgeschädigte hat dabei wesentlich mehr Probleme. Zur Optimierung der Hörsituation muss der Raumakustik eine besondere Aufmerksamkeit geschenkt werden. Die akustischen Bedingungen in einer Umgebung sind dann besonders gut, wenn je nach Erfordernis Geräusch, Musik oder Sprache gut hörbar und erkennbar ist.

Faktoren, die eine gute Sprechverständlichkeit erschweren, werden im Folgenden exemplarisch anhand der Situation in einem Klassenzimmer diskutiert.

### Störschall

Auch wenn sich in einem Klassenzimmer niemand befindet, ist es in diesem Raum nicht absolut ruhig. Die Hintergrundgeräusche (Störschall) entstehen durch Geräuschquellen außerhalb des Schulgebäudes (z. B. Verkehrslärm) und innerhalb des Gebäudes (Heizung, Toilettenspülungen, Klimaanlagen etc.). Dabei wird der empfohlene Richtwert von 30–35 dB meist überschritten.

Sobald sich Kinder in einem Klassenzimmer aufhalten, steigt die Intensität des Störlärms an. Wünschenswert wäre ein Störpegel, der nicht höher als 45 dB liegt. In der Realität finden sich

## 4 Rehabilitation mit Hörgeräten

Werte von 60–80 dB. Eine Situation, die für hörgeschädigte Schüler durchaus belastend sein kann.

**Das Nutzschall-Störschall-Verhältnis.** Zunächst ein Beispiel dazu: Wenn der mittlere Störschallpegel in einem Klassenzimmer 55 dB beträgt und der mittlere Nutzschallpegel (z. B. die Lehrerstimme) 70 dB, dann liegt ein Nutzschall-Störschall-Verhältnis von + 15 dB vor. Der Nutzschall liegt über dem Störschall. Optimal für hörgeschädigte Kinder ist ein Nutzschall-Störschall-Verhältnis von 20 dB, d. h. die Lehrerstimme (Nutzschall) ist 20 dB lauter als der Störschall.

Erfahrungsgemäß benötigen hörgeschädigte Kinder ein weitaus besseres Nutzschall-Störschall-Verhältnis als gut hörende Kinder. Normalhörende sind nämlich in der Lage, Sprache noch zu verstehen, wenn sie 15 dB leiser ist als der Lärmpegel.

In der Regel wird an vielen Stellen innerhalb eines Schulzimmers lediglich ein Verhältnis von + 5 dB erreicht. An dieser Situation ändern auch Hörgeräte allein kaum etwas, denn sie verstärken sowohl den Nutzschall als auch den Störschall. Und das gilt – wenn erfreulicherweise auch in abgeschwächter Form – selbst für digitale Hörgeräte, die bekanntlich Störlärm als solchen „erkennen" können und ihn dann in geringerem Maße als den Nutzschall verstärken.

Ohne entsprechende räumliche und technische Voraussetzungen (Klassenhöranlagen, Frequenzmodulations-Anlagen) wird das erforderliche Nutzschall-Störschall-Verhältnis meist nicht erzielt. Eine deutliche Abhebung der Lehrerstimme vom Störschall (positives Nutzschall-Störschall-Verhältnis) ist jedoch eine wichtige Voraussetzung für die Sprachentwicklung bei hörgeschädigten Kindern.

### Entfernung

Je größer die Entfernung zwischen einer Schallquelle und einem Zuhörer wird, desto schwächer wird die bei ihm ankommende Schallenergie. Es gilt die Faustregel, dass mit der Verdoppelung der Entfernung (Lehrer – Schüler) die Intensität der Lehrerstimme um 6 dB abnimmt. Ein Beispiel verdeutlicht die starke Abnahme des Nutzschalls (Tab. 4.11).

Kinder, die in der Nähe eines sprechenden Lehrers sitzen, werden vielleicht rund 80 % seiner Sprache noch gut wahrnehmen können. Kinder in der letzten Reihe werden sich dagegen möglicherweise mit nur noch 60 % begnügen müssen. Kri-

Tab. **4.11** Abnahme des Nutzschalls anhand eines Beispiels: Ein Lehrer spricht mit einer mittleren Intensität von etwa 78 dB, gemessen aus einer Entfernung von 0,25 m von seinem sprechenden Mund. In der linken Spalte sind verschiedene Entfernungen (in m) aufgeführt, in der rechten Spalte die jeweilige gemessene Intensität des Sprechens (in dB).

| Entfernung (in m) | Intensität des Sprechens (in dB) |
|---|---|
| 0,5 | 72 |
| 1,0 | 66 |
| 2,0 | 60 |
| 4,0 | 54 |
| 8,0 | 48 |

tisch wird die Situation immer dann, wenn der Störlärm in der Nähe der Kinder ebenso laut wie der Nutzschall oder sogar noch lauter wird. Gut hörende Kinder verfügen im Allgemeinen über genügend Spracherfahrung, um die in einer solchen Situation eventuell entstandenen Wahrnehmungslücken verhältnismäßig schnell schließen und infolgedessen den Lehrer auch unter weniger günstigen Bedingungen noch einigermaßen sicher verstehen zu können. Für ein hörgeschädigtes Kind sind dagegen optimale Wahrnehmungsbedingungen erforderlich, um die Sprache des Lehrers ebenfalls ohne größere Schwierigkeiten rasch verstehen zu können.

### Nachhall

Nachhall entsteht durch wiederholtes Reflektieren von Schall. Das hat zur Folge, dass ein Schallereignis in einem geschlossenen Raum über längere Zeit wahrnehmbar bleibt. Ein Teil der Schallwellen gelangt direkt an das Ohr des Schülers, ein großer Teil wird aber auch an Wände und Decken reflektiert und zum Teil absorbiert. Wie viel Schall reflektiert bzw. absorbiert wird, hängt von der jeweiligen Raumakustik ab. Der direkte Schall kann durch den reflektierten Schall sogar noch verstärkt werden, sofern er bei einem Zuhörer praktisch zeitgleich mit dem direkten Schall ankommt. Kommt es allerdings zu einer zeitlichen Verschiebung in der Wahrnehmung des direkten und des reflektierten Schalls, hat dies negative Auswirkungen auf das Verstehen der Sprache. Im Extremfall wird der reflektierte Schall sogar als Echo wahrgenommen.

Die Verschlechterung der Sprachdiskrimination aufgrund schlechter raumakustischer Bedingungen durch zu lange Nachhallzeit zeigt folgender Sachverhalt sehr deutlich: Die hochfrequenten Konsonanten werden schneller absorbiert, sie werden also schlechter wahrgenommen, während Vokale (eher tieffrequent) länger reflektiert werden. Die Sprachverständlichkeit ist beeinträchtigt, da die schwach wahrnehmbaren Konsonanten 90 % zur Sprechverständlichkeit beitragen.

Wie wird nun eine *optimale Nachhallzeit* bestimmt? Die Nachhallzeit ist die Zeitdauer, bis ein Schall sich um 60 dB abschwächt, z. B. von 100 auf 40 dB. Die optimale Nachhallzeit für Klassenzimmer, in denen hörgeschädigte Kinder unterrichtet werden, sollte nach heutiger Erkenntnis bei 0,3–0,4 s liegen. Die erforderliche Nachhallzeit für Klassenräume mit vorwiegend sprachlicher Kommunikation wird mit 0,75 s angesetzt. In manchen Klassenzimmern bestehen jedoch wesentlich längere Nachhallzeiten. Dies hat zur Folge, dass die vokalischen Bestandteile der Sprache zu einer Art Vertäubung der konsonantischen Bestandteile führen und dadurch die Sprechverständlichkeit beeinträchtigt wird.

Es kann so eine Art von Kreislauf entstehen: Schüler und Lehrer müssen lauter reden, da die Nachhallzeit zu lang ist und man Schwierigkeiten mit dem Hören hat. Dieser laute Schall wird jedoch von den Klassenwänden und Glasflächen der Fenster wieder reflektiert und die Lärmspirale wird so weiter nach oben getrieben.

**Maßnahmen zur Nachhallreduzierung.** Den unerwünschten Auswirkungen des Nachhalls versucht man häufig durch Anbringen weicherer, schallabsorbierender Materialien zu begegnen. Harte Raumbegrenzungsflächen wie betonierte Decken oder glatt verputzte Wände reflektieren den Schall besonders stark. Schallabsorbierende Materialien absorbieren jedoch nicht selten vor allem die für die Sprechverständlichkeit so wichtigen *hochfrequenten Anteile* der Sprache. Dies ist z. B. bei Teppichböden und bei akustischen Platten an der Decke der Fall. Nun sind Teppichböden dennoch vorteilhaft, denn sie verhindern das Entstehen mancher unerwünschter Störgeräusche. Um die *Absorption* bei möglichst allen Sprachfrequenzen weitgehend auszubalancieren, sollte möglichst verschiedenartiges Material verwendet werden. Zu den wichtigen Flächen, die keine harten Oberflächen haben sollten, zählt auch die Rückwand des Klassenzimmers. Nicht so wichtig ist dagegen schallabsorbierendes Material an der Decke und an den Seitenwänden, denn der von dort reflektierte Schall hat eher eine positive Wirkung. Wenn der Lehrer während des Sprechens steht, trifft der Schall auf die Decke und durch Reflektion auf den Schüler.

Um die bestmöglichen akustischen Bedingungen für hörgeschädigte Kinder im Klassenzimmer zu schaffen, sind zusätzlich Klassenhöranlagen oder Frequenzmodulations-Anlagen zu benutzen. Sie ermöglichen zudem eine flexible Vergrößerung der Distanz zwischen Lehrer und Schüler, ohne dass es zu einer Verschlechterung der Verständlichkeit der Lehrerstimme kommt, da der Schüler durch die Frequenzmodulations-Anlage die Stimme des Lehrers immer gleich laut wahrnimmt.

Maßnahmen zur Verbesserung der Signalqualität bei AVWS beinhalten insbesondere
- die Verbesserung des Signalstörschallverhältnisses sowie der Intensitätserhöhung des an das Ohr kommenden Signals (z. B. Verbesserung der Schallreflexion in Schulräumen durch Anbringen geeigneter Textilien),
- die Verringerung des Störschalls durch Verkleinerung der Gruppenstärke im Unterricht, Sitzplatz im vorderen Bereich der Klasse, in Einzelfällen Hörsysteme (auch in Verbindung mit einer Frequenzmodulations-Übertragung).

Maßnahmen zur Verbesserung der Qualität akustischer Signale können z. B. auch darin bestehen, dass der Lehrer im Klassenraum langsamer und besser artikuliert spricht. Zusätzlich können mögliche Informationen durch visuelle Hilfen ergänzt und damit metakognitive bzw. metaperzeptive Strategien erleichtert werden.

Im Falle von AVWS können u. U. Frequenzmodulations-Anlagen, Soundfield-Klassenanlagen, aber auch individuelle Hörgeräte sinnvoll sein (Konsensus-Statement „Auditive Verarbeitungs- und Wahrnehmungsstörungen", DGPP 2006).

## 4 Rehabilitation mit Hörgeräten

> ### Zusammenfassung
>
> Durch ein universelles Neugeborenen-Hörscreening und eine frühe Hörgeräteversorgung spielen die Förderkonzepte eine entscheidende Rolle. Dabei stehen 2 kommunikative Verfahren zur Diskussion: ein primär visuelles gebärdensprachliches und ein aurales hörgerichtetes lautsprachliches Verfahren. Von gebärdensprachlichen Methoden kann dann gesprochen werden, wenn Gebärden in der Erziehung hörgeschädigter Kinder als primäres Sprachzeichensystem benutzt werden, so wie es das Konzept des sog. Bilingualismus vorsieht. Gehörlose Kinder sollten in diesem Konzept in der Frühförderung als Erstsprache die Gebärdensprache erwerben. In allen schulischen Unterrichtsfächern bis auf das Fach Deutsche Lautsprache sollte die DGS führenden Charakter haben. Gebärden sind bewusst vorgenommene Bewegungen des Körpers, ganz besonders der Arme und Hände.
>
> Dazu gehören auch Gestik, Mimik und Mundbewegungen. Grundsätzlich muss zwischen 2 Gruppen unterschieden werden: visuelle Zeichen, die sich von der Laut- oder Schriftsprache ableiten lassen, sowie Zeichen, die eigenen Sprachcharakter haben und sich nicht von der Lautsprache ableiten lassen.
>
> Die lautsprachliche Erziehung hat in Deutschland eine lange Tradition und geht bis in die Anfänge der schulischen Bildung gehörloser Kinder zurück. Beispielhaft dafür stehen die oralen Konzepte. Im Rahmen von hörgerichteter lautsprachlicher Förderung steht nicht mehr allein die Sprache im Mittelpunkt, sondern der gesamte Prozess des Spracherwerbs und die Gesamtentwicklung des Kindes. Neurophysiologische Daten zum Hör- und Lautspracherwerb sowie Praxiserfahrungen belegen, dass frühe Hörgeräteversorgung und Hör-Sprach-Förderung die Entwicklungsbedingungen eines prälingual hörgeschädigten Kindes positiv beeinflussen. Hörgerichtetes Verhalten bedeutet nicht, dass andere Sinne unberücksichtigt bleiben. Das Kind soll in die Lage versetzt werden, Hören als Teil des menschlichen ganzheitlichen Lernprozesses intensiv zu erfahren. Der erste Gebrauch von Sprache – die erste Kommunikation – findet gewöhnlich zwischen Mutter und Kind statt und Sprache wird in der Beziehung zwischen diesen beiden erworben. Die allgemeinen Gesetzmäßigkeiten sprachlichen Verhaltens Erwachsener gegenüber ihren Kindern sollten in den Mittelpunkt gerückt werden. Rhythmisch-musikalische Erziehung in Verbindung mit einer Bewegungserziehung unterstützt den Spracherwerb. Hören- und Sprechenlernen, miteinander kommunizieren können und somit am Leben der Gesellschaft teilhaben können, ist Ziel aller rehabilitativen Maßnahmen für Hörgeschädigte. Der Einsatz von Hör-Sprech-Anlagen erleichtert bei akustisch schlechten Bedingungen das Sprachverstehen. In diesem Zusammenhang ist die pädagogische Audiologie unerlässlich, z. B. zur fördergeleiteten Verlaufs- und Kontrolldiagnostik als Grundlage einer qualitativ anspruchsvollen, den heutigen Chancen hörgeschädigter Kinder gerecht werdenden Hörgeschädigtenpädagogik.
>
> Neben den optimalen individuellen Hörbedingungen spielt die Raumakustik in zunehmendem Maße eine besondere Rolle. Dabei ist auf den Störlärm und die Nachhallzeiten (z. B. eines Klassenraums) zu achten.

## 4.5 Organisationsformen der Förderung

Die gesellschaftspolitischen und pädagogischen Diskussionen der letzten Jahre haben dazu geführt, dass der Förderanspruch eines hörgeschädigten Kindes eher vom Kind aus gesehen wird. Der individuelle Förderbedarf wird unter Beachtung folgender Aspekte ermittelt:
- Art und Grad der Hörbehinderung
- auditive Wahrnehmung
- sprachliche Kommunikation
- weitere Behinderungen
- Gegebenheiten der Familie und des Umfelds
- Motorik
- Motivation
- kognitive Entwicklung
- psychosoziale Entwicklung
- bisherige Entwicklung und Förderung

Ob dem individuellen Förderbedarf des hörgeschädigten Kindes (Schülers) entsprochen werden kann, hängt dann von den zur Verfügung stehenden sachlich-räumlichen Möglichkeiten, finanziellen Ressourcen und personellen Möglichkeiten ab. Wenn es z. B. nicht möglich ist, bauliche Veränderungen zur Verbesserung der Raumakustik vorzunehmen, die Schülerzahl der Klassen zu reduzieren, Geld für Fahrkosten zur Verfügung zu stellen oder gar zusätzliche Förderstunden für hörpädagogische Maßnahmen einzurichten, wird man dem individuellen Förderbedarf des Schülers nur bedingt gerecht werden können. Erst wenn man bereit ist, auch die äußeren Bedingungen zu verändern, wird tatsächlich eine auf den Förderbedarf bezogene Entscheidung für den richtigen Förderort zu treffen sein.

## 4.5.1 Frühförderung

Nahezu alle Kinder mit einem zumindest hörtechnisch zu versorgenden Hörverlust nehmen eine hörpädagogische Frühförderung in Anspruch. Die wesentlichen Elemente der Interventionsstrukturen im Bereich der Frühförderung hörgeschädigter Kinder zeigt Abb. 4.9.

Ziel der Frühförderung ist es, durch eine möglichst frühe Erkennung und Erfassung von Hörschäden und der anschließenden technischen Versorgung mit Hörhilfen die betroffenen Kinder in die Lage zu versetzen, mithilfe der damit erreichten Hörfähigkeit und einem entsprechenden pädagogischen Förderangebot die Lautsprache zu erwerben und ihre gesamten Fähigkeiten so gut wie irgend möglich zu entfalten. Dazu können in der Regel durch die Frühförderin in 1- bis 2-wöchigen Abständen Besuche am Wohnort stattfinden. Weiterhin können die Kinder mit ihren Eltern zu ambulanten oder stationären Ganztagsförderungen oder einer mehrtäglichen Förderung in einer Frühfördereinrichtung der Hörgeschädigtenpädagogik eingeladen werden. Anschließend besuchen die Kinder Regel- oder Sondereinrichtungen (Abb. 4.10).

## 4.5.2 Schule für Hörgeschädigte

Die Mehrheit der gehörlosen und ein großer Teil der schwerhörigen Kinder werden in speziellen Sonderschulen für Hörgeschädigte unterrichtet. Die Schule für Hörgeschädigte hat die Aufgabe, neben der allgemeinen Förderung im schulischen, kognitiven, motorischen und psychosozialen Bereich die Entwicklung der Kommunikationsfähigkeit ihrer Kinder und damit die Hör- und Lautsprachfähigkeit in erster Linie zu unterstützen.

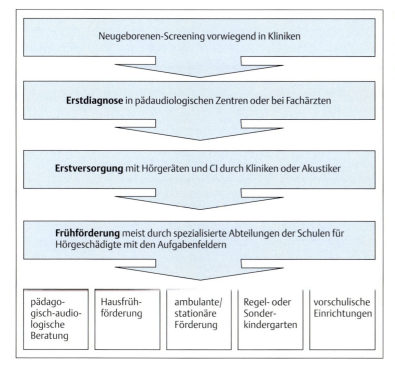

Abb. 4.9 **Interventionsstrukturen im Bereich der Frühförderung hörgeschädigter Kinder** in der Bundesrepublik Deutschland.

## 4 Rehabilitation mit Hörgeräten

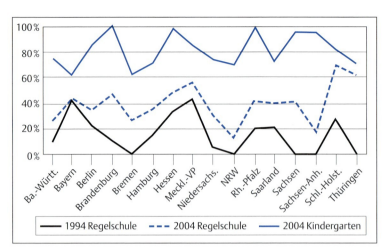

Abb. 4.10 **Hörgeschädigte in Regelschulen** (n: 14558) und Regelkindergärten (n: 843).

Bisher ist es in diesen Einrichtungen üblich, die Klassenbildung nach Jahrgangsstufen oder kognitivem Leistungsvermögen zusammenzusetzen. Diese Kriterien sind heute neu zu überdenken. Im vorschulischen Bereich und zumindest in der Grundschule steht immer mehr die Forderung nach *gemeinsamem Lernen* auch unterschiedlich begabter hörgeschädigter Schüler im Vordergrund. Lediglich in Bezug auf die *sprachliche Kommunikationsfähigkeit* sollten die Schüler gleiche Voraussetzungen haben und Fähigkeiten entwickeln können. Dabei ist handlungsleitend, dass für gemeinsames Lernen kognitive und intellektuelle Differenzen weniger hemmend sind als erhebliche Unterschiede in der kommunikativen sprachlichen Kompetenz. Aus diesem Verständnis heraus bildet die Schule für Hörgeschädigte „integrative" Klassen in der Sonderschule. In der Schule werden dann unterschiedliche Kommunikationsgruppen gebildet, die gemeinsam miteinander lernen.

Je nach individuellem Förderbedarf sind Kommunikationsgruppen für hörgeschädigte Schüler einzurichten

- *für die eine tragende Funktion des Hörens in der lautsprachlichen Kommunikation nicht vorausgesetzt wird.* Die Hörentwicklung wird dennoch konsequent zu fördern sein. Die Lautsprache steht im Mittelpunkt der Kommunikation. Sie wird durch den verstärkten Einsatz von Schriftsprache und Ablesen vom Mund zusätzlich unterstützt.
- *die sowohl über ein Hören, als auch über eine mehr strukturierte und stärker auf das Absehen bauende Lautsprachmethode nicht zu ausreichen-*

*der Lautsprachkompetenz gelangen.* Grundlage der Kommunikation ist nach wie vor die Lautsprache, es kommt jedoch zu einem verstärkten Einsatz der Schrift. Für die Kommunikation wird zusätzlich die LUG verwendet. Dies schließt den Gebrauch des manuellen Fingeralphabets und anderer Handzeichensysteme mit ein.
- *deren Kommunikation hauptsächlich über Gebärden verläuft.* Ihre Sprachkompetenz (Laut- und Schriftsprache) ist so gering, dass sie trotz größtmöglicher Selektion der Sprachmittel nur einen sehr geringen aktiven und passiven Wortschatz und noch keine grammatischen Strukturen besitzen. Die Schriftsprache muss sich hier ganz gezielt auf solche Sprachmittel beschränken, mit denen die Kinder jetzt und im Erwachsenenalter immer wieder konfrontiert werden. Die lautsprachliche Förderung mittels LUG sollte sich an den individuellen Möglichkeiten des einzelnen Schülers orientieren. Erfahrungen, Wissen und Kontakt werden über Gebärden transportiert und aufgebaut.
- *deren Kommunikation ausschließlich über Gebärden verläuft.* Der aktive und passive Wortschatz bzgl. Gebärde und Schrift ist erheblich eingeschränkt. Ziel im kommunikativ-sprachlichen Bereich ist der Aufbau von Gebärdenkompetenz, die geeignet ist, Personen, Sachen, Tätigkeiten und Qualitäten darzustellen und Stellungnahmen, Wünsche, Ablehnung etc. zu ermöglichen. Bei den meisten Schülern kann der Erwerb der Lautsprache ausgeschlossen werden.

Es bleiben noch 2 Gruppen hörgeschädigte Schüler
- *die eine gute altersgemäße Hörfähigkeit entwickelt haben.* Für sie ist die Lautsprache das alleinige kommunikative Führungsmittel. Der Sprachgebrauch unterliegt keiner Einschränkung. Die Grundlage jeglicher Interaktion ist eine differenzierte Lautsprache.
- *die trotz einer guten Hörfähigkeit noch keine altersgemäße aktive und passive Lautsprachkompetenz erworben haben.* Diese Schüler benötigen eine Unterstützung ausschließlich in der lautsprachlichen Förderung.

Schüler dieser Gruppen könnten bereits zum jetzigen Zeitpunkt gemeinsam mit Hörenden am Unterricht teilnehmen.

### 4.5.3 Integration – Inklusion – Regelschule

Heute wird nicht nur über Integration als Weg gesprochen, der vorwiegend vom behinderten Menschen in Richtung Gesellschaft gegangen wird. Es geht um Inklusion, die *gleichberechtigte Teilhabe* behinderter Menschen am Leben in der Gesellschaft und das selbstverständliche Zugehen der Gesellschaft auf Behinderte. Ein hohes Ziel, dem sich vor allem die Pädagogik zu stellen hat. In der sog. Salamanca-Erklärung der UNESCO-Weltkonferenz (1994) wird zum einen die Gesamtlebenssituation Behinderter angesprochen, aber es wird auch dezidiert auf die Phase des schulischen Lernens eingegangen:

„Wir glauben und erklären, […] dass jene mit besonderen Bedürfnissen Zugang zu regulären Schulen haben müssen, die sie mit einer kindzentrierten Pädagogik, die ihren Bedürfnissen gerecht werden kann, aufnehmen sollten, dass Regelschulen mit dieser integrativen Orientierung das beste Mittel sind, um diskriminierende Haltungen zu bekämpfen, um Gemeinschaften zu schaffen, die alle willkommen heißen, um eine integrierende Gesellschaft aufzubauen und um Bildung für Alle zu erreichen; darüber hinaus gewährleisten integrative Schulen eine effektive Bildung für den Grossteil aller Kinder und erhöhen die Effizienz sowie schliesslich das Kosten-Nutzen- Verhältnis des gesamten Schulsystems. […]

Wir fordern alle Regierungen auf und legen ihnen nahe: […] höchstes Augenmerk und Priorität auf die Verbesserung ihrer Schulsysteme dahingehend zu richten, dass alle diese Kinder unabhängig von ihren individuellen Schwierigkeiten einbeziehen können, auf Gesetzes- bzw. politischer Ebene das Prinzip integrativer Pädagogik anzuerkennen und alle Kinder in Regelschulen aufzunehmen, außer es gibt zwingende Gründe, dies nicht zu tun, die Beteiligung von Eltern, Gemeinschaften und Organisationen von Menschen mit Behinderung an Planungs- und Entscheidungsprozessen in bezug auf Maßnahmen für besondere Bedürfnisse zu ermutigen und zu ermöglichen, größere Anstrengungen für Früherkennung und -förderung sowie für berufliche Aspekte integrativer Bildung zu unternehmen, im Zusammenhang mit systemischen Veränderungen sicherzustellen, dass in der Lehrerinnenbildung, sowohl der Aus- als auch der Fortbildung, Inhalte einer Pädagogik für besondere Bedürfnisse in integrativen Schulen angesprochen werden" (Schweizerische UNESCO-Kommission 1994).

Von der Realisierung dieser Forderungen sind wir sicher noch weit entfernt. Aber sie fordern zum Nachdenken auf. Natürlich gibt es neben den konsequenten Befürwortern oder Gegnern integrativer Maßnahmen eine Vielzahl von Zwischenpositionen, die sich in einer Unzahl von Berichten wiederfinden. Ein wesentliches Charakteristikum in dieser Diskussion ist, dass stets auf die *Freiwilligkeit der Maßnahme* hingewiesen wird. Alle Beteiligten müssen zur Integration – Inklusion bereit sein, so heißt es. Dies gilt für den einzelnen Pädagogen genauso wie für die Institutionen und Gesetzgeber, die den finanziellen Rahmen und die sachliche Ausstattung zur Verfügung stellen.

Ist das Ziel der Inklusion hörgeschädigter Menschen nicht ein selbstverständliches? Ist es nicht geradezu eine *Verpflichtung* und ein selbstverständliches Engagement des Pädagogen, gemeinsames Lernen zu ermöglichen? Sonderschulpädagogen und Regelschulpädagogen garantieren gemeinsam eine Integrationspädagogik. Ein Beharren auf Freiwilligkeit kann nicht akzeptiert werden. Integration und Inklusion gehören zu den selbstverständlichen Aufgaben eines jeden Pädagogen. Andernfalls bewegt er sich außerhalb des Diskussionsstands in unserer Gesellschaft.

Ein zentraler Aspekt für gelingende Integration – Inklusion ist somit neben der fachlich-beruflichen Qualifikation die Persönlichkeit des Pädagogen, d. h. neben dem Vertrauen in die eigenen

Fähigkeiten gehört der Mut zur Integration – Inklusion als konkretes Lebensziel zu seinem *Selbstverständnis*. Ein Pädagoge, der geprägt ist durch Toleranz, Empathie, Sensibilität, Stärke, Echtheit, Flexibilität, Kreativität, Selbstständigkeit und Risikobereitschaft wird die Individualität jedes Menschen anerkennen. Durch dieses positive Menschenbild ist für den Pädagogen die Akzeptanz, Anerkennung und Achtung der einzelnen Person als Teil einer Gesellschaft selbstverständlich.

Seit Beginn der 1970er Jahre wird die Frage einer geregelten gemeinsamen Beschulung von behinderten und nichtbehinderten Kindern mit entsprechenden sonderpädagogischen Maßnahmen in zunehmendem Maße von Fachleuten diskutiert. Dabei ließ man sich von einem bestimmten Bild eines hörgeschädigten Kindes leiten. Man dachte damals an hörgeschädigte Kinder, die in ihrer Entwicklung hörenden Kindern sehr ähnlich, vielleicht sogar voraus waren. Um eine erfolgreiche Integration zu ermöglichen, sollten in Abhängigkeit zum individuellen Förderbedarf des betroffenen Kindes einige der folgenden Voraussetzungen erfüllt sein, z. B.:

- kleinere Klassen
- gute Raumakustik
- ruhige Klassenatmosphäre
- Sitzplatz in der Klasse, der gutes Hören und Sehen ermöglicht
- deutlichere Lehrersprache
- Gesprächskultur, in der erkennbar wird, wer gerade spricht
- genaue Aufgabenstellungen
- evtl. Wiederholungen und Zusammenfassungen
- ausreichende hörgeschädigten-spezifische Kenntnisse der Lehrkräfte

Hinzu kommen sich bewährende Unterrichtsprinzipien, die natürlich nicht nur dem hörgeschädigten Schüler, sondern jedem Schüler in der Klasse zu gute kommen:

- variable Unterrichtsorganisation
- innere Differenzierung
- aktivitätsfördernde Unterrichtsgestaltung
- zieldifferenziertes Lernen
- kooperative Aufgabenbearbeitung

In der Hörgeschädigtenpädagogik wird vornehmlich über die *lernzielgleiche Integration* diskutiert. Es geht insbesondere um hörgeschädigte Schüler, die in der Lage sind, im Leistungsvergleich mit ihren hörenden Mitschülern zu bestehen. Dies wird angenommen, wenn die hörgeschädigten Schüler folgende Voraussetzungen haben:

- hörgerichtet-lautsprachliche Erziehung
- Hörgeräte- bzw. CI-Versorgung
- durchschnittliche Persönlichkeitsentwicklung
- Hör-, Entwicklungs- und Sprachalter entsprechen dem Lebensalter
- durchschnittliche Kommunikationsfähigkeit
- Leistungsfähigkeit und Belastbarkeit sind altersgemäß
- durchschnittliche Intelligenz
- Unterstützung durch das Elternhaus
- positive Unterstützung durch Fachpädagogen

Für diese Schüler haben sich unterschiedliche Integrationsformen in den einzelnen Ländern entwickelt, wie z. B. Einzelintegration, Integrationsklasse, Außenklasse, präventive, sukzessive und studienbegleitende Integration. Diese Modelle gehen von einer lernzielgleichen Integration aus. In diesem Fall bedeutet dies, wenn das hörgeschädigte Kind dem Leistungsprofil der Regelschulklasse entspricht, wird eine Integration erfolgreich sein.

### 4.5.4 Aufgaben der Pädagogik

Das traditionelle Selbstverständnis von Sonder- und Regelpädagogen wird sich verändern müssen. Eine *Integrationspädagogik* könnte die Basis dieser neuen Entwicklung werden.

Regelschul- und Hörgeschädigtenpädagogen benötigen über ihre fachliche Kompetenz hinaus interaktionale Kompetenzen. Sie müssen fähig und bereit sein, sich kritisch mit anderen auszutauschen, nicht stets auf der eigenen Position zu verharren, tatsächlich zu kooperieren und vor allem den anderen in seiner Individualität anzuerkennen und mit ihm zusammenzuarbeiten. Der Hörgeschädigtenpädagoge hat darüber hinaus eine Reihe von pädagogischen Aufgaben zu erfüllen, z. B.:

- Fachberatung
- Kontrolle und Anleitung zur Hörtechnik
- Beobachtung
- Verlaufsdiagnostik
- gemeinsamer Unterricht mit dem Regelschullehrer
- Übernahme von Klassenunterricht in der Regelschule
- Einzelförderung

- Gruppenförderung
- Verständnis bei hörenden Schülern wecken
- soziale Interaktion unterstützen
- Elternberatung
- Zusammenarbeit mit anderen Institutionen

Dem Hörgeschädigtenpädagogen kommt eine wichtige Bedeutung zu, wenn man sich verdeutlicht, welche *Erfolgskriterien* für gemeinsamen Unterricht genannt werden:
- Klassenlehrer, die ein hörgeschädigtes Kind akzeptieren
- Mitschüler, die Verständnis haben
- Eltern der Mitschüler, die Akzeptanz zeigen
- Sachausstattung, die Hören erleichtert
- Schulleitungen, die besondere Rücksichten zeigen
- Lehrerkollegien, die solidarisch sind
- gutes Schulklima
- Sonderschullehrer, die engagiert und mit Kompetenz ihre hörgeschädigten Schüler begleiten

Es stellt sicherlich eine Herausforderung dar, Wege zu bahnen, damit dies möglich wird. Neuland zu betreten, ist immer eine gewagte Sache. Vertraute Positionen aufzugeben, fällt nicht leicht. Neues zu denken und zu wagen erfordert Mut und Zuversicht, aber auch Kompetenz und Sachverstand.

## Zusammenfassung

Die gesellschaftspolitischen und pädagogischen Diskussionen der letzten Jahre haben dazu geführt, dass der Förderanspruch eines hörgeschädigten Kindes eher vom Kind aus gesehen wird. Somit stehen sehr unterschiedliche Förderorte für das hörgeschädigte Kind zur Diskussion. Während nahezu alle hörgeschädigten Kinder Frühförderung als individuelle Förderung erhalten, besuchen zunehmend mehr Kinder die Regelschule als die Schule für Hörgeschädigte.
Es geht um Integration im Sinne von Inklusion, d. h. die gleichberechtigte Teilhabe behinderter Menschen am Leben in der Gesellschaft und das selbstverständliche Zugehen der Gesellschaft auf den Behinderten.
Ausgehend von der Idee eines gemeinsamen Lebens und Lernens spielen die individuellen Voraussetzungen und der sich daraus ergebende Förderbedarf eine wichtige Rolle. Der Unterricht in der Regelschule stellt an den Regelschul- und Sonderschullehrer neue persönliche Anforderungen und setzt hochqualifizierte fachliche pädagogische Kompetenzen auf beiden Seiten voraus.

## 4.6 Literatur

Alich G. Sprachperzeption über das Absehen vom Munde. Sprache-Stimme-Gehör. 1977;1:90-96.

Association „Les Fauvettes". Concerning Lipreading. In: Hartmann H, ed. Working for the Heart of Hearing within the IFOH. Hamburg: 1984:5-7.

Bauer HH. Die mehrdimensionale Untersuchung hör- und sprachgestörter Kinder. Frühförderung interdisziplinär, Heft 2. 1988;49-56.

Berendt JE. Ich höre – also bin ich. München: Goldmann; 1989.

Berendt JE. Das dritte Ohr – Vom Hören der Welt. Hamburg: Rowohlt; 1993:16.

Bezold F. Das Hörvermögen der Taubstummen. Mit besonderer Berücksichtigung der Helmholtzschen Theorie, des Sitzes der Erkrankung und des Taubstummenunterrichts. Wiesbaden: 1896.

Bohnert A. Audiologische Aspekte einseitiger Hörstörung. Mainz: Unveröff. PPP (2007).

Breiner H. Erarbeitung der äußeren Seite der Sprache und kommunikative Hilfsmittel. In: Jussen H, Kröhnert O, eds. Pädagogik der Gehörlosen und Schwerhörigen. Handbuch der Sonderpädagogik, Bd.3. Berlin: Markhold; 1982.

Breiner H. Absage an die Gebärdensprache zugunsten der Gemik. Hörgeschädigtenpädagogik. 1985;5:251-259.

Breiner H. Sprachliche Förderung Gehörloser. Schulversuche und Bildungsforschung, Kultusministerium Rheinland-Pfalz. Mainz: Hase und Köhler; 1990.

Bronfenbrenner U. Die Ökologie der menschlichen Entwicklung. Stuttgart: G. Fischer; 1981.

Buber M. Das dialogische Prinzip. Ich und Du. Gerlingen: 1994.

# 4 Rehabilitation mit Hörgeräten

Bundesministerium für Arbeit und Sozialordnung: Anhaltspunkte für die ärztliche Gutachtertätigkeit im sozialen Entschädigungsrecht und nach dem Schwerbehindertengesetz. Bonn: Kölln-Druck; 1983:54f.

Bundesministerium für Arbeit und Sozialordnung: Pädagogische Hilfen für schwerhörige und ertaubte Erwachsene, Bd. 1 u. 2. Gesundheitsforschung. 1989: 179.

Clark M. Der Spracherwerb hörgeschädigter Säuglinge und Kleinkinder im Alter von 0–2 Jahren. In: Horsch U, ed. Frühe Dialoge – Früherziehung hörgeschädigter Säuglinge und Kleinkinder. Hamburg: Verlag hörgeschädigte Kinder; 2004:231-234.

Clark M. A Practical Guide to Quality Interaction with Children Who Have a Hearing Loss. New York: Plural Publishing Cognition; 2006;19:143-178.

Davis AC. Hearing disorders in the population. In: Lutman ME, Haggard MP, eds. Hearing science and hearing disorders. London: Whurr Press; 1983:35-60.

Deutsches Institut für Medizinische Dokumentation und Information, DIMDI Deutsches Grunes Kreuz, ed. „Hörtest 1985". Marburg: Deutsche Gesundheitskorrespondenz; 1986.

DGPP, Deutsche Gesellschaft für Phoniatrie und Pädaudiologie. Vereinbarung des Berufsverbandes Phoniatrie und Pädaudiologie (DGPP) und BDH 1999. 1999. http://www.dgpp.de.

DGPP, Deutsche Gesellschaft für Phoniatrie und Pädaudiologie. Konsensus-Statement „Auditive Verarbeitungs- und Wahrnehmungsstörungen" Version 8.2 (End). 2007a. http://www.dgpp.de.

DGPP, Deutsche Gesellschaft für Phoniatrie und Pädaudiologie. Universales Neugeborenen Hörscreening. 2007b. http://www.dgpp.de.

Diller G. Frühförderung Gehörloser nach den Grundsätzen muttersprachlich reflektierter Hörerziehung. Historische Entwicklung, theoretische Grundlagen und didaktisch-methodische Grundsätze. In: Kröhnert O, ed. Aufgaben und Probleme der Frühförderung gehörloser und schwerhöriger Kinder unter dem Aspekt der Begabungsentfaltung. Vaduz: Himmer; 1990a:227-258.

Diller G. Gehörlosigkeit in der Früherziehung Annahme oder Realität? Hörgeschädigtenpädagogik 2. 1990b: 80-90.

Diller G. Wie das Leben so klingt ... Aspekte zu einer Didaktik des Hörens im Gehörlosen- und Schwerhörigenunterricht. Hörgeschädigtenpädagogik 6. 1994: 347-360.

Diller G. Anthropologische und pädagogische Dimensionen des Hörens (Multisensorisch – unisensorisch). Tagungsbericht 3. Int. AVI-Kongreß, Berchtesgaden; 1995:132-153.

Diller G, Horsch U. In der Diskussion: Neue Wege des Spracherwerbs Hörgeschädigter In: Hörgeschädigtenpädagogik. 1997;51:3,145-214.

Diller G. Hörgerichtetheit in der Praxis. Heidelberg: Winter; 2000.

Diller G, Graser P, Schmalbrock C. Hörgerichtete Frühförderung hochgradig hörgeschädigter Kleinkinder. Heidelberg: Winter; 2000.

Diller G, Graser P. CI-Rehabilitation prälingual gehörloser Kinder. Heidelberg: Winter; 2005.

Ding H. Aurale Rehabilitation. Aller Anfang ist Hören. Berlin: Springer; 1995.

Dt. Ges. zur Förderung der Hör-Sprach-Geschädigten e. V., ed. Die Gebärden der Gehörlosen – Internationales Fingeralphabet. Bearbeitet von Starcke H, Maisch G. Hamburg: 1997.

Eisenwort B, Viehhauser G, Bigenzahn W. Ablesetraining. Julius Gross; 1992.

Erber N. Auditory Training. Washington D. C.: A. G. Bell Ass.; 1982.

Estabrooks W, ed. Auditory – Verbal Therapy for Parents and Professionals. Washington: Alexander Graham Bell Association for the Deaf; 1998.

Fengler J. Hörgeschädigte Menschen. Stuttgart: Kohlhammer; 1990:147.

Fördergemeinschaft Gutes Hören. Erlebnis-Ausstellung in Dresden: Wie laut ist zu laut. Hamburg: FGH Pressestelle; 1994.

Fördergemeinschaft Gutes Hören. Schwerhörige in den USA – Hörgeräte sind kein Problem für junge Leute. Presseinformation. Hamburg: 1995.

Fördergemeinschaft Gutes Hören. 2007. http://www.fgh-gutes-hoeren.de/fgh/rund-ums-hoeren/zahlen-und-fakten.html.

Forum Besser Hören in Zusammenarbeit mit dem Foschungsinstitut TNS-Emnid. 2007. http://www.forumbesserhoeren.de.

Frerichs H. Audiopädagogik" Theoretische Grundlagen einer Förderung auditiv stimulierbarer Hörbeeinträchtigter. Villingen-Schwenningen: Neckar-Verlag; 1998.

Füssenich I. Interaktion und Prozesse beim Grammatikerwerb. In: Springer L, Kattenbeck G, eds. Aktuelle Beiträge zu kindlichen Sprech- und Sprachstörungen. München: Fischer; 1986:1-83.

Geers. Hörgeräte: Handbuch für das Hören mit modernen Hörhilfen. Dortmund: 1994.

Grimm. 1995, In: Oerter/Montada 951.

Grohnfeldt M. Grundlagen der Therapie bei sprachentwicklungsgestörten Kindern. Berlin: Marhold; 1985.

Günther KB. Bilingualer Unterricht mit gehörlosen Schülern. 2001:13.

Hamburger Arbeitsgruppe zur Zweisprachigkeit Gehörloser in Erziehung und Bildung. Unveröffentlichtes Manuskript. 1992:3.

# Literatur

Hase U. Verständigung/Hörtaktik. In: Bundesministerium für Arbeit und Sozialordnung, ed. Pädagogische Hilfen für schwerhörige und ertaubte Erwachsene Bd 2, Gesundheitsforschung 179. Bonn: 1989:11-32.

Heese G. Solarová S. Mehrfachbehinderungen als pädagogisches Problem. In: Jussen H, Claußen WH. eds. Chancen für Hörgeschädigte – Hilfen aus internationaler Perspektive. München: Reinhardt; 1991:283.

Hellbrück J. Hören. Physiologie, Psychologie und Pathologie. Göttingen: Hogrefe; 1993:15.

Herzogenrath M, Rost U, Strauß-Schier A. Besser Hören mit CI. Siegen: Selbstverlag; 1998.

Hintermaier M, Hülser G. Familien mit mehrfachbehinderten hörgeschädigten Kindern. Heidelberg: Median; 2004:12ff.

Hochschule für Heilpädagogik. Reglement über die Ausbildung und über die Weiterbildung in Heilpädagogischer Früherziehung. Zürich: 2001:38.

Horsch 1997, 2001; Bischoff, Fautz 2002. Dialogische Früherziehung Interdisziplinär. In: Horsch U, ed. Cochlear Implant. Wydawnictwo UWM Olsztyn. 167-172.

Horsch U. Wie das Kind hören und sprechen lernt. Hörenlernen und Spracherwerb begleiten. In: Hörgeschädigtenpädagogik Beiheft 44. Heidelberg: 2001: 248-279.

Horsch U. Frühe Dialoge als Elemente der Hör- Sprachentwicklung. In Horsch U, ed. Frühe Dialoge – Früherziehung hörgeschädigter Säuglinge. Hamburg: Verlag hörgeschädigte Kinder; 2004:121ff.

Horsch U, ed. Frühe Dialoge – Früherziehung hörgeschädigter Säuglinge und Kleinkinder. Hamburg: Verlag hörgeschädigte Kinder; 2004.

Jann. Methoden der Sprachvermittlung beim gehörlosen Kind. Schindele; 1994.

Johnson RE, Lidell SK, Erting CJ. Zweisprachigkeit und die Öffnung des Lehrplans. Hamburg: Signum; 1990:5.

Juscyzk PW, Bertoncini J. Viewing the development of speech perception aninitially guided learning process. Lang. Speech. 1988;31:217- 238.

Jussen H, Krüger M. Manuelle Kommunikationshilfen bei Gehörlosen – Das Fingeralphabet. Berlin: Marhold; 1975.

Jussen H. Grundzüge eines interaktionalen Sprachausbaus bei Schwerhörigen. Sprache – Stimme – Gehör 1. 1977:142-150.

Kern E. Theorie und Praxis eines ganzheitlichen Sprachunterrichts für das hörgeschädigte Kind. 1958.

Klingl-Mooser. Wörter, Wörter, Wörter. Villingen-Schwenningen: Neckar-Verlag; 1990.

Klinke R. Hörentwicklung beim Kind. In: Kröhnert O, ed. Aufgaben und Probleme der Frühförderung gehörloser und schwerhöriger Kinder unter dem Aspekt der Begabungsentfaltung. Int. Symposion Hohenems 1989. Vaduz: 1990.

Kreye H. Die Grundstrukturen der deutschen Sprache und ihr didaktischer Aufbau an Sonderschulen. Berlin: Marhold; 1972.

Krüger M. Häufigkeitsstatistische und demographische Angaben zum Personenkreis Hörgeschädigter. In: Jussen H, Claußen WH, eds. Chancen für Hörgeschädigte – Hilfen aus internationaler Perspektive. München: Rheinhardt; 1991:27.

Lehnhardt E. Praxis der Audiometrie. 7. Aufl. Stuttgart: Thieme; 1996.

Lindner G. Pädagogische Audiologie. 4. Aufl. Berlin: Ullstein; 1992:287.

Ling D. Schedules of development in audition, speech, language, communication. Washington DC: A.G. Bell Association; 1976.

Löwe A. Gehörlose, ihre Bildung und Rehabilitation. In: Deutscher Bildungsrat, ed. Sonderpädagogik 2, Gehörlose/Schwerhörige. 1974:45.

Löwe A. Hörerziehung für hörgeschädigte Kinder. Heidelberg: Schindele; 1991:70f.

Luchsinger A. Handbuch der Stimm- und Sprachheilkunde, Bd.2. Die Entwicklung der Sprache. Wien: 1970.

Matheis A. Förderung sprachentwicklungsverzögerter Kinder unter dem besonderen Aspekt der Elternarbeit [Diplomarbeit]. Frankfurt; 1990.

Matschke RG. Untersuchungen zur Reifung der menschlichen Hörbahn. Stuttgart: Thieme; 1993:136.

Mehler J. et al. A precursor of language acquisition in young infants. In: Merkert R. ed. Von „pathischem Hören und Entsprachlichung" – Zur Anthropologie des Hörens. Hörakustik. 1994:10:58-71.

Motsch HJ. Sprachliches Imitationslernen – oder was nutzt dem Kind ein gutes Sprachmodell? Vierteljahreszeitschrift für Heilpädagogik und ihre Nachbargebiete. 1983;53:310-323.

Motsch HJ. Zusammenarbeit mit Eltern sprachentwicklungsverzögerter Kinder. In: Bächthold, Jeltsch-Schudel, Schlienger, ed. Sonderpädagogik. Berlin: Marhold; 1986:209-227.

Neumann L. Genetische Beratung bei angeborener Schwerhörigkeit und Kinderwunsch. Spektrum Hören. 1996;1:5-8.

Osberger MJ, Robbins A, Todd S. Speed intelligibility of children with cochlear implants. In: Geers A, Moog J, eds. Effectiveness of Cochlear-Implants and tactile aids for deaf children. Volta Review. 1994;96:169-180.

Palm G. Assoziatives Gedächtnis und Gehirntheorie. Spektrum der Wissenschaft. 1980;6:54-64.

Pentecker Wolfheimer U. Rhythmisch-musikalischer Unterricht. In: Diller G. Hörgerichtetheit in der Praxis. Heidelberg: Winter; 2002:176-198.

Petersen A. Pädagogische Hilfen für Schwerhörige und ertaubte Erwachsene. Bd.2. Bundesministerium für Arbeit und Sozialforschung. 1989:33-100.

Plath P, ed. Lexikon der Hörschäden. 2. Aufl. Stuttgart: G. Fischer; 1995:114.

Pöppel E. Grenzen des Bewußtseins. Stuttgart: DVA; 1985.

Prillwitz S. Die Gebärde in Erziehung und Bildung Gehörloser. Tagungsbericht. Hamburg: 1985a.

Prillwitz S. Grammatik der Deutschen Gebärdensprache. Hamburg: Signum; 1985b:19f.

Radigk W. Kognitive Entwicklung und cerebrale Dysfunktion. 2. Aufl. Dortmund: modernes leben; 1990.

Richtberg W. Hörbehinderung als psychosoziales Leiden. Empirischer Vergleich der Lebensverhältnisse von früh- und spätgeschädigten Personen. In: Bundesminister für Arbeit und Sozialordnung, ed. Forschungsbericht 32. Gesundheitsforschung. Bonn: 1980.

Richtberg W. Die psychosoziale Situation Hörgeschädigter. In: Sozialwerk des Deutschen Schwerhörigenbundes, ed. Theologische Hochschule Vallendar. Hamburg: 1986:8-10.

Ries PA. The demography of hearing loss. In: Orlans H, ed. Adjustment of adult hearing loss. London: 1985.

Robbins A. Guidelines for the developing oral communication skills in children with Cochlear-Implants. In: Geers A, Moog J. Effectiveness of Cochlear-Implants and Tactile aids for the deaf children. Volta Review. 1994;96:75-84.

Rodenwaldt H. Die Bedeutung dialogischer Lernprozesse für den Spracherwerb. Frühförderung interdisziplinär. 1989;8:70-76.

Sacks O. Stumme Stimmen. Hamburg: Rowohlt; 1990.

Schein JD. The demography of deafness. In: Higgins PC, Nash JE, eds. Understanding deafness socially. Springfield: Thomas; 1987.

Schlote W. Grundlagen der neurophysiologischen Entwicklung von Kindern im Vorschulalter. In: Kröhnert O, ed. Aufgaben und Probleme der Frühförderung gehörloser und schwerhöriger Kinder unter dem Aspekt der Begabungsentfaltung. Vaduz: 1990: 38-60.

Schmalbrock C. Hörgerichtete Frühförderung hochgradig hörgeschädigter Kleinkinder. In: Diller G, Graser P, Schmalbrock C. Hörgerichtete Frühförderung hochgradig hörgeschädigter Kleinkinder. Heidelberg: Winter; 2000:102ff.

Schmid-Giovannini. Ratschläge und Anleitungen für Eltern und Erzieher hörgeschädigter Kinder. Heft 1: 0-2 Jahre; Heft 2: Das Tage- und Erlebnisbuch für Kinder von 2–14 Jahren; Heft 3: 2–4 Jahre. Meggen-Zollikon: Internationales Beratungszentrum; 1986.

Schulte K. Phonembestimmtes Manualsystem (PMS). Villingen-Schwenningen: Neckar-Verlag; 1974.

Schuy C. Aufgaben des Sprachunterrichts in sprachwissenschaftlicher Sicht. Neue Blätter für Taubstummenbildung Jg. 11. 1957:97-125.

Schweizerische UNESCO-Kommission. Die Salamanca Erklärung und der Aktionsrahmen zur Pädagogik für besondere Bedürfnisse – angenommen von der Weltkonferenz „Pädagogik für besondere Bedürfnisse: Zugang und Qualität". Salamanca: 1994.

Sekretariat der Ständigen Konferenz der Kultusminister der Länder in der Bundesrepublik Deutschland (Hrsg.), 1983. Empfehlungen für den Unterricht in der Schule für Gehörlose.

Siemens. Audiologische Technik. eArena – hearing by doing. CD. Erlangen: 2007.

Simmel G. Soziologie. Berlin: Suhrkamp; 1968.

Singer W. Hirnentwicklung und Umwelt. Spektrum der Wissenschaft; 1985;3:48-61.

Sinz R. Zur Frage einer sensitiven Periode der Hörsprachentwicklung. Sozialpädiatrie in Praxis und Klinik. 1983;5:532-536.

Snow C. Mothers' speech to children learning language. Child Dev. 1972:549-565.

Statistisches Bundesamt: Arbeitsunterlage: Statistik der Schwerbehinderten. Stand 31.12.2005. Wiesbaden; 2007.

Tesch-Römer C. Schwerhörigkeit im Alter – Belastung, Bewältigung, Rehabilitation. Heidelberg: Median; 2001.

Teuber H. Hörgeschädigt, hörbehindert, gehörlos oder taub. Das Zeichen. 1995:40-43.

Tomatis A. Der Klang des Lebens. Hamburg: Rowohlt; 1990.

Treue S. Notwendigkeit und Aufbau von Absehkursen für schwerhörige und ertaubte Erwachsene. In: Jussen H, Claußen WH, eds. Chancen für Hörgeschädigte – Hilfen aus internationaler Perspektive. München: Rheinhardt; 1991:265.

Uden A. Die Welt der Sprache für gehörlose Kinder, Muttersprachlich-reflektierte Lautsprachmethode und psycholinguistische Erkenntnisse für die Gehörlosenbildung. Villingen-Schwenningen: Neckar-Verlag; 1976.

Uden A. Gebärdensprachen von Gehörlosen und Psycholinguistik. Heidelberg: Julius Gross; 1987.

Wallin A. The Cochlear Implant: A Weapon to Destroy Deafness or a Support for Lipreading? A Personal View. In: Plant G, Spens KE, eds. Profound Deafness and Speech Commuication, 1995:219- 230.

Weibert A. Frühdiagnostik von Sprach- und Sprechstörungen. In: Hellbrügge T, ed. Klinische Sozialpädiatrie – ein Lehrbuch der Entwicklungsrehabilitation im Kindesalter. Berlin: Marhold; 1981.

Weisgerber L. Die sprachliche Gestaltung der Welt. Düssendorf: Schwann; 1962.

Werker JF, Gilbert JH, Humphrey K, Tees RC. Developmental aspects of cross language speech perception. Child develop. 1991;52:349-355.

WHO-Kooperationszentrum für das System Internationaler Klassifikationen, ed. Internationale Klassifikation der Funktionsfähigkeit, Behinderung und Gesundheit (ICF) – Stand 2005. Genf: 2006.

Wirth G. Sprachstörungen, Sprechstörungen, kindliche Hörstörungen. Köln: Deutscher Ärzteverlag; 1983.

Yoshinaga-Itano C, Sedey AL, Coulter DK, Mehl AL. Language of early- and later-identified children with hearing loss. Pediatrics. 1998;102:1161-1171.

Zollinger B. Spracherwerbsstörungen. Bern: Hauptverlag; 1987.

# Anhang

# Internetadressen

http://www.uni-duesseldorf.de/AWMF/ll-na/017-065.htm
AWMF-Leitlinie „Hörgeräteversorgung" Nr. 017/065

http://www.g-ba.de/downloads/62-492-66/RL-Hilfsmittel-2004-10-19.pdf
Hilfsmittel-Richtlinien des Bundesausschusses der Ärzte und Krankenkassen in der Fassung vom 19. Oktober 2004

http://www.dga-ev.com/aktuell/aktuell.html
Stellungnahme der Deutschen Gesellschaft für Audiologie (DGA) zur Hörgeräteversorgung im „verkürzten Versorgungsweg"

http://www.hno.org/kollegen/hoergeraete.html
„Konzept für die zukünftige Hörgeräteversorgung in Deutschland (OHRwell)" der Deutschen Gesellschaft für Hals-Nasen-Ohren-Heilkunde, Kopf- und Hals-Chirurgie e.V., des Deutschen Berufsverbands der Hals-Nasen-Ohren-Ärzte e.V. und der Bundesinnung der Hörgeräteakustiker

http://www.aha-luebeck.de/index.php/hoergeraete-museum.html
http://www.hearingaidmuseum.com/gallery.htm
http://www.dept.kent.edu/hearingaidmuseum/index.htm
http://beckerexhibits.wustl.edu/did/index.htm
http://beckerexhibits.wustl.edu/3D/index.html
Darstellung der geschichtlichen Entwicklung der Hörgerätetechnik sowie Abbildungen historischer Hörgeräte in virtuellen Hörgerätemuseen

http://www.uni-duesseldorf.de/AWMF/ll-na/017-064.htm
AWMF-Leitlinie „Tinnitus" Nr. 017/064

http://www.dgpp.de/Profi/Sources/KonsensDGPP-Hoergeraete-Kinder-Vers3.0.pdf
Konsenspapier der DGPP zur Hörgeräte-Versorgung bei Kindern

http://www.ausp.memphis.edu/harl/aphab.html
Abbreviated Profile of Hearing Aid Benefit (APHAB)

http://www.nal.gov.au/nal_products%20front%20page.htm
Client Oriented Scale of Improvement (COSI)

http://www.ihr.mrc.ac.uk/products/index.php?page=questionnaire_downloads
Glasgow Hearing Aid Benefit Profile (GHABP)

http://www.ausp.memphis.edu/harl/sadl.html
Satisfaction with Amplification in Daily Life (SADL)

http://www.ausp.memphis.edu/harl/ioiha.html
International Outcome Inventory for Hearing Aids (IOI-HA)

http://www.ihr.mrc.ac.uk/products/index.php?page=questionnaire_downloads
Speech, Spatial and Qualities of Hearing Scale (SSQ)

http://www.hoertech.de/cgi-bin/wPermission.cgi?file=/web/produkte/frageboegen.shtml
HörTech-Fragebogen-Inventar

www.werner-otto-institut.de/werner_otto_institut__9CE388095B4642ADA775042D973AFB31.htm
Befragungsinstrumentarium für den Nachsorge- und Validierungsprozess bei Hörgerätenutzern im Kindesalter

http://dgpp.de/Profi/index_Profi.htm
Deutsche Gesellschaft für Phoniatrie und Pädaudiologie e.V. (DGPP)

# Sachverzeichnis

## A

A/D-Wandler 16
Ablesetraining 176
Ablesetrainingsprogramm 177
Abschlussgespräch,
  beratendes 60
Absehen 175 ff, 196
Absehunterricht 176
Abtastrate 16
Abtastwert, quantisierter 16
Adaptionszeit 143
Added-stable-Gain 142
Added-tolerable-Gain 142
Altersschwerhörigkeit,
  progredient verlaufende 169
Altersverteilung,
  Hörgeschädigter 159
Amplitudenmodulations-
  spektrum, breitbandiges 149
Ankopplung, akustische 79 ff
Anpassformel für linear
  verstärkende Hörgeräte 102 f
Anpassmanager 104, 110
Anpasssysteme,
  multimodale 134 f
Anpassung 106 ff
APHAB 122
Artikulationsindex (AI) 42 f
Artikulationsstörung,
  hörbedingte 174
Audioeingang 68
Audio-Log 183
Audiologie, pädagogische 203 ff
Audiometrie 53 f
Audiopädagogik 185 f
Audioqualitätsvorhersage,
  auditorisches Modell 46
Audiotherapeut 60, 185
Auditory-verbal-Education 199
Aufblähkurve 117, 157
– Kind 123
Ausgangsschalldruckpegel 71
Außenohr
– akustische Resonanzen 12
– Funktion 1 f
Autokorrelogramm 40

## B

Bakke-Horn 80
Bandpassfilter 18
Bark-Skala 23 f, 42
Basilarmembran 4 f
– Erregungspegelmuster 24
Basisanpassung 101 f
Batterie 96 f
Beamforming, adaptives 18
Bedarfsprofil, Erfassung 100 f
Befragungsinstrumente 122
Behinderung, mehrfache 158
Bel 22
Beobachtungsfragebogen,
  Kleinkind 124
BICROS-Versorgung 89 f
Bilingualismus 192 f
Binauralgehör 64
Bluetooth-Schnittstelle 96
Body Area Networks 134

## C

CascAdapt-Verfahren 105
Cerumen 2, 47 f
CIC-Geräte 87 f
Camadapt-Prozedur 105 f
Cochlea Implantat (CI)
  93 f, 155
Colliculus superior 7
Contour-Test 103
COSI-Fragebogen 100, 122
CROS-Versorgung 89 f

## D

Datalogging 78 f
D/A-Wandler 17
Dezibelskala 13
Diagnostik, rehabilitative 53 ff
Differenzierung, auditive
  Störung 173
Diffusität, Grad 150
Digitaltechnik 68
Diskriminationsfunktion 55
Distinctive-Feature-System 33

Dreinsilber-Test 41, 121
Dual-Time-Constant-AGC-
  Verfahren 138 f
Duplex-Theorie des binauralen
  Hörens 28 f
Dynamikkompression 137 ff

## E

EC-Modell nach Durlach 29, 31
Eingangspegel 137 f
Eingangssignal
– elektrisches 69
– Klassifikation 146 ff
Eingangssignal-Abtastwert 17
Einhüllendenmerkmale,
  zeitliche 150
Einhüllendenschwankung
  143, 147
Einsilbertest 42
Einzelgebärdenzeichen 189
Elektret-Kondensator-
  Mikrofon 14
Elementarwellen,
  sinusförmige 10
Energiezellen 96 f
Entfernung, Schallquelle 206
ERB-Skala 23, 25
Erziehung, lautsprachliche 195 f

## F

Fähigkeitsstörung 173 f
Feinanpassung 104 ff
Feinanpassungsphase,
  Nachjustierung 109
Fenster, ovales 3
Fernbedienung 95 f
Filter, linear digital 17
Filterbank 18
Filterbank-Summations-
  technik 18
Filterkoeffizient, rekursiver 17
Filterung, akustische 32
Fingeralphabet (GMS) 178, 188
Finite Impulse Response Filter
  (FIR-Filter) 17

## Anhang

Förderbedarf, Ermittlung 208 ff
Förderdiagnostik,
   prozessorientierte 203
Förderung
– Organisationsformen 208 ff
– rhythmisch-musikalische
   202 f
Formanten 35 f
Formantübergang 36
Fourier-Transformation,
   diskrete 18
Fowler-Test 50, 53 f
Fragebogen 122
Frageninventar 121 ff
Freiburger Einsilbertest 41,
   120
Freiburger Zahlentest 41
Frequenz, gehörgerechte
   Skalen 23
Frequenzabbildung 51 f
Frequenzanteile
– sprachbehaftete 144
– störgeräuschbehaftete 144
Frequenzauflösung 19, 23 f
Frequenzbereich,
   Verarbeitung 18 f
Frequenzgang, Einfluss von
   Zusatzbohrungen 82
Frequenz-Ortstransformation 5
Frequenzverschiebung 142
Frühförderung 209
Funkfernbedienung 96
Funktionsstörung, Bereiche
   172 f
Funkübertragungsanlagen 97 f

## G

Gap Detection 26, 31
Gebärden 178
– Ausführungsstellen 192
– Bewegungsbeispiele 193
– Handformen 191
– Handstellungen 192
– lautsprachbegleitende
   (LBG) 189, 195
– lautsprachparallelisierende
   (LPG) 189
– lautsprachunterstützende
   (LUG) 189
– Schule 210

Gebärdensprache 174
Gehör
– Anatomie 1 ff
– Anteile, Funktion,
   Beispiele und Diagnose-
   möglichkeiten 3
– nachrichtentechnische
   Sicht 7
– pathologisches,
   Psychoakustik 50 ff
– physikalische Sicht 7 f
Gehörgangsgeräte 87
Gehörloser
– Erstsprache 193
– Kommunikation 189
– postlingual ertaubter 160
Gehörlos-hörend 154
Gehörlosigkeit 155
– audiometrisch differenzierte
   Klassifizierung 157
– Klassifizierung
   nach Breiner 157
GEMIK 188
Gesellschaftsschwerhörigkeit
   56
Gestik 178
Gewichtungsfaktoren 43
GHABP-Fragebogen 122
GMS 188, 190
Göteborger Profil 122
Göttinger Kindersprachtest
   124
Graphem 175
Größenschätzung
   nach Stevens 21
Grundgrößen, akustische
   9 ff

## H

Haarzellen 5
– schädigende Prozesse 49
– Schädigung,
   Tuning-Kurven 48
Hallunterdrückung 28
Handicap, erlebtes 65
Handmikrofon 180
Handzeichen 188
Harmonizität 150
Hearing by doing 184
HiFi-Hörgerät 132

Hinter-dem-Ohr-Geräte
   (HdO-Geräte) 79 ff
Hirnstammaudiometrie 5
Hochpassfilter 143
Hörakustik 35
Höralter 159 f
Höraufmerksamkeit 173
Hörbahn
– Aufbau 6
– Reifung 162
– tonotopische Organisation 7
Hörbarkeit,
   Wiederherstellung 101
Hörbrille 89 f
Hörbuch, Kind 124
Hören 153 ff
– Duplex-Theorie des
   binauralen Hörens 28 f
– Entwicklung 162 ff
Hörend-gehörlos 154 f
Hörenlernen 162 ff
– Hörtraining 166
– intrauterines 164
– prälingual Hörgeschädigter
   199 ff
– und Spracherwerb 167
Hörer-Kabel-Einheit 86
Hörermüdung,
   pathologische 54
Hörerziehung 166
– unisensorische 197
Hörerziehungsinstrument 199
Hörgerät
– adaptive Störschall-
   unterdrückung 75
– mit adaptiver
   Richtwirkung 77
– Anpassoberfläche 107 ff
– Aufgabenstellung 64
– Bauformen 79 ff
– Energiezelle 69
– Erwartungen 63 ff
– implantierbares 132
– individuelle Überprüfung
   204
– knochenverankertes 91 f
– mit Kompressions-
   begrenzung 72
– linear verstärkendes,
   Anpassformel 102 f
– mehrkanaliges, mit digitaler
   Signalverarbeitung 68

- Prinzipien und angestrebte Funktionen 133
- selbstlernendes 79, 106
- tägliche Kontrolle 204
- technische Qualitätskontrolle 113

Hörgeräteakustiker, Direktversorgung 59 f

Hörgeräteanpassung 100 ff, 179
- gleitende 106
- Kinder 110 f
- lautheitsbasierte Verfahren 103
- schwellenbasierte Verfahren 102 f
- vergleichende 60

Hörgeräteeigenschaften 73 ff

Hörgerätekontrolle, Sprachaudiogramm 120

Hörgerätelautsprecher 14

Hörgerätemikrofon, zweites 180

Hörgerätenutzen, persönliche Bewertung 121

Hörgerätenutzer 65

Hörgeräteprogrammierung 106 ff

Hörgerätesystemtechnik 131 ff

Hörgerätetechnik 67 ff
- Entwicklungen 131 ff
- historische Entwicklung 67 f
- Kinderzubehör 99
- Kommunikationshilfen 95 ff
- Wirkung otoplastischer Maßnahmen 81
- Zusatzausstattung 95 ff

Hörgeräteversorgung
- Akzeptanz 179
- Erfolg 65 f
- grundlegende Aspekte 59 ff
- Indikation 61 f
- Nutzen 62 f
- offene 87 f
- Sonderformen 89 ff
- Validierung 112 ff
- Verifikation 112 ff

Hörgerätevoreinstellung 104

Hörgerichtetheit 166 f
- Entwicklung 199

Hörgeschädigte 154 ff
- perilinguale 160
- postlinguale 160
  - Hörenlernen 169 ff
- prälinguale 160 f

- bilinguales Konzept 195
- Förderkonzepte 188 ff
- Hörenlernen 187 ff

Hörgeschädigtenpädagoge 212 f

Hörgeschädigtenpädagogik 168
- Förderkonzepte 188

Hörhilfe
- implantierbare 92 ff
- vollimplantierbare 93

Hörlabor 183

Hörlernprogramme 183 f

Hörlernprozess 166

Hörnerv 5

Hörprogramm und Situationserkennung 77 f

Hörrehabilitation 179
- Erwachsener 172 f

Hörrestigkeit 157

Hörrinde, Reifung 162

Hörschaden, einseitiger 156

Hörschädigung 154 ff
- Art und Ursache 155 f
- Grad 156 ff
- postlinguale, Auswirkungen 169 f
- Rehabilitationsziel 172
- Statistik 158 f

Hörschwellenbestimmung 117

Hör-Sprach-Erziehung 196 f

Hörsprechanlagen, individuelle, Prüfen 205

Hörstörung 47 ff
- asymmetrische, Entwöhnungseffekt 106
- kochleäre 5
- retrokochleäre 7

Hörsystem, zeitliche Verarbeitung 25 ff

Hörtagebuch 122

Hörtaktik 171 f

Hörtraining 166, 178 ff, 183
- Gliederung 180
- Identifizieren und Erkennen 181
- reale Hörfähigkeit 179

Hörübungen 181

Hörverarbeitung 162 f

Hörverlust 156
- Auswirkungen und Maßnahmen 181
- partieller 171

1/2-Hörverlust-Regel 102
Hörverstehen, Telefonieren 182
Hyperakusis, Retraining 94

## I

ICRA-Sprachrauschen 114
ILD 45
Imitation 200, 202
Im-Ohr-Hörgeräte (IO-Hörgeräte) 87 ff
Impulsantwort, Filter 17
Indikationskriterien, audiometrische 62
Induktionsübertragungsanlagen 98 f
Infinite Impulse Response Filter (IIR-Filter) 17
Infrarot 97 f
Inklusion 211
Innenohr, Aufbau 4
Innenohrschwerhörigkeit 51 f
- implantierbare Hörhilfen 93
Input-Output-Beziehung 49
Insertion Gain, simulierte 108
Integration
- erfolgreiche 212
- lernzielgleiche 212
- Schule 211 f
- spektrale 25
- zeitliche 25, 52
Integrationspädagogik 211 f
Intensitätsabbildung 20 ff, 50 f
Intensitätsauflösung 20 ff
- Pegelabhängigkeit 50 f
Intensitätsunterschied, interauraler 28
Interaktion, binaurale 28 ff
Inventar, geschlossenes 122
IOI-HA-Fragebogen 122
Isophone 20 f
Isophonendifferenzmaß 102

## K

Kind
- Hörgeräteanpassung 110 f
- hörgeschädigtes, Diagnosealter 188

**221**

## Anhang

- RECD-Messung 115
- Validierung 123 f
- Verifikation 123 f

Kindersprachtest 124
Kineme 175 f
Kinetik 178
Klangqualität,
   Zusatzbohrung 84
Klassenhöranlage 207
Klassensprechanlage 205
Klassenzimmer, Störschall 205 f
Klassifikationssicherheit,
   Nachverarbeitungsstufe 149
Klassifikationssystem,
   akustisches 149
Kleinkind
- Knochenleitungs-
   versorgung 90
- prälingual
   hörgeschädigtes 161

Knochenleitungshörbrille 91
Knochenleitungshörhilfen
   90 ff
Kohärenzfilterung,
   binaurale 142 f
Kommunikationslink 134
Kommunikationsverhalten,
   antlitzgerichtetes 195
Kompressionsansatz,
   modellbasierter 139
Kompressionsbegrenzung 71 f
Kompressionshörgerät,
   mehrkanaliges 74
Kompressionskanal 69
- breitbandiger 136
Kompressionskennlinie 137 f
Kompressionsschwelle 73
Kompressionssysteme 71 ff
Kompressionsverhältnis,
   effektives 74
Koncha-Hörgerät 88
Konferenzmikrofon 180
Konsonanten
- Artikulationsarten 36
- distinktive
   Sprachmerkmale 34
Kontrolldiagnostik 203
Konzepte
- auditive 197 ff
- aurale 198
- orale 195 ff
- Vergleich 198

Körpersprache 174, 178
Kreuzkorrelogramm 40
Kunstkopftechnik 1 f
Kuppler 113, 123
Kupplermessung 112
Kurzzeitfrequenzanalyse 18

## L

Langzeitsprachspektrum
- mehrkanaliges
   Kompressionshörgerät 74
- mittleres, Verstärkung 70
Lärmschwerhörigkeit 155
Laute 32 f
Lautheit 20 ff
- Bandbreitenabhängigkeit
   24
Lautheitsausgleich 5
Lautheitsempfindung,
   kategoriale Skalierung 21
Lautheitsmodell 139 f
- bänderübergreifendes 137
Lautheitsskalierung 118 ff
Lautheitssummation 23
Lautsprache 162 ff, 195 f
- deutsche 175
- Entwicklung 164 f
Lautspracherwerb 195 f
Lebensalter 159 f
Lernen, Hören und
   Lautsprache 162 ff
Lexem 189
LGOB-Verfahren 103
Libby-Horn 80
Lichtblitzsystem 98
LINS-Programm 176
Logarithmic Response Bias 22
Longitudinalwelle 9
Lückendetektion
   s. Gap Detection
Luftleitungshörbrillen 89

## M

Mainzer Kindersprachtest 124
Maskierungsmodell,
   spektro-temporales 140
Medium, Kennimpedanz 10 f
Mehrfachbehinderung 158

Mel-Skala 23
Mikrofon-Array 14, 76
- und Richtcharakteristik 15
Mikroschlauchsystem 85 ff
Mimik 178
Minimumsstatistik
   nach Martin 145
Mithörschwelle 24
Mittelohrerguss 4
Mittelohrfunktion 2 f
- Schallleitungsschwer-
   hörigkeit 47
MLD, binaurale 29
Modulation in Teilbändern 27
Modulationsfilterbank 7
Modulationsfrequenzanalyse
   36, 150
Modulationsspektrogramm
   36 ff, 149 f
Modulationswahrnehmung
   26 f
Multiband-Dynamikkompres-
   sion 135 ff
Multiprogramm-Hörgeräte 77 f
Multisensorik 196 f
Mund-Hand-System 178
Musculus
- stapedius 3
- tensor tympani 3
Muttersprachphonologie 164

## N

Nachhall 206 f
Nachhallreduzierung,
   Maßnahmen 207
Nachhallzeit, optimale,
   Bestimmung 207
Nachregelschleifen 31
Nachverdeckung,
   schematischer Effekt 26
NAL-Formel 103
Natural auditory oral Approach
   (NAOA) 198
Nervus acusticus,
   Hörnervenfasern 155
Neugeborenen-Hörscreening
   187
NOAH-Plattform 106 f
Noiser 95
Normalhörigkeit 157

# Sachverzeichnis

Notched Noise 24
Nutz- und Störschall, spektrale Überlappung 76
Nutzschall, Abnahme 206
Nutzschall-Störschall-Verhältnis 206

## O

Ohrsimulatormessung 113
Okklusionseffekt 82 ff
Oldenburger Inventar 123
Onset 150
Optimal-Filter 145
Ordnung des Filters 17
Otitis media 4
Otoplastik
– geschlossene 12, 80 ff
– offene 80 ff, 90
Otoskopie 1
Overlap-Add-Technik 19

## P

Pädagogik, Aufgaben 212 f
Partizipation 174 f
Pegelhäufigkeitsstatistik, frequenzbezogene 116
Pegellautheitsfunktion 119
Pegellautstärke 21
Pegelskala, erste logarithmische 22
Perzeptionsmodelle 30 f
Phonem 32, 175
Phonemdiskrimination, auditive 164
Phonemverwechslung 33, 121
Phonemzeichen, Auswahl 189 f
Phonetik, akustische 33
PMS 188
Potenzgesetz 21, 25
Präskriptivverfahren 103
Programmiersystem 69

## Q

Quantisierungsrauschen 16
Quellentrennung, blinde 147
Quick-Check-Programm 204

## R

Raumakustik 205
Rauschen, internes 8
Rauschgeneratoren 95
REAG, Frequenzgänge 115
Real-Life-Fitting 105
Recruitment 5, 69
Recruitment-Kompensation 133 ff
Reflexaudiometrie 4
Reflexion 10 f
Regelschule 210 ff
Regelschulpädagoge 211
Regelzeiten, Messung 74 f
Rehabilitation
– berufliche, postlinguale Hörschädigung 170
– Erwachsener 172 f
– mit Hörgeräten 153 ff
– prälinguale Hörschädigung 187 ff, 195
– zusätzliche Erschwernisse 158
REIG, Zielfrequenzgang 115
Reimtestverfahren 41 f
Resonanz 10 ff
Resonanzfrequenzen 12
– Schallkanal 81
Resonanzspitzen 81
Resonator, akustischer 12
Retraining-Therapie 94
REUG, Frequenzgänge 115
Rhythmik, Schwerpunkte 202
Richtmikrofon 76 f
– adaptives 145
Richtmikrofonanordnung 144 f
Richtungsfilter, binauraler 145
Richtungshören, Störung 173
Rinne-Versuch 4
Rückkopplungskompensationsfilter, adaptiver 141 f
Rückkopplungsunterdrückung 75, 132, 141 ff
Rückkopplungsunterdrückungssysteme, effiziente 84
Ruhehörschwelle 13, 20 f

## S

SADL-Fragebogen 122
Satztest im Störschall 121
ScalAdapt 104 f
Schall, rückwärtiger, Auslöschung 76
Schalldruck 9 f
Schallempfindungsschwerhörigkeit 5
– einseitige 156
– neurale 49 f
Schallenergie 11
Schallgeschwindigkeit 9 f
Schallintensität 12 f
Schallintensitätsmesstechnik 13
Schallkanal
– Abmessungen, Resonanzfrequenzen 81
– Durchmesser 80
– Schallausbreitung 80 f
Schallleitungsschwerhörigkeit 3, 47 f
– einseitige 156
Schallleitungsstörung 155
Schallpegel 13 f
Schallpegelmesser 14
Schallquelle
– Entfernung 206
– Lokalisation im äußeren Raum 28
– Ortung, Störung 173
Schallschlauchdurchmesser 86
Schallschnelle 9 f
– Reduktion 82
Schallsignal, Leistungsspektrum 35
Schallübertragung 3
Schallwahrnehmung, Störung 173
Schallwelle, reflektierte 11
Schmalbandrauschen, Skalierung 136
Schule für Hörgeschädigte 209 ff
Schulversuch, bilingualer 194
Schwankungsstärke 27
Schwellenpegel, Kompression 74
Schwerhörigkeit
– altersbedingte 155

223

– Grad 62, 157
– postlinguale 160
– sensorineurale 48
Screening-Sprechstunde 187
Signal, akustisches
   – interne Repräsentation 31
   – Reaktion 199
Signalanlagen 98 f
Signalklassifikation, akustische, Parameter 150
Signalpegel, Frequenzgruppenbreite 51
Signal-Rauschabstand 42 f
Signal-Rausch-Verhältnis 14
Signal-Störschall-Situation 56
Signalverarbeitung
– digitale 16 ff
– effektive, Modell 8
– in Hörgeräten 68 ff
Signalverarbeitungsalgorithmus 75
Signalverarbeitungsaufwand 135
Silbenkompression 72 f
Silikon-Standardohrstücke 85
Sinustöne 50
SISI-Test 54
Situationserkennung 134, 149 ff
Situationsklassifikator 149
Software 69 f
Sonagramm 36
Sondenmikrofonmessung 112 ff
– Kind 123
Sonderschule 210
Sonderschulpädagoge 211
5-Sound-Ling-Test 204 f
Sozialrecht, postlinguale Hörschädigung 170
Speech Intelligibility Index (SII) 42 f
Speech Transmission Index (STI) 42 f
Spektrogramm 36 f
Sprachähnlichkeit, Erkennen 146
Sprachakustik 35 ff
Sprachaneignungskonzepte 196
Sprachangebot, substantivistisch geprägtes 201

Sprachaudiometrie 40, 54 ff
– Kind 124
Sprachdifferenzierung, Störung 173
Sprachdynamik, Sondenmikrofonmessung 116
Sprache
– Analyse 163 f
– Analysetechniken 35
– Modulationsspektrogramm 39
Sprachentwicklung, Stufen 165
Spracherwerb, prälingual Hörgeschädigter 200 ff
Sprachfunktionen 165
Sprachmaterialien, verschiedene, Sprachverständlichkeit 43
Sprachmerkmale, distinktive, für Konsonanten 34
Sprachpausen 36
Sprachperzeptionsleitung 40
Sprachproduktion 32 ff
Sprachqualität, Berechnung 45 f
Sprachsignal, breitbandiges, Skalierung 136
Sprachspektrum 36
– adäquate Anhebung 63
Sprachtestmaterialien, verschiedene 41
Sprachtransformation, Perzentildarstellung 117
Sprachverhalten, elterliches 167
Sprachverständlichkeit 40 ff, 54 f
Sprachverständlichkeitsgewinn 120
Sprachverständlichkeitsmessung 120 f
Sprachverständlichkeitsvorhersage
– binaurale 45
– SII 44
Sprachverstehen in Ruhe, Untersuchung 121
Sprachvorhersage, auditorisches Modell 46
Sprachwahrnehmung 32 ff
Sprachzeichensystem, primäres 192 f

Sprechweise 185
SSQ-Fragebogen 122
Stapedius-Reflex 4
Stimme
– eigene, Okklusionseffekt 83
– und Sprechen 184 f
Stimmgabel 53
Störgeräuschebefreiung, binaurales System 29
Störlärm 205
Störschall 179, 205 f
– Satztest 121
Störschall-Nutzschall-Situation, komplexe räumliche 44
Störschallquelle, Einfallsrichtung 147
Störschallunterdrückung 75 f, 134, 143 ff
– mittels Partikelfilter 148
– Sprachähnlichkeit 146
Störschallunterdrückungsalgorithmus 145

## T

Taubheit 157
Teilhabe, Einschränkung 174 f
Tektorialmembran 5
Telefonieren 180, 182 f
Test, überschwelliger tonaudiometrischer 53
Test-Retest-Genauigkeit 121
Testsignal
– ISTS 114
– zeitliche Integration 25
Tiefenabsenkung 82
Tiefenverstärkung, Unterschätzung 114
Tinnitus, Ein- und Durchschlafhilfe 95
Tinnitus-Instrumente 95
Tinnitustherapie, Geräte 94 f
Tonaudiogramm 53
Tonhöhe 23 ff
Tonhöhenunterscheidung 25
Tonschwellenaudiogramm, mit eingetragenem Fowler-Test 54
Total Communication 192
Transversalwelle 9
Trommelfell 1
Tympanometrie 4

## U

Umweltgeräusche  143
Unbehaglichkeitsschwelle  63
Unisensorik  196 f
Unterricht, rhythmisch-musikalischer  202 f
Unterrichtsprinzipien  212

## V

Validierung  112 ff, 121
Verarbeitungsmodell nach Dau  30 f
Verarbeitungsstörung, auditorische  156
Vererbung  155
Verifikation  112 ff
Verifikationsverfahren  112
Versorgungsmodell, duales  59 ff
Versorgungsqualität, technische  65
Versorgungszeitpunkt, frühzeitiger  66
Verständigung  171 f
Verstärkung  70 ff, 117
Verstärkungskorrekturen  101
Verstärkungsstrategien  70 ff
Verstärkungssysteme, mehrkanalige  73
Vibrationssystem  99
Vokaldreieck  36
Vorne-hinten-Verwechslung  2
Vorschule  210
Vorverdeckung  26

## W

Wahrnehmung, Förderung  181
Wahrnehmungsgrundgrößen  20 ff
Wahrnehmungsmöglichkeit, visuelle  175
Wahrnehmungsstörung, auditorische  156
Wandler  14 f, 69
Wandlersystem, magnetisches  15
Weber-Bruch  22
Weber-Fechner'sches Gesetz  22
Weber-Versuch  4
Wecksysteme  98 f
Welle  10 f
Wellengleichung  9 f
Wellenwiderstand  10 f
Wiener-Filter-Verfahren  146
Windgeräusch  76

## Z

Zeichensysteme  178, 188 ff
Zeitabbildung  51 f
Zeitbereich, Verarbeitung  17 f
Zeitkonstanten  138 f
Zeitverzögerung, interaurale  28
Ziellautheit  104
Zusatzbohrung  82
Zweisilbertest  42

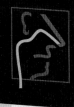